全国中医药行业高等教育"十四五"规划教材
全国高等中医药院校规划教材（第十一版）

药物分析

（新世纪第二版）

（供药学、药物制剂、临床药学、制药工程、药物分析等专业用）

主 编　俞　捷　姚卫峰

U0364259

中国中医药出版社
·北 京·

图书在版编目（CIP）数据

药物分析／俞捷，姚卫峰主编 . —2 版 . —北京：中国中医药出版社，2023.8
全国中医药行业高等教育"十四五"规划教材
ISBN 978-7-5132-8250-5

Ⅰ. ①药…　Ⅱ. ①俞…　②姚…　Ⅲ. ①药物分析—中医学院—教材　Ⅳ. ①R917

中国国家版本馆 CIP 数据核字（2023）第 112598 号

融合出版数字化资源服务说明

全国中医药行业高等教育"十四五"规划教材为融合教材，各教材相关数字化资源（电子教材、PPT 课件、视频、复习思考题等）在全国中医药行业教育云平台"医开讲"发布。

资源访问说明

扫描右方二维码下载"医开讲 APP"或到"医开讲网站"（网址：www. e-lesson. cn）注册登录，输入封底"序列号"进行账号绑定后即可访问相关数字化资源（注意：序列号只可绑定一个账号，为避免不必要的损失，请您刮开序列号立即进行账号绑定激活）。

资源下载说明

本书有配套 PPT 课件，供教师下载使用，请到"医开讲网站"（网址：www. e-lesson. cn）认证教师身份后，搜索书名进入具体图书页面实现下载。

中国中医药出版社出版

北京经济技术开发区科创十三街 31 号院二区 8 号楼
邮政编码　100176
传真　010-64405721
三河市同力彩印有限公司印刷
各地新华书店经销

开本 889×1194　1/16　印张 29.5　字数 785 千字
2023 年 8 月第 2 版　2023 年 8 月第 1 次印刷
书号　ISBN 978-7-5132-8250-5

定价　98.00 元
网址　www.cptcm.com

服 务 热 线　010-64405510　　微信服务号　zgzyycbs
购 书 热 线　010-89535836　　微商城网址　https∥kdt. im/LIdUGr
维 权 打 假　010-64405753　　天猫旗舰店网址　https∥zgzyycbs. tmall. com

如有印装质量问题请与本社出版部联系（010-64405510）

全国中医药行业高等教育"十四五"规划教材
全国高等中医药院校规划教材（第十一版）

《药物分析》
编 委 会

主　编

俞　捷（云南中医药大学）　　　　姚卫峰（南京中医药大学）

副主编

韦国兵（江西中医药大学）　　　　丘　琴（广西中医药大学）

任　波（成都中医药大学）　　　　吴　虹（安徽中医药大学）

李遇伯（天津中医药大学）　　　　徐　冰（北京中医药大学）

谢　云（湖北中医药大学）

编　委（以姓氏笔画为序）

马学琴（宁夏医科大学）　　　　　卢盛文（黑龙江中医药大学）

刘　瑞（山西中医药大学）　　　　刘亚丽（南昌医学院）

刘庆普（河南中医药大学）　　　　李　阳（甘肃中医药大学）

李　静（山东中医药大学）　　　　邹　莉（浙江中医药大学）

冷嘉鹏（辽宁中医药大学）　　　　宋永兴（河北中医药大学）

张　勋（福建中医药大学）　　　　张　美（云南中医药大学）

张　莉（上海中医药大学）　　　　张　蕾（广州中医药大学）

陈　滕（贵州中医药大学）　　　　陈国有（哈尔滨医科大学）

陈明刚（哈尔滨医科大学）　　　　周　威（贵州医科大学）

周　晋（湖南中医药大学）　　　　侯淑珍（陕西中医药大学）

秦昆明（江苏海洋大学）　　　　　康　安（南京中医药大学）

董　馨（内蒙古医科大学）　　　　童珊珊（江苏大学）

《药物分析》
融合出版数字化资源编创委员会

全国中医药行业高等教育"十四五"规划教材
全国高等中医药院校规划教材（第十一版）

全国中医药行业高等教育"十四五"规划教材
全国高等中医药院校规划教材（第十一版）

专家指导委员会

名誉主任委员

余艳红（国家卫生健康委员会党组成员，国家中医药管理局党组书记、局长）

主任委员

张伯礼（天津中医药大学教授、中国工程院院士、国医大师）

秦怀金（国家中医药管理局党组成员、副局长）

副主任委员

王永炎（中国中医科学院名誉院长、中国工程院院士）

陈可冀（中国中医科学院研究员、中国科学院院士、国医大师）

严世芸（上海中医药大学教授、国医大师）

黄璐琦（中国中医科学院院长、中国工程院院士）

陆建伟（国家中医药管理局人事教育司司长）

委　员（以姓氏笔画为序）

丁中涛（云南中医药大学校长）

王　伟（广州中医药大学校长）

王　琦（北京中医药大学教授、中国工程院院士、国医大师）

王耀献（河南中医药大学校长）

石学敏（天津中医药大学教授、中国工程院院士）

田金洲（北京中医药大学教授、中国工程院院士）

仝小林（中国中医科学院教授、中国科学院院士）

匡海学（教育部高等学校中药学类专业教学指导委员会主任委员、黑龙江中医药大学教授）

吕晓东（辽宁中医药大学党委书记）

朱卫丰（江西中医药大学校长）

刘松林（湖北中医药大学校长）

孙振霖（陕西中医药大学校长）

李可建（山东中医药大学校长）

李灿东（福建中医药大学校长）

杨　柱（贵州中医药大学党委书记）

余曙光（成都中医药大学校长）

谷晓红（教育部高等学校中医学类专业教学指导委员会主任委员、北京中医药大学教授）

冷向阳（长春中医药大学校长）

宋春生（中国中医药出版社有限公司董事长）

陈　忠（浙江中医药大学校长）

季　光（上海中医药大学校长）

赵继荣（甘肃中医药大学校长）

郝慧琴（山西中医药大学党委书记）

胡　刚（南京中医药大学校长）

姚　春（广西中医药大学校长）

徐安龙（教育部高等学校中西医结合类专业教学指导委员会主任委员、北京中医药大学校长）

高秀梅（天津中医药大学校长）

高维娟（河北中医药大学校长）

郭宏伟（黑龙江中医药大学校长）

彭代银（安徽中医药大学校长）

戴爱国（湖南中医药大学党委书记）

秘书长（兼）

陆建伟（国家中医药管理局人事教育司司长）

宋春生（中国中医药出版社有限公司董事长）

办公室主任

周景玉（国家中医药管理局人事教育司副司长）

张峘宇（中国中医药出版社有限公司副总经理）

办公室成员

陈令轩（国家中医药管理局人事教育司综合协调处副处长）

李秀明（中国中医药出版社有限公司总编辑）

李占永（中国中医药出版社有限公司副总编辑）

芮立新（中国中医药出版社有限公司副总编辑）

沈承玲（中国中医药出版社有限公司教材中心主任）

前　言

为全面贯彻《中共中央 国务院关于促进中医药传承创新发展的意见》和全国中医药大会精神，落实《国务院办公厅关于加快医学教育创新发展的指导意见》《教育部 国家卫生健康委 国家中医药管理局关于深化医教协同进一步推动中医药教育改革与高质量发展的实施意见》，紧密对接新医科建设对中医药教育改革的新要求和中医药传承创新发展对人才培养的新需求，国家中医药管理局教材办公室（以下简称"教材办"）、中国中医药出版社在国家中医药管理局领导下，在教育部高等学校中医学类、中药学类、中西医结合类专业教学指导委员会及全国中医药行业高等教育规划教材专家指导委员会指导下，对全国中医药行业高等教育"十三五"规划教材进行综合评价，研究制定《全国中医药行业高等教育"十四五"规划教材建设方案》，并全面组织实施。鉴于全国中医药行业主管部门主持编写的全国高等中医药院校规划教材目前已出版十版，为体现其系统性和传承性，本套教材称为第十一版。

本套教材建设，坚持问题导向、目标导向、需求导向，结合"十三五"规划教材综合评价中发现的问题和收集的意见建议，对教材建设知识体系、结构安排等进行系统整体优化，进一步加强顶层设计和组织管理，坚持立德树人根本任务，力求构建适应中医药教育教学改革需求的教材体系，更好地服务院校人才培养和学科专业建设，促进中医药教育创新发展。

本套教材建设过程中，教材办聘请中医学、中药学、针灸推拿学三个专业的权威专家组成编审专家组，参与主编确定，提出指导意见，审查编写质量。特别是对核心示范教材建设加强了组织管理，成立了专门评价专家组，全程指导教材建设，确保教材质量。

本套教材具有以下特点：

1.坚持立德树人，融入课程思政内容

将党的二十大精神进教材，把立德树人贯穿教材建设全过程、各方面，体现课程思政建设新要求，发挥中医药文化育人优势，促进中医药人文教育与专业教育有机融合，指导学生树立正确世界观、人生观、价值观，帮助学生立大志、明大德、成大才、担大任，坚定信念信心，努力成为堪当民族复兴重任的时代新人。

2.优化知识结构，强化中医思维培养

在"十三五"规划教材知识架构基础上，进一步整合优化学科知识结构体系，减少不同学科教材间相同知识内容交叉重复，增强教材知识结构的系统性、完整性。强化中医思维培养，突出中医思维在教材编写中的主导作用，注重中医经典内容编写，在《内经》《伤寒论》等经典课程中更加突出重点，同时更加强化经典与临床的融合，增强中医经典的临床运用，帮助学生筑牢中医经典基础，逐步形成中医思维。

3.突出"三基五性"，注重内容严谨准确

坚持"以本为本"，更加突出教材的"三基五性"，即基本知识、基本理论、基本技能，思想性、科学性、先进性、启发性、适用性。注重名词术语统一，概念准确，表述科学严谨，知识点结合完备，内容精炼完整。教材编写综合考虑学科的分化、交叉，既充分体现不同学科自身特点，又注意各学科之间的有机衔接；注重理论与临床实践结合，与医师规范化培训、医师资格考试接轨。

4.强化精品意识，建设行业示范教材

遴选行业权威专家，吸纳一线优秀教师，组建经验丰富、专业精湛、治学严谨、作风扎实的高水平编写团队，将精品意识和质量意识贯穿教材建设始终，严格编审把关，确保教材编写质量。特别是对32门核心示范教材建设，更加强调知识体系架构建设，紧密结合国家精品课程、一流学科、一流专业建设，提高编写标准和要求，着力推出一批高质量的核心示范教材。

5.加强数字化建设，丰富拓展教材内容

为适应新型出版业态，充分借助现代信息技术，在纸质教材基础上，强化数字化教材开发建设，对全国中医药行业教育云平台"医开讲"进行了升级改造，融入了更多更实用的数字化教学素材，如精品视频、复习思考题、AR/VR等，对纸质教材内容进行拓展和延伸，更好地服务教师线上教学和学生线下自主学习，满足中医药教育教学需要。

本套教材的建设，凝聚了全国中医药行业高等教育工作者的集体智慧，体现了中医药行业齐心协力、求真务实、精益求精的工作作风，谨此向有关单位和个人致以衷心的感谢！

尽管所有组织者与编写者竭尽心智，精益求精，本套教材仍有进一步提升空间，敬请广大师生提出宝贵意见和建议，以便不断修订完善。

国家中医药管理局教材办公室

中国中医药出版社有限公司

2023 年 6 月

编写说明

　　根据国务院《"十四五"中医药发展规划》和国家中医药管理局《关于深化医教协同进一步推动中医药教育改革与高质量发展的实施意见》的精神，在国家中医药管理局宏观指导下，以全面提高中医药人才培养质量、积极与实践接轨为目标，依据中医药行业人才培养规律和实际需求，由国家中医药管理局教材办公室组织建设，旨在体现近年来高等中医药教育教学改革和科研成果，全面推进素质教育。《药物分析》是全国中医药行业高等教育"十四五"规划教材之一，是药学类、制药工程类等专业的核心课程。本教材是在全国中医药行业高等教育"十三五"规划教材、全国高等中医药院校规划教材（第十版）《药物分析》的基础上，由来自全国高等医药院校的专家共同编写，可供药学、药物制剂、临床药学、制药工程、药物分析等专业的学生使用；也可供参加国家执业药师考试、全国卫生专业技术资格考试，以及药品检验、医药研究、医药生产、药品经营与管理、药品监督等机构的人员参考使用。

　　本教材紧扣药学类、制药工程类等专业人才培养国家标准，以药品质量控制方法为主线，从反映药品质量特性的三个方面（真实性、有效性和安全性）出发，全面系统地介绍相关的基础理论、基本知识、基本技能和创新思维方法。编写中加强了内容统筹，注意课程衔接，以保持不同课程教材间的连贯性，强调基础与实践结合。同时以习近平新时代中国特色社会主义思想为指导，突出"立德树人"，文中不同章节根据自身内容特点，融入思想政治教育，激发学生的爱国情怀以及敢于创新的精神。

　　本教材绪论至第四章、第十五章至第二十章介绍了药物分析学科及课程基本情况，药品分析检验的基础知识基通用分析方法，制剂分析、中药分析、生物药物分析及体内药物分析的方法，药品质量标准的制定与修订，药物分析新方法进展。第五章至第十四章按药品结构类型介绍了临床常见药物的分析方法。本教材融入课程思政内容及数字化内容。

　　本教材编写工作及数字化工作由编委会成员共同协作完成。主编俞捷、姚卫峰负责教材整体统筹安排、分工、审核和整合等。其余成员分别负责不同章节的修订和审核，具体分工如下：绪论由丘琴、董馨撰写，第一章由丘琴、马学琴、周威撰写，第二章由丘琴、李静撰写，第三章由韦国兵、刘瑞撰写，第四章由韦国兵、张莉撰写，第五章由韦国兵、周晋撰写，第六章由任波、陈滕撰写，第七章由任波、邹莉撰写，第八章由任波、张美撰写，第九章由谢云、侯淑珍撰写，第十章由谢云、陈明刚撰写，第十一章由谢云、张蕾、陈国有撰写，第十二章由李遇伯、宋永兴撰写，第十三章由李遇伯、刘庆普撰写，第十四章由李遇伯、秦昆明撰写，第十五章由徐冰、童珊珊撰写，第十六章由徐冰、李阳撰写，第十七章由徐冰、康安撰写，第十八章由吴虹、刘亚丽撰写，第十九章由吴虹、冷嘉鹏撰写，第二十章由吴虹、张勋、卢盛文撰写。

　　本教材在编写过程中得到了各参编单位的大力支持，在此深表谢意。药物分析是一个快速发展的学科，教材内容难免存在疏漏，若存在不妥之处，敬请同行专家、使用本教材的师生和广大读者提出宝贵意见和建议，以便再版时修订提高。

《药物分析》编委会

2023 年 6 月

目　录

扫一扫，查阅
本书数字资源

绪　论

扫一扫，查阅本章数字资源，含PPT、音视频、图片等

一、药物分析学的性质、作用与任务

药物（drug），是指用于预防、治疗、诊断人的疾病，有目的地调节人的生理机能并规定适应证或者功能主治、用法和用量的物质。其中，按照国家相关药品监督管理部门批准和要求组织生产的药物称为药品。《中华人民共和国药品管理法》规定，药品包括中药材、中药饮片、中成药、化学原料药及其制剂、抗生素、生化药品、放射性药品、血清、疫苗、血液制品和诊断药品等。

药物分析学（pharmaceutical analysis）是运用物理学、化学、物理化学、生物学以及微生物学、信息学等手段来研究药物质量规律及其评价、控制方法，发展药物研究方法技术的学科，是药学类、制药工程类等专业的一门专业核心课程，是药学一级学科领域中一个重要的组成部分，同时为相关学科的研究提供必要的技术支撑，共同致力于药学学科的发展。

药品属于特殊商品，其质量的优劣直接影响药物的安全、有效，关系到使用者的健康与生命安危，因此，质量控制远较其他商品严格。药物分析学旨在通过药物设计、研发、生产、流通和应用等环节，全过程地对药品进行质量控制研究。

药物分析学的主要任务包括：①对药品质量进行常规检验，以药品质量标准为依据，对药品在生产、贮存和临床使用等方面进行常规的分析检验和质量控制。②在新药发现和开发过程中提供方法手段和技术支撑，包括临床前研究，如化合物活性筛选与构效关系、药物设计与合成或结构改造、药物结构确证、药理学与毒理学、药物体内过程及其动力学、药剂学、药品质量标准与稳定性等研究，药物临床动力学研究以及上市后的再评价等全过程都离不开药物分析方法与技术。③深入药物的工艺流程、反应历程等生产全过程进行动态分析和在线监控。④研究和探索适合中药复杂体系和多成分、多靶点的质量控制方法与质量评价体系。此外，药物分析学还用于联合用药等临床药物分析、药物不良反应监测、运动员兴奋剂检测、刑事案件的药（毒）物分析和检测以及保健食品分析等。

在药物分析中，还应注意引用和开发新的方法与新的技术，以适应药学学科和医药产业快速发展的需要，解决药学基础研究和新药创制的技术难点及关键问题，促进药物质量控制标准和方法研究达到新的水平。

二、药物分析学的进展

（一）药物分析学在相关领域中的应用

近年来，国际上药品质量管理的理念也在不断变化，从"药品质量是通过检验来控制的"到

"药品质量是通过生产过程控制来实现的"，进而又到药品"质量源于设计（quality by design，QbD）"，即药品质量是通过良好的设计而生产出来的。这就意味着药品从研发开始就要考虑最终产品的质量，将药品质量控制的支撑点前移至药品的设计与研发阶段，以消除因药品及其生产工艺设计不合理而可能对产品质量带来的不利影响。根据这一模式，在药品的设计与研发阶段，首先要进行全面考虑，综合确定目标药品，然后深入研究、优化、筛选、验证，确定合理可行的生产工艺，最后再根据"生产控制质量"模式要求进行生产与检验，从而比较全面地控制药品的质量。所以说，哪里有药物，哪里就有药物分析。

1. 药物分析学在药物研发中的应用 新药研究与开发（research and development，R&D）是药学学科的一项重要任务，通常包括临床前研究、临床试验和上市后评价，这是一个复杂的系统工程，涉及药学、化学、生物学、临床医学和行政管理等多个领域。药物分析学既是新药研发的重要组成部分，又是各个环节方法建立、参数选定的重要手段。通过药物成分活性分析、结构分析、构效关系分析为先导化合物（lead compound）筛选、候选药物研究、药物分离或合成工艺的筛选与优化等奠定基础；通过体内药物分析，揭示药物的吸收、分布、代谢、排泄、转运、药物与机体和药物与药物相互作用等机制，为药效学、毒理学及药物代谢学等提供技术支撑；通过有效成分分析、体内外释药分析、辅料分析等为制剂处方筛选、工艺研究等提供可靠的技术参数；通过质量分析评价研究、有关物质研究、稳定性研究，确保开发的新药安全有效、质量可控；通过临床药理学、临床生化检测等为新药临床研究提供保障。所以，药物分析学是新药研发的工具和多学科紧密合作的纽带。

2. 药物分析学在药品生产过程中的应用 药品的质量与其生产过程息息相关。所以，药品的质量控制不仅包括对原料、中间体和最终产品的分析检验，而且必须对其生产过程进行全面质量控制。例如，在化学原料药的生产过程中，需要对起始原料、反应液、中间体、分离纯化和精制、残留溶剂、晶型等进行监测；在中药生产过程中，需要对原药材生产（包括品种选育、种植养殖过程、采收及产地加工、贮藏等）、炮制加工、粉碎及提取分离等过程进行质控；在制剂生产过程中，需要对原辅料、制剂工艺、包材等进行质控。2004 年以来，美国食品药品监督管理局（Food and Drug Administration，FDA）推行过程分析技术（process analytical technology，PAT），其目的就是理解并控制制药过程，提高生产效率和产品质量。其应用范围包括原料药制药过程（起始原料检测、反应混合、反应检测、结晶监测、干燥机监测、粉碎过程监测、清洁监测）和制剂过程（起始原料检测、制剂监测、片芯、包衣、包装等）。

3. 药物分析学在药品流通中的应用 药品的稳定性和质量，往往受到温度、湿度、光照等环境因素的影响。为了保障药品质量稳定、安全、有效，在其流通过程中，必须严格按照药品规定的条件进行储存和保存，并定期对药品进行必要的分析检验，以考察其质量变化情况。

4. 药物分析学在药品使用中的应用 药品的质量最终是服务于患者。因此，为了达到药物使用的安全、合理、有效，就须对其体内过程、作用机制及药物效应进行研究，通过药物分析学手段揭示药物在体内（包括其他动物体）的过程，获得药物动力学的各种参数和代谢的机制等信息，对指导合理用药和个性化给药以及临床药学研究（如临床药物动力学、药品生物利用度和生物等效性、治疗药物监测、临床药物相互作用研究等）都具有重要意义。

5. 药物分析学在药品监督管理中的应用 由于药品的特殊属性，各国政府为了加强对药品的监督管理，保证药品质量，维护人民身体健康和用药的合法权益，都设立专门机构对药品的研制、生产、经营和使用进行质量控制、监督和管理；对药品生产、经营和进口均实行行政许可制度。我国国家药品监督管理部门主要负责药品、化妆品、医疗器械的注册并实施监督管理。所以说，药物分析学是国家对药品实施监督管理、质量评价、维护药品生产和使用正常秩序的重要手段和技术支撑。

（二）药物分析学发展趋势

药物分析学是研究药物质量规律及其控制方法的学科，是伴随着人们对药物在生产、流通、临床应用的质量控制需求而逐渐形成，并伴随着相关学科技术的发展而发展的。

人类在长期的生活实践中，发现并认识了许多具有调节人体机能和疾病治疗作用的天然植物、动物、矿物及其制品，并总结形成了药物治疗体系。如我国的《神农本草经》载："药有酸、咸、甘、苦、辛五味，又有寒、热、温、凉四气，及有毒、无毒，阴干、暴干，采造时月，生熟，土地所出，真、伪、陈、新，并各有法。药性有宜丸者，宜散者，宜水煮者，宜酒渍者，宜膏煎者，亦有一物兼宜者，亦有不可入汤酒者，并随药性，不得违越。"此段论述奠定了后世中药质量控制的思想。

随着物理学、化学等学科的发展，一些理化方法在药物质量控制中得到应用。如 1838 年，德国学者 Schleiden 阐明了细胞是植物体构造的基本单位，并利用显微镜观察了多种植物药的显微构造，应用于生药鉴定研究。美国学者 A. Schneider 于 1921 年著《粉末生药显微分析》（2 版），较全面、详细地叙述了研究粉末植物药的通则、操作方法、显微描述及检索表的编列等，并收载了 210 种粉末生药的显微特征和特征图。与此同时，人们已不满足于利用天然药材治疗疾病，开始了天然活性产物提取分离、结构鉴定和应用，并逐渐形成了现代化学制药工业。如从罂粟中采集鸦片，并分离制得具有镇痛作用的药物吗啡；从金鸡纳树皮中分离出抗疟疾药奎宁；从柳树皮中提取出水杨酸，且进一步合成阿司匹林等。药物质量控制方法、体系也逐步形成、发展并日臻完善。

在 20 世纪 70 年代以前，主要应用化学分析法对药物进行定性、定量分析，其中滴定分析法一直占据主导地位。之后，随着光谱、色谱等仪器分析技术的发展和成熟，这些分析技术逐步成为药物分析和质量控制的重要技术手段。药物分析技术从此走上了仪器分析为主的发展之路。从 20 世纪 90 年代开始，高效液相色谱方法、色谱-光谱及色谱-质谱联用技术的迅速发展和应用，使药物分析技术进一步向自动化、智能化、高灵敏度、高选择性方向发展。药物质量分析和控制水平得到了全面提高。

随着 21 世纪药学的迅速发展，生命科学与药学的融合日益加深。医学生物学等相关学科提出的科学问题为药物分析学带来新的挑战和机遇。应用现代分析方法和技术，研究药物的生物效应及其作用机理，是药物分析学正在拓展的又一新的领域。而药物分析学的进一步发展，也需要生物学、医学、理学和工学的技术支撑，呈现明显的学科交叉特征。

药物化学、药理学、毒理学、药剂学以及中药学等学科的发展，都与药物分析学密不可分。评价药品质量离不开对药物真实性、有效性、安全性、均一性及其纯度、杂质、代谢物等的分析方法的研究；各类药物组学（药物基因组学、药物转录组学、药物蛋白质组学、药物代谢组学、药物细胞组学等）研究中，分析和鉴定技术发挥着关键的作用；各类生物标志物的发现和药物的体内过程探究更需要药物分析学提供高灵敏的分析方法和检测技术；药学各相关学科对药物分析学学科不断提出更新和更高的要求，只有通过与相关学科的深入交叉和协调研究，才能更好地发挥药物分析学的作用。

在中药及其制剂分析中，如何对其进行科学的质量评价成为新的课题，在建立符合中医药特点的质量标准体系中，逐步由单一指标性成分的定性定量检测向活性、有效成分及生物测定的综合检测过渡，向多成分及指纹或特征图谱整体质量控制模式转化，增加和完善中药安全性检测方法，增强检测方法的专属性及灵敏度，将使其质量评价方法更趋于科学、合理。

三、药物分析学课程的学习要求

药物分析学课程是在无机化学、有机化学、分析化学、药物化学及其他有关课程的基础上开设的，是一门实践性很强的课程。在学习药物分析过程中，应树立牢固的药品质量观念，以药品质量特性为主线，综合运用相关知识，研究药品质量的内在规律和控制方法，探索提高药品质量的有效途径。学生通过药物分析学课程的学习，将理论知识与实验操作相结合，在理论课程学习中，要善于自主学习、独立思考，培养和提高批判性思维能力。在实验中，要养成认真、严谨、一丝不苟的科学作风，提高独立规范操作和解决问题的能力，培养创新思维能力。重点学习以下内容：①《中国药典》的基本组成和正确的使用方法。②药物的鉴别、检查和含量测定的基本规律和基本方法。③药物制剂分析特点与基本方法；各类药物的通性、典型药物的特性及质量控制方法；中药、生物药物质量分析特点和基本方法；体内药物分析基本知识。④药品质量标准制定的基本思路、要求及分析方法验证。⑤各相关方法、仪器在药物分析操作中的应用；了解现代药物分析技术的最新进展。

扫一扫，查阅本章数字资源，含PPT、音视频、图片等

第一节 概 述

一、药品的质量特性

根据国际标准化组织（international organization for standardization，ISO）2008年版ISO9000族标准对质量（quality）所做的定义是"一组固有特性满足需要的程度"。我国标准化组织制定的国家标准（GB3935，1-83）对质量定义为"产品、过程或服务满足规定要求（或需要）的特征与特征总和。"

从以上定义可以得出：药品的质量是指药品所固有的一组用以表达其临床用药需求的整体特征或特性。药品质量又包含其产品质量和在研制、生产、经营、使用等过程中的工作质量与服务质量。药品的产品质量是指其物理学、化学、生物学等指标符合规定标准的程度，也是工作质量与服务质量的综合表现。药品的质量特性包括真实性、有效性、安全性、稳定性、均一性和经济性。

二、药品质量的科学管理

为了有效实施对药品的全面质量管理，中华人民共和国成立以来，由卫生行政等部门监督管理药品。经过多次机构改革，2003年，我国在国家药品监督管理局（State Drug Administration，SDA）基础上组建了国家食品药品监督管理局（State Food and Drug Administration，SFDA），作为国务院直属机构，SFDA除继续行使SDA职能，还负责对食品、保健品、化妆品安全管理的综合监督和组织协调，依法组织开展对重大事故的查处。2013年国务院机构改革，组建国家食品药品监督管理总局（CFDA）。2018年国务院机构改革，组建国家药品监督管理局（National Medical Products Administration，NMPA），由国家市场监督管理总局管理，其主要职责是负责药品、化妆品、医疗器械的注册并实施监督管理。各省、自治区、直辖市人民政府药品监督管理部门负责本行政区域内的药品监督管理工作。

药品技术监督管理机构即食品药品检验机构，是代表国家对食品药品质量实施技术监督检验的法定机构。国家设有中国食品药品检定研究院。各省市自治区及地市州县也都分别设有各级食品药品检验机构，负责各地区的药品技术监督管理和检验工作。

1984年国家颁布了我国第一部《中华人民共和国药品管理法》，是专门规范药品研制、生产、经营、使用和监督管理的法律。2001年和2019年进行了再次修订，并于2013年和2015年

进行了两次修正；还先后制定和出台了一系列对药品质量控制具有指导作用的法令性文件、管理规范和条例，为我国全面控制药品质量奠定了良好的基础。

由于产品的质量是在生产过程中形成的，人们在长期的生产实践中，总结和形成了用各种方法来控制产品的质量，并将其有机地整合起来，逐渐形成了质量管理体系。用质量管理体系来控制产品质量是质量控制的新阶段。我国药品质量管理亦吸纳国际通行标准和规范，推行全面质量管理（total quality management，TQM），即以质量为核心，有效地利用人力、物力、财力、信息等资源，综合运用质量管理体系和方法，控制影响药品质量的全过程和各因素，经济地研制、生产和提供用户满意的产品，使企业与社会长期受益的管理活动。由过去的事后检验、把关为主，转变为预防、改进为主，由管结果变为管因素，使药品研发、生产、经营和使用全过程都处于受控状态。

药品质量管理体系要求药品生产企业须执行《药品生产质量管理规范》（good manufacture practice，GMP），建立有效运作的药品生产质量体系，在机构、人员、厂房、设备设施、卫生、验证、文件、生产管理、质量管理等方面制定系统的标准规程，控制药品生产中影响质量的各环节及全过程。药品经营企业须执行《药品经营质量管理规范》（good supply practice，GSP），保证购、销、贮、运等环节的质量。药品上市许可持有人、获准开展药物临床试验的药品注册申请人须执行《药物警戒质量管理规范》（good pharmacovigilance practices，GVP），对药品不良反应及其他与用药有关的有害反应进行监测、识别、评估和控制。新药研究须执行《药品非临床研究质量管理规范》（good laboratory practice，GLP）和《药品临床试验质量管理规范》（good clinical practice，GCP），以确保实验过程的科学性和实验结果的可靠性，同时保护受试者的权益及其安全。中药材种植（养殖）生产须执行《中药材生产质量管理规范》（good agriculture practice，GAP），以保证中药材质量的基原准确、优质、稳定和可控。另外，分析检验中应执行《分析质量控制》（analytical quality control，AQC），以对药品检验、管理和分析结果进行质量控制。2017 年，我国申请加入，并成为其监督机构成员。我国中医药标准继续主导国际标准制定，截止 2021 年 12 月，全球约有 300 多个国际组织都在制定和发布各自的标准，其中和中医药密切相关的国际组织有国际标准化组织（ISO）、世界卫生组织（WHO）、世界中医药学会联合会（WFCMS）等。自 2009 年 ISO 成立中医药技术委员会（TC 249）以来，截止到 2021 年 12 月，ISO/TC 249 共制定并发布中医药相关国际标准 76 项，在研国际标准 33 项。其中，已发布中医药国际标准中有 37 项为中药领域标准，而我国主导制定的就有 30 项，占到 81%。在研中药领域国际标准 22 项，占总在研国际标准数量的 67%，而我国主导的就有 15 项，占到 68%。这些发布和在研的中药国际标准呈现了以我国主导制定的发展趋势，彰显了我国中药标准在国际上的地位。

在实际工作中，根据质量管理体系要素，按照工作性质可将质量管理分为质量控制（quality control，QC）、质量保证（quality assurance，QA）和质量工程（quality engineering，QE）三部分，并且这些部分之间既相互联系，又相互制约，共同构成了药品的质量控制体系。

为了使国际间对新药注册的各项试验与要求取得一致，由欧盟、美国、日本发起并建立了"人用药品技术要求国际协调理事会"（The International Council for Harmonisation of Technical Requirements for Pharmaceuticals for Human Use，ICH），寻求解决国际间存在的不统一的规定和认识，通过协调逐步取得一致，为药品研究开发、审批上市制定一个统一的国际性指导标准。

ICH 协调的内容：①质量（包括稳定性、验证、杂质、规格等），以"Q"表示，现已制定 14 个指导方针。②安全性（safety，包括药理、毒理、药物动力学等试验），以"S"表示，现已制定 12 个指导方针。③有效性（efficacy，包括临床试验中的设计、研究报告、GCP 等），以

"E"表示，现已制定 21 个指导方针。④综合学科（multidisciplinary，包括术语、管理通讯等），以"M"表示，现已制定 15 个指导方针。

第二节 药品质量标准

一、药品质量标准的概念与分类

药品质量标准（drug quality standard）是国家与药品生产企业对药品的质量、规格、检验方法与限度、标准品（对照品）以及相应的配套材料所作的技术规定；国家药品标准（National drug standards）是国家为保证药品质量，对药品的质量指标、检验方法和生产工艺等所做的技术规定，是药品研究、生产、经营、使用及监督管理等各环节必须共同遵守的，具有强制性的技术准则和法定依据。一般认为，药品质量标准包括药典及国家相应部门颁布的国家标准、国家相应部门批准的注册标准以及部分按规定制定的地方标准，也包括企业内控标准与货架期标准。除此以外，还有行业协会团体标准等。

《中华人民共和国药品管理法》明确规定，"药品应当符合国家药品标准""国务院药品监督管理部门颁布的《中华人民共和国药典》和药品标准为国家药品标准"，这些国家药品标准的格式和制定的内容与《中国药典》相同。除中药饮片的炮制外，药品必须按照国家药品标准和国家药品监督管理部门批准的生产工艺进行生产。中药饮片必须按照国家药品标准炮制；国家药品标准没有规定的，必须按照省、自治区、直辖市人民政府药品监督管理部门制定的炮制规范炮制。省、自治区、直辖市人民政府药品监督管理部门制定的炮制规范应当报国务院药品监督管理部门备案。

（一）国家药品标准

国家药品监督管理部门负责全国药品标准工作。其组织国家药典委员会，负责编制《中国药典》及其增补本，以及国家药品标准的制定和修订，负责国家药品标准物质的筛选和审核等。其所属的药品检验机构负责国家药品标准物质的标定等。

《中国药典》是国家药品标准体系的核心，是国家为保证药品质量、保障人民用药安全有效、质量可控而制定的药品法典。其由政府颁布发行，是药品生产、检验、供应与使用的依据。《中国药典》收载的品种应当为临床常用、疗效确切、工艺成熟、质量可控的药品。《中国药典》对于保证药品质量，维护和保障公众身体健康及用药的合法权益，促进我国医药产业健康发展，具有十分重要的作用。

国家药品监督管理部门颁布的其他药品标准，如局（部）颁标准是国家药品监督管理部门包括原卫生部组织国家药典委员会对不同企业的药品注册标准进行统一规范后的药品标准。1986 年以来，原卫生部先后颁布了进口药材标准、《卫生部药品标准》（中药材第一册）、中成药部颁标准（1～20 册）、化学药品部颁标准（1～6 册）。自 1998 年国家药品监督管理局成立后，新药标准改由国家药品监督管理部门负责。国家食品药品监督管理局批准的新药标准称为《国家食品药品监督管理局标准》（简称《局颁标准》）。先后颁布有局颁中药标准（1～14 册）、化学药品标准（1～16 册）、局颁新药转正标准（1～76 册）。

药品注册标准（drug registration standard）是指在药品注册过程中，由药品上市许可申请人（药品生产企业）提出，经国家药品监督管理部门核准的药品标准，是生产该药品的药品上市许可持有人（药品生产企业）必须执行的标准。药品注册标准按照《药品注册管理办法》等相关规定执行。

进口药品注册标准是指国外医药公司需要在我国上市销售的药品应按我国的进口药品管理办法进行申请，并按规定进行临床试验、药品质量标准复核等工作，复核后的药品质量标准即进口药品注册标准。亦属于国家标准，但不对外公开，仅供口岸药品检验所对进口药品进行检验时使用。

国家药品监督管理部门颁布的其他药品标准和药品注册标准应当符合《中国药典》有关通用技术要求。

（二）地方药品标准

地方药品标准包括省、自治区、直辖市人民政府药品监督管理部门颁布的地方药材标准、中药饮片炮制规范和医疗机构制剂标准。对没有国家标准，且需要在省、自治区、直辖市范围内统一的药品及医疗机构制剂，可以由其药品监督管理部门组织制定和修订地方标准，在标准发布后30日内将地方药品标准批准证明文件、地方药品标准文本及编制说明报国家药品监督管理部门备案并及时发布有关信息。地方药品标准应当符合《中国药典》的通用技术要求。地方药品标准被收载入国家药品标准并颁布实施后，该地方药品标准自行废止。

（三）药品的其他标准

1. 企业标准 企业标准是对企业范围内需要协调、统一的技术要求、管理要求和工作要求制定的标准。已有国家标准的，国家鼓励企业制定严于国家标准或行业标准的企标，在企业内部适用。鼓励采用国际标准。技术标准既可以成为促进国际经济交流的催化剂，又可以成为人为设置国际贸易壁垒的重要手段，因而全球经济发展浪潮把标准化推上了战略地位。在传统大规模工业化生产中，是先有产品后有标准。在知识经济时代，往往是标准先行。当今国际上流行一种理念，即在人才、专利、技术标准三大战略中，谁掌握了标准的制定权，谁就掌握了市场的主动权。目前，我国掌握着中医药国际标准制定的主导权，中药标准主导着国际标准的制定。

2. 行业标准 行业标准包括行业管理部门，如国家中医药管理局组织制定的标准及行业协会、商会、产业技术联盟按照市场需要制定发布的社会团体标准。

二、中国药典

《中华人民共和国药典》简称《中国药典》（*Pharmacopoeia of the People's Republic of China*，英文简称为 *Chinese Pharmacopoeia*，缩写为 ChP）。其依据《中华人民共和国药品管理法》组织制定和颁布实施。《中国药典》一经颁布实施，其同品种的上版标准或原国家标准即同时停止使用。目前，我国现行版药典为《中国药典》（2020 年版），自 2020 年 12 月 30 日起实施。

（一）《中国药典》的沿革

我国乃至世界最早的药典可追溯到公元 659 年我国唐朝的《新修本草》（又称《唐本草》），由苏敬等人编撰，政府颁布执行。该书共 54 卷，分为本草、药图、图经三部分，收录药物844 种，并详细记录了这些药物的性味、形态、产地、采收时间、炮制方法、功效和主治等。为规范、统一用药起到了积极促进作用。

中华人民共和国成立以来，我国已出版了十一版《中国药典》，即 1953、1963、1977、

1985、1990、1995、2000、2005、2010、2015 和 2020 年版。历版《中国药典》及其收载品种情况见表 1-1。

《中国药典》自 1985 年版开始每 5 年审议改版一次，并根据需要出增补本。1988 年 10 月，第一部英文版《中国药典》（1985 年版）出版发行。

表 1-1　历版《中国药典》收载品种情况表

版次	收载总数	一部		二部		三部		四部		颁布时间（正式执行时间）
		正文	附录	正文	附录	正文	附录	通则	辅料	
1953 年版	531									1953 年
1963 年版	1310	643		667						1965 年 1 月 26 日
1977 年版	1925	1152		773						1979 年 10 月 4 日（1980 年 1 月 1 日）
1985 年版	1489	713		776						1985 年 9 月（1986 年 4 月 1 日）
1990 年版	1751	784		967						1990 年 12 月 3 日（1991 年 7 月 1 日）
1995 年版	2375	920		1455						1996 年 4 月 1 日（1996 年 4 月 1 日）
2000 年版	2691	992		1699						2000 年 1 月（2000 年 7 月 1 日）
2005 年版	3217	1146	98	1970	137	101	134			2005 年 1 月（2005 年 7 月 1 日）
2010 年版	4567	2165	112	2271	152	131	149			2010 年 1 月（2010 年 10 月 1 日）
2015 年版	5608	2598		2603		137		317	270	2015 年 6 月（2015 年 12 月 1 日）
2020 年版	5911	2711		2712		153		361	335	2020 年 12 月（2020 年 12 月 30 日）

（二）《中国药典》（2020 年版）的特点

本版药典达到了"中药标准继续主导国际标准制定，化学药、药用辅料标准基本达到或接近国际水平，生物制品标准紧跟科技发展前沿，与国际先进水平基本保持一致"的总目标。

1. 国家药品标准体系更加健全　贯彻药品全生命周期管理理念，通过完善药典凡例及相关通用技术要求，将质量控制关口前移，强化药品生产源头的质量管理。逐步形成以保障制剂质量为目标的原料药、药用辅料和药包材标准体系，为推动关联审评审批制度改革提供技术支撑。

2. 收载品种稳步提升　本版药典收载品种 5911 种，新增 319 种，修订 3177 种，不再收载 10 种。品种收载以临床应用为导向，不断满足国家基本药物目录和基本医疗保险用药目录收录品种的需求。及时收载新上市药品标准，充分体现我国医药创新研发最新成果。

3. 成熟分析技术的应用进一步扩大　紧跟国际前沿，不断扩大成熟检测技术在药品质量控制中的推广和应用，如新增 PCR、DNA 测序技术指导原则等，新增 X 射线荧光光谱法、单抗制品特性分析方法检测方法等，使分析技术的灵敏度、专属性、适用性和可靠性显著提升，药品质量控制手段得到进一步加强。

4. 药品安全和有效控制的要求不断提高　在安全性方面，加强了对药材饮片重金属及有害元素、禁用农药残留、真菌毒素及内源性有毒成分的控制；加强了对化学药杂质的定性定量研究，对已知杂质和未知杂质分别控制；加强了对生物制品病毒安全性的控制。在有效性方面，建立和完善了中药材与饮片专属性鉴别方法，部分产品制定了与临床疗效相关的成分含量控制，同时进一步完善了化学药与有效性相关的质量控制要求。

5. 辅料标准水平不断提升　本版药典四部收载药用辅料335种，其中新增65种、修订212种。重点增加制剂生产常用药用辅料标准的收载，完善药用辅料自身安全性和功能性指标。贯彻原辅包关联审评审批制度质量控制理念，逐步健全药用辅料国家标准体系，促进药用辅料质量提升，进一步保证制剂质量。

6. 国际标准协调进一步加强　注重国际成熟技术标准的借鉴和转化，推进ICH相关指导原则在《中国药典》的转化实施，如参考ICH新增遗传毒性杂质控制指导原则，修订原料药物与制剂稳定性试验、分析方法验证、药品杂质分析等指导原则，新增溶出度测定流池法、堆密度和振实密度测定法，修订残留溶剂测定法等。

7. 药典导向作用进一步强化　紧跟国际药品标准发展的趋势，密切结合我国药品生产实际，在检测项目和限量设置方面，既考虑保障药品安全的底线，又充分关注临床用药的可及性，进一步强化药典对药品质量控制的导向作用。

（三）《中国药典》的结构与内容

本版《中国药典》由一部、二部、三部、四部及其增补本组成，一部收载中药，二部收载化学药品，三部收载生物制品及相关通用技术要求，四部收载通则和药用辅料。内容包括凡例、正文、通则和索引，其中一部、二部、三部分别包括凡例、正文和索引三部分；四部包括凡例、通则、辅料正文和索引四部分。《中国药典》（2020年版）收载的凡例与通则对药典以外的其他药品标准具有同等效力。

除特别注明版次外，本书中出现的《中国药典》（或ChP）均指《中国药典》（2020年版），本书引用的"通则"，均指《中国药典》（2020年版）四部收载的"通则"。

1. 凡例　系正确使用《中国药典》进行药品质量检定的基本原则，是对《中国药典》正文、通则及与质量检定有关的共性问题的统一规定。凡例按内容归类包括：总则、正文、通则、名称与编排、项目与要求、检验方法和限度、标准品与对照品、计量、精确度、试药、试液、指示剂、动物试验、说明书、包装、标签等。下面以《中国药典》（2020年版）四部凡例为例，就有关内容予以简要介绍。

（1）名称及编排　正文收载的药品中文名称通常按照《中国药品通用名称》收载的名称及其命名原则命名，《中国药典》收载的中文名称均为法定名称；收载的原料药英文名除另有规定外，均采用国际非专利药名（International Nonproprietary Names，INN）。有机药物的化学名称系根据中国化学会编撰的《有机化学命名原则》命名，母体的选定与国际纯粹与应用化学联合会（International Union of Pure and Applied Chemistry，IUPAC）的命名系统一致。药品化学结构式按照世界卫生组织（World Health Organization，WHO）推荐的"药品化学结构式书写指南"书写。

（2）项目与要求　制法项下主要记载药品的重要工艺要求和质量管理要求。所有药品的生产工艺应经验证，并经国务院药品监督管理部门批准，生产过程均应符合《药品生产质量管理规范》的要求。

制剂的规格，系指每一支、片或其他每个单位制剂中含有主药的重量（或效价）或含量（%）或装量。注射液项下，如为"1mL：10mg"，系指1mL中含有主药10mg；对于列有处方或标有浓度的制剂，也可同时规定装量规格。

制剂中使用的原料药和辅料，均应符合《中国药典》的规定；本版《中国药典》未收载者，必须制定符合药用要求的标准，并经国务院药品监督管理部门批准。同一原料药用于不同制剂（特别是给药途径不同的制剂）时，需根据临床用药要求制定相应的质量控制项目。

贮藏项下的规定，系为避免污染和降解而对药品贮存与保管所做的基本要求，除矿物药应置干燥洁净处不能做具体规定处，以表1-2所列名词术语表示。

表1-2 药品贮藏与保管相关名词术语表

名词术语	释义
遮光	系指用不透光的容器包装，如棕色容器或黑色适宜材料包裹的无色透明、半透明容器
避光	系指避免日光直射
密闭	系指将容器密闭，以防止尘土及异物进入
密封	系指将容器密封以防止风化、吸潮、挥发或异物进入
熔封或严封	系指将容器熔封或用适宜的材料严封，以防止空气与水分的侵入并防止污染
阴凉处	系指不超过20℃
凉暗处	系指避光并不超过20℃
冷处	系指2~10℃
常温（室温）	系指10~30℃

除另有规定外，贮藏项下未规定贮藏温度的一般指常温。

（3）检验方法和限度 本版《中国药典》正文收载的所有品种，均应按规定方法进行检验；如采用其他方法，应进行方法学验证，并与规定的方法比对，根据试验结果选择使用，但在仲裁时仍以本版《中国药典》规定的方法为准。

本版《中国药典》中规定的各种纯度和限度数值以及制剂的重（装）量差异，系包括上限和下限两个数值本身及中间数值。规定的这些数值不论是百分数还是绝对数字，其最后一位数字都是有效位。试验结果在运算过程中，可比规定的有效数字多保留一位数，而后根据有效数字的修约规则进舍至规定有效位。计算所得的最后数值或测定读数值均可按修约规则进舍至规定的有效位，取此数值与标准中规定的限度数值比较，以判断是否符合规定的限度。

原料药的含量（%），除另有注明者外，均按重量计。如规定上限为100%以上时，系指用本版药典规定的分析方法测定时可能达到的数值，即为药典规定的限度或允许偏差，并非真实含有量；如未规定上限时，系指不超过101.0%。

制剂的含量限度范围，系根据主药含量的多少、测定方法误差、生产过程不可避免偏差和贮存期间可能产生降解的可接受程度而制定的，生产中应按标示量100%投料。如已知某一成分在生产或贮存期间含量会降低，生产时可适当增加投料量，以保证在有效期内含量能符合规定。

（4）标准品与对照品 标准品与对照品系指用于鉴别、检查、含量测定的标准物质。标准品系指用于生物检定或效价测定的标准物质，其特性量值一般按效价单位（或 μg）计；对照品系指采用理化方法进行鉴别、检查或含量测定时所用的标准物质，其特性量值一般按纯度（%）计。标准品与对照品的建立或变更批号，应与国际标准物质或原批号标准品或对照品进行对比，并经过协作标定和一定的工作程序进行技术审定。标准品与对照品均应附有使用说明书，标明批号、用途、使用方法、贮藏条件和装量等。

（5）计量 试验用的计量仪器均应符合国务院质量技术监督部门的规定。

1）法定计量单位：药品质量标准中使用我国法定计量单位，见表1-3。

表 1-3　法定计量单位和符合

名称	单位
长度	米（m）、分米（dm）、厘米（cm）、毫米（mm）、微米（μm）、纳米（nm）
体积	升（L）、毫升（mL）、微升（μL）
质（重）量	千克（kg）、克（g）、毫克（mg）、微克（μg）、纳克（ng）、皮克（pg）
物质的量	摩尔（mol）、毫摩尔（mmol）
压力	兆帕（MPa）、千帕（kPa）、帕（Pa）
温度	摄氏度（℃）
动力黏度	帕秒（Pa·s）、毫帕秒（mPa·s）
运动黏度	平方米每秒（m²/s）、平方毫米每秒（mm²/s）
波数	厘米的倒数（cm⁻¹）
密度	千克每立方米（kg/m³）、克每立方厘米（g/cm³）
放射性活度	吉贝可（GBq）、兆贝可（MBq）、千贝可（kBq）、贝可（Bq）

2）滴定液和试液的浓度：使用的滴定液和试液的浓度，以 mol/L（摩尔/升）表示者，其浓度要求精密标定的滴定液用"XXX 滴定液（YYYmol/L）"表示；作其他用途不需精密标定其浓度时用"YYYmol/L XXX 溶液"表示，以示区别。

3）温度：温度以摄氏度（℃）表示。描述温度的名词术语见表 1-4。

表 1-4　有关温度描述名词术语表

名词术语	释义
水浴温度	除另有规定外，均指 98~100℃
热水	系指 70~80℃
微温或温水	系指 40~50℃
常温（室温）	系指 10~30℃
冷水	系指 2~10℃
冰浴	系指约 0℃
放冷	系指放冷至室温

4）百分比：用符号"%"表示，系指重量的比例；但溶液的百分比，除另有规定外，系指溶液 100mL 中含有溶质若干克；乙醇的百分比，系指在 20℃时的容量比。此外，根据需要可采用下列符号，见表 1-5。

表 1-5　百分比及相关符号表示方法表

名词	术语释义
%（g/g）	表示溶液 100g 中含有溶质若干克
%（mL/mL）	表示溶液 100mL 中含有溶质若干毫升
%（mL/g）	表示溶液 100g 中含有溶质若干毫升
%（g/mL）	表示溶液 100mL 中含有溶质若干克
缩写"ppm"	表示百万分比，系指重量或体积的比例
缩写"ppb"	表示十亿分比，系指重量或体积的比例

5）液体的滴：系指在 20℃时，以 1.0mL 水为 20 滴进行换算。

6）溶液后标示的"（1→10）"等符号，系表示固体溶质 1.0g 或液体溶质 1.0mL 加溶剂使成 10mL 的溶液；未指明用何种溶剂时，均系指水溶液；两种或两种以上液体的混合物，名称间用半字线"－"隔开，其后括号内所示的"："，系指各液体混合时的体积（重量）比例。

7）药筛与粉末：本版《中国药典》所用药筛，选用国家标准的 R40/3 系列，分等见表 1-6。

表 1-6　《中国药典》规定的药筛分等

筛号	筛孔内径（平均值）	目号
一号筛	2000μm±70μm	10 目
二号筛	850μm±29μm	24 目
三号筛	355μm±13μm	50 目
四号筛	250μm±9.9μm	65 目
五号筛	180μm±7.6μm	80 目
六号筛	150μm±6.6μm	100 目
七号筛	125μm±5.8μm	120 目
八号筛	90μm±4.6μm	150 目
九号筛	75μm±4.1μm	200 目

粉末分等见表 1-7。

表 1-7　《中国药典》中粉末分等

粉末	等级释义
最粗粉	指能全部通过一号筛，但混有能通过三号筛不超过 20% 的粉末
粗　粉	指能全部通过二号筛，但混有能通过四号筛不超过 40% 的粉末
中　粉	指能全部通过四号筛，但混有能通过五号筛不超过 60% 的粉末
细　粉	指能全部通过五号筛，并含能通过六号筛不少于 95% 的粉末
最细粉	指能全部通过六号筛，并含能通过七号筛不少于 95% 的粉末
极细粉	指能全部通过八号筛，并含能通过九号筛不少于 95% 的粉末

8）计算分子量及换算因子等使用的原子量，均按最新国际原子量表推荐的原子量。

（6）精确度　试验中供试品与试药等"称重"或"量取"的量，均以阿拉伯数码表示，其精确度可根据数值的有效数位来确定，如称取"0.1g"系指称取量可为 0.06～0.14g；称取"2g"，系指称取量可为 1.5～2.5g；称取"2.0g"系指称取量可为 1.95～2.05g；称取"2.00g"，系指称取量可为 1.995～2.005g。

"精密称定"系指称取重量应准确至所取重量的千分之一；"称定"系指称取重量应准确至所取重量的百分之一；"精密量取"系指量取体积的准确度应符合国家标准中对该体积移液管的精度要求；"量取"系指可用量筒或按照量取体积的有效数位选用量具。取用量为"约"若干时，系指取用量不得超过规定量的±10%。

恒重，除另有规定外，系指供试品连续两次干燥或炽灼后的重量差异在 0.3mg 以下的重量。干燥至恒重的第二次及以后各次称重均应在规定条件下继续干燥 1 小时后进行；炽灼至恒重的第二次称重应在继续炽灼 30 分钟后进行。

按干燥品计算，试验中规定"按干燥品（或无水物，或无溶剂）计算"时，除另有规定外，应取未经干燥（或未去水，或未去溶剂）的供试品进行试验，并将计算中的取用量按检查项下测得的干燥失重（或水分，或溶剂）扣除。

试验中的"空白试验"，系指在不加供试品或以等量溶剂替代供试液的情况下，按同法操作所得的结果；含量测定中的"并将滴定的结果用空白试验校正"，系指按供试品所耗滴定液的量（mL）与空白试验中所耗滴定液量（mL）之差进行计算。

试验时的温度，未注明者，系指在室温下进行；温度高低对试验结果有显著影响者，除另有规定外，应以（25±2）℃为准。

（7）试药、试液、指示剂　试验用的试药，除另有规定外，均应根据通则试药项下的规定，选用不同等级并符合国家标准或国务院有关行政主管部门规定的试剂标准。试液、缓冲液、指示剂与指示液、滴定液等，均应符合通则的规定或按照通则的规定制备。

试验用水，除另有规定外，均系指纯化水。酸碱度检查所用的水，均系指新沸并放冷至室温的水。

（8）动物试验　动物试验所使用的动物应为健康动物，其管理应按国务院有关行政主管部门颁布的规定执行。动物品系、年龄、性别、体重等应符合药品检定要求。

随着药品纯度的提高，凡是有准确的化学和物理方法或细胞学方法能取代动物试验进行药品质量检测的，应尽量采用，以减少动物试验。

（9）说明书、包装、标签药品　说明书应符合《中华人民共和国药品管理法》及国务院药品监督管理部门对说明书的规定。直接接触药品的包装材料和容器应符合国务院药品监督管理部门的有关规定，均应无毒、洁净，与内容药品不发生化学反应，并不得影响内容药品的质量。

药品标签应符合《中华人民共和国药品管理法》及国务院药品监督管理部门对包装标签的规定，不同包装标签其内容应根据上述规定印制，并应尽可能多地包含药品信息。麻醉药品、精神药品、医疗用毒性药品、放射性药品、外用药品和非处方药品的说明书和包装标签，必须印有规定的标识。

2. 正文　《中国药典》各品种项下收载的内容为标准正文。正文系根据药物自身的理化与生物学特性，按照批准的处方来源、生产工艺、贮藏运输条件等制定的、用以检测药品质量是否达到用药要求并衡量其质量是否稳定均一的技术规定。

《中国药典》各部正文的内容各异，二部正文中每品种项下根据品种和剂型的不同，按顺序分别列有：①名称（包括中文名、汉语拼音与英文名）。②有机药物的结构式。③分子式与分子量。④来源或有机药物的化学名称。⑤含量或效价规定。⑥处方。⑦制法。⑧性状。⑨鉴别。⑩检查。⑪含量或效价测定。⑫类别。⑬规格。⑭贮藏。⑮标注等。

【例1-1】石杉碱甲质量标准（ChP）

石杉碱甲

Shishanjianjia

Huperzine A

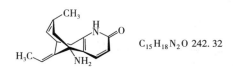

$C_{15}H_{18}N_2O$ 242.32

本品为（5R,9R,11E）-5-氨基-11-亚乙基-5,8,9,10-四氢-7-甲基-5,9-亚甲基环辛四烯并［b］吡啶 -2（1H）-酮。按干燥品计算，含 $C_{15}H_{18}N_2O$ 应为 97.0%～102.0%。

【性状】 本品为白色或类白色的结晶性粉末，无臭；有引湿性。本品在甲醇中易溶，在乙醇中溶解，在水中不溶；在 0.01mol/L 盐酸溶液中微溶。

【鉴别】（1）取本品约 0.2mg，加乙醇 5 滴使溶解，加碘化铋钾试液 2 滴，即生成橙黄色沉淀。

（2）在含量测定项下记录的色谱图中，供试品溶液主峰的保留时间应与对照品溶液主峰的保留时间一致。

（3）本品的红外光吸收图谱应与对照的图谱（光谱集 936 图）一致。

【检查】

酸性溶液的澄清度：取本品 5mg，加 0.1mol/L 盐酸溶液 5mL 溶解后，溶液应澄清。

有关物质：取本品，加 0.01mol/L 盐酸溶液溶解并定量稀释制成每 1mL 中含 0.1mg 的溶液，作为供试品溶液；精密量取适量，用 0.01mol/L 盐酸溶液定量稀释制成每 1mL 中含 2.5μg 的溶液，作为对照溶液。照含量测定项下的色谱条件，精密量取供试品溶液与对照溶液各 20μL，分别注入液相色谱仪，记录色谱图至主成分色谱峰保留时间的 2 倍。供试品溶液的色谱图中如有杂质峰，各杂质峰面积的和不得大于对照溶液主峰面积（2.5%）。

干燥失重：取本品约 0.3g，在 80℃减压干燥至恒重，减失重量不得过 4.0%（通则 0831））。

【含量测定】照高效液相色谱法（通则 0512）测定。

色谱条件与系统适用性试验：用十八烷基硅烷键合硅胶为填充剂；以磷酸盐缓冲液（取磷酸二氢钾 2.72g，加水 1000mL 溶解，用磷酸调节 pH 值至 2.5）-乙腈（86∶14）为流动相；检测波长为 310nm。理论板数按石杉碱甲峰计算不低于 2000。

测定法：取本品，精密称定，加 0.01mol/L 盐酸溶液溶解并定量稀释制成每 1mL 中约含 40μg 的溶液，作为供试品溶液，精密量取 20μL 注入液相色谱仪，记录色谱图；另取石杉碱甲对照品，同法测定。按外标法以峰面积计算，即得。

【类别】胆碱酯酶抑制剂。

【贮藏】遮光，密封保存。

【制剂】石杉碱甲片；石杉碱甲注射液；石杉碱甲胶囊。

3. 通则 通用技术要求主要收载制剂通则、通用检测方法和指导原则。制剂通则系按照药物剂型分类，针对剂型特点规定基本技术要求；通用检测方法系各品种进行相同项目检验时所采用的统一设备、程序、方法及限度等；指导原则系为规范药典执行，指导药品标准制定和修订，提高药品质量控制水平所规定的非强制性、推荐性技术要求。

4. 索引 一部包括中文索引、汉语拼音索引、拉丁名索引和拉丁学名索引；二部、三部和四部辅料为中、英文索引，以便查找。

三、主要国外药典

目前全世界已有数十个国家和地区编制、出版药典。不同国家和地区药典的内容基本相似，都由凡例、正文、通则、索引等组成。对我国药品研发、生产和质量控制具有参考意义的主要有《美国药典》《英国药典》《欧洲药典》《日本药局方》和《国际药典》。近年来，我国政府和药学工作者积极推进与有关国家和地区药品监督管理部门合作，使中药标准走向世界，如《美国药典》《欧洲药典》等陆续收载了部分中药品种。

（一）美国药典

《美国药典》（*United States Pharmacopeia*，USP）由美国药典委员会（United State Pharmaco-

peial Convention，USPC）编制出版。1820 年 10 月出版发行第一版。1888 年美国药学协会
（American Pharmaceutical Association，APA）编制出版了第一部美国国家处方集（*National Formu-*
lary，NF）。1980 年出版了第一部 USP20-NF15 合订本，但仍分为两部分，USP 主要收载原料药
和制剂，而 NF 则主要收载制剂中的附加剂。自 2000 年（USP24-NF19）起，同步发行光盘版
（CD-ROM）；2002 年（USP25-NF20）起每年一版。

《美国药典》由凡例（General Notices）、正文（Monographs）、通则（General Chapters）、索
引（Index）等内容组成。正文部分各品种按英文字母的顺序排列。根据品种和剂型的不同，每
一品种项下列有药品名称、结构式、分子式与相对分子质量、来源或有机药物的化学名称及化学
文摘（Chemicai Abstrcts，CA）登录号、成分及含量限度要求、包装、贮藏和标签等要求、USP
标准物质（Reference Standards）、质量指标和限度规定等内容。质量指标和限度规定由一系列通
用和专属检测方法构成，内容包括性状及物理常数、鉴别、检查、含量测定及其计算公式等。

美国药典目前最新版为 USP45-NF40：2020 年 12 月出版，2023 年 5 月 1 日生效。该版《美
国药典》包含 5 卷及 3 个增补版，内容涵盖药物、剂型、原料药、辅料、医疗器械和食物补充剂
的标准。自 2020 年 USP43-NF38 发行后，仅有网络在线版，修订内容每月更新。

（二）英国药典

《英国药典》（*British Pharmacopoeia*，BP）由英国药典委员会（British Pharmacopoeia Commis-
sion，BPC）编制出版。自 1816 年开始编制《伦敦药典》，出版有《爱丁堡药典》和《爱尔兰药
典》，1864 年合并为《英国药典》。

《英国药典》的内容由凡例、正文、附录、辅助性指导原则和索引等组成。凡例对法定标准、
温度、称量和量取、恒重、浓度表示、水浴、试剂、指示剂、注意事项、药品名称标题、化学结
构式、制法、灭菌方法、辅料、性状、鉴别、测定与检查、贮藏、标签、作用与用途等作了明确
规定。正文中，原料药标准内容包括名称、结构式、分子式与分子量、CA 登录号、作用与用途、
制剂、化学名称和含量限度、性状、鉴别、检查、含量测定、贮藏和可能有关物质的结构式和名
称等。制剂标准的内容包括名称、作用和用途、性状规定、含量限度、鉴别、检查、含量测定、
贮藏、标签等内容。附录收载各类检测方法。辅助性指导原则包括有关物质控制、多晶型研究、
细菌内毒素检查、抗生素的生物检定法、天然和半合成药品的结构与命名、药品标准起草指南、
滴定分析与计算、生物类似药物等。

《英国药典》最新的版本为 2023 版（BP2023），共 6 卷，包含《欧洲药典》11.0~11.1 的所
有内容。2022 年 8 月出版，2023 年 1 月生效。

（三）欧洲药典

《欧洲药典》（*European Pharmacopoeia*，Ph. Eur. 或 EP）由欧洲药品质量管理局（European
Directorate for the Quality of Medicines，EDQM）起草和出版。《欧洲药典》是欧洲药品质量控制的
标准。已有多项法律文件规定《欧洲药典》为法定标准。1964 年出版发行第一版《欧洲药典》，
从 2002 年 EP 第四版开始，出版周期被固定，每三年修订一版，并每年出版 3 期增补本。2007
年经欧洲 36 个国家和欧盟批准，规定申请"上市许可证（MA）"的药品必须符合《欧洲药典》
标准；所有药品、药用物质生产厂在欧洲销售或使用其产品时，都必须遵循《欧洲药典》标准；
《欧洲药典》条文具法定约束力。

《欧洲药典》的内容包括活性物质、辅料、化学、动物、人或植物来源的药用物质或制品、

顺势疗法制剂和顺势疗法原料、抗生素，以及制剂和容器等。《欧洲药典》还适用于生物制品、血液和血浆制品、疫苗和放射药品。

《欧洲药典》第 11 版（EP11.0）于 2022 年 7 月出版发行，自 2023 年 1 月起生效，包括三个基本卷。在《欧洲药典》成员国，包括欧盟国家执行。以后在每次《欧洲药典》委员会全会做出决定后，通过非累积增补本更新。《欧洲药典》有英文版与法文版，包括印刷版和在线网络版。

（四）日本药局方

《日本药局方》（*Japanese Pharmacopoeia*，JP）由日本药局方编辑委员会编制，厚生省颁布执行。JP 第一版于 1886 年 6 月出版，1887 年 7 月实施。现基本每五年修订出版一次，有日文和英文两种文本。

JP 的主要结构内容包括凡例，原料通则，制剂通则，通用试验方法、步骤和仪器，正文，索引等。分两部出版，一部收载化学原料药及其制剂；二部主要收载生药（crude drugs，包括药材、粉末生药、复方散剂、提取物、酊剂、糖浆、精油、油脂等）、家庭药制剂和制剂原料。

JP 原料药标准包括药品 INN 名称、药品日文名称、化学结构式、分子式和分子量、化学系统名称/CAS 登记号/含量限度、性状、鉴别、检查、含量测定和贮藏（保存条件和容器）、部分品种有效期限等；制剂标准包括药品 INN 名称、药品日文名称、含量限度、制法、性状、鉴别、检查、含量测定、贮藏等；生药的质量标准包括品名（日文名、英文名和拉丁名）、来源及成分含量限度、性状、鉴别、纯度（外来有机物、重金属及有害元素、农药残留等）、干燥失重、灰分（总灰分、酸不溶性灰分）、浸出物、含量测定等。

JP 的索引有药物的日本名索引、英文名索引和拉丁名索引三种。其中拉丁名索引用于生药品种。

《日本药局方》最新的版本是第 18 版，于 2021 年 6 月 1 日发行。

（五）国际药典

《国际药典》（*The International Pharmacopoeia*，Ph. Int.），由联合国世界卫生组织（WHO）与成员国药品监督管理部门协调，并由 WHO 药典专家委员会编撰出版。旨在实现原料药、辅料和制剂的质量标准全球协调统一，对药品进行全面质量控制和保障，确保药品安全有效以满足 WHO 成员国在实施药品监管时参考和选用的需要。Ph. Int. 第一版于 1951 和 1955 年分两卷用英、法、西班牙文出版，于 1959 年出版增补本。第二版于 1967 年用英、法、俄、西班牙文出版。自 1975 年起，所收载的药品主要为全球广泛使用疗效确切的品种，并要求符合 WHO 健康计划要求的"基本药物目录（list essential drugs）"，近年来，更加关注与公众健康密切相关的急需药品及儿童用药标准的收载。现行 Ph. Int. 为第十版，于 2020 年出版，分为两卷，一卷收载凡例及大多数原料药标准；二卷收载余下的原料药标准、制剂标准、放射性药品标准、通用测定方法、标准红外光谱、试剂、索引等。同时发行了网络版和 CD-ROM 版。

第三节　药品检验与工作程序

质量检验（quality inspection）是对产品过程或服务的一种或多种质量特性进行测量、检查、试验或度量，并将结果与规定质量要求进行比较，以确定每项质量特性符合规定质量标准要求所进行的一类活动，是质量体系中一个重要要素和质量管理的一个重要组成部分。药品质量检验是指依据药品质量标准，借助一定检测手段，对药品真实性、有效性、均一性、纯度要求与安全性进行检测，并将结果与规定的质量标准比较，最终判断被检药品是否符合质量标准的质量控制活动。

一、药品检验工作机构

《中华人民共和国药品管理法》规定：药品监督管理部门设置或者确定的药品检验机构，承担依法实施药品审批和药品质量监督检查所需的药品检验工作。

中国食品药品检定研究院/中国药品检验总所，是国家检验药品、生物制品质量的法定机构和最高技术仲裁机构。其前身是 1950 年成立的中央人民政府卫生部药物食品检验所和生物制品检定所。1961 年，两所合并为卫生部药品生物制品检定所，2010 年，更名为中国食品药品检定研究院。其依法承担实施药品、生物制品、医疗器械、食品、化妆品、实验动物、包装材料等多领域产品的审批注册检验、进口检验、监督检验、安全评价及国家药品标准物质的标定等工作。各省、自治区、直辖市等食品药品检验院/所分别承担各辖区内的药品检验工作。建立以国家级检验检测机构为龙头，省级检验检测机构为骨干，市、县级检验检测机构为基础，科学、公正、权威、高效的食品药品检验检测体系，充分发挥第三方检验检测机构的作用，使检验检测能力基本满足食品药品监管和产业发展需要。

药品生产企业应设置与其所生产药品相适应的质量检验机构、人员及必要的仪器设备，对放行出厂的产品必须按药品标准完成全部项目的检验。其他药品经营企业和医疗机构亦应根据实际情况设置药品检验机构或委托检验，而且该检验机构和人员应接受当地药品监督管理部门设置的药品检验机构的业务指导，并承担起药品生产、经营和使用过程中的质量检验和质量控制任务，以确保药品质量合格、安全有效。

二、药品检验工作程序

（一）药品检验的类型

药品检验根据其目的不同，一般可分为生产检验、验收检验、监督检验和仲裁检验等。药品的生产检验是生产者进行的检验，由生产单位完成；验收检验一般指买方的质量检验，由药品经营企业或应用单位完成；药品监督检验和仲裁检验由各级药品监督管理部门及其检验机构完成，分为抽查性检验、委托检验、复核检验、技术仲裁检验及进出口检验等类型。简要分述如下。

1. 抽查性检验（简称"抽验"）　　国家依法对生产、经营和使用的药品质量进行抽查检验。抽查检验分为评价抽验和监督抽验。评价抽验是药品监督管理部门为掌握、了解辖区内药品质量总体水平与状态而进行的抽查检验工作，监督抽验是药品监督管理部门在药品监督管理工作中，为保证人民群众用药安全而对监督检查中发现的质量可疑药品所进行的有针对性的抽验。药品抽查检验分为国家和省（自治区、直辖市）两级。国家药品抽验以评价抽验为主，省级药品抽验以监督抽验为主。

2. 委托检验　　药品监督管理主管部门委托药检所检验的药品，药品生产企业、经营企业和医疗单位因不具备检验技术和检验条件而委托药检所检验的药品均属于委托检验。

3. 复核检验　　复核检验是对原检验结果的复验，其目的是为了证明原检验数据和结果的可靠性和真实性，以确保药品的质量。研制新药或仿制药品、评定优质药品、鉴定新工艺等，向上级主管部门报批前，要送药检所进行复核检验。

4. 技术仲裁检验　技术仲裁检验是公正判定、裁决有质量争议的药品，保护当事人正当权益的检验。

5. 进出口药品检验　进出口药品检验是对进出口药品实施的检验。进口药品检验按《进口药品管理办法》和有关规定执行，由口岸药品检验所检验；出口药品按出口合同的标准检验。

（二）药品检验的基本程序

药品检验工作的基本程序通常包括取样、检验、留样和检验报告。

1. 取样　取样是药物分析研究、检验乃至整个药品质量控制过程中一个非常重要的环节。为了确保分析数据、分析结果的准确性和可追溯性，便于得出科学结论及药品质量控制与监管中的抽查、复查，要求取样必须具有科学性、真实性和代表性，做到均匀、合理。取样方式和数量可根据分析目的和分析方法的不同而确定。

（1）抽样　从欲分析或待检的整体中抽取一部分样品单位的过程称为抽样。抽样通常包括以下步骤：

1）抽样前准备工作：拟定抽样计划，包括抽样区域、单位、品种、批数及每批抽样量等；准备相关资料、取样器具和盛装器具等。

2）抽样前检查：首先检查药品所处环境是否符合要求，确定抽样批，再检查该批药品的内外包装、标签、名称、批准文号、批号、生产日期、企业名称，核实库存量等。

3）确定抽样单元数、抽样单元及抽样量。

4）检查抽样单元外观情况，拆开包装，观察内容物情况，如遇异常，当作为针对性抽样处理。

5）用适宜器具抽取单元样品，进而制作最终样品，分为 3 份，分别装入盛样器具并签封。

6）将被拆包的抽样单元重新包封，贴已被抽样的标记。

（2）生产检验中取样　通常根据 GMP 要求制定取样方案、明确取样方法、取样器具、取样点、取样频率以及样品的数量和每个样品的重量、盛装样品的容器等。

（3）取样方法及数量　取样方法通常包括随机抽样法、偶遇性抽样方法、针对性抽样法等。抽取样品数量一般根据分析检验的目的和对象而定。如原辅料根据总件数（n）确定取样件数，当 $n \leq 3$ 时，每件取样；n 为 $3 < n \leq 300$ 时，取样量为 $\sqrt{x}+1$；当 $n > 300$ 时，取样量为 $\frac{\sqrt{x}}{2}+1$。中药同批药材和饮片，包数 $n < 5$ 或贵重药材，逐件取样；包数 $5 \leq n < 100$，随机抽取 5 件取样；包数 $100 \leq n \leq 1000$，按 5% 取样；包数 $n > 1000$，超过部分按 1% 取样。制剂一般为 3 倍全检量，贵重药品为 2 倍全检量，每个全检量至少 3 个最小包装。

2. 检验　整个检验工作程序基本上按照标准项目内容的先后顺序依法进行。包括性状、鉴别、检查、含量测定等，其内容分别在有关章节中叙述。

3. 留样　样品应留样，留样数量不得少于一次全检量，并由工作人员填写留样记录，注明数量和留样日期，清点登记，签封之后入库保存。对于毒、麻、精神药品、放射性药品的剩余检品，则应按国家有关规定办理。易挥发、腐败、霉变及开封后无保留价值的检品，注明情况后可不留样。

留样检品保存期 1 年，进口检品保存期 2 年，中药材保存期 6 个月，医院制剂保存期 3 个月。

4. 检验报告　药品检验规程和检验结果必须有完整的原始记录，实验数据必须详实，全部项目检验完毕后，还应写出检验报告，并根据检验结果作出明确的结论。同时须有检验人员、复核人员及部门负责人签名，必要时加盖单位章。

（1）原始记录　是记载分析检验工作的原始资料，也是判定药物质量、问题追溯的原始依据。与实验同时进行记录，要真实、完整，宜用钢笔、碳素笔或其他专用笔书写，不得涂改（若写错，划单线或双线，在其旁重写，并签名或签章），记录内容应包括供试品名称、批号、数量、来源、规格、取样方法、外观性状、包装情况、检验目的、检验项目、检验方法及依据、收到日期、报告日期、检验中观察到的现象、检验数据、检验结果、结论、检验者、复核者等。做到无损无误，妥善保存。

（2）检验报告书　系对药品的质量评价，结论必须明确。报告书必须对每一单项做出结论。其主要内容包括检品名称、批号、规格、数量、来源、取样方法和日期、外观性状、包装情况、检验目的、检验项目、检验方法与依据、检验结果（书写顺序为鉴别、检查、含量测定）、结论（或判定）。如果结果符合质量标准规定，则结论应注明所符合标准的类型，若未全检，仅对其检验项目作出结论。若全检后有个别项目不符合规定，则结果不符合规定；若未全检，但主要项目不符合规定，则结果不符合规定。例如，本品为"维生素 B_1"，检出"溶液的澄清度与颜色"不符合规定，其他各项均符合《中国药典》（2020 年版）的规定，可表述为："本品按《中国药典》（2020 年版）二部检验上述项目，结果不符合规定。"

最后必须有检验人、复核人及有关负责人签名或盖章。记录和报告应妥善保存 3 年以上，以便备查。

第二章
药物的鉴别分析

扫一扫，查阅本章数字资源，含PPT、音视频、图片等

第一节　概　述

药物的鉴别试验（identification test）系根据该药物的组成、分子结构、理化性质或生物学等特性，采用某些特定的物理、化学、物理化学的或生物学等方法来判断其真伪。药物鉴别是对已知药物的确证试验，并不意味着对未知药物的全面鉴定。只有在药物鉴别无误的情况下，进行药物的其他质量分析检验工作才有意义。

药物鉴别试验包括一般鉴别试验（general identification test）和专属鉴别试验（specific identification test）。一般鉴别试验是以某一类药物的共同化学结构为依据，根据其相同的理化性质进行药物真伪的鉴别，以区分不同类别的药物；而专属鉴别试验则是在一般鉴别试验的基础上，利用不同药物的化学结构差异来鉴别药物，以区别同类药物或具有相同化学结构部分的药物个体。鉴别试验方法通常有化学鉴别法、光谱鉴别法、色谱鉴别法和生物学法等。一般来说，某一项鉴别试验（如官能团反应）只能反映药物的某一特征，因此药物的真伪鉴别往往要通过一组试验才能确证。

影响鉴别试验结果的主要因素有供试品溶液的浓度、pH值、溶液中共存的干扰组分、试验温度、试验时间等，需优化和严格控制实验条件。鉴别试验必须具备较高的灵敏度和专属性。在开展高灵敏度的鉴别试验时，应选用高纯度的试剂和高度洁净的器皿，以保证鉴别试验结果的可靠性。为了消除试剂和器皿可能带来的影响，宜同时进行空白试验（blank test）。

另外，药品标准中性状项下记载的药品外观、嗅、味、溶解度及物理常数等，也在一定程度上反映药品的质量属性，为方便学习，本章一并叙述。

第二节　药物性状及物理常数测定法

一、性状

性状（character）反映了药物特有的物理性质，性状项下描述药品的状态（片状、粉末状、液态等）、外观色泽、嗅、味、晶型和一般稳定性情况、溶解度及物理常数等。药品的某些性状可以直接观测出来，如状态、色、嗅、味等，另外一些性状则需相应的实验测出，如物理常数等。

（一）性状描述

不同的药品往往具有不同的性状。随着分析手段的丰富，性状项下的某些信息有弱化的趋势。如 ChP 中，大部分品种（主要为原料药）的性状不再描述"味"，这一方面是由于其在质量标准中的价值有限，另一方面主要考虑检验者的健康防护及安全。如 ChP 中盐酸伐昔洛韦原料药的性状描述为：本品为白色或类白色结晶性粉末，无臭；有引湿性。盐酸伐昔洛韦片的性状为：本品为薄膜衣片，除去包衣后为白色或类白色。果糖的性状描述为：本品为无色或白色结晶或结晶性粉末；无臭，味甜。

（二）溶解度

溶解度（solubility）是药品的一种物理性质，是指药品在特定溶剂中的溶解能力，ChP 中的溶解度是指在各品种项下所选用的溶剂中的溶解性能。在一定程度上反映了药品的纯度、晶型或粒度，也可为精制、制备溶液或制剂等提供参考。

ChP 采用"极易溶解、易溶、溶解、略溶、微溶、极微溶解、几乎不溶或不溶"来描述药品在不同溶剂中的近似溶解度，详见表 2-1。通常考查药品在水及其他常用相关溶剂中的溶解度。

表 2-1　《中国药典》中药品的溶解度的表述

极易溶解	系指溶质 1g（mL）能在溶剂不到 1mL 中溶解；
易溶	系指溶质 1g（mL）能在溶剂 1~10mL（不含）中溶解；
溶解	系指溶质 1g（mL）能在溶剂 10~30mL（不含）中溶解；
略溶	系指溶质 1g（mL）能在溶剂 30~100mL（不含）中溶解；
微溶	系指溶质 1g（mL）能在溶剂 100~1000mL（不含）中溶解；
极微溶解	系指溶质 1g（mL）能在溶剂 1000~10000mL（不含）中溶解；
几乎不溶或不溶	系指溶质 1g（mL）在溶剂 10000mL 中不能完全溶解。

溶解度的试验法：除另有规定外，称取研成细粉的供试品或量取液体供试品，置于 25℃±2℃一定容量的溶剂中，每隔 5 分钟强力振摇 30 秒钟；观察 30 分钟内的溶解情况，如无目视可见的溶质颗粒或液滴时，即视为完全溶解。

如 ChP 中罗红霉素的溶解度描述为：本品在乙醇或丙酮中易溶，在甲醇中溶解，在乙腈中略溶，在水中几乎不溶。

二、物理常数测定法

物理常数（physical constant）是药物的特性常数，收载于质量标准的性状项下。其测定结果不仅对药物具有鉴别意义，还可以反映药物的纯度，是评价药物质量的主要指标之一。ChP 收载的物理常数有相对密度、馏程、熔点、沸点、比旋度、折光率、黏度、吸收系数、碘值、皂化值、酸值等。本节重点介绍几种常用的物理常数测定方法及应用，详细可依照 ChP 通则中规定的方法进行测定。

（一）相对密度

相对密度（relative density）是指在相同的温度、压力条件下，某物质的密度与水的密度之比。除另有规定外，温度为 20℃。

纯物质的相对密度在特定条件下为常数。相对密度随纯度的变化而改变，因此测定药品的相对密度，可检查药品的纯杂程度。

液体药品的相对密度，一般用比重瓶法测定；易挥发液体的相对密度测定，采用韦氏比重秤法。如麻醉乙醚的相对密度 ChP（通则 0601 韦氏比重秤法）为 0.713～0.718。

（二）馏程

馏程（distillation range）系指一种液体供试品（25mL）按 ChP 馏程测定法（通则 0611）蒸馏，校正到标准大气压［101.3kPa（760mmHg）］下，自开始馏出第 5 滴算起，至供试品仅剩下 3～4mL 或一定比例的容积馏出时的温度范围。

某些液体药品具有一定的馏程，药品的纯度越高，其馏程越短，纯度低的药品则馏程较长，测定馏程可区别或检查药品的纯杂程度。

【例 2-1】苯甲醇馏程的测定（ChP）

取本品，照馏程测定法（通则 0611）测定，在 203～206℃馏出的数量不得少于 95%（mL/mL）。

（三）熔点

熔点（melting point）是指一种物质按规定方法测定，由固体熔化成液体的温度、熔融同时分解的温度或在熔化时自初熔至全熔的一段温度。初熔是指供试品在毛细管内开始局部液化出现明显液滴时的温度；全熔是指全部液化时的温度，这一过程一般为 2～4℃，个别情况可以放宽至 6℃。熔融同时分解是指供试品在一定温度下熔融同时分解产生气泡、变色或浑浊等现象。

值得注意的是测定熔点过程中遇有"发毛""收缩""软化"及"出汗"等变化过程，均不作初熔判断。"发毛"指内容物受热后膨胀发松，物面不平的现象；"收缩"指内容物在"发毛"以后，向中心聚集紧缩的现象；"软化"指内容物在"收缩"同时或在"收缩"以后变软而形成软柱状的现象；"出汗"指内容物在"发毛""收缩"及"软化"而形成软柱状物的同时，壁管上有时出现细微液点，软柱状尚未液化的现象。

根据待测物的性质不同，ChP 收载了三种测定方法：第一法（一端开口毛细管法）适用于易粉碎的固体药品，其又分为传温液加热法和电热块空气加热法。测定时，若供试品熔融且不分解，待温度上升至较规定的熔点底线下 10℃时，调节传温液的升温速度相应为 1.0～1.5℃/min，若供试品熔融同时分解，则升温速度相应为 2.5～3.0℃/min，并需报告"初熔"和"全熔"温度。第二法（两端开口毛细管法）适用于不易粉碎的固体样品（如脂肪、脂肪酸、石蜡、羊毛脂等）。第三法（平底容器法）适用于测定凡士林或其他类似物质。一般未注明时均指"第一法"。有时为了获得较好的准确度和精密度，也可采用差示扫描量热法测定。

熔点是多数固体药物的重要物理常数。如 ChP 中罗通定的熔点（按通则 0612 第一法测定）应为 141～144℃；法莫替丁的熔点（按通则 0612 第一法测定）应为 160～165℃，熔融时同时分解。

（四）比旋度

当平面偏振光通过含有某些光学活性化合物的液体或溶液时，能引起旋光现象，使偏振光的平面向左或向右旋转，旋转的度数称为旋光度（optical rotation）。使偏振光向右旋转以"+"号表示；使偏振光向左旋转以"−"表示。在一定波长与温度下，偏振光通过每 1mL 含有 1g 旋光性物质的溶液且光路长 1dm 时，测得的旋光度称为比旋度（specific optical rotation）。其可以用于鉴别或检查光学活性药品的纯度，也可用于测定其含量。

旋光度的测定方法：除另有规定外，应采用钠光谱的 D 线（589.3nm）为光源（也可以采用其他光源，如汞灯、氙灯、卤钨灯等），测定管长度为 1dm（如使用其他管长，应进行换算），测定温度为 20℃，用读数至 0.01°并经过检定的旋光计。测试液应在配制后 30 分钟内进行测定。测定时，将测定管用供试液或溶液（取固体供试品，按各品种项下的方法配制）冲洗数次，缓缓注入供试液或溶液适量（注意勿使产生气泡），置于旋光计内测定读数，即得供试品溶液的旋光度。一般用同法读取旋光度 3 次，取 3 次的平均值。旋光性物质的旋光度不仅与其化学结构有关，而且和测定时溶液的浓度、液层的厚度以及测定时的温度有关。浓度越大，液层越厚，则偏振的旋转角度也越大，旋光度与比旋度间的关系式如下：

液体供试品：
$$[\alpha]_\lambda^t = \frac{\alpha}{l \cdot d}$$

固体供试品：
$$[\alpha]_\lambda^t = \frac{100\alpha}{l \cdot c}$$

式中，$[\alpha]$ 为比旋度；λ 为使用光源的波长，如使用钠光灯的 D 线可用 D 代替；t 为测定时的温度（℃）；l 为测定管长度（dm）；α 为测得的旋光度；d 为液体的相对密度；c 为每 100mL 溶液中含有被测物质的重量（按干燥品或无水物计算，g）。

注意事项：①旋光计检定时，可用标准石英旋光管，读数误差应符合规定。②每次测定前应以溶剂作空白校正，测定后，再校正 1 次，以确定在测定时零点有无变动；如第 2 次校正时旋光度差值超过 ±0.01，表明零点有变动，应重新测定。③配制溶液及测定时，均应调节温度至（20.0±0.5）℃（或各品种项下规定的温度）。④供试的液体或固体物质溶液应充分溶解，供试液应澄清。⑤物质的旋光度与测定光源、测定波长、溶剂、浓度、温度等有关，因此，表示物质的旋光度时，应注明测定条件。⑥当已知供试品具有外消旋作用或旋光转化现象，则应相应地采取措施，对样品制备的时间以及将溶液装入旋光管的间隔测定时间进行规定。

【例 2-2】泼尼松比旋度的测定（ChP）

取本品，精密称定，加二氧六环溶解并定量稀释制成每 1mL 溶液中含 5mg 的溶液，依法测定（通则 0621），比旋度为 +167°～+175°。

（五）折光率

光线自一种透明介质进入另一透明介质时，由于两种介质的密度不同，光线在两种介质中的传播速度不同，使光线在两种介质的平滑界面上发生折射。常用的折光率（refractive index）系指光线在空气中进行的速度与在供试品中进行速度的比值。根据折射定律，折光率（n）是光线入射角正弦与折射角正弦的比值，即为：

$$n = \frac{\sin i}{\sin r} = \frac{\nu_1}{\nu_2}$$

式中，n 为折射率；$\sin i$ 为光线入射角的正弦；$\sin r$ 为光线折射角的正弦；ν_1、ν_2 分别为光线在两种介质中的传播速度。

当光线从光疏介质进入光密介质，其入射角接近或等于 90°时，折射角就达到最高限度，此时的折射角称为临界角 r_c，而此时的折光率应为：

$$n = \frac{\sin i}{\sin r} = \frac{\sin 90°}{\sin r_c} = \frac{1}{\sin r_c}$$

由此可见，只测定临界角 r_c 就可以求出折光率。

同一物质的折光率与测定时的温度及入射光波长有关。通常温度升高，折光率变小；入射光波长越短，折光率越大。折光率可用于区别不同的油类或检查某些药品的纯度。

测定方法：所用的折光计须能读数至 0.0001，测量范围达到 1.3~1.7；通常采用钠光谱的 D 线（589.3nm）为光源，如采用阿培折光计，可采用白光光源；除另有规定外，测定时应调节温度至（20±0.5）℃（或各品种项下规定的温度），测量后再重复读数 2 次，3 次读数的平均值即为供试品的折光率。折光率以 n_D^t 表示，D 为钠光谱的 D 线，t 为测定时的温度。

注意事项：测定前，折光计读数应使用校正用棱镜或水进行校正，水的折光率在 20℃ 时为 1.3330，25℃ 时为 1.3325，40℃ 时为 1.3305。

如 ChP 收载大豆油（供注射用）的折光率应为 1.472~1.476。

（六）吸收系数

吸收系数（absorption coefficient）是指在给定波长、溶剂和温度等条件下，吸光物质在单位浓度、单位液层厚度时的吸光度。物质对光的选择性吸收波长，以及相应的吸收系数是该物质的物理常数，不但用于原料药的鉴别，也可作为采用紫外-可见分光光度法进行含量测定时的计算依据。

根据 Lambert-Beer 定律：

$$E = \frac{A}{cl}$$

式中，E 为吸收系数；A 为吸光度；c 为物质的浓度；l 为液层厚度（cm）。吸收系数有两种表示方式，即摩尔吸收系数（molar absorption coefficient，ε）和百分吸收系数（specific absorption coefficient，$E_{1cm}^{1\%}$）。摩尔吸收系数的物理意义是溶液浓度 c 为 1mol/L 和液层厚度为 1cm 时的吸光度值。百分吸收系数的物理意义是：当溶液浓度为 1%（g/100mL），液层厚度为 1cm 时的吸光度值，c 为 100mL 溶液中所含物质的重量（g，按干燥品或无水物计算）。ChP 多采用百分吸收系数。

测定方法：采用紫外-可见分光光度法。测定时，取精制样品精密称取一定量（2 份），用规定的溶剂溶解并定量稀释制成一定浓度的供试品溶液，使供试品溶液吸光度在 0.6~0.8 之间；然后精密吸取适量，用同批溶剂将溶液稀释 1 倍，使溶液吸光度在 0.3~0.4 之间，以配制供试品溶液的同批溶剂为空白，在规定的波长处分别将高低浓度的溶液于 5 台不同型号的紫外-可见分光光度计上测定吸光度，并注明测定时的温度；计算吸收系数（$E_{1cm}^{1\%}$），同一台仪器测定 2 份样品，结果间的偏差应不超过 1%，对 5 台仪器测得 $E_{1cm}^{1\%}$ 值进行统计，相对标准差应不超过 1.5%，取平均值作为该药物的吸收系数。

注意事项：一般取干燥的供试品测定，但如果供试品不稳定，可取未经干燥的供试品测定，然后再另取供试品测定干燥失重后，计算时扣除即可。

为减小测定误差，应调整供试品溶液的浓度，使供试品溶液的吸光度在 0.3~0.7 之间。一般采用三位有效数字。

【例2-3】茴拉西坦吸收系数的测定（ChP）

取本品适量，精密称定，加无水乙醇溶解并定量稀释制成每 1mL 中含 10μg 的溶液，照紫外-可见分光光度法（通则 0401），在 282nm 波长处测定吸光度，计算吸收系数（$E_{1cm}^{1\%}$）为 476~506。

第三节 药物的理化鉴别方法

一、化学鉴别法

化学鉴别法（chemical identification）是根据药物的化学结构和性质，通过化学反应现象进行鉴别的方法。要求专属性强、重现性好、灵敏度高、操作简便、快速。化学反应现象一般有颜色改变、沉淀生成、气体产生、荧光反应及制备衍生物测定熔点等。根据方法专属性不同，可分为一般鉴别试验和专属鉴别试验。

（一）一般鉴别试验

一般鉴别试验是依据某一类药物的化学结构或理化性质的特征，通过化学反应来鉴别药品中含有某种离子或基团。只能确证是哪一类药物，而不能确证是哪一种药物。主要包括无机离子的特殊反应，有机药物的典型官能团反应等。ChP "一般鉴别试验"（通则 0301）中收载的一般鉴别试验项目有水杨酸盐、丙二酰脲类、有机氟化物、亚硫酸盐或亚硫酸氢盐、亚锡盐、托烷生物碱类、汞盐、芳香第一胺类、苯甲酸盐、乳酸盐、枸橼酸盐、钙盐、钠盐、钡盐、酒石酸盐、铋盐、钾盐、铁盐、铵盐、银盐、铜盐、锂盐、硫酸盐、硝酸盐、锌盐、锑盐、铝盐、氯化物、溴化物、碘化物、硼酸盐、碳酸盐与碳酸氢盐、镁盐、醋酸盐、磷酸盐等。下面介绍部分常用的一般鉴别试验的原理与方法。

1. 有机氟化物 用于含氟有机药物的鉴别。

方法：取供试品约 7mg，采用氧瓶燃烧法（通则 0703）进行有机破坏，用水 20mL 与 0.01mol/L 氢氧化钠溶液 6.5mL 为吸收液，待燃烧完毕后，充分振摇，取吸收液 2mL，加茜素氟蓝试液 0.5mL，再加 12% 醋酸钠的稀醋酸溶液 0.2mL，用水稀释至 4mL，加亚硝酸铈试液 0.5mL，即显蓝紫色；同时做空白对照试验。

原理：有机氟化物经氧瓶燃烧法破坏，被碱性溶液吸收成为无机氟化物，再与茜素氟蓝、硝酸亚铈在 pH4.3 溶液中形成蓝紫色配合物，反应式如下：

$$F^- + \quad \text{茜素氟蓝} + Ce^{3+} \xrightarrow{pH\ 4.3} \text{蓝紫色配合物}$$

茜素氟蓝   蓝紫色配合物

2. 芳香第一胺类 该反应又称为重氮化-偶合反应，用于具有游离芳伯氨基或潜在芳伯氨基药物的鉴别。

方法：取供试品约 50mg，加稀盐酸 1mL，必要时缓缓煮沸使溶解，放冷，加 0.1mol/L 亚硝酸钠溶液数滴，加与 0.1mol/L 亚硝酸钠溶液等体积的 1mol/L 脲溶液，振摇 1 分钟，滴加碱性 β-萘酚试液数滴，视供试品不同，生成由粉红到猩红色沉淀。

原理：具有芳伯氨基的药物在酸性条件下与亚硝酸钠反应生成重氮盐，再在碱性条件下，与 β-萘酚偶合生成颜色鲜艳的偶氮染料而呈色，反应如下：

（反应式图）

3. 托烷生物碱类 该反应又称 Vitali 反应，是托烷生物碱类药物的特征反应。

方法：取供试品约 10mg，加发烟硝酸 5 滴，置水浴上蒸干，得黄色的残渣，放冷，加乙醇 2~3 滴湿润，加固体氢氧化钾一小粒，即显深紫色。

原理：托烷生物碱类均具有莨菪酸结构，其酯键水解后生成莨菪酸，与发烟硝酸共热得到黄色的莨菪酸三硝基衍生物，再与氢氧化钾醇溶液或固体氢氧化钾作用，转变成醌型产物而显深紫色。后乌托品具莨菪醇结构，不具莨菪酸结构，不能发生此反应，可以此区别反应如下：

（反应式图）

4. 有机酸盐

（1）水杨酸盐 ChP（通则 0301）收载两种方法。

1）三氯化铁反应：取供试品的中性或弱酸性稀溶液，加三氯化铁试液 1 滴，即显紫色。

原理：水杨酸盐中游离酚羟基在中性或弱酸性条件下，与三氯化铁生成配位化合物，在中性时呈红色，弱酸性时呈紫色。本反应可检出 0.1μg 的水杨酸，故只需取稀溶液进行试验，如溶液浓度太大，产生颜色过深，可加水稀释后观察。

$$6 \underset{\text{OH}}{\overset{\text{COOH}}{\bigcirc}} + 4FeCl_3 \longrightarrow \left[\left(\underset{\text{O}^-}{\overset{\text{COO}^-}{\bigcirc}} \right)_2 Fe \right]_3 Fe + 12HCl$$

2）与稀盐酸反应：取供试品溶液，加稀盐酸，即析出白色水杨酸沉淀；分离，沉淀在醋酸铵试液中溶解。

原理：水杨酸在水中的溶解度为 1：460，故将在其水溶液中加酸即析出游离水杨酸。又因为水杨酸的酸性（$K_a = 1.06 \times 10^{-3}$，25℃）大于醋酸（$K_a = 1.85 \times 10^{-5}$，25℃）的酸性，能与醋酸铵作用生成水杨酸铵溶解于水。

（2）酒石酸盐 ChP（通则 0301）收载两种方法。

1）银镜反应：取供试品的中性溶液，置洁净试管中，加氨制硝酸银试液数滴，置水浴中加热，银即游离并附在试管的内壁成银镜。

原理：酒石酸溶液中加氨制硝酸银溶液，加热，即产生银镜反应。

$$\begin{array}{c} \text{HO-CH-COOH} \\ | \\ \text{HO-CH-COOH} \end{array} + 2Ag(NH_3)_2OH \xrightarrow{\triangle} 2Ag + \begin{array}{c} \text{HO-C-COONH}_4 \\ \| \\ \text{HO-C-COONH}_4 \end{array} + 2NH_3 + 2H_2O$$

2）生成铁配合物反应：取供试品溶液，加醋酸成酸性后，加硫酸亚铁试液 1 滴和过氧化氢试液 1 滴，待溶液褪色后，用氢氧化钠试液碱化，溶液即显紫色。

原理：酒石酸盐在醋酸溶液中，加硫酸亚铁和过氧化氢试液，再加氢氧化钠试液碱化，生成紫色配位化合物。反应如下：

$$\begin{array}{l} HO-CH-COOH \\ | \\ HO-CH-COOH \end{array} + H_2O_2 \longrightarrow \begin{array}{l} HO-C-COOH \\ \| \\ HO-C-COOH \end{array} + 2\,H_2O$$

$$2FeSO_4 + H_2O_2 + 6CH_3COOH \longrightarrow 2Fe(CH_3COO)_3 + 2H_2SO_4 + 2H_2O$$

$$3\ \begin{array}{l} HO-C-COOH \\ \| \\ HO-C-COOH \end{array} + Fe(CH_3COO)_3 + 6NaOH \longrightarrow$$

$$\left[\begin{array}{c} \text{(Fe complex structure)} \end{array} \right] Na_3 + 3CH_3COONa + 6H_2O$$

注意事项：硫酸亚铁应新制，2mL 检液仅可滴加 1 滴，H_2O_2 亦需适量，过少无反应，过多氧化得不到紫堇色配合物，而往往得到棕色或棕红色产物。

（3）苯甲酸盐　ChP（通则 0301）收载两种方法。

1）与三氯化铁反应：取供试品的中性溶液，滴加三氯化铁试液，即生成赭色沉淀；再加稀盐酸，转变为白色沉淀。

原理：苯甲酸盐在中性溶液中，与三氯化铁反应，生成碱式苯甲酸铁盐赭色沉淀，当加入稀盐酸后，铁盐沉淀分解，苯甲酸游离形成白色沉淀。

$$7\ \left[\text{(C}_6\text{H}_5\text{COO}^-\text{Na)}\right] + 3FeCl_3 + 2OH^- \longrightarrow$$

$$\left\{ \left[\text{(C}_6\text{H}_5\text{COO}^-)}\right]_6 Fe_3(OH)_2 \right\}^- {}^-OOC\text{(C}_6\text{H}_5\text{)} \downarrow + 7NaCl + 2Cl^-$$

$$\left\{ \left[\text{(C}_6\text{H}_5\text{COO}^-)}\right]_6 Fe_3(OH)_2 \right\} \text{(C}_6\text{H}_5\text{COO}^-\text{)} + 9HCl \longrightarrow \text{(C}_6\text{H}_5\text{COOH)} \downarrow + 3FeCl_3 + H_2O$$

2）升华法：取供试品置干燥试管中，加硫酸，加热，不炭化，但析出苯甲酸，并在试管内壁凝结成白色升华物。

原理：苯甲酸盐加硫酸生成苯甲酸升华物。反应如下：

$$\text{(C}_6\text{H}_5\text{COO}^-\text{)} + H^+ \xrightarrow{\triangle} \text{(C}_6\text{H}_5\text{COOH)}$$

5. 无机金属盐

（1）钾盐、钠盐、钙盐、钡盐的焰色反应

焰色反应：取铂丝，用盐酸湿润后，蘸取供试品，在无色火焰中燃烧，火焰即显各离子的特征颜色。钾离子显紫色；钠离子显鲜黄色；钙离子显砖红色；钡离子显黄绿色。

原理：某些金属或它们的化合物在无色火焰中灼烧时，可以产生该元素的发射光谱，若在可见区，即可看到特殊焰色。如钠的火焰光谱的主要谱线有 589.0nm、589.6nm，显黄色，最低检出量为 0.1ng 钠离子。钾的火焰光谱的主要谱线有 766.49nm、769.90nm 等，由于人眼在此波长附近敏感度较差，故显紫色。如有钠盐混存，因钠盐灵敏度很高，遮盖了钾盐的紫色，需透过蓝色钴玻璃将钠盐的黄色滤去，此时火焰呈粉红色。钙的火焰光谱的主要谱线有 622nm、554nm、442.67nm 和 602nm，其中 602nm 的谱线最强，呈砖红色。

（2）铁盐

1）亚铁盐

①滕氏蓝反应：取供试品溶液，滴加铁氰化钾试液，即生成深蓝色沉淀；分离，沉淀在稀盐酸中不溶，但加氢氧化钠试液，即生成棕色沉淀。

原理：亚铁离子与铁氰化钾反应，生成深蓝色沉淀（滕氏蓝），不溶于盐酸，但与氢氧化钠反应生成棕色氢氧化铁沉淀。

②与邻二氮菲反应：取供试品溶液，加 1% 邻二氮菲的乙醇溶液数滴，即显深红色。

2）铁盐

①普鲁士蓝反应：取供试品溶液，滴加亚铁氰化钾试液，即生成深蓝色沉淀；分离，沉淀在稀盐酸中不溶，但加氢氧化钠试液，即生成棕色沉淀。

②与硫氰酸铵反应：取供试品溶液，滴加硫氰酸铵试液，即显血红色。

（3）铵盐 ChP（通则 0301）收载两种方法。

1）试纸法：取供试品，加过量的氢氧化钠试液后，加热，即分解，发出氨臭；遇用水润湿的红色石蕊试纸，能使之变蓝色，并能使硝酸亚汞试液润湿的滤纸显黑色。

原理：铵离子在碱性条件下加热产生氨气，NH_3 遇红色的石蕊试纸变为蓝色，遇硝酸亚汞试液润湿的滤纸变为黑色。

$$NH_4^+ + OH^- \longrightarrow NH_3 \uparrow + H_2O$$

$$4NH_3 + 2Hg_2(NO_3)_2 + H_2O \longrightarrow \left[O \begin{array}{c} Hg \\ \\ Hg \end{array} NH_2 \right] \cdot NO_3 + 2Hg \downarrow + 3NH_4NO_3$$

2）碱性碘化汞钾沉淀法：取供试品溶液，加碱性碘化汞钾试液 1 滴，即生成红棕色沉淀。

原理：铵离子与碱性碘化汞钾反应产生红棕色沉淀。反应如下：

$$NH_3 + 2[HgI_4]^{2-} + 3OH^- \longrightarrow \left[O \begin{array}{c} Hg \\ \\ Hg \end{array} NH_2 \right] I \downarrow + 2H_2O + 7I^-$$

6. 无机酸根

（1）氯化物 ChP（通则 0301）收载两种方法。

1）与硝酸银反应：取供试品溶液，加稀硝酸使成酸性后，滴加硝酸银试液，即生成白色凝乳状沉淀；分离，沉淀加氨试液即溶解，再加稀硝酸酸化后，沉淀复生成。如供试品为生物碱或其他有机碱的盐酸盐，须先加氨试液使成碱性，将析出的沉淀滤过除去，取滤液进行试验。

原理：

$$Cl^- + Ag^+ \rightarrow AgCl\downarrow \quad (白)$$

$$AgCl + 2NH_4OH \rightarrow [Ag(NH_3)_2]^+ (银氨络离子) + Cl^- + 2H_2O$$

$$[Ag(NH_3)_2]^+ + Cl^- + 2HNO_3 \rightarrow AgCl\downarrow + 2NH_4NO_3$$

2）与二氧化锰反应：取供试品少量，置试管中，加等量的二氧化锰，混匀，加硫酸润湿，缓缓加热，即发生氯气，能使水润湿的碘化钾淀粉试纸显蓝色。

原理：Cl^- 在酸性条件下与 MnO_2 反应产生 Cl_2，Cl_2 使 I^- 氧化成 I_2，I_2 遇淀粉显蓝色。

$$2Cl^- + MnO_2 + 4H^+ \xrightarrow{\text{加热}} Mn^{2+} + Cl_2\uparrow + 2H_2O$$

$$Cl_2 + 2I^- \rightarrow 2Cl^- + I_2$$

（2）**硫酸盐**　ChP（通则 0301）收载 3 种方法。

1）与氯化钡反应：取供试品溶液，滴加氯化钡试液，即生成白色沉淀；分离，沉淀在盐酸或硝酸中均不溶解。

2）与醋酸铅反应：取供试品溶液，滴加醋酸铅试液，即生成白色沉淀；分离，沉淀在醋酸铵试液或氢氧化钠试液中溶解。

3）与盐酸反应：取供试品溶液，加盐酸，不生成白色沉淀（与硫代硫酸盐区别）。

原理：硫酸盐不与盐酸产生沉淀，而硫代硫酸盐遇盐酸生成白色沉淀，可鉴别。

（3）**硝酸盐**　ChP（通则 0301）收载 3 种方法。

1）界面显色反应：取供试品溶液，置试管中，加等量的硫酸，小心混合，冷后，沿管壁加硫酸亚铁试液，使成两液层，界面显棕色。

原理：NO_3^- 被 $FeSO_4$ 还原产生 NO，NO 与 $FeSO_4$ 作用显棕色。

2）与铜丝反应：取供试品溶液，加硫酸与铜丝（或铜屑），加热，即发生红棕色的蒸气。

原理：硝酸被金属铜还原产生 NO，NO 在空气中被氧化为 NO_2 而显红棕色。

3）与高锰酸钾反应：取供试品溶液，滴加高锰酸钾试液，紫色不应褪去（与亚硝酸盐区别）。

原理：亚硝酸盐具有氧化性，也具有还原性，方法一和方法二利用其氧化性，故不能区分硝酸盐和亚硝酸盐，而本法利用其还原性，在酸性溶液中使高锰酸钾溶液褪色，硝酸盐则不能，二者可以区分。

（二）专属鉴别试验

专属鉴别试验是指某种药物特有的鉴别反应。列于《中国药典》正文各品种项下，如巴比妥类药物含有丙二酰脲母核，主要的区别在于 5,5-位取代基和 2-位取代基的不同：苯巴比妥含有苯环，司可巴比妥含有双键，硫喷妥钠含有硫原子，可根据这些取代基的性质，采用各自的专属反应进行鉴别。本书将在各论章节中介绍。

二、光谱鉴别法

（一）紫外-可见分光光度法

对于含有不饱和共轭结构的药物在紫外-可见光区（200～760nm）有特征吸收，可以采用紫外-可见分光光度法（ultraviolet - visible spectrophotometry，UV-vis，又称紫外-可见吸收光谱法）进行鉴别。其吸收光谱的形状、吸收峰数目、吸收峰（或谷）波长的位置、吸收强度及相应的吸收系数等可作为鉴别的信息参数。

常用鉴别方法如下。

1. 对比法，在满足仪器要求的前提下测定供试品溶液的吸收光谱或规定的信息参数，再与文献值对比；或与在相同测定条件下测得的对照品光谱及特征参数对比。

2. 测定最大吸收波长，或同时测定最小吸收波长。

3. 规定一定浓度的供试品溶液，测定其最大吸收波长处的吸光度值；对于一个药物有多个吸收峰且峰值相差较大时，采用单一浓度不易观察到全部吸收峰，可采用两种浓度的供试品溶液分别测定其最大吸收波长。

4. 规定吸收波长和吸收系数法。

5. 规定吸收波长和吸光度或吸收系数比值法，如果药物分子在紫外-可见光区有两个以上吸收峰，通常某两个吸收峰吸光度或吸光系数的比值在一定范围内，计算这一比值以鉴定药物。

6. 经化学处理后，测定其反应产物的吸收光谱特性。

以上方法可以单用，但有时为了提高专属性，也可以几种方法结合起来使用，或规定相应的测定条件。

【例2-4】布洛芬的鉴别（ChP）

取本品，加0.4%氢氧化钠溶液制成每1mL中约含0.25mg的溶液，照紫外-可见分光光度法（通则0401）测定，在265nm与273nm波长处有最大吸收，在245nm与271nm波长处有最小吸收，在259nm的波长处有一肩峰。

【例2-5】地蒽酚的鉴别（ChP）

取含量测定项下的溶液，照紫外-可见分光光度法（通则0401），在240~400nm的波长范围内测定吸光度，在257nm、289nm与356nm波长处有最大吸收。在257nm与289nm处吸光度的比值应为1.06~1.10；在356nm与289nm处吸光度的比值应为0.90~0.94。

该法不仅规定了测定波长范围，同时规定了两个波长处的吸光度比值，因此，更为严谨。如此，对供试品溶液的浓度可以不必严格要求。

【例2-6】盐酸吗啡的UV法鉴别（BP2015）

取本品25mg，加水溶解并稀释成25.0mL，作为供试品溶液A。

鉴别方法一：取供试品溶液A10.0mL，加水稀释成100.0mL的溶液，作为供试品溶液1，于250~350nm波长范围内测定，溶液显示在285nm处有一最大吸收峰，其吸收系数应为37~43。

鉴别方法二：取供试品溶液A10.0mL，加0.1mol/L氢氧化钠溶液稀释成100.0mL的溶液，作为供试品溶液2，在250~350nm波长范围内测定，溶液显示在298nm处有一最大吸收峰，其吸收系数应为64~72。

【例2-7】呋塞米的UV法鉴别（USP）

本品8μg/mL的0.02mol/L氢氧化钠溶液，在271nm处的吸收系数，按干品计，与USP呋塞米对照品的吸收系数相差不得超过3.0%。

采用紫外-可见光谱法鉴别时应注意仪器的波长、吸光度精度须符合要求；还应注意实验条件、狭缝宽度以及比色皿的选择。

（二）红外分光光度法

红外分光光度法（infrared spectrophotometry，IR）又称红外吸收光谱，是指分子吸收$2.5~25\mu m$（即$4000~400cm^{-1}$）的中红外光，引起分子的振动或转动能级跃迁，而形成IR光谱。

IR光谱特征性明显，专属性强，应用范围广，主要用于组分单一、结构明确的原料药的鉴别，特别是用其他方法不易区分的同类药物，如磺胺类、甾体激素类、半合成抗生素类等药物。也可用于晶型鉴别和经处理后的相应制剂的鉴别。常用的鉴别方法有：

1. 标准图谱对照法 ChP 和 BP 采用本法鉴别。首先按规定测定供试品的 IR 图谱，然后与标准的对照图谱比对，ChP 有配套的《药品红外光谱集》，并规定检品的红外光吸收图谱应与对照的图谱一致（某些光学异构体如对映异构体、大分子同系物和高分子聚合物除外）。

对于具有同质异晶现象的药品，应选用有效晶型的图谱，或分别比较；对于晶型不一致者，常需要转晶后测定，同时规定转晶条件，如处理方法及所用溶剂等；对于多组分药物，或存在多晶型现象而又无可重复转晶方法的品种，则不宜采用 IR 法鉴别。

2. 对照品法 USP 常采用本法。在相同条件下，取供试品和对照品，经干燥后用溴化钾压片法测定，所得供试品图谱与对照标准品的图谱应一致。

3. 特征吸收峰法 JP 采用本法。在规定条件下测定一定波长（波数）处的特征吸收峰，按规定比较相应波长处吸收峰的情况，并做出判定。如氯羟去甲安定的鉴别，其红外光吸收图谱中 $3440cm^{-1}$，$3220cm^{-1}$，$1695cm^{-1}$，$1614cm^{-1}$，$1324cm^{-1}$，$1132cm^{-1}$ 及 $828cm^{-1}$ 波数附近应有吸收峰。

采用 IR 法鉴别时应注意，样品应不含有水分，其纯度应大于 98%；有机碱的盐酸盐采用溴化钾压片时，可能发生复分解反应，此时可采用氯化钾压片，并比较氯化钾压片和溴化钾压片法的光谱，若二者没有区别，则仍使用溴化钾压片；压片时，供试品研磨以粒度 $2\sim5\mu m$ 为宜，防止晶格结构被破坏或晶型转化；片厚宜在 0.5mm 以下；空白片光谱图的基线应大于 75% 透光率；除在 $3440cm^{-1}$ 及 $1630cm^{-1}$ 附近因残留或附着水而呈现一定吸收峰外，其他区域不应出现大于基线 3% 透光率的吸收谱带。

【例 2-8】盐酸普鲁卡因和盐酸普鲁卡因胺的鉴别。

方法：取供试品约 1mg，置玛瑙研钵中，加入干燥的氯化钾细粉约 200mg，充分研磨混匀，移置于直径为 13mm 的压膜中，铺布均匀，抽真空约 2 分钟后，加压至 $0.8\sim1GPa$，保持 $2\sim5$ 分钟，除去真空，取出制成的供试片，目视检查应均匀透明，无明显颗粒（也可采用其他直径的压膜制片，样品与分散剂的用量可相应调整以制得浓度合适的供试片）。将供试片置于仪器的样品光路中，并扣除用同法制得的空白氯化钾片的背景，记录光谱图。其红外吸收图谱见图 2-1、图 2-2，吸收峰归属分析分别见表 2-2、表 2-3。

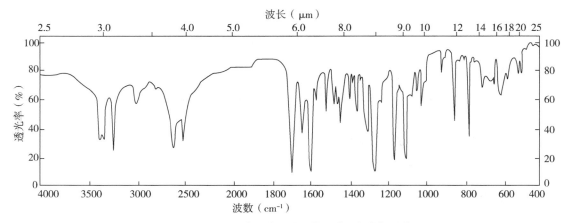

图 2-1 盐酸普鲁卡因的红外吸收图谱（氯化钾压片）

表 2-2 盐酸普鲁卡因红外吸收图谱分析

峰位（cm⁻¹）	归属
3315，3200	v_{NH_2}（伯胺）
2585	v_{N-H}^+（氨基）
1692	$v_{C=O}$（酯羰基）
1645	δ_{N-H}（氨基）
1604，1520	$v_{C=C}$（苯环）
1271，1170，1115	v_{C-O}（酯基）

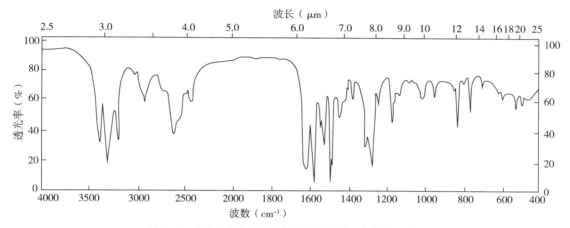

图 2-2 盐酸普鲁卡因胺的红外吸收图谱（氯化钾压片）

表 2-3 盐酸普鲁卡因胺的红外吸收图谱分析

峰位（cm⁻¹）	归属
3100~3500	v_{NH_2}（酰胺）
2645	v_{N-H}^+（氨基）
1640	$v_{C=O}$（酰胺 I 带）
1600，1515	$v_{C=C}$（苯环）
1550	δ_{N-H}（酰胺 II 带）
1280	v_{N-H}（酰胺 III 带）

制剂的鉴别，应先除去辅料等干扰组分后再测定。可采用适宜的溶剂提取、分离，经适当干燥后压片检测，并力求避免导致可能的晶型转变。对于辅料无干扰，待测成分晶型无变化者，可直接与原料药的标准光谱比对鉴别；对于辅料无干扰，待测成分晶型有变化者，可用对照品经同法处理后的光谱比对鉴别；如果待测成分的晶型无变化，但辅料有一定干扰时，应对样品进行处理，除去干扰或参照原料药的标准光谱，在指纹区内选择 3~5 个不受干扰的待测成分的特征谱带，以这些谱带位置（波数）作为鉴别依据。鉴别时，实测谱带的波数误差应小于规定值的 0.5%；若待测成分的晶型有变化，辅料也存在干扰，则不适合使用本法鉴别。常用的制剂处理方法有：①直接用有机溶剂提取主成分，除去辅料干扰后测定 IR 图谱与对照图谱比较。ChP 制剂的 IR 光谱鉴别多采用此法。如布洛芬片、甲苯磺丁脲片（丙酮提取），环磷酰胺片（乙醚提取），氯氮平片、螺内酯片、螺内酯胶囊、硫酸特布他林吸入气雾剂（三氯甲烷提取），盐酸四环素片（热乙醇提取）。②对于有机酸的碱盐或有机碱的酸盐，可以加入相应的酸液或碱液使有

机酸或碱游离沉淀，直接取沉淀干燥或应用有机溶剂提取有机酸或碱并干燥后测定 IR 光谱与相应的有机酸或碱对照图谱比较。

【例 2-9】吉非罗齐胶囊的鉴别（ChP）

取本品内容物适量（约相当于吉非罗齐 100mg），加 0.1mol/L 氢氧化钠溶液 10mL 使吉非罗齐溶解，滤过，滤液置离心管中，用稀硫酸酸化，使沉淀析出，离心，弃去上清液，沉淀用少量水分次洗涤，减压滤过，置硅胶干燥器中干燥 12 小时。红外光吸收图谱应与对照的图谱（光谱集 601 图）一致。

（三）荧光法

某些药物（分子结构具有长共轭结构和较大的荧光量子效率）受紫外-可见光激发后，会在极短时间内发射出较激发光波长更长的荧光（fluorescence）。可以利用荧光现象和荧光光谱特征参数对药物进行鉴别。有些没有荧光的药物，也可以通过化学诱导、衍生化等方式，使其产生荧光后再鉴别。荧光法应用于药物的鉴别具有灵敏度高、选择性强、试样量少和方法简便等优点。

【例 2-10】硫酸奎宁的鉴别（ChP）

取本品约 20mg，加水 20mL 溶解后，分取溶液 10mL，加稀硫酸使成酸性，即显蓝色荧光。

（四）原子吸收光谱法

原子吸收光谱法（atomic absorption）系利用原子在蒸气状态下，可以吸收由该元素发出的特征谱线（如空心阴极灯）的特性，根据供试品溶液在其特征谱线处的最大吸收及特征谱线强度减弱程度对无机药物进行鉴别。

【例 2-11】艾司奥美拉唑镁肠溶片的鉴别（ChP）

取本品细粉适量（约相当于艾司奥美拉唑 40mg），精密称定，置 50mL 锥形瓶中，加 0.1mol/L 盐酸溶液 20mL，振摇 10 分钟使溶解，滤过，量取续滤液 5mL，置 50mL 量瓶中，用水稀释至刻度，摇匀，作为供试品溶液；另精密量取标准镁溶液（每 1mL 相当于 1.0mg 的镁）适量，用水稀释制成每 1mL 中含镁约为 10μg 的溶液，作为对照品溶液。取对照品溶液与供试品溶液，按照原子吸收分光光度法（通则 0406），在 285.2nm 的波长处分别测定，供试品溶液的吸光度应与对照品溶液的吸光度基本一致。

（五）核磁共振波谱法

核磁共振波谱法（nuclear magnetic resonance spectroscopy，NMR）是测量原子核对射频辐射（4~600MHz）的吸收光谱，可检测的原子有很多，如 ^1H、^{13}C、^{15}N、^{19}F、^{23}Na、^{31}P 等。在药物鉴别分析中最常用的是 ^1H-NMR，其光谱中的化学位移、峰面积、耦合常数、弛豫时间等均可作为化合物的定性参数。而峰面积或峰高也可以直接用于被测组分的定量分析。

由于近些年来基于超导强磁场的多脉冲傅里叶变换核磁共振（PFT-NMR）技术、二维核磁共振（2D-NMR）技术的开发与应用，使得 ^1H-NMR 谱与 ^{13}C-NMR 谱相互关联，建立了不依赖任何经验规则预测的方法，可获得关于分子骨架、构型、构象等直接信息，提高了检测的灵敏度。NMR 技术已在 USP、BP 中用于药物的鉴别。

【例 2-12】亚硝酸戊酯的鉴别（USP38）

亚硝酸戊酯是 3-甲基-1-丁醇和 2-甲基-1-丁醇的亚硝酸酯混合物。按照含量测定项下的 NMR 定量测定法记录 NMR 谱，以四甲基硅烷的单峰化学位移值（δ）为 0ppm，在δ约为 1ppm 处应显示甲基质子的双峰；在δ约为 4.8ppm 处应显示亚硝基 α 位的亚甲基质子的多重峰。

【例 2-13】 BP2015 中促性腺激素释放激素类似物布哈瑞林及戈哈瑞林、人工三文鱼油均采用了 NMR 谱鉴别法。

三、色谱鉴别法

色谱（chromatography）鉴别法是利用不同物质在一定色谱条件下，产生各自的特征色谱行为（R_f 值或保留时间）进行鉴别的方法。即将供试品与对照品在相同条件下进行色谱分离并进行比较，根据两者保留行为和检测结果是否一致来判断药物的真伪。但色谱法对于单体化合物鉴别的专属性不如 IR 法，须配合其他方法佐证，一般通过空白试验，考察其专属性。

常用的方法有薄层色谱法（thin layer chromatography，TLC）、高效液相色谱法（high performance liquid chromatography，HPLC）和气相色谱法（gas chromatography，GC）。TLC 法已成为解决复杂体系中药物鉴别的较好方法，如中药及其制剂的鉴别一般首选 TLC 法。HPLC 和 GC 法通常只有在检查或含量测定项下已采用该法时才使用。

（一）薄层色谱法

薄层色谱法系将供试品溶液点样于薄层板上，经展开得的色谱斑点，与适宜的对照物按同法所得的斑点比对 一致性。ChP 对 TLC 鉴别法在色谱斑点的颜色、位置及斑点大小等方面做了明确要求。

1. 根据各品种项下规定的方法，制备供试品溶液和对照标准溶液，在同一薄层板上点样、展开与检视，供试品色谱图中所显斑点的位置和颜色（或荧光）应与标准物质色谱图的斑点一致。

2. 必要时化学药品可采用供试品溶液与标准物质溶液混合点样、展开，与标准物质相应斑点应为单一、紧密斑点。

3. 选用与供试品化学结构相似药物对照品或杂质对照品，两者的比移值应不同。如芬布芬与酮洛芬、波尼松龙与氢化可的松两种溶液等体积混合，应显示两个清晰分离的斑点。

建立 TLC 鉴别法的原则是分离度好，斑点集中、清晰、明显，重现性好。实验中应注意点样量、展开剂的 pH 值、吸附剂的 pH 值、温度、边缘效应等影响因素。注意分离分析条件的选择。同时应进行系统适用性试验（system suit ability test），其内容包括比移值（R_f）和分离效能。比移值系指从基线至展开斑点中心的距离与从基线至展开剂前沿的距离的比值。分离效能指鉴别时供试品与标准物质色谱中的斑点均应清晰分离。

【例 2-14】 二氟尼柳胶囊的鉴别（ChP）

供试品溶液：取本品的内容物适量（约相当于二氟尼柳 50mg），加甲醇 5mL，振摇使二氟尼柳溶解，滤过，取续滤液。

对照品溶液：取二氟尼柳对照品适量，加甲醇溶解并稀释制成每 1mL 中约含 10mg 的溶液。

色谱条件：采用硅胶 GF254 薄层板，以正己烷-二氧六环-冰醋酸（85：10：5）为展开剂。

测定法：吸取供试品溶液与对照品溶液各 5μL，分别点于同一薄层板上，展开，晾干，置紫外光灯（254nm）下检视。

限度：供试品溶液所显主斑点的位置和颜色应与对照品溶液的主斑点一致。

（二）高效液相色谱法

一般规定按供试品含量测定项下的高效液相色谱条件进行试验，要求供试品和对照品色谱峰的保留时间应一致。含量测定方法为内标法时，也可要求供试品溶液和对照品溶液色谱图中药物峰保留时间与内标物峰的保留时间比值一致。复方制剂、杂质或辅料干扰因素多的药品可采用此法进行鉴别。

采用本法鉴别时应注意，色谱系统的稳定性要好，流动相与固定相须匹配。如疏水性固定相 C_{18} 链在水相环境中易卷曲，故在常规十八烷基键合硅胶柱的反相色谱系统中，流动相中有机溶剂比例通常不应低于 5%，否则将造成色谱保留行为不稳定，不利于鉴别。为了克服操作中由于不明原因的微小变化所致同一物质在相同的色谱系统中保留时间不一致的情况，ChP2020 对保留时间的一致性未予具体规定，此时可增加将供试品溶液与对照品溶液等量混合，进样后出现单一色谱峰作为鉴别依据。

【例2-15】 复方磺胺甲噁唑片的鉴别（ChP）

在含量测定项下记录的色谱图中，供试品溶液两主峰的保留时间应与对照品溶液相应的两主峰的保留时间一致。

（三）气相色谱法

其鉴别原理同高效液相色谱法，适合于含有挥发性成分药品的鉴别。

【例2-16】 维生素 E 片的鉴别（ChP）

在含量测定项下〔色谱条件：硅酮（OV-17）为固定液，涂布浓度为 2% 的填充柱，或用 100% 二甲基聚硅氧烷为固定液的毛细管柱；柱温为 265℃〕记录的色谱图中，供试品溶液主峰的保留时间应与对照品溶液主峰的保留时间一致。

四、质谱及其联用技术鉴别法

质谱（mass spectrometry，MS）法是将被测物质离子化后，在高真空状态下按离子的质荷比（m/z）大小分离，从而实现对物质成分和结构分析的方法。质谱图通过离子谱峰及相互关系，提供与分子结构有关的信息。因此，可以对药物进行定性分析。ChP2020、USP38、BP2015 均收载了质谱法。

质谱法用于药物鉴别的方式为：用准分子离子峰确认化合物，进行二级质谱扫描，推断结构化合物断裂机制，确定碎片离子的合理性，并结合其他相关信息，推测化合物分子结构。如 USP 已将该方法用于大分子多肽或蛋白质类药物的鉴别。

【例2-17】 重组人白蛋白（recombinant human albumin，rHA）的 MS 鉴别（USP38）

rHA（$C_{2936}H_{4624}N_{786}O_{889}S_{41}$，66438Da）是通过重组 DNA 在啤酒酵母中表达产生。其结构与人血清白蛋白在一级结构、二级结构、三级结构上相当，由 3 片段 585 个氨基酸组成，结构中含有 1 个色氨酸（Trp214）、一个游离巯基（Cys34）和 17 个二硫键。其 MS 鉴别方法如下：

溶液的配制：①溶液 A：取三氟醋酸 200μL 溶于 200μL 水中。②溶液 B：乙腈-水-三氟醋酸（140mL∶60mL∶180μL）。③溶液 C：乙腈-水（50∶50）。④溶液 D：取 5mL 溶液 C，加 10μL 甲酸。

供试品溶液：取样品用水稀释制成 10mg/mL 的溶液。

脱盐的供试品溶液：照质谱系统项下方法制备。

系统适用性溶液：精密称取 2mg 马心肌红蛋白，加 589μL 注射用水，取上述溶液 25μL 用溶液 D 475μL 稀释。

液-质系统：LC/MS 采用电喷雾接口，鞘气辅助雾化，正离子模式，流速可以适当调节。其中 HPLC 系统的紫外检测器波长为 280nm，采用 Perkin Elmer（2.1mm×3cm）C$_8$ 脱盐柱。色谱洗脱程序见表 2-4，流速为 0.2mL/min，用溶液 C 平衡毛细管，取 20μL 供试品溶液进样，记录色谱图。收集单一的蛋白质峰洗脱液，即得脱盐的供试品溶液。

表 2-4　色谱洗脱程序

时间（分钟）	溶液 A（%）	溶液 B（%）	洗脱方式
0~5	95	5	等度
5~10	95→0	5→100	线性梯度
10~15	0	100	等度

系统适用性：取系统适用性溶液 50μL 进样，获得质谱图，在 m/z 16949~16953 范围内应有一单峰。

测定：取脱盐供试品溶液 50μL 注入质谱仪，测得质量与理论质量的偏差不得过 20Da。

五、晶型鉴别法

同一种药物，由于结晶条件不同，可以生成完全不同类型的晶体，这种现象称为药物的多晶型现象（polymorphism），亦称同质异晶现象。有机药物中多晶型现象普遍存在。药物多晶型分为稳定型、亚稳型和不稳型。稳定型熵值小、熔点高、化学稳定性最好，但溶出速率和溶解度却最小，因此生物利用度差；不稳型则相反；亚稳型介于稳定型和不稳型之间，但储存过久会向稳定型转变。因此药物的晶型不同，会对生物利用度、药效、毒副作用、制剂工艺及稳定性等诸多方面产生影响，故药物多晶型现象的研究已成为控制药品质量及设计新药剂型的重要内容。凡已知有晶型问题的药物，均应制订相应标准，以保证在制备和贮存过程中药物的理化稳定性和批次间药物的等效性，改变药物粉末的压片性能以及防止药物在制备或贮存中产生不良晶型而影响产品质量。

目前，鉴别晶型的方法主要是针对不同晶型具有不同的理化特性及光谱学特征来进行的，常用的方法有：熔点法、红外分光光度法、热分析法、X 射线粉末衍射法及 X 射线单晶衍射法等。下面分别作简单介绍。

（一）熔点法

多晶型药物的晶型结构不同，导致它们的熔点不同。例如棕榈氯霉素的熔点测定：本品经 60℃ 干燥 2 小时，依法（通则 0612）测定，A 晶型的熔点为 89~95℃；B 晶型的熔点为 86~91℃。

（二）红外光谱法

多晶型药物分子间力作用方式和作用强度不同，形成的晶格能不同，化学键的键长、键角亦发生变化，从而导致 IR 吸收光谱中某些特征峰的频率、峰型和强度出现显著差异，可以此区别药物的多晶型。

测定时，多采用石蜡油糊法，以避免在研磨时发生晶型转变，或压片时压力破坏晶胞。对于某些不会因研磨而发生转晶的药物，也可采用 KBr 压片法测定。

（三）X 射线衍射法

X 射线衍射（X-raydiffraction，XRD）法是一种利用单色 X 射线光束照射到被测样品上，检测样品的三维立体结构（含手性、晶型、结晶水或结晶溶剂）或成分（主成分及杂质成分、晶型种类及含量）的分析方法。X 射线是伦琴在 1895 年发现的，曾称为伦琴射线，是波长为 0.01~1nm 的电磁波。当一束准直的单色 X 射线照射旋转单晶或粉末晶体时，便发生衍射现象，如图 2-3 所示，其发生衍射的条件应符合布拉格方程：

$$2d_{hkl}\sin\theta = n\lambda \ (n=1,2,3,\cdots) \quad d_{hkl} = n\lambda/\sin\theta$$

式中，d_{hkl} 为晶面间距；hkl 为界面指数，即晶面与晶轴截距的倒数之比，也称密勒指数；θ 为掠射角，λ 为 X 射线波长，n 为反射级数。

化合物的晶体无论是单晶还是多晶，都有其特定 X 射线衍射图。衍射点（或线）间的距离及其相对强度可用以进行结晶物质的定性或定量分析。其中粉末 X 射线衍射（X-ray powder diffraction, PXRD）用于结晶物质鉴别和纯度检查；单晶 X 射线分析（X-ray single-crystal diffraction, SCXRD）主要用于分子质量、分子式和晶体结构的测定。

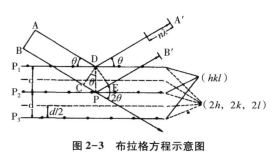

图 2-3　布拉格方程示意图

结晶物质的鉴别可通过比较供试品与已知物质的粉末 X 射线衍射图来完成。各衍射线的衍射角（2θ）、相对强度和面间距是进行鉴别的依据。供试品与参照品的衍射角偏差应在衍射仪的允差范围内，但衍射线的相对强度偏差有时可达 20%。影响衍射强度的因素主要包括药物本身的特性；入射 X 射线的波长及强度；供试品结晶度、密度和体积；实验温度；记录强度数据的实验装置等。测定时还应注意研磨供试品的压力，以避免造成因晶型转变而导致衍射图变化。

对于大多数有机晶体药物，衍射角（2θ）的记录范围通常取 3°~63°；对于无机盐类药物，必要时可把记录范围适当放宽。

USP38 中卡马西平（carbamazepine）、镁加铝（magaldrate）、盐酸普罗替林（protriptyline hydrochloride）、盐酸金刚乙胺（rimantadine hydrochloride）等药物采用 X 射线衍射法鉴别。

【例 2-18】硫酸氯吡格雷不同晶型的 X 射线衍射法鉴别

硫酸氯吡格雷是一种抗血栓形成药，研究发现其存在 A、B 两种晶型。可采用 X 射线衍射法进行鉴别，结果见图 2-4。

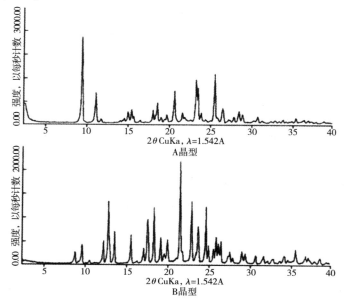

图 2-4　硫酸氯吡格雷 A、B 两种晶型的 X 射线衍射图谱

（四）热分析法

热分析法（thermal analysis）是在程序控制温度下，准确记录物质的理化性质随温度变化的关系，用以研究物质在加热或冷却过程中所发生的各种物理或化学变化，如研究其在受热过程中所发生的晶型转化、熔融、蒸发、脱水等物理变化或热分解、氧化等化学变化以及伴随发生的温度、能量或重量改变的方法。

热分析法具有用量少、灵敏、快速的优点。在药物分析上，广泛应用于物质的熔点、多晶型、物相转化、结晶水、结晶溶剂、热分解以及药物的纯度、相容性和稳定性等方面的研究。在药物分析中最常用的有差示扫描量热分析法（DSC）、差热分析法（DTA）和热重分析法（TG）。

1. 热重分析 热重分析是在程序控制温度下，测量物质的重量与温度关系的一种技术。记录的重量变化与温度或时间的关系曲线即热重曲线（TG 曲线），如图 2-5 所示。由于物相变化（如失去结晶水、结晶溶剂、转晶或热分解等）时的温度保持不变，所以热重曲线通常呈台阶状，重量基本不变的区段称平台。利用这种特性，可以区分物质所含水分是吸附水（或吸附溶剂）还是结晶水（或结晶溶剂），并根据平台之间的失重率可以计算出所含结晶水（或结晶溶剂）的分子比例。

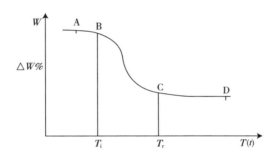

注：线段 AB、CD 为平台区，表示样品质量不变部分；线段 BC 为反应区间，表示失重起始温度至失重终止温度之间的温度差。W 为重量，T 为温度，t 为时间。

图 2-5 TG 曲线

通常，在加热过程中，吸附水（或吸附溶剂）的失去是一个渐进过程，而结晶水（或结晶溶剂）的失去则发生在特定的温度或温度范围（与升温速率有关），在此温度由于失重率发生突跃而呈台阶状。热重法有时也用于某些药物的干燥失重分析或水分测定。

2. 差热分析与差示扫描量热分析 在对供试品与热惰性的参比物（在测量温度范围内，不产生任何热效应的物质）进行同时加热（或冷却）的条件下，当供试品发生某种物理或化学变化时，将使热效应改变，供试品和参比物质之间将产生温度差（ΔT）。这种在程序控制温度下，测定供试品与参比物之间的温度差，与温度（或时间）关系的方法称为差热分析法（differential thermal analysis，DTA）。以温度差对温度所作的曲线称为差热分析曲线（图 2-6）。而测量输给供试品和参比物热量差（dQ/dT），与温度（或时间）关系的方法称为差示扫描量热法（differential scanning calorimetry，DSC）；以热量差（dQ/dT）对温度所作的曲线称为差示扫描量热分析曲线（图 2-7）。

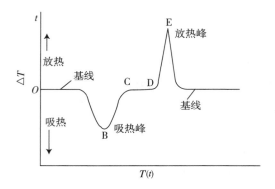

注：BC 部分的 ΔT 为负值，为吸热峰；CD 部分为基线部分，ΔT 不变；DE 部分 ΔT 为正值，为放热峰。

图 2-6　差热分析曲线

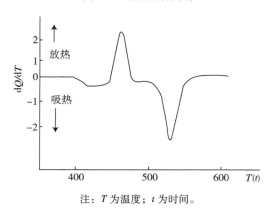

注：T 为温度；t 为时间。

图 2-7　差示扫描量热分析曲线

在差热分析或差示扫描量热分析中，可使用 α-氧化铝空坩埚或其他惰性空容器作为惰性参比物。

3. 热分析法的应用

（1）熔点和分解点　固体有机药物通常具有特定的熔点；另外很多物质在加热过程中同时失重或产生挥发性物质。将 DSC 法与 TG 法结合使用，既可以由测得的熔点验证药物的真伪，又可以根据与熔融相应的热重行为分析药物的熔融稳定性及药物的受热分降解等特性。

（2）多晶型及其转变的表征　多晶型是大多数有机药物常见的现象。由于受温度的影响，晶型转变且伴有热效应，故可用 DSC 法与 TG 方法研究晶型转变或判断晶型。

【例 2-19】棕榈（无味）氯霉素的晶型转化鉴别

棕榈氯霉素常有 A、B 两种晶型。而 B 晶型具有生物活性。可以采用差示扫描量热分析法对两种晶型进行鉴别。在 DSC 曲线上，两种晶型的混合试样有 2 个吸热峰，85℃是 B 晶型吸热特征峰，90℃是 A 晶型吸热特征峰；当冷却至室温再升温时，则只剩下 85℃的单个熔融吸热峰，说明熔融后，混合晶型能够全部转化为具有生理活性的 B 晶型。

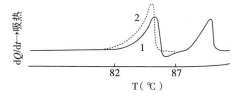

注：1 为第一次升温的曲线（两吸热峰）；2 为第二次升温的曲线（单吸热峰）。

图 2-8　棕榈氯霉素的 DSC 曲线

《中国药典》药品标准"检查"项下包括有关药品安全性与有效性的试验方法和限度、均一性与纯度等制备工艺要求等有关内容。其中，药物在生产和贮运过程中，常常会将一些药物自身之外的其他物质引入药物中，而使药物的纯度受到影响。因此，必须对药物中的杂质进行研究，使其得到合理、有效的控制，以确保药物临床应用质量可控，安全有效。本章将重点介绍化学合成或半合成的原料药及其制剂的杂质分析。

第一节　药物中的杂质与杂质限量检查

一、药物的纯度要求

药物的纯度（purity of drug）是指药物的纯净程度。任何影响药品纯度的物质均称为杂质（impurity）。药品质量标准中的杂质系指在按照国家药品监督管理部门依法审查批准的规定工艺和规定原辅料生产的药品中，由其生产工艺或原辅料带入的杂质，或在贮存过程中产生的杂质。对于规定中的各种杂质检查项目，系指该药品在按既定工艺进行生产和正常贮藏过程中可能含有或产生并需要控制的杂质（如残留溶剂、有关物质等）；改变生产工艺时需另考虑增修订有关项目。如果药物中所含杂质超过规定的纯度要求，就有可能使药物的外观性状、物理常数发生变化，影响药物的稳定性，甚至使活性降低、毒副作用增加。如青霉素在生产中可能会引入过敏性杂质，超限则会引起过敏，严重会导致过敏性休克，甚至造成心衰死亡；异烟肼在制备生产时，会由原料引入游离肼杂质，其对磷酸吡哆醛酶系统有抑制作用，能引起局部刺激，亦可能致敏或致癌。

人类对药物纯度的要求是在防治疾病的实践中逐渐认识和积累起来的，随着分离分析技术的发展，为药物纯度及所含杂质的研究奠定了基础，从而提高了药物的质量控制标准。例如1848年在阿片中发现盐酸罂粟碱，1981年采用合成法进行生产，ChP1985采用目视比色法检查盐酸罂粟碱中的吗啡；后来发现，在提取盐酸罂粟碱的过程中除了混有吗啡外，还有其他生物碱，如可待因等，又经进一步研究，采用TLC法和IR法进行分析后，发现还含有一个未知的碱性物质，因此，ChP1990将检查吗啡改为检查有关物质，检查方法改为TLC法。自ChP2010起对其有关物质的检查改用HPLC法，提高了检测方法的专属性和灵敏度。另外随着生产原料的改变及生产方法与工艺的改进，对于药物中杂质检查的项目或限量要求也相应改变或提高。

药物的纯度要求与化学试剂的纯度要求不同，化学试剂的杂质限量只是从可能引起的化学变化对使用的影响去考虑，从试剂的使用范围和使用目的加以规定，而药物纯度主要从用药安全、有效和对药物稳定性的影响等方面考虑。例如化学试剂规格的硫酸钡（$BaSO_4$）不检查可溶性钡盐，而药用规格的硫酸钡要检查酸溶性钡盐、重金属、砷盐等，否则会导致医疗事故。

二、药物杂质的来源

药物中杂质的来源主要有两个方面：一是在药物生产过程中引入；二是在药物的贮藏过程中受其自身及环境条件的影响，使药物发生物理或化学变化而产生的。

（一）生产过程中引入的杂质

原料药在合成或半合成过程中，未反应完全的起始原料、反应中间体、反应副产物、降解产物、对映异构体和多晶型，以及反应中所加的试剂、溶剂、催化剂等，在精制时未能完全除去而引入的杂质。或从天然药物中提取分离药物成分时，由于提取过程中分离不完全，也会引入化学结构、性质相似的其他成分，残留溶剂等杂质。例如，以工业用氯化钠生产注射用氯化钠，从原料中可能引入溴化物、碘化物、硫酸盐、钾盐、钙盐、镁盐、铁盐等杂质；制备华法林钠时，需要在异丙醇中结晶，其原料药中可能残留异丙醇；硫酸奎宁在制备过程中可能会引入其他金鸡纳碱等。

药物制剂在生产过程中，也可能产生新的杂质。例如，在配制肾上腺素注射液时，常加入抗氧剂焦亚硫酸钠和稳定剂 EDTA-2Na。在亚硫酸根的存在下，肾上腺素会生成无生理活性、无光学活性的肾上腺素磺酸。随着贮存期的延长，肾上腺素磺酸和 d-异构体的含量均升高，其生理活性成分肾上腺素则相应降低。

药物在生产中异构体和多晶型对药物的有效性和安全性也有很大影响。例如抗感染药物氧氟沙星作用主要是左旋氧氟沙星，其外消旋体的作用仅为左旋体的一半，右旋体为无效体，在制备时会残存右旋体；棕榈氯霉素存在多种晶型，其中 B 型易被酯酶水解而吸收，为有效晶型，而 A 晶型不被酯酶水解，活性很低。因此，药物异构体和多晶型问题在药物研究和生产中日益受到关注。

此外，生产制备过程中使用的金属器皿、不耐酸碱的金属用具、装置等也可能引进一些砷、重金属等杂质。

（二）贮藏过程中引入的杂质

药物在贮藏运输等过程中，受温度、湿度、日光、空气等环境相关因素的影响，或因微生物的作用，引起药物发生水解、氧化、分解、异构化、晶型转变、聚合、潮解和发霉等变化，使药物产生杂质，影响药物的稳定性和质量，甚至失去疗效或对人体产生危害。如利血平在贮存过程中，光照和有氧存在条件下均易氧化变质，光氧化产物无降压作用；维生素 C 在贮存期间易被氧化，外观色泽改变，杂质含量升高，降低了药物的稳定性。因此，应严格控制药品的贮藏条件，保证临床用药安全有效。

三、药物杂质的分类

药物中的杂质种类较多，也有多种分类方法。

1. 按杂质化学性质分类　根据杂质的化学类别和特性可分为无机杂质、有机杂质和有机挥发性杂质（如残留溶剂）。

无机杂质（inorganic impurities）是指在原料药及制剂生产或传递过程中产生的杂质，这些杂质通常是已知的，主要包括反应试剂、配位体、催化剂、重金属、其他残留的金属离子、无机盐、助滤剂、活性炭等。无机杂质大多属于一般杂质，由于许多无机杂质不仅对药物的稳定性产生影响，而且还可以反映生产工艺水平，分析了解药物中无机杂质的情况对评价药品生产工艺具有重要意义。

有机杂质主要包括未反应完全的原料、中间体、副产物、降解产物、试剂、配位体、催化剂、提取分离精制中未除尽的其他成分，以及贮藏过程中的降解产物等，可能是已知的或未知的、挥发性的或不挥发性的。其中，一些杂质的化学结构与药效成分类似或具有渊源关系，通常将这类杂质称为有关物质（related substances）。有机杂质又分为特定杂质（specified impurities）和非特定杂质（unspecified impurities）。特定杂质是指在质量标准中分别规定了明确的限度，并单独进行控制的杂质，其包括结构已知的杂质和结构未知的杂质。如阿司匹林中的"游离水杨酸"和"有关物质"等。非特定杂质是指在质量标准中未单独列出，而仅采用一个通用限度进行控制的一系列杂质，其在药品中出现的种类与概率并不固定。如阿司匹林中检查的"易炭化物"即属于此类杂质。

有机挥发性杂质，如生产过程中引入的残留溶剂，多数具有已知毒性。

2. 按杂质来源分类 根据杂质的来源，可分为一般杂质和特殊杂质。一般杂质是指在自然界中分布较广泛，在多种药物的生产和贮藏过程中容易引入的杂质，如氯化物、硫酸盐、硫化物、硒、氟、氰化物、铁盐、重金属、砷盐、铵盐以及酸碱度、澄清度、溶液的颜色、干燥失重、水分、炽灼残渣、易炭化物和残留的有机溶剂等。特殊杂质是指在特定药物的生产和贮藏过程中引入的杂质，这类杂质因药物不同而异。如阿司匹林在生产或贮存过程中会引入水杨酸；盐酸吗啡生产过程中会引入阿扑吗啡、罂粟碱等。

按照杂质来源的不同，还可分为工艺杂质（包括未反应完全的原料、试剂、反应中间体、副产物等）、降解产物及从反应物和试剂中引入的其他外来杂质。

3. 按杂质毒性分类 可分为毒性杂质和信号杂质，毒性杂质如重金属、砷盐；信号杂质如氯化物、硫酸盐等，信号杂质一般无毒，但其含量的多少可反映药物纯度和生产工艺或生产过程问题，对生产工艺和生产质量控制有预警作用。

四、杂质的限量及检查方法

（一）杂质的限量

药物的纯度是相对的，绝对纯净的药物是难以做到的。对于药物中的杂质，在保证药物安全、稳定、质量可控的原则下，综合考虑，允许药物中含有限定量的杂质。药物中所含杂质的最大允许量，称为杂质限量。通常用百分之几或百万分之几（parts per million，ppm）等来表示。

$$杂质限量 = \frac{杂质最大允许量}{供试品量} \times 100\%$$

（二）杂质的限量检查方法

药物中杂质限量检查方法主要有对照法、灵敏度法、比较法和含量测定法。

1. 对照法 对照法系指取最大限度量的待检杂质或其他待检物对照品（或标准品）配成对照液，与一定量供试品配成供试品溶液，在相同条件下试验，比较结果，以确定杂质含量是否超过限量。此时，供试品（S）中所含杂质的最大允许量可以通过杂质标准溶液的浓度（C）和体积（V）的乘积表示，故杂质限量（L）的计算公式为：

$$杂质限量（\%）= \frac{标准溶液体积（V）×标准溶液浓度（C）}{供试品量（S）}×100\%$$

$$L（\%）= \frac{V×C}{S}×100\%$$

【例 3-1】 尼群地平中氯化物的检查（ChP）

取本品 1.0g，加水 50mL，摇匀，煮沸 2~3 分钟，放冷，滤过，取续滤液 25mL，依法（通则 0801）检查，与标准氯化钠溶液（每 1mL 相当于 10μg 的 Cl）5.0mL 制成的对照液比较，不得更浓。其氯化物的限量为：

$$L = \frac{10×10^{-6}×5.0}{1.0×\dfrac{25}{50}}×100\% = 0.01\%$$

【例 3-2】 对氨基水杨酸钠中砷盐的检查（ChP）

取无水碳酸钠约 1g，铺于铂坩埚底部与四周，另取本品 1.0g，置无水碳酸钠上，加水少量湿润，干燥后，先用小火炽灼使炭化，再在 500~600℃ 炽灼使完全灰化，放冷，加盐酸 5mL 与水 23mL 使溶解，依法（通则 0822 第一法）检查，与标准砷溶液（每 1mL 相当于 1μg 的 As）2.0mL 所呈砷斑比较，不得更深，砷盐限量为百万分之二（0.0002%），则供试品的取样量为：

$$S = \frac{2.0×1×10^{-6}}{2×10^{-6}} = 1.0g$$

【例 3-3】 异烟肼中游离肼的检查（ChP）

取本品适量，加丙酮-水（1∶1）溶解并定量稀释制成每 1mL 中约含 0.1g 的溶液，作为供试品溶液；取硫酸肼对照品适量，加丙酮-水（1∶1）溶解并定量稀释制成每 1mL 中约含 80μg（相当于游离肼 20μg）的溶液，作为对照品溶液；取异烟肼与硫酸肼各适量，加丙酮-水（1∶1）溶解并稀释制成每 1mL 中分别含异烟肼 0.1g 与硫酸肼 80μg 的混合溶液，作为系统适用性溶液。照薄层色谱法（通则 0502）试验，吸取供试品溶液、对照品溶液与系统适用性溶液各 5μL，分别点于同一硅胶 G 薄层板上，以异丙醇-丙酮（3∶2）为展开剂，展开，取出，晾干，喷以乙醇制对二甲氨基苯甲醛试液，15 分钟后检视。系统适用性溶液所显游离肼与异烟肼的斑点应完全分离，游离肼的 R_f 值约为 0.75，异烟肼的 R_f 值约为 0.56。在供试品溶液主斑点前方与对照品溶液主斑点相应的位置上，不得显黄色斑点。异烟肼中游离肼的限量为：

$$L = \frac{20×10^{-6}×5}{0.1×5}×100\% = 0.02\%$$

2. 灵敏度法 该法系指在供试品溶液中加入试剂，在一定条件下反应，观察有无阳性结果出现，以判断杂质是否超限。

【例 3-4】 乳酸（lactic acid）中枸橼酸、草酸、磷酸或酒石酸的检查（ChP）

取本品 0.5g 加水适量使成 5mL，混匀，用氨试液调至微碱性，加氯化钙试液 1mL，至水浴中加热 5 分钟，不得产生浑浊。

3. 比较法 该法系指取供试品一定量，依法检查，测定待检品的某些特征参数，与规定的限量比较，以判定其是否超限。

【例 3-5】 维生素 B_2 中感光黄素的检查（ChP）

利用维生素 B_2 几乎不溶于氯仿，而感光黄素溶于氯仿的性质，用无醇氯仿提取供试品中的感光黄素，在 440nm 波长处测定氯仿液的吸光度，不得超过 0.016。

4. 含量测定法 该法系指用规定的方法测定杂质的准确含量，与规定的限量比较，以判断杂质是否超限。

【例3-6】雷米普利原料药中钯的检查（ChP）

本品在合成工艺中使用钯作催化剂，ChP采用原子吸收分光光度法进行残留检查。取本品 0.2g，精密称定，加0.3%硝酸溶液溶解并定量转移至100mL量瓶中，用0.3%硝酸溶液稀释至刻度，摇匀，作为供试品溶液；取0.15g硝酸镁，精密称定，加0.3%硝酸溶液溶解并定量转移至100mL量瓶中，并用0.3%硝酸溶液稀释至刻度，摇匀，作为空白溶液；另精密称取钯标准品溶液，用0.3%硝酸溶液定量稀释制成每1mL中含钯20ng、30ng和50ng的系列对照品溶液。照原子吸收分光光度法（通则0406第一法），在247.6nm波长处测定，计算，即得。含钯不得过百万分之二十。

对药物中存在的微量杂质进行检查，重要的是选择专属性强、灵敏度高的检测方法使药物对杂质检测无干扰。因此，方法选择的主要依据是杂质与药物在物理或化学性质上的差异。如可根据外观性状、吸附能力、对光辐射吸收以及化学反应等差别建立检测分析方法。

杂质检查分析方法应专属、灵敏，应尽量采用现代分离分析手段，使主成分与杂质和降解产物均能分开，其检测限应满足限度检查要求，对于需做定量检查的杂质，方法的定量限度应满足相应的要求。

第二节 一般杂质的检查方法

在原料药及其制剂的生产过程中，常用到酸、碱、反应试剂、催化剂、提取溶剂等，从而引入无机杂质、残留溶剂等。这些杂质的来源主要与生产工艺过程有关，可反映生产工艺水平，也会影响药物的稳定性和安全性。因此，检查并控制这些杂质对评价和改进生产工艺、提高药品质量具有重要意义。

一、氯化物检查法

（一）原理

药物中的微量氯化物（chlorides）在硝酸酸性条件下与硝酸银作用，生成氯化银胶体微粒而显白色浑浊，与一定量的标准氯化钠溶液在同样条件下反应生成的氯化银浑浊程度相比较，判定供试品中的氯化物是否符合限量规定。

$$Cl^- + Ag^+ \rightarrow AgCl\downarrow（白色）$$

（二）方法

除另有规定外，取各药品项下规定量的供试品，加水溶解使成25mL（溶液如显碱性，可滴加硝酸使成中性），再加稀硝酸10mL；溶液如不澄清，应滤过；置50mL纳氏比色管中，加水使成约40mL，摇匀，即得供试溶液。另取该药品项下规定量的标准氯化钠溶液，置50mL纳氏比色管中，加稀硝酸10mL，加水使成40mL，摇匀，即得对照溶液。于供试品溶液与对照溶液中，分别加入硝酸银试液1.0mL，用水稀释使成50mL，摇匀，在暗处放置5分钟，同置黑色背景上，从纳氏比色管上方向下观察、比较，即得。

（三）注意事项

1. 在测定条件下为使氯化银所显浑浊度梯度明显，氯化物浓度以 50mL 中含 50~80μg 的 Cl 为宜，相当于标准氯化钠溶液（每 1mL 相当于 10μg 的 Cl）5.0~8.0mL。

2. 供试品中若存在某些弱酸盐如碳酸盐、磷酸盐等，也可产生浑浊干扰检查，加入稀硝酸可避免碳酸银、磷酸银及氧化银沉淀的形成；同时还可加速氯化银沉淀的生成并形成较好的乳浊液。酸度以 50mL 供试液中含稀硝酸 10mL 为宜，酸度过大，所显浑浊度降低。

3. 供试品溶液若带颜色，可采用内消色法处理。即取供试品溶液 2 份，分置 50mL 纳氏比色管中，一份加硝酸银试液 1.0mL，摇匀，放置 10 分钟，如显浑浊，可反复滤过，至滤液完全澄清，再加规定量的标准氯化钠溶液与水适量使成 50mL，摇匀，在暗处放置 5 分钟，作为对照溶液；另一份加硝酸银试液 1.0mL 与水适量使成 50mL，按上述方法与对照溶液比较。

4. 暗处放置 5 分钟，防止光照使单质银析出。

5. 溶液需滤过时，应预先将滤纸用稀硝酸水溶液处理。

6. 检查有机氯杂质时，可根据杂质结构采用适当的方法，将有机氯转变为无机氯离子状态后再依法检查。

二、硫酸盐检查法

（一）原理

药物中微量硫酸盐（sulfates）在稀盐酸酸性条件下与氯化钡作用，生成硫酸钡微粒而显白色浑浊，与一定量标准硫酸钾溶液（ SO_4 100μg/mL）在同样条件下生成的硫酸钡浑浊程度进行比较，以判定药物中硫酸盐是否符合限量规定。

$$SO_4^{2-} + Ba^{2+} \rightarrow BaSO_4 \downarrow （白色）$$

（二）方法

除另有规定外，取各药品项下规定量的供试品，加水溶解使成约 40mL（溶液如显碱性，可滴加盐酸使成中性）；溶液如不澄清，应滤过；置 50mL 纳氏比色管中，加稀盐酸 2mL，摇匀，即得供试溶液。另取该项下规定量的标准硫酸钾溶液，置 50mL 纳氏比色管中，加水使成约 40mL，加稀盐酸 2mL，摇匀，即得对照溶液。于供试溶液与对照溶液中，分别加入 25% 氯化钡溶液 5mL，用水稀释至 50mL，摇匀，放置 10 分钟，同置黑色背景上，从纳氏比色管上方向下观察、比较，即得。

（三）注意事项

1. 本法以 50mL 溶液中含 0.1~0.5mg SO_4^{2-}，相当于取标准硫酸钾溶液 1~5mL 为宜，此时形成的浑浊梯度明显。

2. 供试品溶液加盐酸成酸性，可防止碳酸钡或磷酸钡等沉淀的生成，溶液的酸度以 50mL 中含稀盐酸 2mL 即溶液的 pH 值约为 1 为宜。

3. 带颜色的供试品溶液可采用内消色法处理。

4. 供试品溶液如不澄清，用含盐酸的水洗净滤纸，过滤。

三、铁盐检查法

药物中微量铁盐（iron）的存在会促使药物的氧化和降解，需进行限度检查，方法有硫氰酸盐法、巯基醋酸法和磺基水杨盐法。ChP 和 USP 采用硫氰酸盐法，BP 采用巯基醋酸法，巯基醋酸法的灵敏度较高，但试剂臭味浓重，易污染环境。本节主要介绍硫氰酸盐法。

（一）原理

三价铁盐在盐酸酸性溶液中与硫氰酸盐作用生成红色可溶性的硫氰酸铁配离子，与一定量标准铁溶液用同法处理后进行比色，判定供试品中铁盐是否符合限量规定。

$$Fe^{3+}+6SCN^{-} \longrightarrow \left[Fe \left(SCN \right)_6 \right]^{3-}（红色）$$

（二）方法

除另有规定外，取各品种项下规定量的供试品，加水溶解使成 25mL，移至 50mL 纳氏比色管中，加稀盐酸 4mL 与过硫酸铵 50mg，用水稀释使成 35mL 后，加 30% 硫氰酸铵溶液 3mL，再加水适量稀释成 50mL，摇匀；如显色，立即与标准铁溶液（Fe10μg/mL）一定量按同法制成的对照溶液比较，即得。

（三）注意事项

1. 标准铁溶液系用硫酸铁铵 $\left[FeNH_4 \left(SO_4 \right)_2 \cdot 12H_2O \right]$ 配制而成，加入硫酸可防止铁盐水解，易于保存。在 50mL 溶液中含 Fe^{3+} 为 $10\sim50μg$ 时，颜色梯度明显。

2. 加入氧化剂过硫酸铵 $\left[\left(NH_4 \right)_2 S_2 O_8 \right]$ 可将供试品中的 Fe^{2+} 氧化成 Fe^{3+}。同时，可以防止光致硫氰酸铁还原或分解褪色。

$$2Fe^{2+}+ \left(NH_4 \right)_2 S_2 O_8 \longrightarrow 2Fe^{3+}+ \left(NH_4 \right)_2 SO_4 + SO_4^{2-}$$

3. 某些药物（如葡萄糖、碳酸氢钠、糊精、重质碳酸镁等）在检查过程中需加硝酸处理。硝酸可使 Fe^{2+} 氧化成 Fe^{3+}，此时可不加过硫酸铵，但必须加热煮沸除去剩余的硝酸。因为硝酸中可能含有亚硝酸，亚硝酸与硫氰酸根作用生成红色亚硝酰硫氰化物（NO·SCN）而影响比色测定。

$$SCN^{-}+HNO_2+H^{+} \longrightarrow NO \cdot SCN+H_2O$$

4. 铁盐与硫氰酸根离子的反应为可逆反应，所以，加入过量的硫氰酸铵，不仅可以减少生成的配离子解离，提高反应灵敏度，还能消除因其他阴离子（Cl^{-}、PO_4^{3-}、SO_4^{2-}、枸橼酸根离子等）与铁盐生成配位化合物所引起的干扰。

5. 在盐酸的微酸性溶液中可防止 Fe^{3+} 水解，以 50mL 溶液中含稀盐酸 4mL 为宜。

6. 供试品溶液与标准液颜色不一致时，可分别移至分液漏斗中，各加正丁醇或异戊醇提取，分取醇层比色。

7. 某些有机药物，在实验条件下不溶解或对检查有干扰，应先炽灼破坏，使铁盐转变成 $Fe_2 O_3$ 留于残渣中，再依法进行检查。

四、重金属检查法

重金属（heavy metals）系指在规定实验条件下，能与硫代乙酰胺或硫化钠作用显色，生成不溶性硫化物的金属杂质，如铅、银、汞、镉、铜、锑、铋、锌、锡、钴、镍、砷等。由于在药品生产中遇到铅的机会比较多，而且铅易积蓄中毒，故各国药典的重金属检查，皆以铅为代表。ChP（通则0821）收载三种方法，即硫代乙酰胺法、炽灼后的硫代乙酰胺法、硫化钠法。

若需对某种特定金属离子或本方法不能检测到的金属离子做限度要求时，可采用原子光谱或原子质谱等方法进行检测。如中药中铅、砷、汞、镉、铜的检测方法。

（一）硫代乙酰胺法（第一法）

本法适用于供试品可不经有机破坏，溶于水、稀酸和乙醇的药物重金属检查。

1. 原理 硫代乙酰胺在弱酸性（pH3.5）条件下发生水解，产生硫化氢，可与重金属离子作用，生成黄色到棕黑色硫化物混悬液，与一定量标准铅溶液经同法处理后所呈颜色比较，判定供试品中重金属是否符合限量规定。反应式如下：

$$CH_3CSNH_2 + H_2O \xrightarrow{pH3.5} CH_3CONH_2 + H_2S$$

$$Pb^{2+} + H_2S \xrightarrow{pH3.5} PbS \downarrow （黑色） + 2H^+$$

2. 方法 除另有规定外，取25mL纳氏比色管3支，甲管中加标准铅溶液一定量与醋酸盐缓冲液（pH3.5）2mL后，加水或各药品项下规定的溶剂稀释成25mL，乙管中加入按该药品项下规定的方法制成的供试液25mL，丙管中加入与甲管相同量的标准铅溶液后，再加入与乙管相同量的供试品，加配制供试品溶液的溶剂适量使溶解，加水或各品种项下规定的溶剂使成25mL；若供试液带颜色，可在甲管与丙管中滴加少量稀焦糖溶液或其他无干扰的有色溶液，使之均与乙管一致；再在甲乙丙三管中分别加硫代乙酰胺试液各2mL，摇匀，放置2分钟，同置白纸上，自上向下透视，当丙管中显出的颜色不浅于甲管时，乙管中显出的颜色与甲管比较，不得更深。如丙管中显出的颜色浅于甲管，应取样按第二法重新检查。

标准铅溶液配制：称取硝酸铅0.1599g，置1000mL量瓶中，加硝酸5mL与水50mL溶解后，用水稀释至刻度，摇匀，作为贮备液。标准铅溶液临用前稀释成10μg/mL标准铅溶液，仅供当日使用。

配制与贮存用的玻璃容器均不得含铅。

3. 注意事项

（1）本法以25mL溶液中含10~20μg的Pb，即相当于标准铅溶液1~2mL时，加硫代乙酰胺试液后所显的黄褐色最适合目视法观察，硫代乙酰胺试液与重金属反应的最佳pH值是3.5，最佳显色时间为2分钟。

（2）若供试品溶液带颜色，可在甲管中滴加少量稀焦糖溶液或其他无干扰的有色溶液（如酸碱指示剂）。如在甲管中滴加稀焦糖溶液或其他无干扰的有色溶液，仍不能使颜色一致时，应取样按第二法检查。

稀焦糖溶液的制备：取蔗糖或葡萄糖约5g，置瓷蒸发皿或瓷坩埚中，在玻璃棒不断搅拌下，加热至呈棕色糊状，放冷，用水溶解成约25mL，滤过，贮于滴瓶中备用。

（3）若供试品中若含微量高铁盐，在弱酸性溶液中会氧化硫化氢而析出硫，产生浑浊，影响比色，可先加维生素C0.5~1.0g，将高铁离子还原为亚铁离子，再照上述方法检查。

（4）配制供试品溶液时，如使用的盐酸超过1mL，氨试液超过2mL，或加入其他试剂进行处理者，除另有规定外，甲管溶液应取同样同量的试剂置瓷皿中蒸干后，加醋酸盐缓冲液（pH3.5）2mL与水15mL，微热溶解后，移至纳氏比色管中，加标准铅溶液一定量，再用水或各品种项下规定溶剂稀释成25mL。

（二）炽灼后的硫代乙酰胺法（第二法）

本法适用于含芳环、杂环以及难溶于水、稀酸或乙醇的有机药物的重金属检查。

1. 原理 重金属可能与芳环或杂环形成较牢固的价键，供试品需先炽灼破坏，残渣加硝酸进一步破坏，蒸干后加盐酸转化为易溶于水的氯化物，再照第一法检查。

2. 方法 除另有规定外，当由第一法改为第二法检查时，取各品种项下规定量的供试品，按炽灼残渣检查法进行炽灼处理，然后取遗留的残渣；或直接取各品种炽灼残渣项下遗留的残渣；如供试品为溶液，则取各品种项下规定量的溶液，蒸发至干，再按上述方法处理后取遗留的残渣；加硝酸 0.5mL，蒸干，至氧化氮蒸气除尽后（或取供试品一定量，缓缓炽灼至完全炭化，放冷，加硫酸 0.5~1.0mL，使恰湿润，用低温加热至硫酸除尽后，加硝酸 0.5mL，蒸干，至氧化氮蒸气除尽后，放冷，在 500~600℃ 炽灼使完全灰化），放冷，加盐酸 2mL，置水浴上蒸干后加水 15mL，滴加氨试液至对酚酞指示液显微粉红色，再加醋酸盐缓冲液（pH3.5）2mL，微热溶解后，移至纳氏比色管中，加水稀释成 25mL 作为乙管；另取配制供试品溶液的试剂，置瓷皿中蒸干后，加醋酸盐缓冲液（pH3.5）2mL 与水 15mL，微热溶解后，移至纳氏比色管中，加标准铅溶液一定量，再用水稀释成 25mL 作为甲管；再于甲、乙两管中分别加入硫代乙酰胺试液各 2mL，摇匀，放置 2 分钟，同置白纸板上，自上向下透视，乙管中显出的颜色与甲管比较，不得更深。

如乳酸钠溶液中重金属的检查，因乳酸根对重金属离子有配位掩蔽作用，故采用第二法。

3. 注意事项

（1）本法的炽灼温度须控制为 500~600℃，超过 700℃，多数重金属盐都有不同程度的损失。

（2）为使有机物分解破坏完全，炽灼残渣中需加硝酸加热处理，此时必须将硝酸蒸干，除尽亚硝酸，否则亚硝酸会氧化硫代乙酰胺水解生成的硫化氢，析出硫，影响观察。

（三）硫化钠法（第三法）

本法适用于供试品溶于碱性溶液而难溶于稀酸或在稀酸中生成沉淀的药物的重金属检查，如磺胺类、巴比妥类药物等。

1. 原理 在碱性介质中，硫化钠与重金属离子作用生成硫化物微粒的混悬液，与一定量标准铅溶液经同法处理后所呈颜色比较，判断供试品中重金属是否符合限量规定。

$$Pb^{2+}+S^{2-}\longrightarrow PbS\downarrow$$

2. 方法 除另有规定外，取供试品适量，加氢氧化钠试液 5mL 与水 20mL 溶解后，置纳氏比色管中，加硫化钠试液 5 滴，摇匀，与一定量的标准铅溶液同样处理后的颜色比较，不得更深。

3. 注意事项 硫化钠对玻璃有腐蚀作用，久置会产生絮状物，应临用时配制。

五、砷盐检查法

药物中的砷盐（arsenic）多由生产过程中使用的无机试剂引入，为毒性杂质。很多药物品种要求检查砷盐。ChP 和 JP 收载古蔡氏法（Gutzeit）及二乙基二硫代氨基甲酸银法［silver diethyl dithio carbamate，Ag（DDC）］；BP 收载二乙基二硫代氨基甲酸银法和次磷酸法；USP 收载二乙基二硫代氨基甲酸银法。

（一）古蔡氏法（第一法）

1. 原理 利用金属锌和酸作用，产生新生态的氢，与供试品中微量砷盐反应生成具有挥发性的砷化氢，其遇溴化汞试纸，生成黄色至棕黑色砷斑。与一定量标准砷溶液在同一条件下所形成的砷斑进行比较，判定供试品中砷盐是否符合限量规定。

$$As^{3+}+3Zn+3H^+\rightarrow 3Zn^{2+}+AsH_3\uparrow$$
$$AsO_3^{3-}+3Zn+9H^+\rightarrow 3Zn^{2+}+3H_2O+AsH_3\uparrow$$
$$AsH_3+3HgBr_2\rightarrow 3HBr+As(HgBr)_3（黄色）$$
$$AsH_3+2As(HgBr)_3\rightarrow 3AsH(HgBr)_2（棕色）$$
$$AsH_3+As(HgBr)_3\rightarrow 3HBr+As_2Hg_3（棕黑色）$$

五价砷在酸性溶液中能被金属锌还原为砷化氢，但生成砷化氢的速度较三价砷慢，故在反应液中加入碘化钾及酸性氯化亚锡将五价砷还原为三价砷，碘化钾被氧化生成的碘又可被氯化亚锡还原为碘离子，维持反应过程中碘化钾还原剂的存在：

$$AsO_4^{3-}+2I^-+2H^+\rightarrow AsO_3^{3-}+I_2+H_2O$$
$$AsO_3^{3-}+Sn^{2+}+2H^+\rightarrow AsO_3^{3-}+Sn^{4+}+H_2O$$
$$I_2+Sn^{2+}\rightarrow 2I^-+Sn^{4+}$$

溶液中的碘离子还能与反应中产生的锌离子能形成络合物，使生成砷化氢的反应不断进行。

$$4I^-+Zn^{2+}\rightarrow \left[ZnI_4\right]^{2-}$$

氯化亚锡与碘化钾存在，可抑制锑化氢的生成，因锑化氢也能与溴化汞试纸作用生成锑斑，在试验条件下100μg锑的存在不会干扰测定。氯化亚锡又可与锌作用，在锌粒表面形成锌锡齐（锌锡的合金），起去极化作用，使锌粒与盐酸作用缓和，从而使氢气均匀而连续的发生，有利于砷斑的形成，增加反应的灵敏度和准确度。

2. 方法　仪器装置见图3-1。A为100mL标准磨口锥形瓶；B为中空的标准磨口塞，上连导气管C（外径8.0mm，内径6.0mm），全长约180mm；D为具孔的有机玻璃旋塞，其上部为圆形平面，中央有一圆孔，孔径与导气管C的内径一致，其下部孔径与导气管C的外径相适应，将导气管C的顶端套入旋塞下部孔内，并使管壁与旋塞的圆孔相吻合，黏合固定；E为中央具有圆孔（孔径6.0mm）的有机玻璃旋塞盖，与D紧密吻合。

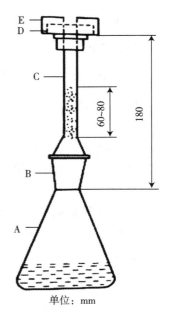

单位：mm

图3-1　古蔡氏法测砷装置

测试时，于导气管C中装入醋酸铅棉花60mg（装管高度为60~80mm）；再于旋塞D的顶端平面上放一片溴化汞试纸（试纸大小以能覆盖孔径而不露出平面外为宜），盖上旋塞盖E并旋紧，即得。

标准砷斑的制备：精密量取标准砷溶液2mL，置A瓶中，加盐酸5mL与水21mL，再加碘化钾试液5mL与酸性氯化亚锡试液5滴，在室温放置10分钟后，加锌粒2g，立即将照上法装妥的导气管C密塞于A瓶上，并将A瓶置25~40℃水浴中反应45分钟，取出溴化汞试纸比较。

检查法：取按各品种项下规定方法制成的供试品溶液，置A瓶中，照标准砷斑的制备，自"再加碘化钾试液5mL"起，依法操作。将生成的砷斑与标准砷斑比较，不得更深。

3. 注意事项

（1）用三氧化二砷制备标准砷贮备液，临用前取贮备液配制标准砷溶液（每1mL相当于

1μg 的 As）。标准砷贮备液存放时间一般不宜超过一年，标准砷溶液最好应当天精密量取标准砷贮备液进行稀释。

（2）本法反应灵敏度为 1μg（以 As 计算），以 2~10μgAs 所形成的砷斑易于观察。《中国药典》规定用 2μg 的 As（即取标准砷溶液 2mL）。制备标准砷斑或标准砷对照液应与供试品检查同时进行。

（3）反应溶液的酸度相当于 2mol/L 的盐酸溶液。碘化钾的浓度为 2.5%，氯化亚锡的浓度为 0.3%。酸性氯化亚锡试液以新鲜配制较好，放置时间不宜过长，否则不能把反应中生成的碘还原，影响砷斑的色调，以加入 1~2 滴碘试液后色褪为可使用。一般碘化钾试液贮存不得超过 10 日，酸性氯化亚锡不得超过 3 个月。

（4）供试品和锌粒中可能含有少量硫化物，在酸性溶液中产生的 H_2S 气体会干扰检查，用醋酸铅棉花可吸收除去 H_2S。醋酸铅棉花用量和装填高度应适当且保持干燥状态，一般取醋酸铅棉花 60mg，装填高度为 60~80mm。

（5）根据药物的性质不同选择供试品的预处理方法。可溶于水的或可溶于酸的药物中检查砷盐，一般不经破坏，直接依法检查；多数环状结构的有机药物，可能与砷以共价键有机状态结合为金属有机化合物，如不经破坏则砷不易析出，通常应先行有机破坏。常用的有机破坏法有碱破坏法、酸破坏法及直接炭化法等，ChP 采用碱破坏法。即在碱性情况下，经高温（500~600℃）灼烧转变成不挥发的无机物，再依法测定。

（6）本法所用锌粒应无砷，以能通过一号筛的细粒为宜，如用的锌粒较大时，用量应酌情增加，反应时间亦应延长 1 小时。

（7）所用仪器和试液照本法检查，均不应生成砷斑，或至多生成仅可辨认的斑痕。

（二）二乙基二硫代氨基甲酸银法（第二法）

二乙基二硫代氨基甲酸银法，简称 Ag(DDC) 法。

1. 原理 金属锌与酸作用，产生新生态的氢与供试品中的微量亚砷酸盐反应，生成具有挥发性的砷化氢，被二乙基二硫代氨基甲酸银溶液吸收，使 Ag(DDC) 中的银还原成红色的胶态银。比较供试品与标准砷溶液在同一条件下生成红色胶态银的颜色，用目视比色法或在 510nm 波长处测定吸光度进行比较，也可用于微量砷盐的含量测定。

$$AsH_3 + 6Ag(DDC) + 3 \text{（吡啶）} \longrightarrow As(DDC)_3 + 6Ag + 3 \text{（吡啶）} \cdot HDDC$$

其中 Ag(DDC) 的结构为：

$$\begin{array}{c} H_5C_2 \\ \\ H_5C_2 \end{array} N-C \begin{array}{c} S \\ \\ S \end{array} Ag$$

2. 方法 仪器装置如图 3-2。A 为 100mL 标准磨口锥形瓶；B 为中空的标准磨口塞，上连导气管 C（一端的外径为 8mm，内径为 6mm；另一端长 180mm，外径 4mm，内径 1.6mm，尖端内径为 1mm）。D 为平底玻璃管（长 180mm，内径 10mm，于 5.0mL 处有一刻度）。测试时，于导气管 C 中装入醋酸铅棉花 60mg（装管高度为约 80mm）；并于 D 管中精密加入 Ag(DDC) 试液 5mL。

精密量取标准砷溶液 2mL，置 A 瓶中，加盐酸 5mL、水 21mL，再加碘化钾试液 5mL，酸性氯化亚锡试液 5 滴，在室温放置 10 分钟后，加锌粒 2g，立即将导气管 C 与 A 瓶密塞，使生成的砷化氢气体导入 D 管中，并将 A 瓶置 25~40℃水浴中反应 45 分钟，取出 D 管，添加三氯甲烷至刻度，混匀，即得标准砷对照液。

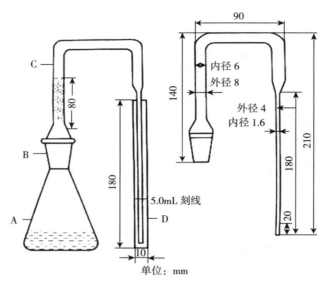

图 3-2　Ag-DDC 法测砷装置

　　检查时，取照各药品项下规定方法制成的供试品溶液，置 A 瓶中，照标准砷对照液的制备，自"再加碘化钾试液 5mL"起，依法操作。将所得溶液与标准砷对照液同置白色背景上，从 D 管上方向下观察、比较，所得溶液的颜色不得比标准砷对照液更深。必要时，可将所得溶液转移至 1cm 比色皿中，用分光光度计在 510nm 波长处以 Ag（DDC）试液作空白，测定吸光度，与标准砷对照液按同法测得的吸光度比较。

3. 注意事项

（1）本法灵敏度为 0.5μg/30mL As。本法优点是可避免目视误差，灵敏度较高，在 1~10μg/40mL As 范围内线性关系良好，显色在 2 小时内稳定，重现性好。

（2）锑化氢与 Ag（DDC）的反应灵敏度较低，故在反应液中加入 40%氯化亚锡溶液 3mL、15%碘化钾溶液 5mL 时，500μg 的锑不干扰测定。

（3）本法以 25~40℃水浴中反应 45 分钟为宜。在此温度下，反应过程中有部分氯仿挥发损失，比色前应添加氯仿至 5.00mL，摇匀后再进行测定。

六、干燥失重测定法

　　干燥失重（loss on drying）系指药品在规定的条件下，干燥后所减失的重量，以百分率表示。减失的重量主要为水分及其他挥发性的物质如乙醇等。由减失的重量和取样量计算供试品的干燥失重。

$$干燥失重 = \frac{供试品重 - 干燥后供试品重}{供试品重} \times 100\%$$

　　干燥失重检查应根据药物的性质、含水等情况，选择适宜的方法测定，常用的方法有常压恒温干燥法、减压干燥法或恒温减压干燥法、干燥剂干燥法；USP 还收载有热分析法。

（一）常压恒温干燥法

本法适用于受热较稳定的药物。如 ChP 中对乙酰氨基酚、硝苯地平等的干燥失重测定采用本法。

1. 方法 取供试品，混合均匀（如为较大的结晶，应先迅速捣碎使成 2mm 以下的小粒），取约 1g 或各品种项下规定的重量，置与供试品相同条件下干燥至恒重的扁形称量瓶中，精密称定，除另有规定外，在 105℃ 干燥至恒重。由减失的重量和取样量计算供试品的干燥失重。

2. 注意事项

（1）供试品干燥时，应平铺在扁形称量瓶中，厚度不可超过 5mm，如为疏松物质，厚度不可超过 10mm。放入烘箱或干燥器进行干燥时，应将瓶盖取下，置称量瓶旁，或将瓶盖半开进行干燥；取出时，须将称量瓶盖好。置烘箱内干燥的供试品，应在干燥后取出置干燥器中放冷，然后称定重量。

（2）供试品如未达规定的干燥温度即融化时，应先将供试品在低于熔点 5~10℃ 的温度下干燥至大部分水分除去后，再按规定条件干燥。如氢溴酸东莨菪碱含有 3 个结晶水，ChP 的干燥失重检查项规定：先在 60℃ 干燥 1 小时（除去吸附水），再升温至 105℃ 干燥至恒重（除去结晶水），减失重量不得过 13.0%。

（3）对含有较多结晶水的药物，在 105℃ 不易除去结晶水，或结晶水与吸附溶剂不易失去时，可提高干燥温度。如硫酸吗啡分子中含有 5 个结晶水，ChP 规定在 140℃ 下干燥 1 小时。

（4）对于某些易吸湿或受热发生相变而达不到恒重的药物，可采用一定温度下，干燥一定时间所减失的重量代表干燥失重。如右旋糖酐 40 极易吸湿，不易达恒重，ChP 和 JP18 规定在 105℃ 干燥 6 小时后，减失重量不得过 5.0%；USP45 和 BP2022 规定在 105℃ 干燥 5 小时后，减失重量不得过 7.0%。

（二）减压干燥法与恒温减压干燥法

本法适用于熔点低或受热分解及难赶除水分的药物。

1. 方法 采用减压干燥器（通常为室温）或恒温减压干燥器（温度应按各品种项下的规定设置。生物制品除另有规定外，温度 60℃），除另有规定外，压力应在 2.67kPa（20mmHg）以下。

2. 干燥剂 干燥器中常用的干燥剂为五氧化二磷、无水氯化钙或硅胶；恒温减压干燥器中常用的干燥剂为五氧化二磷。应及时更换干燥剂，使其保持在有效状态。

如阿司匹林受热易分解，其干燥失重检查时，取本品，置五氧化二磷为干燥剂的干燥器中，60℃ 减压干燥至恒重，减失重量不得过 0.5%。烟酸具有升华性，在 105℃ 干燥不能达到恒重，ChP 自 2010 年起，采用置五氧化二磷干燥器中减压干燥法测定干燥失重。

（三）干燥剂干燥法

本法适用于受热分解或易升华的供试品。

1. 方法 将供试品置干燥器中，利用干燥器内的干燥剂吸收水分至恒重。本法常用的干燥剂有五氧化二磷、无水氯化钙、硅胶、硫酸等。

2. 注意事项 使用五氧化二磷时，需将干燥剂铺于培养皿中，置干燥器内。当发现干燥剂表层结块、出现液滴，应将表层刮去，或添加新的五氧化二磷。废弃的五氧化二磷不可倒入水中，应进行无害化处理，如埋入土中。

使用硫酸作干燥剂时，应将硫酸盛于培养皿或烧杯中，不能直接倾入干燥器，用过的硫酸经加热除水后可重复使用。除水的方法是将含水硫酸置烧杯中，加热至冒白烟，保持在 110℃ 左右约 30 分钟，即可。

作为干燥剂的硅胶为变色硅胶，其中加有氯化钴。无水氯化钴呈蓝色，随着吸收水分量的增加，颜色逐渐由蓝色变为蓝紫、紫红及粉红色而指示硅胶干燥剂失效。其于 105℃ 干燥后又可恢复为蓝色无水物。

（四）热分析法

用于干燥失重测定的热分析法主要是热重分析法（TG/TGA）。当被测物质在加热过程中有升华、汽化、分解出气体或失去结晶溶剂时，其重量就会发生变化，此时，TG 曲线就不是直线，而是记录到重量的下降。经分析可测得被测物质产生重量变化时的温度与范围，并且根据减失重量曲线行为，估算出被测物在加热过程中，失去的组分特征和失去的量值。

【例 3-7】硫酸长春新碱干燥失重的测定即采用 TG 法（USP45）

精密称取供试品约 10mg，于氮气环境下（流速为 40mL/min）以 5℃/min 恒速升温，记录室温至 200℃ 范围内的 TG 曲线，测定室温与分解点（约 160℃）之前平台期的减失重量，不得过 12.0%。

由于 TG 法使用十万分之一的热重天平，可以准确读数至 0.01mg，供试品消耗量约 10mg，因此，具有准确度高、灵敏度好、试样用量少等特点。

七、水分测定法

药物中的水分包括结合水和吸附水。控制药物中水分的含量与保证药品质量有密切关系。ChP（通则 0832）收载了五种水分测定方法，即费休氏法、烘干法、减压干燥法、甲苯法和气相色谱法。USP 和 BP 均收载了费休氏法。1935 年卡尔·费休（Karl Fischer）建立了物质水分定量测定方法，简称费休氏法。该法是基于滴定分析原理，适合于大多数药物中水分总量的准确测定，但无法区分药物中水分的形态是结晶水或吸附水还是游离水，若测定样品中水分的形态可采用热分析法。

（一）费休氏法

费休氏法包括容量滴定法和库仑滴定法两种方法。

1. 容量滴定法

（1）原理　本法是根据碘和二氧化硫在吡啶和甲醇溶液中与水定量反应的原理来测定水分的含量。碘氧化二氧化硫为三氧化硫时，需要一定量的水分参与反应，根据其定量反应关系和消耗碘的量，可以计算出参与反应的水的含量。

$$I_2+SO_2+H_2O \Longrightarrow 2HI+SO_3$$

（2）费休氏试液的制备　称取碘（置硫酸干燥器内 48 小时以上）110g，置干燥的具塞锥形瓶中，加无水吡啶 160mL，注意冷却，振摇至碘全部溶解后，加无水甲醇 300mL，称定重量，将锥形瓶置冰浴中冷却，避免空气中水分侵入，通入干燥的二氧化硫至重量增加 72g，再加无水甲醇使成 1000mL，密塞，摇匀，在暗处放置 24 小时，即得费休氏试液。也可以使用稳定的市售费休氏试液。市售的费休氏试液可以是不含吡啶的其他碱化试剂，或不含甲醇的其他伯醇类等制成；也可以是单一的溶液或由两种溶液（磺溶液与二氧化硫溶液分别配制）临用前混合而成。

（3）费休氏试液的标定　精密称取纯化水 10~30mg，用水分测定仪直接标定；或精密称取纯化水 10~30mg，置干燥的具塞锥形瓶中，除另有规定外，加无水甲醇适量，在避免空气中水分侵入的条件下，用费休氏试液滴定至溶液由浅黄色变为红棕色，或用电化学方法（如永停滴定法）指示终点；另做空白试验，按下式计算：

$$F = \frac{W}{A-B}$$

式中，F 为每 1mL 费休氏试液相当于水的重量（mg）；W 为称取纯化水的重量（mg）；A 为滴定所消耗费休氏试液的容积（mL）；B 为空白所消耗费休氏试液的容积（mL）。

（4）测定方法　精密称取供试品适量（消耗费休氏试液 1~5mL），除另有规定外，溶剂为无水甲醇，用水分测定仪直接测定。或将供试品置干燥的具塞玻瓶中，加溶剂 2~5mL，在不断振摇（或搅拌）下用费休氏试液滴定至溶液由浅黄色变为红棕色，或用永停滴定法指示终点；另作空白试验，按下式计算。

$$供试品中水分含量（\%）= \frac{(A-B)\ F}{W} \times 100\%$$

式中，A 为供试品所消耗费休氏试液的容积（mL）；B 为空白所消耗费休氏试液的容积（mL）；F 为每 1mL 费休氏试液相当于水的重量（mg）；W 为供试品的重量（mg）。

（5）注意事项　费休氏试液应遮光，密封，置阴凉干燥处保存，临用前标定滴定度。所用仪器应干燥，并能避免空气中水分的侵入；测定操作宜在干燥处进行。

如盐酸伐昔洛韦分子结构中不含结晶水，具有引湿性，ChP 即采用本法进行水分检查，并规定其含水分不得过 8.0%。

2. 库仑滴定法

（1）原理　本法以费休反应为基础，应用永停滴定法测定供试品中水分的含量。与容量滴定法相比，本法中滴定剂碘不是从滴定管加入，而是由含有碘离子的阳极电解液电解产生。一旦所有的水被滴定完全，阳极电解液中就会出现少量过量的碘，使铂电极极化达到终点，而停止碘的产生。根据法拉第定律，产生碘的量与通过的电量成正比，因此可以通过测量电量总消耗的方法来测定水分总量。

（2）方法　于滴定杯加入适量费休氏试液，先将试液和系统中的水分预滴定除去，然后精密量取供试品适量（含水量为 0.5~5mg），迅速转移至滴定杯中，以永停滴定法（通则 0701）指示终点，从仪器显示屏上直接读取供试品中水分的含量，其中每 1mg 水相当于 10.72 库仑电量。

（3）注意事项　①本法主要用于测定含微量水分（0.0001%~0.1%）的供试品，特别适用于测定化学惰性物质如烃类、醇类和酯类中的水分，而醛、酮、共轭多烯等一些易与 I_2 或 SO_2 反应的药物不宜用此方法。②所用仪器应干燥，并能避免空气中水分的侵入。测定操作应在干燥处进行。③费休氏试液，按费休氏库仑滴定仪的要求配制或购置滴定液，本法无须标定滴定度。

（二）甲苯法

1. 原理　本法是利用水与甲苯的沸点不同、密度不同且相互不溶的物理性质，将供试品中的水分馏出至定量管中，计量水分的体积量，计算出供试品中水分的含量。本法适用于含挥发性成分的药物。仪器装置见图 3-3。A 为 500mL 的短颈圆底烧瓶；B 为水分测定管；C 为直形冷凝管，外管长 40cm。使用前，全部仪器应清洁，并置烘箱中烘干。

2. 方法 取供试品适量（相当于含水量 1~4mL），精密称定，置 A 瓶中，加甲苯约 200mL，必要时加入干燥、洁净的沸石（无釉小瓷片数片）或玻璃珠数粒，将仪器各部分连接，自冷凝管顶端加入甲苯，至充满 B 管的狭细部分。将 A 瓶置电热套中或用其他适宜方法缓缓加热，待甲苯开始沸腾时，调节温度，使每秒钟馏出 2 滴。待水分完全馏出，即测定管刻度部分的水量不再增加时，将冷凝管内部先用甲苯冲洗，再用饱蘸甲苯的长刷或其他适当方法，将管壁上附着的甲苯推下，继续蒸馏 5 分钟，放冷至室温，拆卸装置，如有水黏附在 B 管的管壁上，可用蘸甲苯的铜丝推下，放置，使水分与甲苯完全分离（可加亚甲蓝粉末少量，使水染成蓝色，以便分离观察）。检读水量，并计算供试品含水量（%）。

3. 注意事项 通常用化学纯甲苯直接测定，必要时甲苯可先加水少量，充分振摇，使水在甲苯中达到饱和，放置，将水层分离弃去，经蒸馏后可使用，以减少因甲苯与微量水混溶而引起水分测定结果偏低。馏出液甲苯和水分进入水分测定管中，因水的相对密度大于甲苯，沉于底部，甲苯流回 A 瓶中。

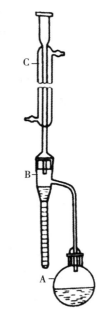

图 3-3 甲苯法水分测定装置

ChP 收载的其他方法如减压干燥法，适用于含有挥发性成分的贵重药品；对于中药供试品，一般先破碎成直径不超过 3mm 的颗粒或碎片，破碎后通过二号筛；直径和长度在 3mm 以下的可不破碎，用减压干燥法。

八、炽灼残渣检查法

炽灼残渣（residue on ignition）系指有机药物经炭化或经加热使挥发性无机物分解后，高温炽灼，所产生的非挥发性无机杂质的硫酸盐。主要用于控制有机药物或挥发性无机药物中非挥发性无机杂质。

1. 方法 取供试品 1.0~2.0g 或各品种项下规定的重量，置已炽灼至恒重的坩埚（如供试品分子中含有碱金属或氟元素，则应使用铂坩埚）中，精密称定，缓缓炽灼至完全炭化，放冷至室温；除另有规定外，加硫酸 0.5~1mL 使湿润，低温加热至硫酸蒸气除尽后，在 700~800℃ 炽灼使完全灰化，移置干燥器内，放冷至室温，精密称定后，再在 700~800℃ 炽灼至恒重，即得。

$$炽灼残渣\% = \frac{残渣及坩埚重 - 空坩埚重}{供试品重} \times 100\%$$

2. 注意事项

（1）取样量可根据炽灼残渣限量来决定，取样量过多，炭化及灰化时间长，取样量少，炽灼残渣量少，称量误差大。由于炽灼残渣限量一般在 0.1%~0.2%，所以取样量一般为 1.0~2.0g。

（2）为了防止供试品在炭化时骤然膨胀而溢出，可将坩埚斜置，缓缓加热，直至完全炭化；在移至高温炉炽灼前，必须低温蒸发除尽硫酸，否则会腐蚀炉膛，甚至造成漏电事故，若温度过高，亦会因溅射影响测定结果；含氟药物对瓷坩埚有腐蚀作用，可采用铂坩埚；若需将残渣留作重金属检查，则炽灼温度必须控制为 500~600℃。

九、易炭化物检查法

易炭化物（readily carbonizable substances）是指药物中遇硫酸易炭化或易氧化而呈色的微量

有机杂质。此类杂质多数结构未知，可以利用硫酸呈色的方法进行检查。ChP、USP 及 JP 易炭化物的检查方法基本相同，均采用目视比色法。

1. 方法 取内径一致的比色管两支，甲管中加各药品项下规定的对照液 5mL；乙管中加硫酸［含 H_2SO_4 94.5%～95.5%（g/g）］5mL 后，分次缓缓加入规定量的供试品，振摇使溶解。除另有规定外，静置 15 分钟后，将甲乙两管同置白色背景前，平视观察，乙管中所显颜色不得较甲管更深。供试品如为固体，应先研成细粉。如需加热才能溶解时，可取供试品与硫酸混合均匀，加热溶解后，放冷至室温，再移至比色管中。

2. 比色用对照液 常用对照液主要有三类：①"溶液颜色检查"项下的不同色调色号的标准比色液。②由比色用重铬酸钾溶液、比色用硫酸铜溶液和比色用氯化钴溶液按规定方法配制而成。③高锰酸钾溶液。

3. 注意事项 供试品管必须先加硫酸后再加供试品，以防供试品粘结在管底，造成溶解不完全；加入供试品时应分次缓缓加入，边加边振摇，使溶解完全，否则一次性加入量过多易导致供试品结团，被硫酸炭化包裹后难以溶解。

十、残留溶剂测定法

药品中的残留溶剂（residual solvents）系指在原料药或辅料或制剂生产过程中使用的，但在工艺中未能完全去除的有机溶剂。

（一）残留溶剂的种类与限度要求

1. 残留溶剂的分类 ChP 中残留溶剂的控制与 ICH 的要求一致。在溶剂残留量的限度要求中，按有机溶剂的毒性程度分为四类：第一类为毒性较大的有机溶剂，具有致癌性并对环境有害，应避免使用；第二类为具有一定可逆毒性的有机溶剂，对动物有非基因毒性致癌性，或不可逆的神经或致畸毒性，应限制使用；第三类为低毒有机溶剂，对人的健康危害性较小，应按 GMP 或其他质控要求使用；第四类是尚无足够毒理学资料的溶剂，应按 GMP 或质控要求使用。

2. 残留溶剂的限度要求 残留溶剂的限度通常根据其毒性强度（日允许暴露量，permitted daily exposure，*PDE*）和药物的给药剂量进行估算来拟定。

（1）含量限度 含量限度（concentration limits，ppm）= 1000×*PDE*（mg/d）/日剂量（g/d）

为了能够同时满足原料、辅料和制剂中残留溶剂含量限度的估算，一般简化设置药物的日最高使用剂量为 10g。

日允许暴露量是指某一物质被允许长期摄入，而不产生人体毒性的最大可接受剂量（mg/d）。一般根据动物安全性试验中的"无可见效应水平（*NOEL*）"或"最低效应水平（*LOEL*）"，结合毒性特征设定的综合安全性因子（*F*）进行估算：

$$PDE = NOEL/F$$

如第一类的溶剂的安全性因子大都较大，为 10000～100000；第二类溶剂的安全性因子则相对宽松，如四氢呋喃为 500，乙腈为 600。试验表明，乙腈对小鼠的 *NOEL* 为 50.7mg/（kg·d），故乙腈在人体内的 *PDE*（按 50kg 体重估算）= 50.7×50/600 = 4.22mg/d，即其残留限度 = 4.22mg/10g（通用最高药物日剂量）= 422ppm。

（2）限度要求 药品中常见的残留溶剂种类与限度见表 3-1，除另有规定外，第一、二、三类溶剂的残留限度应符合表中的规定；其他溶剂，应根据生产工艺的特点，制定相应的限度，使其符合产品生产质量管理规范（GMP）或其他基本的质量要求。

表 3-1　药品中常见的残留溶剂及限度

类别	溶剂名称	英文名	PDE 值（mg/d）	限度（%）
第一类溶剂 （应该避免使用）	苯	benzene	0.02	0.0002
	四氯化碳	carbontetrachloride	0.04	0.0004
	1,2-二氯乙烷	1,2-dicloroethane	0.05	0.0005
	1,1-二氯乙烯	1,1-dichloroethene	0.08	0.0008
	1,1,1-三氯乙烷	1,1,1-trichloroethane	15.0	0.15
第二类溶剂 （应该限制使用）	乙腈	acetonitrile	4.1	0.041
	氯苯	chlorobenzene	3.6	0.036
	三氯甲烷	chloroform	0.6	0.006
	环己烷	cyclohexane	38.8	0.388
	1,2-二氯乙烯	1,2-dichloroethene	18.7	0.187
	二氯甲烷	dichloromethane	6.0	0.06
	1,2-二甲氧基乙烷	1,2-dimethoxyethane	1.0	0.01
	N,N-二甲基乙酰胺	N,N-dimethylacetamide	10.9	0.109
	N,N-二甲基甲酰胺	N,N-dimethylformamide	8.8	0.088
	1,4-二氧六环	1,4-dioxane	3.8	0.038
	2-乙氧基乙醇	2-ethoxyethanol	1.6	0.016
	乙二醇	Ethyl eneglycol	6.2	0.062
	甲酰胺	formamide	2.2	0.022
	正己烷	hexane	2.9	0.029
	甲醇	methanol	30.0	0.30
	2-甲氧基乙醇	2-methoxy ethanol	0.5	0.005
	甲基丁基酮	Methyl butyl ketone	0.5	0.005
	甲基环己烷	Methyl cyclohexane	11.8	0.118
	N-甲基吡咯烷酮	N-methylpyrrolidone	5.3	0.053
	硝基甲烷	nitromethane	0.5	0.005
	吡啶	pyridine	2.0	0.02
	四氢噻吩	sulfolane	1.6	0.016
	四氢化萘	tetralin	1.0	0.01
	四氢呋喃	tetrahydrofuran	7.2	0.072
	甲苯	toluene	8.9	0.089
	1,1,2-三氯乙烯	1,1,2-trichloroethene	0.8	0.008
	二甲苯[①]	xylene	21.7	0.217
第三类溶剂 （GMP 或其他质控 要求限制使用）	醋酸	aceticacid	50.0	0.5
	丙酮	acetone	50.0	0.5
	甲氧基苯	anisole	50.0	0.5
	正丁醇	1-butanol	50.0	0.5
	仲丁醇	2-butanol	50.0	0.5
	乙酸丁酯	butylacetate	50.0	0.5
	叔丁基甲基醚	tert-butylmethylether	50.0	0.5
	异丙基苯	cumene	50.0	0.5
	二甲基亚砜	dimethylsulfoxide	50.0	0.5
	乙醇	ethanol	50.0	0.5
	乙酸乙酯	ethylacetate	50.0	0.5
	乙醚	ethylether	50.0	0.5
	甲酸乙酯	ethylformate	50.0	0.5
	甲酸	formicacid	50.0	0.5
	正庚烷	heptane	50.0	0.5
	乙酸异丁酯	isobutylacetate	50.0	0.5
	乙酸异丙酯	isopropylacetate	50.0	0.5
	乙酸甲酯	methylacetate	50.0	0.5

续表

类别	溶剂名称	英文名	PDE 值（mg/d）	限度（%）
第三类溶剂 （GMP 或其他质控 要求限制使用）	3-甲基-1-丁醇	3-methyl-1-butanol	50.0	0.5
	丁酮	methylethylketone	50.0	0.5
	甲基异丁基酮	methylidobutylketone	50.0	0.5
	异丁醇	2-methyl-1-propanol	50.0	0.5
	正戊烷	pentane	50.0	0.5
	正戊醇	1-pentanol	50.0	0.5
	正丙醇	1-propanol	50.0	0.5
	异丙醇	2-propanol	50.0	0.5
	乙酸丙酯	propylacetate	50.0	0.5
第四类溶剂 （尚无足够毒理学 资料）②	1,1-二乙氧基丙烷	1,1-diethoxypropane		
	1,1-二甲氧基甲烷	1,1-dimethoxymethane		
	2,2-二甲氧基丙烷	2,2-dimethoxypropane		
	异辛烷	isooctane		
	异丙醚	isopropylether		
	甲基异丙基酮	methylisopropylketone		
	甲基四氢呋喃	methyltetrahydrofuran		
	石油醚	petroleumether		
	三氯乙酸	trichloroaceticacid		
	三氟乙酸	trifluoroaceticacid		

注：①通常含有 60%间二甲苯、14%对二甲苯、9%邻二甲苯和 17%乙苯。②药品生产企业在使用时应提供该类溶剂在制剂中残留水平的合理性论证报告。

（二）残留溶剂的检测方法

ChP 采用气相色谱法（通则 0521）测定。

1. 色谱柱　可采用毛细管柱或填充柱。除另有规定外，极性相近的同类色谱柱之间可以互换使用。常用色谱柱见表 3-2。

表 3-2　残留溶剂测定常用的色谱柱

色谱柱类型		固定相（或固定液）
毛细管柱	非极性	100%的二甲基聚硅氧烷
	极性	聚乙二醇（PEG-20M）
	中等极性	（35%）二苯基-（65%）甲基聚硅氧烷； （50%）二苯基-（50%）二甲基聚硅氧烷； （35%）二苯基-（65%）二甲基聚硅氧烷； （14%）氰丙基苯基-（86%）二甲基聚硅氧烷； （6%）氰丙基苯基-（94%）二甲基聚硅氧烷
	弱碱性	（5%）苯基-（95%）甲基聚硅氧烷； （5%）二苯基-（95%）二甲基硅氧烷的共聚物
填充柱：二乙烯苯-乙基乙烯苯型高分子多孔小球或其他适宜的填料		

2. 系统适用性试验

（1）柱效　用待测物的色谱峰计算，毛细管柱的理论板数一般应不低于 5000；填充柱的理论板数一般应不低于 1000。

（2）分离度　以待测物色谱峰与其相邻色谱峰计算的分离度应大于 1.5。

（3）精密度　内标法：对照品溶液连续进样 5 次，所得待测物与内标物峰面积之比的相对标准偏差（*RSD*）应不大于 5%；外标法：所得待测物峰面积的 *RSD* 应不大于 10%。

3. 供试品溶液的制备

（1）顶空进样　除另有规定外，精密称取供试品 0.1~1g；通常以水为溶剂；对于非水溶性药物，可采用 N,N-二甲基甲酰胺、二甲基亚砜或其他适宜溶剂；根据供试品和待测溶剂的溶解度，选择适宜的溶剂且应不干扰待测溶剂的测定。根据各品种项下残留溶剂的限度规定配制供试品溶液，其浓度应满足系统定量测定的需要。

（2）溶液直接进样　精密称取供试品适量，用水或合适的有机溶剂使溶解；根据各品种项下残留溶剂的限度规定配制供试品溶液，其浓度应满足系统定量测定的需要。

4. 对照品溶液的制备　精密称取各品种项下规定检查的有机溶剂适量，采用与制备供试品溶液相同的方法和溶剂制备对照品溶液；如用水作溶剂，应先将待测有机溶剂溶解在 50%二甲基亚砜或 N,N-二甲基甲酰胺溶液中，再用水逐步稀释。若为限度检查，根据残留溶剂的限度规定确定对照品溶液的浓度；若为定量测定，为保证定量结果的准确性，应根据供试品中残留溶剂的实际残留确定对照品溶液的浓度；通常对照品溶液色谱峰面积不宜超过供试品溶液中对应的残留溶剂色谱峰面积的 2 倍。必要时，应重新调整供试品溶液或对照品溶液的浓度。

5. 测定方法

（1）第一法（毛细管柱顶空进样等温法）　适用于被检查的有机溶剂数量不多，且极性差异较小的样品。

（2）第二法（毛细管柱顶空进样系统程序升温法）　适用于被检查的有机溶剂数量较多，且极性差异较大的样品。

（3）第三法（溶液直接进样法）　可采用填充柱，亦可采用适宜极性的毛细管柱。通常取对照品溶液和供试品溶液，分别连续进样 2~3 次，每次 1~2μL，测定待测峰的峰面积。

6. 结果计算

（1）限度检查　除另有规定外，按药品项下规定的供试品溶液浓度测定。以内标法测定时，供试品溶液所得被测溶剂峰面积与内标峰面积之比不得大于对照品溶液的相应比值；以外标法测定时，供试品溶液所得被测溶剂峰面积不得大于对照品溶液的相应峰面积。

（2）定量测定　按内标法或外标法计算各残留溶剂的量，再与规定的限度相比较以判断。

7. 注意事项

（1）应根据供试品中残留溶剂的沸点选择顶空平衡温度，一般应低于溶解供试品所用溶剂沸点 10℃以下。对沸点较高的残留溶剂，通常选择较高的平衡温度；但此时应兼顾供试品的热分解特性，尽量避免供试品产生的挥发性热分解产物对测定的干扰。

顶空平衡时间一般为 30~45 分钟，以保证供试品溶液的气-液两相有足够的时间达到平衡。顶空平衡时间通常不宜过长，如超过 60 分钟，可能引起顶空瓶的气密性变差，导致定量准确性降低。对于沸点较高的残留溶剂，为了提高检测的灵敏度，宜采用直接进样法。

对照品溶液与供试品溶液必须使用相同的顶空条件。

（2）通常使用火焰离子化检测器（FID），对含卤族元素的残留溶剂如三氯甲烷等，采用电子捕获检测器（ECD），灵敏度高。

（3）供试品中的未知杂质或其挥发性热降解物易对残留溶剂的测定产生干扰。包括在测定的色谱系统中未知杂质或其挥发性热降解物与待测物的保留值相同（共出峰）；或热降解产物与待测物的结构相同（如甲氧基热裂解产生甲醇）。当测定的残留溶剂超出限度，但未能确定供试品中是否有未知杂质或其挥发性热降解物对测定有干扰作用时，应通过试验排除干扰作用的存在。

（4）测定含氮碱性溶剂时，普通气相色谱仪中的不锈钢管路、进样器的衬管等对有机胺等含氮碱性化合物具有较强的吸附作用，致使其检出灵敏度降低，应采用惰性的硅钢材料或镍钢材料管路；采用直接进样法测定时，供试品溶液应不呈酸性，以免待测物与酸反应后不易汽化。

（5）当采用顶空进样时，供试品与对照品处于不完全相同的基质中，故应考虑气液平衡过程中的基质效应，通常采用标准加入法验证定量方法的准确性；当标准加入法与其他定量方法的结果不一致时，应以标准加入法的结果为准。

十一、溶液颜色检查法

药物溶液的颜色及其与规定颜色的差异能在一定程度上反映药物的纯度。本法系将药物溶液的颜色与规定的标准比色液相比较，或在规定波长处测定其吸光度。

标准比色液是由三基色的"比色用重铬酸钾液（每 1mL 溶液中含 0.800mg 的 $K_2Cr_2O_7$，黄色）""比色用硫酸铜液（每 1mL 溶液中含 62.4mg 的 $CuSO_4 \cdot 5H_2O$，蓝色）"和"比色用氯化钴液（每 1mL 溶液中适含 59.5mg $CoCl_2 \cdot 6H_2O$，红色）"，按一定比例与水混合制成相应色调（绿黄色、黄绿色、黄色、橙黄色、橙红色和棕红色）的标准储备液，再取 0.25、0.50、1.0、1.5……10mL 等体积递增的储备液，分别加水稀释至 10mL，制得相应色调的色号为 0.5、1、2、3……10 的标准比色液。

若规定"无色"，系指供试品溶液的颜色与水或所用溶剂相同；"几乎无色"系指供试品溶液的颜色不得深于相应色调 0.5 号标准比色液。

ChP（通则 0901）收载溶液颜色检查方法三种。

1. 目视比色法（第一法） 除另有规定外，取各药品项下规定量的供试品，加水溶解，置于 25mL 的纳氏比色管中，加水稀释至 10mL。另取规定色调和色号的标准比色液 10mL，置于另一 25mL 纳氏比色管中，两管同置白色背景上，自上向下透视，或同置白色背景前，平视观察；供试品管呈现的颜色与对照管比较，不得更深。如供试品管呈现的颜色与对照管的颜色深浅非常接近或色调不尽一致，目视观察无法辨别二者时，应改用第三法（色差计法）测定，并将测定结果作为判断依据。

2. 吸光度值法（第二法） 除另有规定外，取各品种项下规定量的供试品，加水溶解使成10mL，必要时滤过，滤液照分光光度法于规定波长处测定，检查吸光度值是否符合限度规定。

3. 色差计法（第三法） 本法通过色差计直接测定溶液的透射三刺激值（在给定的三色系统中与待测液达到色匹配所需的三个原刺激量），对其颜色进行定量表述和分析。供试品与标准比色液之间的颜色差异可通过他们与水之间的色差值反映出来，亦可直接比较他们之间的色差值来判定。限度规定，供试品溶液与水的色差值应不超过标准比色液与水的色差值。

十二、澄清度检查法

澄清度检查法（clarity test）是检查药品溶液的浑浊程度，即浊度。药品溶液中若存在分散的细微颗粒，直射光通过溶液时可引起光的散射和吸收，致使溶液微显浑浊。因此，澄清度可以反映药品溶液中的微量不溶性杂质的存在情况，在一定程度上反映药品的质量和生产工艺水平，对于供制备注射液用的原料药物的纯度检查更为重要。

（一）浊度标准液

ChP 规定用浊度标准液作为澄清度检查的标准。目前，各国药典均采用福尔马肼标准浊度液。

1. 浊度标准贮备液的制备

（1）原理 以等体积的一定浓度六甲基四安（乌洛托品）与硫酸联氨（硫酸肼）溶液（ChP 规定乌洛托品浓度为 10%，硫酸肼浓度为 1.00%）混合，在一定浓度和条件下缩合成福尔马肼，形成不溶于水、性质稳定的白色高分子混悬液。其反应原理是：在适当温度下，六甲基四安在偏酸性条件下水解产生甲醛，甲醛与肼缩合生成不溶于水的甲醛腙白色浑浊。

$$(CH_2)_6N_6 + 4H_2O \rightarrow 6HCHO + 4NH_3$$
$$HCHO + H_2N-NH_2 \rightarrow H_2C = N-NH_2 \downarrow + H_2O$$

（2）制备方法 称取 105℃干燥至恒重的硫酸肼 1.00g，置 100mL 量瓶中，加水适量使溶解，必要时可在 40℃的水浴中温热溶解，并用水稀释至刻度，摇匀，放置 4～6 小时；取此溶液与等容量的 10% 乌洛托品溶液混合，摇匀，于 25℃ 避光静置 24 小时，即得。本品置冷处避光保存，可在两个月内使用，用前摇匀。

2. 浊度标准原液的制备 取浊度标准贮备液 15.0mL，用水定容至 1000mL。照紫外-可见分光光度法，在 550nm 波长处测定，其吸光度应在 0.12～0.15 范围内。该溶液应在 48 小时内使用，用前摇匀。

3. 浊度标准液的制备 取浊度标准原液与水，按表 3-3 配制，即得。本液应临用时制备，使用前充分摇匀。

表 3-3 不同级号浊度标准液配制

级号	0.5	1	2	3	4
浊度标准原液（mL）	2.5	5	10	30	50
水（mL）	97.5	95	90	70	50

（二）方法

ChP（通则 0902）收载两种方法，即目视法和浊度仪法，前者较为常用。

目视法：除另有规定外，按各品种项下规定的浓度要求，在室温条件下将用水稀释至一定浓度的供试品溶液与等量的浊度标准液分别置于配对的比浊用玻璃管（内径 15～16mm，平底，具塞，以无色、透明、中性硬质玻璃制成）中，在浊度标准液制备 5 分钟后，在暗室内垂直同置于伞棚灯下，照度为 1000lx，从水平方向观察、比较。除另有规定外，供试品溶解后应立即检视。

ChP 规定的"澄清"，系指供试品溶液的澄清度与所用溶剂相同，或不超过 0.5 号浊度标准液的浊度。"几乎澄清"，系指供试品溶液的浊度介于 0.5 号至 1 号浊度标准液的浊度之间。

第三节 特殊杂质分析

一、特殊杂质的研究方法

（一）特殊杂质研究的意义

药物中特殊杂质（或有关物质）的研究是药物质量控制的重要内容，直接涉及药品的安全性和有效性，且体现创新药物研究水平。其研究可以为药物生产工艺的优化（如原料药的合成工艺与纯化精制条件、制剂处方、原辅料相容性和加工工艺）、质量研究与控制、稳定性考查、药理毒理及临床研究、科学设置贮藏条件等提供重要的参考依据。即使是仿制药品，在研制和生产过程中，也必须研究其杂质谱与原研药品的一致性。如出现新增杂质，应按照 ICH 的基本要求进行全面研究，制定相关检查控制项目。

对于多组分药物中共存的异构体，或多组分抗生素，一般不作为杂质检查项目。必要时，这些共存物质可在质量标准中规定其比例，以确保原料药的质量一致性。如 ChP 头孢泊肟酯异构体 A 和 B 的检查中规定，在含量测定项下记录的供试品溶液色谱图中，头孢泊肟酯异构体 B 峰面积与头孢泊肟酯异构体 A、B 峰面积和之比应为 0.50~0.60。

如果共存物质为毒性杂质时，该物质就不再认为是共存物质。如单一对映体药物中，可能共存的其他对映体，应作为杂质进行检查，并设置"比旋度"或"光学异构体"检查项目；对消旋体药物的质量标准，必要时，应设置旋光度检查项目。

（二）有机杂质在药品质量标准中的项目名称

1. 以杂质的化学名称作为项目名称 当检查对象明确为某一物质时，就以该杂质的化学名作为项目名称，如磷酸可待因中的"吗啡"，氯贝丁酯中的"对氯酚"，盐酸林可霉素中的"林可霉素 B"等。如果该杂质的化学名太长，又无通用的简称，可选用相宜的简称或习称等作为项目名称，并在质量标准起草说明中写明该已知杂质的结构式。如螺内酯项下的"巯基化合物"、肾上腺素中的"酮体"等。

2. 以某类杂质的总称作为项目名称 当所检查的杂质不能明确为某一种单一物质而又仅知为某一类物质时，则以这类物质的总称作为项目名称。如其他甾体、其他生物碱、其他氨基酸、还原糖、脂肪酸、芳香第一胺、含氯化合物、残留溶剂或有关物质等。

3. 以杂质理化特征或检测方法作为项目名称 对于未知杂质，或仅知道这类杂质具有某些理化特征时，可根据其某种理化特征或检测方法选用项目名称，如杂质吸光度、易氧化物、易炭化物、不挥发物、挥发性杂质等。

（三）研究思路与方法

杂质的研究方法在《化学药物杂质研究的技术指导原则》及 ChP《药品杂质分析指导原则》中已提供基本的研究思路。首先，结合具体工艺及产品特点来分析产品中可能产生哪些杂质，通过杂质谱的分析对产品中杂质的来源及结构情况进行较为全面的了解；然后有针对性地选择合适的分析方法，以确保杂质的有效检出及控制；最后，需综合药学、药理毒理及临床研究结果确定合理的杂质限度，从而保证药品的质量及安全性。因此，杂质研究涉及的重要内容主要有杂质谱分析、杂质分析方法和杂质限度的制订。

1. 杂质谱分析 杂质谱（impurity profile）是药品中有机杂质［起始原料、中间体、降解产物（如水解、氧化、开环、聚合等反应产物）、副产物、聚合物、异构体、多晶型杂质］、无机杂质（阴离子、阳离子、金属催化剂、过滤介质、活性炭）、有机挥发性化合物（各种溶剂）、其他杂质、外来物质的总称。理想的杂质谱控制应是针对药品中的每一个杂质，依据其生理活性逐一制定其质控限度。实现杂质谱控制的关键是知晓每一个杂质的来源与结构，弄清每一个杂质的生理活性，且建立有良好耐用性的质控分析方法。

《药品杂质分析指导原则》明确指出"新药研制部门对在合成、纯化和贮存中实际存在的杂质和潜在的杂质，应采用有效的分离分析方法进行检测。对于表观含量在 0.1% 及其以上的杂质，以及表观含量在 0.1% 以下的具强烈生物作用的杂质或毒性杂质，予以定性或确证其结构。对在稳定性试验中出现的降解产物，也应按上述要求进行研究"，以及"在仿制药品的研制和生产中，如发现其杂质模式与其原始开发药品不同或与已有法定质量标准规定不同，需增加新的杂质检查项目的，应按上述方法进行研究"。

以上所提及的情况均需要进行杂质鉴定工作，而对杂质的鉴定则往往需要使用杂质对照品。通常情况下，杂质对照品可以采用对药物中的杂质进行分离纯化或直接合成这两种途径来进行制备，以供进行安全性和质量研究。当药物中的杂质量较小，且分离纯化较困难，可以根据药物的合成工艺或药物性质，推测其最有可能引入的环节，用 LC-MS 法初步测定其结构，对测定结果和所推断的结构进行综合分析后，合成可能产生的杂质，再采用元素分析、紫外光谱法、红外光谱法、NMR 法和 MS 法确证杂质的结构，以此作为杂质对照品；当药物中的杂质量较大时，可以采用适当的色谱分离方法如柱色谱法、半制备或制备高效液相色谱法等，将特定的杂质从药物中分离出来，再经纯化后，采用元素分析、紫外光谱法、红外光谱法、NMR 法和 MS 法确证杂质的结构。

了解药品中杂质概况（种类、含量、来源和结构等），可有针对性地选择合适的分析方法，以确保杂质的有效检出和确认。

2. 分析方法的选择与验证　药物中杂质的检测方法包括化学法、光谱法、色谱法等，可根据药物结构及杂质的不同采用不同的检测方法。有机杂质的检测多采用色谱法，尤以 HPLC 法最为常用。

用于杂质检查的分析方法应专属、灵敏。为验证杂质分析方法的专属性，可根据原料药或制剂的生产工艺及贮存条件，以中间体、立体异构体、粗品、重结晶母液、经加速破坏性试验后的样品等作为测试品进行系统适用性研究，考察其杂质峰与主成分峰相互间的分离度是否符合要求。当采用 HPLC 法时，为防止等度洗脱漏检杂质组分，也可采用梯度洗脱，如地高辛、辛伐他汀等药物中有关物质检查均采用梯度洗脱方法。

分析方法的检测限应符合质量标准中对杂质限度的要求，检测限不得大于该杂质的报告限度。

3. 杂质的结构鉴定　为了保障药品安全、质量可控，在模拟上市生产的批次中，反复出现大于或等于 0.1% 的杂质应予以结构鉴定；在推荐放置条件下的稳定性研究中发现的降解产物也需要鉴定；同时，对含量低于 0.1%，但可能产生异常效应或毒性的潜在杂质，也应鉴定。如果某个杂质的含量在 0.05% ~ 0.09% 之间，可不被修约到 0.1%，这个杂质可以不鉴定。杂质的结构鉴定，可参照以下方法。

（1）杂质对照品法　本方法是依据药物合成或降解反应机理，推断最有可能产生的杂质，对被鉴定的杂质结构有初步了解后，可采用 LC-MS 法初步测定其结构，再对测定结果和所推断的结构进行综合分析，来获取杂质对照品。如果不能直接获取杂质对照品，则需要合成可能产生的杂质，并采用元素分析、相关波谱分析等方法确证杂质的结构。

（2）分离制备杂质样品法　当杂质的结构不易进行初步估计时，则需采用适当的分离方法如柱色谱法、半制备或制备高效液相色谱法等，将杂质从药物中分离出来，经纯化后，采用元素分析及相关波谱分析法确证杂质的结构。

（3）杂质对照品法与分离制备杂质样品相结合的方法　当样品中有多个杂质需要进行结构鉴定时，如果采用一种方法不能满足分析要求，可将试述两种方法结合使用，完成多个杂质的结构鉴定。

例如鉴定未知同系物杂质的结构：对于具有相同母核的化合物，可先通过紫外光谱获得有关母核结构信息，再通过一级质谱获得分子量信息、二级质谱获得碎片信息，便可以推测出各有关取代基的情况，进而利用色谱保留行为验证所推测的结构是否正确。

（四）杂质限度的制定

将杂质控制在安全合理的范围内，这个允许的范围即为杂质限度。

　　杂质限度的合理制定，首先应从安全性方面进行考虑，尤其对于有药理活性或毒性的杂质；其次应考虑生产的可行性及批与批之间的正常波动；还要考虑药品本身的稳定性；还有给药途径、每日剂量、给药人群、原料药的来源、治疗周期等。

　　为最大限度确保临床安全性，人用药品注册技术要求国际协调会（ICH）在 Q3A（R2）和 Q3B（R2）指导原则中设定了评估杂质的"三条限"，即报告限、鉴定限和质控限。报告限度（reporting threshold）：超出此限度的杂质均应在检测报告中报告，并应报告具体的检测数据。鉴定限度（identification threshold）：超出此限度的杂质均应进行定性分析，确定其化学结构。质控限度（qualification threshold）：质量标准中一般允许的杂质限度，如制定的限度高于此限度，则应有充分的依据。当药品中杂质的限度大于表 3-4 中的规定时，则应参照图 3-4ICH（Q3A）决策树来考虑下一步的研究工作。

表 3-4　杂质限度

	制剂		原料药	
	最大日剂量	限度	最大日剂量	限度
报告限度	≤1g	0.1%	≤2g	0.05%
	>1g	0.05%	>2g	0.03%
鉴定限度	<1mg	1.0%或5μg（取最小值）	≤2g	0.10%或1.0mg（取最小值）
	1~10mg	0.5%或20μg（取最小值）		
	>10mg~2g	0.2%或20μg（取最小值）		
	>2g	0.10%	>2g	0.05%
质控限度	<10mg	1.0%或50μg（取最小值）	≤2g	0.15%或1.0mg（取最小值）
	10~100mg	0.5%或200μg（取最小值）		
	>100mg~2g	0.2%或3mg（取最小值）		
	>2g	0.15%	>2g	0.05%

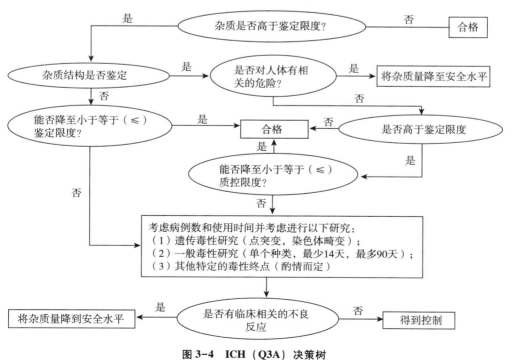

图 3-4　ICH（Q3A）决策树

二、特殊杂质的检查方法

药物中特殊杂质的检查方法，主要是根据药物杂质和主成分在理化性质上的差异，如臭味及挥发性的差异、溶解行为（溶解度、溶液澄清度）的差异、热反应性（干燥失重、炽灼残渣、热分析）的差异、光学活性（旋光度、比旋度）的差异、光谱特征（紫外-可见光谱、红外光谱、原子吸收光谱、荧光光谱等）的差异、色谱（TLC、HPLC、GC、PC 等）行为的差异等，选择专属强、灵敏度高的方法。

（一）物理法

利用药物与杂质在物理性质、性状上的差异，包括臭味及挥发性、溶解行为、物理常数等差异建立检查方法。

1. 臭味差异 药物中存在的具有特殊臭味的杂质，可从其臭味判断该杂质的存在。如麻醉乙醚由乙醇缩合制备，而乙醇采用淀粉发酵制备时，会引入正丙醇、正丁醇等其他沸点较高的醇类杂质，缩合时，会产生弱挥发性产物。所以，ChP 要求对麻醉乙醚进行异臭检查，方法为：取供试品 10mL，置瓷蒸发皿中，使自然挥散完毕后，不得有异臭产生。

2. 颜色差异 某些药物本身无色，而从生产中引入了有色杂质，或贮存过程中分解产生有色物质，可通过检查供试品颜色的方法，来控制其有色杂质的量。如盐酸胺碘酮合成时，会有未反应完全或氧化分解产生的游离碘，其能溶于三氯甲烷中并显紫红色，ChP 利用此性质对本品中游离碘进行检查。方法是：取本品 0.50g，加水 10mL，振摇 30 秒钟，放置 5 分钟，滤过，滤液加稀硫酸 1mL 与三氯甲烷 2mL，振摇，三氯甲烷层不得显色。

3. 旋光性差异 手性药物均有特征的比旋度（或旋光度）值，通过测定旋光度可以反映药物的纯度，也可以用来检测光学异构体杂质。如硫酸阿托品原料药生产中，会引入莨菪碱杂质，利用硫酸阿托品为消旋体，没有旋光性，而莨菪碱为左旋体，可采用旋光度法检查硫酸阿托品中的莨菪碱杂质。ChP 检查方法为：取药品，按干燥品计算，加水溶解并制成每 1mL 含 50mg 的溶液，依法测定，其旋光度不得过−0.40°。

但需要注意的是，比旋度一般不宜单独用以控制样品的光学纯度，通常需要与检查项下的异构体检查项相互补充。

4. 溶解行为差异 有些药物和杂质具有不同的溶解行为，可以据此进行杂质检查。如高三尖杉酯碱若吸湿水解或混有非酯碱杂质，以其为原料生产注射液时，会出现难溶性黏胶状物或小白点、假毛等，可利用其溶解性差异进行检查。ChP 检查方法：取供试品 10mg，加 0.1% 酒石酸溶液 10mL 溶解后，溶液应澄清。

（二）化学法

当药物中杂质与药物的化学性质相差较大时，可选择合适的试剂，使之与杂质发生特征化学反应，而药物不发生该反应，从而检查杂质的限量；也可以采用滴定法或重量法对杂质进行含量测定。

1. 颜色反应检查法 例如盐酸吗啡中罂粟酸的检查，由阿片提取吗啡时，因原料中含有罂粟酸，可能引入。罂粟酸在微酸性溶液中遇三氯化铁生成红色罂粟酸铁。ChP 检查方法为：取本品 0.15g，加水 5mL 溶解后，加稀盐酸 5mL 与三氯化铁试液 2 滴，不得显红色。

2. 沉淀反应检查法 例如盐酸肼屈嗪中游离肼的检查。游离肼可与芳醛反应生成腙而沉淀。

ChP 检查方法为：取本品 0.10g，加水 5mL 与水杨醛的乙醇溶液（1→20）0.1mL，1 分钟内不得出现浑浊。

3. 滴定法 若滴定剂只与某杂质反应，可用一定浓度的滴定剂滴定药物中的杂质，以测定杂质的含量或根据滴定剂消耗量控制杂质限度。

【例 3-8】维生素 E 中生育酚（天然型）的检查（ChP）

维生素 E 在制备过程中易引入未酯化的生育酚杂质，其具有还原性，可被硫酸铈定量氧化，故在规定条件下以消耗硫酸铈滴定液（0.01mol/L）的体积控制游离生育酚的限量。ChP 检查方法为：取本品 0.10g，加无水乙醇 5mL 溶解后，加二苯胺试液 1 滴，用硫酸铈滴定液（0.01mol/L）滴定，消耗的硫酸铈滴定液（0.01mol/L）不得过 1.0mL。

（三）光谱法

光谱分析法是利用药物和杂质因结构不同而对光吸收性质产生的差异来进行药物杂质检查的方法。

1. 紫外-可见分光光度法 利用药物与杂质紫外特征吸收的差异进行检查，如果药物在杂质的最大吸收波长处没有吸收，则可在此波长处测定样品溶液的吸光度，通过控制样品溶液的吸光度来控制杂质的量。例如地蒽酚中二羟基蒽醌的检查。后者是地蒽酚合成的原料和氧化分解产物，其三氯甲烷溶液在 432nm 处有最大吸收，而地蒽酚在该波长处几乎无吸收，ChP 用 0.10mg/mL 地蒽酚三氯甲烷溶液在 432nm 处测定，吸光度不得大于 0.12，即相当于含二羟基蒽醌的量不大于 2.0%。

2. 红外分光光度法 该法主要用于药物中无效或低效晶型的检查。如某些多晶型药物由于晶型结构不同，某些化学键的键长、键角等发生不同程度的变化，可导致红外吸收光谱中的某些特征带的频率、峰形和强度出现显著差异。利用这些差异，可检查药品中低效（或无效）晶型。

例如，甲苯咪唑中 A 晶型的检查。取供试品与含 10% A 晶型甲苯咪唑对照品各约 25mg，分别用液状石蜡法制备样品后测定红外光谱，要求供试品在约 640cm^{-1} 和 662cm^{-1} 波数处的吸光度之比，不得大于含 A 晶型为 10% 的甲苯咪唑对照品在该两波数处吸收光度值之比，以此控制甲苯咪唑中 A 晶型的限量。

3. 原子吸收分光光度法 原子吸收分光光度法主要用于金属杂质的限量检查。如雷米普利中钯的检查。

（四）色谱法

药物中的有机杂质，特别是有关物质（主要指药物中可能存在的原料、中间体、副产物、降解产物、异构体、聚合体等）可能是已知的或未知的，但一般与药物的结构、性质相近或具有渊源关系，通常用理化方法、光谱法等检测比较困难，因此，色谱分析法应是这类杂质分析的首选方法。

1. 薄层色谱法 TLC 法被许多国家药典用于药物中杂质的检查，具有设备简单、操作简便、分离速度快等优点，并可以获得更多的杂质信息。

（1）**杂质对照品法** 该法适用于可获得对照品的已知杂质的检查。方法：根据杂质限量，取供试品溶液和一定浓度的杂质对照品溶液，分别点样于同一薄层板上，展开、斑点定位观测，将供试品溶液除主斑点外的其他斑点与相应的杂质对照品溶液色谱中的主斑点进行比较，以不得更深为符合限度要求。

【例3-9】枸橼酸乙胺嗪中 *N*-甲基哌嗪的检查（ChP）

取本品，用甲醇制成每 1mL 中含 50mg 的溶液，作为供试品溶液；另取 *N*-甲基哌嗪对照品，用甲醇制成每 1mL 中含 50μg 的溶液，作为对照品溶液。照薄层色谱法试验，吸取上述两种溶液各 10μL，分别点样于同一硅胶 G 薄层板上，以三氯甲烷-甲醇-氨溶液（13：5：1）为展开剂，展开，晾干，置碘蒸气中显色。供试品溶液如显与对照品溶液相应的杂质斑点，其颜色与对照品溶液的主斑点比较，不得更深（0.1%）。

（2）供试品溶液自身稀释对照法　该法适用于杂质的结构不确定，或无杂质对照品，且杂质斑点的颜色与主成分斑点颜色相同或相近的情况。方法：配制一定浓度的供试品溶液，然后将供试品溶液按限量要求稀释至一定浓度作为对照溶液，并与供试品溶液分别点样于同一薄层板上，展开、斑点定位观测，供试品溶液色谱中所显杂质斑点与自身稀释对照溶液或系列自身稀释对照溶液色谱中所显主斑点比较，不得更深。

【例3-10】盐酸马普替林中有关物质的检查（ChP）

取本品，加甲醇溶解并稀释制成每 1mL 中约含 20mg 的溶液，作为供试品溶液；分别精密量取适量，用甲醇稀释制成每 1mL 中约含 0.2mg、0.1mg 与 0.05mg 的溶液作为对照溶液①、②与③。照薄层色谱法试验，吸取上述四种溶液各 15μL，分别点于同一硅胶 G 薄层板（预先用三氯甲烷展开，并在 100℃ 干燥 30 分钟）上，以异丁醇-乙酸乙酯-2mol/L 氢氧化铵溶液（6：3：1）为展开剂（层析缸底部放一盛有浓氨溶液 4mL 的小烧杯，加入展开剂并预先平衡 1 小时），展开，晾干，将薄层板置浓盐酸蒸气中熏 30 分钟，取出，置紫外光灯（254nm）下照射 10 分钟后，在紫外光灯（365nm）下检视。供试品溶液如显杂质斑点，不得多于 2 个，其颜色与对照溶液①、②与③所显的主斑点比较，杂质总量不得过 1.0%。

（3）供试品溶液自身稀释对照与杂质对照品并用方法　当药物中存在多个杂质时，其中已知杂质有对照品时，采用杂质对照品法检查，共存的未知杂质或没有对照品的杂质，可采用供试品溶液自身稀释对照法检查。

【例3-11】盐酸黄酮哌酯中有关物质的检查（ChP）

盐酸黄酮哌酯易水解生成 3-甲基黄酮-8-羧酸。检查方法如下：取本品，用三氯甲烷-甲醇（1：1）为溶剂，制备浓度为 20mg/mL 的供试品溶液；精密量取适量，用溶剂稀释成浓度为 0.10mg/mL 的溶液作为对照溶液；另取 3-甲基黄酮-8-羧酸对照品，制成浓度为 0.10mg/mL 的溶液作为对照品溶液。吸取上述三种溶液各 10μL，分别点于同一硅胶 GF₂₅₄ 薄层板上，以环己烷-乙酸乙酯-甲醇-二乙胺（8：2：2：1）为展开剂，展开，晾干，置紫外光灯（254nm）下检视，供试品溶液如显杂质斑点，不得多于 2 个，其中在与对照品溶液相同位置上所显杂质斑点的颜色与对照品溶液的主斑点比较，不得更深，另一杂质斑点颜色与对照溶液的主斑点比较，不得更深。

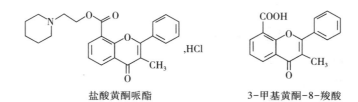

盐酸黄酮哌酯　　　　　3-甲基黄酮-8-羧酸

（4）对照药物法　当无合适的杂质对照品，或供试品色谱中杂质斑点颜色与主成分斑点的颜色有差异，难以判断其限量时，可选用与供试品相同的药物作为对照品，该对照药物中所含待检杂质必须符合限量要求，且稳定性好。

【例 3-12】 马来酸麦角新碱中有关物质的检查（ChP）

取本品精密称定，加乙醇-浓氨溶液（9∶1）溶解并定量稀释制成每 1mL 含 5mg 及 0.2mg 的供试品溶液①和②；另取马来酸麦角新碱对照品，精密称定，同上法制成 1mL 含 5mg 的对照品溶液，吸取以上三种溶液各 10μL，分别点于同一硅胶 G 薄层板上，以三氯甲烷-甲醇-水（25∶8∶1）为展开剂展开，晾干，置紫外灯下检视，供试品溶液①主斑点的位置和颜色与对照品溶液的主斑点相同，如显杂质斑点，其颜色与对照品溶液对应的杂质斑点比较，不得更深，并不得显对照品溶液以外的杂质斑点；供试品溶液②除主斑点外，不得显任何杂质斑点。

2. 高效液相色谱法 HPLC 法分离效能好，专属性强，灵敏度高，且可以准确地测定各组分的峰面积，在特殊杂质检查中的应用日趋广泛。特别是一些已使用高效液相色谱法测定含量的药物，可应用相同色谱条件同时进行杂质检查。ChP（通则 0512）规定采用 HPLC 法应进行系统适用性试验，以保证仪器系统达到杂质检测的要求。检测方法主要有杂质对照品法、主成分自身对照法、峰面积归一化法等。

（1）**杂质对照品法** 适用于可获得对照品的已知杂质的检查。可采用外标法、内标加校正因子测定法等。

1）外标法：精密称取（量取）对照品和供试品，配制成溶液，分别精密吸取一定量注入液相色谱仪，记录色谱图，测量对照品溶液和供试品溶液中杂质的峰面积，以外标法计算杂质的含量。

如卡托普利在合成和贮存过程中易氧化为二硫化物，ChP 采用外标法检查，供试品溶液的浓度为 0.5mg/mL，卡托普利二硫化物对照品溶液的浓度为 5μg/mL，分别进样，测定峰面积，供试品溶液如有与对照品溶液相应的卡托普利二硫化物色谱峰，按外标法以峰面积计算，不得过 1.0%。

2）内标加校正因子测定法：一般先取杂质对照品和内标物质，配制成校正因子测定用的对照溶液，精密吸取一定量注入液相色谱仪，测量对照品和内标物质的峰面积，计算杂质校正因子；再取含内标物质的供试品溶液一定量，注入液相色谱仪，测量杂质和内标物质的峰面积，计算供试品中杂质的含量。当配制校正因子测定用的对照溶液与含内标物质的供试品溶液，使用等量同一浓度的内标物质溶液时，则配制内标物质溶液时不必精密称取。

（2）**主成分自身对照法** 本法又分为加校正因子的主成分自身对照测定法、不加校正因子的主成分自身对照法及主成分自身对照与杂质对照品兼用的方法。

加校正因子的主成分自身对照测定法：该法适用于测定已知杂质，以主成分为对照，用杂质对照品测定杂质的校正因子。杂质的校正因子和相对保留时间可收载入各品种质量标准中，常规检查时，即可以主成分为参照，用相对保留时间定位，用杂质的校正因子校正其杂质的实测峰面积。

方法：将杂质对照品和药物（主成分）对照品配制成一定浓度的测定杂质校正因子的溶液，进样，按内标法求出杂质相对于主成分的校正因子（f）：

$$f = \frac{A_S/C_S}{A_R/C_R}$$

式中，A_S 为药物对照品的峰面积；A_R 为杂质对照品的峰面积；C_S 为药物对照品的浓度；C_R 为杂质对照品的浓度。

测定杂质含量时，将供试品溶液稀释成与杂质限量相当的溶液作为对照溶液，进样，调整检测灵敏度（信噪比合格）或进样量（不超载），使对照溶液的主成分色谱峰的峰高约为满量程的 10%~25%，或其峰面积满足杂质限量测定要求（通常含量低于 0.5% 的杂质，其峰面积的 RSD 应小于 10%；含量在 0.5%~2% 的杂质，其峰面积的 RSD 应小于 5%；含量大于 2% 的杂质，其峰面积的 RSD 应小于 2%）。然后，取供试品溶液和对照溶液，分别进样，除另有规定外，供试品溶液的记录时间应为主成分色谱峰保留时间的 2 倍。测量供试品溶液色谱图中各杂质的峰面积，分别乘以相对校正因子，与对照液主成分的峰面积比较，计算杂质含量，判断杂质是否符合限量的要求。

$$C_X = \frac{A_X}{A_S'/C_S} \times f$$

式中，A_X 为供试品溶液杂质的峰面积；A_S' 为对照溶液药物主成分的峰面积；C_X 为杂质的浓度；C_S 为对照溶液中药物的浓度。

本法特点是建立方法时用杂质对照品，检测时可以不用杂质对照品。杂质的定位采用其与药物主成分的相对保留时间（通常收载其品种项下）。同时可以避免由于杂质与主成分的响应因子不同而产生的误差，提高方法的准确度。

【例 3-13】 拉米夫定有关物质的测定（ChP）

色谱条件与系统适用性试验：用十八烷基硅烷键合硅胶为填充剂，以 0.025mol/L 醋酸铵溶液（用冰醋酸调节 pH 值至 3.8）-甲醇（95：5）为流动相；检测波长为 277nm；柱温为 35℃。主成分与杂质之间的分离度应符合要求。

检查方法：取本品适量，精密称定，加流动相溶解并定量稀释制成每 1mL 中约含 0.5mg 的溶液，作为供试品溶液；精密量取 1mL，置 100mL 量瓶中，用流动相稀释至刻度，再精密量取 5mL，置 50mL 量瓶中，用流动相稀释至刻度，作为对照溶液。精密称取水杨酸对照品适量，加流动相溶解并定量稀释制成每 1mL 中含 0.5mg 的溶液，作为对照品溶液。

精密量取供试品溶液、对照溶液和对照品溶液各 10μL，分别注入液相色谱仪，记录色谱图至供试品溶液主峰保留时间的 3 倍。供试品溶液的色谱图中如有杂质峰，水杨酸按外标法以峰面积计算不得过 0.1%，其他各杂质峰面积乘以各自的校正因子后与对照溶液主峰面积进行比较，杂质 I 的校正峰面积不得大于对照溶液主峰面积的 3 倍（0.3%）；杂质 II 的校正峰面积不得大于对照溶液主峰面积的 2 倍（0.2%），其他单个杂质的校正峰面积均不得大于对照溶液主峰的面积（0.1%），杂质总量不得过 0.6%。各杂质峰的相对保留时间和校正因子见表 3-5。

表 3-5 拉米夫定中各杂质峰的相对保留时间和校正因子

杂质	相对保留时间	校正因子
胞嘧啶	0.28	0.6
尿嘧啶	0.32	2.2
杂质 I（拉米夫定酸）	0.36	1.0
杂质 II（非对映异构体）	0.91	1.0
拉米夫定	1.00	1.0
杂质 III（酮式拉米夫定）	1.45	2.2
其他未知杂质	—	1.0

拉米夫定　　胞嘧啶　　尿嘧啶　　杂质 I　　　杂质 II　　　杂质 III　　水杨酸

不加校正因子的主成分自身对照法：本法适用于没有杂质对照品的情况。

方法：将供试品溶液稀释成与杂质限量相当的溶液作为对照液，调节检测灵敏度后，取供试品溶液和对照液，分别进样，除另有规定外，供试品溶液的记录时间应为主成分色谱峰保留时间的 2 倍以上，测量供试品溶液色谱中各杂质的峰面积，并与对照溶液主成分的峰面积比较，计算杂质含量。

注意事项：当已知杂质相对于主成分的相对响应因子在 0.9～1.1 范围内时，可以采用本法；超过此范围时，宜采用加校正因子的主成分自身对照测定法。

【例3-14】三唑仑中有关物质的检查（ChP）

取本品，加甲醇溶解并制成每 1mL 中含 0.5mg 的溶液，作为供试品溶液；精密量取适量，用甲醇定量稀释制成每 1mL 中约含 5μg 的溶液，作为对照溶液。照规定的色谱条件和方法操作，精密量取对照溶液与供试品溶液各 10μL，分别注入液相色谱仪，记录色谱图至主成分峰保留时间的 3 倍。供试品溶液色谱图中如有杂质峰，各杂质峰面积的和不得大于对照溶液主峰面积（1.0%）。

主成分自身对照与杂质对照品兼用法：适合药物中某些主要杂质有对照品的情况。测定方法与上述两种方法类似，但同时增加杂质对照品，可以提高方法的准确度。如 ChP 硫酸奈替米星中有关物质检查即采用本法。

（3）**峰面积归一化法**　该法简便快速，但在杂质与主成分结构差异较大时测定误差大，因此，通常仅用于粗略考察供试样品中杂质的含量，一般不用于微量杂质检查。

方法：取供试品溶液适量，注入液相色谱仪，记录色谱图，测量各峰的面积和色谱图中除溶剂峰以外的总色谱峰面积，计算各杂质峰面积占总峰面积的百分率，应不得超过限量。

【例3-15】头孢呋辛酯中异构体的检查（ChP）

十八烷基硅烷键合硅胶为填充剂；以 0.2mol/L 磷酸二氢铵溶液-甲醇（62：38）为流动相；检测波长为 278nm。在记录的供试品溶液色谱图中，头孢呋辛酯 A 异构体峰面积与头孢呋辛酯 A、B 异构体峰面积和之比应为 0.48～0.55。

3. 气相色谱法　用来测定药物中挥发性特殊杂质。除与高效液相色谱法相同的内标加校正因子法、外标法和峰面积归一化法外，还有"标准溶液加入法"，即将一定量的杂质对照品溶液精密加入到供试品溶液中，根据外标法或内标法测定杂质的含量，再扣除加入的对照品溶液的含量，即得供试品溶液中杂质的含量。可按以下方法进行计算：

$$\frac{A_{is}}{A_X} = \frac{C_X + \Delta C_X}{C_X}, \quad C_X = \frac{\Delta C_X}{(A_{is}/A_X) - 1}$$

式中，C_X 为供试品中组分 X 的浓度；A_X 为供试品中组分 X 的色谱峰面积；ΔC_X 为所加入的已知浓度的待测组分对照品的浓度；A_{is} 为加入对照品后组分 X 的色谱峰面积。

【例3-16】异氟烷中有关物质检查（ChP）

采用 GC 法，取本品 1mL，置 100mL 量瓶中，用正己烷稀释至刻度，摇匀，取 5mL，置 50mL 量瓶中，用正己烷稀释至刻度，摇匀，作为供试品溶液。照气相色谱法（通则 0521）试验。以 2-硝基对苯二酸改性的聚乙二醇（FFAP）为固定液的毛细管柱为色谱柱；柱温为 60℃；进样口温度为 150℃；采用电子捕获检测器，检测器温度为 220℃。理论板数按异氟烷峰计算不低于 15000，异氟烷峰与相邻杂质峰的分离度应符合要求。精密量取供试品溶液 1μL；注入气相色谱仪，记录色谱图。按面积归一化法计算，各杂质峰面积的和不得大于总峰面积的 0.5%。

4. 毛细管电泳法　毛细管电泳法常用于多肽、酶类等药物中杂质的检查，检查方法与 HPLC 法相同。

【例 3-17】抑肽酶中去丙氨酸-去甘氨酸-抑肽酶和去丙氨酸-抑肽酶的检查（ChP）

取本品和抑肽酶对照品适量，加水溶解并定量制成浓度为每 1mL 中约含 5 单位的溶液，分别作为供试品溶液对照品溶液。照毛细管电泳法（通则 0542）测定，采用熔融石英毛细管为分离柱（75μm×60cm，有效长度 50cm）；以 120mmol/L 磷酸二氢钾缓冲液（pH2.5）为操作缓冲液；检测波长为 214nm；毛细管温度为 30℃；操作电压为 12kV。去丙氨酸-去甘氨酸-抑肽酶峰相对抑肽酶峰的迁移时间为 0.98，去丙氨酸-抑肽酶峰相对抑肽酶峰的迁移时间为 0.99，两杂质峰间的分离度应大于 0.8，去丙氨酸-抑肽酶峰和抑肽酶峰间的分离度应大于 0.5。抑肽酶峰的拖尾因子不得大于 3。

进样端为正极，1.5kPa 压力进样，进样时间为 3 秒钟。每次进样前，依次用 0.1mol/L 氢氧化钠溶液、去离子水和操作缓冲液清洗毛细管柱 2、2 和 5 分钟。供试品溶液电泳谱图中，按公式 $100(r_i/r_s)$ 计算杂质的含量。其中 r_i 为去丙氨酸-去甘氨酸-抑肽酶或去丙氨酸-抑肽酶的校正峰面积（峰面积/迁移时间），r_s 为去丙氨酸-去甘氨酸-抑肽酶、去丙氨酸-抑肽酶与抑肽酶的校正峰面积总和。去丙氨酸-去甘氨酸-抑肽酶的量不得大于 8.0%，去丙氨酸-抑肽酶的量不得大于 7.5%。

（五）生物学分析法

生物学分析法是利用药物本身与可能存在的杂质间生物活性上的差异，采用生物学分析法以控制杂质的限量。例如，一些注射用抗生素、注射用水等往往需要进行热原检查，其原理系利用药物本身不使家兔体温升高，而杂质热原则有此作用的性质，通过将一定量的供试品溶液通过静脉注入家兔体内，在规定的时间内观察家兔体温升高的情况，用以判断供试品中所含热原的限量是否符合规定。

另外，利用生物测定法检测硫酸卡那霉素、硫酸西索米星、硫酸庆大霉素、硫酸链霉素等抗生素药物中的降压物质、异常毒性和细菌内毒素等，利用微生物法进行无菌检查，干酵母中细菌个数与霉菌数的检查，一些药物中要求检查微生物限度等，均属于生物分析法。

有关生物学方法检查药物中的杂质，主要涉及药理学、微生物学内容，本课程不再重复，此处简略提及，便于大家对药物的杂质检查有一个较为全面的认识。

（六）基因毒性杂质分析

基因毒性杂质（genotoxic impurity，GTI）是指在以杂质（化合物）与 DNA 的反应为主要研究对象的体内体外试验中，能对 DNA 具有直接或间接的破坏性，产生基因突变或体内诱变，而具有致癌可能或倾向的杂质（化合物）。基因毒性也称为遗传毒性。潜在基因毒性杂质（potential genotoxic impurity，PGI）是指在化学结构上与基因毒性杂质相似的杂质，具有警示性，但未经试验证明。

亚硝胺类、甲基硫酸酯类、黄曲霉毒素类等化合物，均为常见的基因毒性杂质。

基因毒性杂质的毒性很强，通常在很低的含量或浓度水平下，即可对人体造成遗传物质的损伤，并进而导致基因突变促使肿瘤的发生。所以，如果药物中有残留，将对用药安全性造成极大的威胁。《中国药典》（2020 年版）四部新增《9306 遗传毒性杂质控制指导原则》，同时二部中对可能引入基因毒性杂质的部分产品，如磺酸盐类和沙坦类药物，在生产要求项目项下增订对生产工艺的评估要求。规定应对相关药品的生产工艺进行评估以确定形成遗传毒性杂质 N,N-二甲基亚硝胺、N,N-二乙基亚硝胺和甲磺酸烷基酯的可能性。必要时，应采用适宜的方法对产品进行分析，以确认这些基因毒性杂质的含量符合我国药品监管部门相关指导原则或 ICH M7 指导原则的要求，切实做好基因毒性杂质的研究工作，从而提高药物的安全性，保障人民用药安全。

基因毒性杂质的限度：对于原料药和制剂中的基因毒性杂质，应通过优化合成或纯化工艺路线尽可能地减少或除去相关杂质；如果不能完全除去，可通过风险评估，如计算"每日最大暴露量"值，低于该暴露量时，就可以忽略其对人体健康的风险。ICH 指南建议使用毒理学关注阈值（threshold of toxicological concern，TTC）控制遗传毒性杂质，指的是不具有显著致癌性或其他毒性作用的化合物暴露阈值水平。除了少数强遗传毒性化合物（如黄曲霉毒素类、N-亚硝基物和偶氮类化合物等）外，将 TTC 设定为每日 $1.5\mu g$ 摄入量即可。该阈值相当于增加十万分之一的致肿瘤风险，相较药物带来的益处，认为这种风险水平是合理的。

制定原料药中基因毒性杂质的限度时，可根据 TTC 和原料药的日给药量进行计算。如抗心律失常药盐酸决奈达隆日给药量 800mg，按照 $TTC1.5\mu g/d$ 计算，制定其工艺杂质甲磺酸甲酯的限度为 1.9ppm。

在基因毒性杂质的检测手段方面，鉴于限度的要求，通常对 1000~100ppm 的杂质可采用紫外或荧光检测器检测，而 100~1ppm 的杂质常常使用色谱-质谱联用技术检测。

第四章

药物的含量测定

扫一扫,查阅本
章数字资源,含
PPT、音视频、
图片等

第一节　概　述

一、药物含量的表示方法

药物的含量测定系指运用化学、物理化学或生物学的方法测定原料药及制剂中有效成分的含量,是评价药物有效性的主要手段之一。药物的含量测定分为两大类,即基于化学或物理化学原理的"含量测定(assay)"和基于生物学原理的"效价测定(assay of potency)"。效价测定法包括生物检定法、微生物检定法和酶法,其测定结果一般用效价单位表示,由于其方法建立和验证各具特殊性,将在有关章节结合实际进行讨论,本章将主要介绍含量测定方法。

药物含量限度通常有以下几种表示方法:

1. 原料药的含量　一般以含量百分数(%)表示,除另有规定外,均按重量计。如规定上限为100%以上时,系指用所规定的分析方法测定时可能达到的数值,亦即所允许的偏差或规定的限度值,若未规定上限,则不超过101.0%。

$$原料药含量 \% = \frac{m_x \times D}{W} \times 100\%$$

式中,m_x为供试品溶液中被测组分的含量;W为供试品取样量;D为样品稀释倍数,可根据供试品溶液的浓度要求或制备过程计算。

2. 制剂的含量限度范围　需根据主药含量的多少、测定方法误差、生产过程和贮存期间可能产生的偏差或变化而制定,多以相对于标示量的百分质量分数表示;当制剂标准中列有处方或未列"规格"时,以百分浓度计算或以每一单元制品中含有量范围计算。生产中应按标示量100%投料,如已知某一成分在生产或贮存期间含量会降低,生产时可适当增加投料量,以保证在有效期(或使用期限)内含量符合规定。因此,制剂需根据含量限度要求、制剂规格、平均单剂质量,计算每个单元制品中的含有量或相当于标示量的百分含量。

$$每单元制品的含有量 = \frac{m_x \times D}{W} \times 平均单剂质量$$

$$相当于标示量的百分含量 = \frac{m_x \times D \times 平均单剂质量}{W \times 标示量} \times 100\%$$

式中,字母符号意义同上。

对于固体制剂,式中"平均单剂质量"即为平均片重、平均粒重、平均袋重等,而液体制剂为每瓶（支）的标示装量体积。"标示量"即制剂的规格量、生产时的处方量。

3. 含量测定结果要求 含量测定应"按干燥品计算"或"按无水物计算"，如阿司匹林，按干燥品计算，含 $C_9H_6O_4$ 不得少于 99.5%。对于少数规定"炽灼失重"的无机药品，应写成"按炽灼至恒重后计算"。如氧化锌，按炽灼至恒重后计算，含 ZnO 不得少于 99.0%；如含挥发性有机溶剂（未包括在干燥失重内），也应写明扣除溶剂后计算，如秋水仙碱，按无水、无溶剂物计算，含 $C_{22}H_{25}NO_6$ 不得少于 97.0%。

含量测定结果（包括上、下限及中间数值）不论是百分数还是绝对数字，其最后一位数字都是有效数位，在实验运算过程中，可比规定的有效数字多保留一位数，而后根据有效数字的修约规则进舍至规定有效位。在药品检验中，计算所得的最后数值或测定读数值可按修约规则进舍至规定的有效数位，并与标准中规定的限度值比较，以判定是否符合要求。

二、药物含量测定方法选择

药物含量测定方法一般有化学分析法、光谱法、色谱法等。其中化学分析法操作简便，结果准确，方法耐用性高，但缺乏专属性，主要适合于对测定结果的准确度和精密度要求较高的样品分析；光谱法简便快速、灵敏度高，准确度较好，但有时方法的专属性稍差，主要适用于对灵敏度要求较高、样本量较大的分析项目；色谱法具有较高的灵敏度和选择性，但需要使用对照品，主要适用于对方法的专属性和灵敏度要求较高的复杂样品的测定。

含量测定分析方法的选择，一般应根据药物的理化性质、存在形式和环境等因素进行考虑。通常要求所采用的方法简便、结果准确、重现性好。对于化学原料药的含量测定，因其纯度较高，所含杂质较少，通常要求方法具有更高的准确度和精密度，故首选容量分析法；对于药物制剂，特别是复方制剂，因其成分复杂，干扰因素较多，含量测定时宜首选专属性和灵敏度好的色谱方法，但对辅料无干扰的单方制剂也可先用光谱法；对于药物制剂检查中的含量测定，如溶出度、含量均匀度等测定时，因分析样本量较大，限度范围较宽，在辅料不干扰时宜选用光谱分析法。

第二节 定量分析法

ChP 正文各品种的含量测定或定量检查项及通则所收载的，用于药物含量、溶出量或释放量测定的定量分析方法，主要包括化学分析法、光谱法和色谱分析法。

一、化学分析法

化学分析法是利用物质的化学反应及其计量关系确定物质的组成及其含量的分析方法，可分为容量分析法和重量分析法。

（一）容量分析法

容量分析法（volumetric analysis）又叫滴定分析法（titrimetric analysis），系将已知准确浓度的滴定液（标准溶液），滴加到被测物质的溶液中，至其按化学计量关系定量反应为止，由滴定液浓度和消耗的体积计算被测物质的含量。通常采用指示剂法或电位法来确定滴定终点，由于滴定终点和化学计量点不一致所造成的误差称为滴定终点误差。所以选择恰当的指示剂可以提高测定结果的准确度。

1. 容量分析法的特点及适用范围 容量分析法对化学反应要求必须具有确定的化学计量关系，按一定的反应方程式进行；必须定量完成，要求达到 99.9% 以上；必须具有较快的反应速度；必须有适当简便的方法指示滴定终点。

容量分析法主要用于组分含量在 1% 以上，或取样量大于 0.1g 的试样测定，即一般用于常量分析。具有准确度较高（一般相对误差可达 0.2% 以下）、精密度好、仪器设备简单、试验成本低及操作简便、快速等优点，是化学原料药含量测定的常用方法。

根据滴定反应的原理可将容量分析法分为酸碱滴定法（acid-base titration）、氧化还原滴定法（redox titration）、配位滴定法（complexometric titration）和沉淀滴定法（precipitation titration）。大多数滴定分析都在水溶液中进行，但有时亦在水以外的溶剂中进行，称为非水溶液滴定法（nonaqueous titration），其在药物分析中主要用于测定有机碱及其氢卤酸盐、硫酸盐、磷酸盐或有机酸盐，以及有机酸碱金属盐类药物的含量，也用于测定某些有机弱酸的含量。根据滴定方式可将滴定分析法分为直接滴定法和间接滴定法，间接滴定法包括剩余滴定法（返滴定法、回滴定法）、置换滴定法等。

2. 容量分析法的有关计算

（1）滴定度 滴定度（T）是指每 1mL 规定浓度的滴定液相当于被测物的质量，《中国药典》用毫克（mg）表示。

在容量分析中，被测药物分子（A）与滴定液（B）之间都按一定的摩尔比进行反应，反应式可表示为：

$$aA+bB \rightleftharpoons cC+dD$$

滴定度（T）可按下式计算：

$$T\ (\mathrm{mg/mL}) = \frac{a}{b} \times c \times M$$

式中，a 为被测药物的摩尔数；b 为滴定液的摩尔数，c 为滴定液的浓度（mol/L）；M 为被测药物的毫摩尔质量（分子量，以 mg 表示）。

使用滴定度可使滴定结果的计算简化，因此，被各国药典所采用。但不同被测药物的摩尔质量以及与滴定剂反应的摩尔比不同，同一滴定液对不同被测药物的滴定度是不同的，故实际应用中，应以滴定反应原理为基础。

如用直接酸碱滴定法测定阿司匹林的含量时，ChP 规定：每 1mL 的氢氧化钠滴定液（0.1mol/L）相当于 18.02mg 的 $C_9H_8O_4$。

阿司匹林的分子量为 180.2，滴定时阿司匹林与氢氧化钠的反应摩尔比为 1:1，则：

$$T = \frac{1}{1} \times 0.1\mathrm{mol/L} \times 180.2\mathrm{g/mol} = 18.02\ (\mathrm{mg/mL})$$

（2）含量的计算 滴定分析法测定药物含量时，常用直接滴定法和剩余滴定法。

1）直接滴定是当测定的化学反应能满足滴定分析反应基本要求时，直接用滴定液滴定被测物质并计算含量的方法。

$$含量\% = \frac{T \times V \times F}{W} \times 100\%$$

式中，V 为供试品消耗滴定液的体积（mL）；W 为供试品的称取量（g 或 mg）；T 为滴定度（g/mL 或 mg/mL）；F 为浓度校正因子，即滴定液的实际浓度与所规定浓度的比值。

当滴定结果采用空白试验校正时，其计算公式为：

$$含量\% = \frac{T \times F \times (V - V_0)}{W} \times 100\%$$

式中，V_0 为空白消耗滴定液的体积（mL）。

2）剩余滴定法亦称返滴定法、回滴定法，当反应速率较慢或反应物溶解性较差或为固体时，滴定液加入到样品后反应无法在瞬间定量完成，此时可先加入一定量过量的滴定液（A）（第一种滴定液），待其与被测药物定量反应完全后，再用另一滴定液（B）（第二种滴定液）回滴剩余的滴定液（A）。由于此法操作过程较多，引入误差的机会较多，因此，常需用空白试验进行校正，即取相同量的滴定液 A，用滴定液 B 滴定。计算公式为：

$$含量\% = \frac{T \times F \times (V_0^B - V^B)}{W} \times 100\%$$

式中，V_0^B 为空白消耗第二种滴定液的体积（mL）；V^B 为供试品消耗第二种滴定液的体积（mL）；F 为第二种滴定液的浓度校正因子。

【例4-1】司可巴比妥钠的含量测定（ChP）

精密称取本品 0.0936g，置 250mL 碘瓶中，加水 10mL，振摇使溶解，精密加溴滴定液（0.05mol/L）25mL，再加盐酸 5mL，立即密塞并振摇 1 分钟，在暗处静置 15 分钟后，注意微开瓶塞，加碘化钾试液 10mL，立即密塞，摇匀后，用硫代硫酸钠滴定液（0.1025mol/L）滴定。样品消耗硫代硫酸钠滴定液（0.1025mol/L）13.56mL，空白消耗硫代硫酸钠滴定液（0.1025mol/L）20.62mL。每 1mL 溴滴定液（0.05mol/L）相当于 13.01mg 的 $C_{12}H_{17}N_2NaO_3$。本品的百分含量为：

$$含量\% = \frac{T \times F \times (V_0^B - V^B)}{W} \times 100\% = \frac{13.01 \times \dfrac{0.1025}{0.1} \times (20.62 - 13.56)}{0.0936 \times 10^3} \times 100\% = 100.6\%$$

说明：在剩余滴定法中，第一滴定液与第二滴定液的浓度相当。溴滴定液（0.05mol/L）与硫代硫酸钠滴定液（0.1mol/L）浓度比为 1∶2，是因为溴（Br_2）等摩尔转化为碘（I_2），而碘（I_2）与硫代硫酸钠（$Na_2S_2O_3$）反应的摩尔比为 1∶2。所以，第一滴定液与第二滴定液经浓度校正后的消耗体积相当，因此，上式计算式中，直接用硫代硫酸钠滴定液的校正体积 $[(V_0^B - V^B)_{Na_2S_2O_3} \times F_{Na_2S_2O_3}]$ 代替溴滴定液的校正体积 $[(25 - V^A)_{Br_2} \times F_{Br_2}]$ 与溴滴定液的滴定度 T_{Br_2} 相乘计算含量。

3. 常用的滴定分析方法

（1）酸碱滴定法 酸碱滴定法（acid-base titration）是以质子转移反应为基础的滴定分析方法。在药物分析中，由于多数药物为弱酸弱碱或其盐类，故常用强酸强碱滴定弱碱弱酸。根据药物的酸碱性、溶解度、稳定性等性质，选用水或中性乙醇为溶剂，如枸橼酸（以水为溶剂）、阿司匹林、水杨酸、布洛芬、苯甲酸等（以中性乙醇为溶剂）；一些弱酸弱碱性药物也可在水/与水混溶的有机溶剂中用氢氧化钠滴定液直接滴定，如巴比妥类药物、二氟尼柳、盐酸利多卡因等，在该混合溶剂中，有机溶剂不仅增加了药物的溶解度、稳定性，同时可增加滴定突跃范围。对于有机酸的碱金属盐通常采用水-乙醚双相溶剂中用盐酸滴定液滴定，如苯甲酸钠的含量测定。

滴定方法可根据被测药物的性质、酸碱性强弱程度等选用直接、剩余和置换等滴定方法。

【例4-2】茶碱的含量测定（ChP）

取本品约 0.3g，精密称定，加水 50mL，微温溶解后，放冷，加硝酸银滴定液（0.1mol/L）25mL，再加溴麝香草酚蓝指示液 1mL，摇匀，用氢氧化钠滴定液（0.1mol/L）滴定至溶液显蓝色。每 1mL 氢氧化钠滴定液（0.1mol/L）相当于 18.02mg 的 $C_7H_8N_4O_2$。其反应式如下：

$$HNO_3 + NaOH \longrightarrow NaNO_3 + H_2O$$

本法采用置换滴定法，即利用茶碱与硝酸银滴定液作用，定量地置换出硝酸，再用氢氧化钠滴定液滴定并计算结果。

（2）**非水溶液滴定法** 非水溶液滴定法（non-aqueous titration）是在非水溶剂中进行滴定的方法。主要用来测定有机碱及其氢卤酸盐、磷酸盐、硫酸盐或有机酸盐，以及有机酸碱金属盐类药物的含量。也用于测定某些有机弱酸的含量。

非水溶剂的种类见表 4-1。

表 4-1　常用非水溶剂种类

溶剂种类	最常用溶剂	特性
酸性溶剂	冰醋酸，醋酐，甲酸	可增强有机弱碱的相对碱度
碱性溶剂	二甲基甲酰胺，乙二胺，乙醇胺	可增强有机弱酸的相对酸度
两性溶剂	甲醇，乙醇	兼有酸碱两性，用作不太弱的酸碱物质的介质
惰性溶剂	三氯甲烷	无酸碱性，常与上述溶剂混合使用，增加滴定突跃和试样的溶解性

碱的滴定：精密称取供试品适量［约消耗高氯酸滴定液（0.1mol/L）8mL］，加冰醋酸 10～30mL 使溶解，加各品种项下规定的指示液 1～2 滴，用高氯酸滴定液（0.1mol/L）滴定。终点颜色应以电位滴定时的突跃点为准，并将滴定的结果用空白试验校正。

若滴定供试品与标定高氯酸滴定液时的温度差别超过 10℃，则应重新标定；若未超过 10℃，则可根据下式将高氯酸滴定液的浓度加以校正：

$$c_1 = \frac{c_0}{1 + 0.0011(t_1 - t_0)}$$

式中，0.0011 为冰醋酸的膨胀系数；t_0 为标定高氯酸滴定液时的温度；t_1 为滴定供试品时的温度；c_0 为 t_0 时高氯酸滴定液的浓度；c_1 为 t_1 时高氯酸滴定液的浓度。

反应体系中不应有水分，因水既是质子的受体，又是质子的供体，可与弱酸弱碱发生竞争，影响终点判断。因此应采取适当措施，除去滴定剂、溶剂及仪器中的水分。

本法主要用于 $K_b < 10^{-8}$ 的有机碱盐，对于不同碱性的杂环类药物通过选择合适的溶剂和指示终点方法，也可以获得满意的滴定结果。表 4-2 为弱碱性药物的 K_b 值与可选溶剂。本法多以结晶紫为指示剂。

表 4-2　药物的 K_b 与溶剂选择

杂环类药物 K_b	$10^{-8} \sim 10^{-10}$	$10^{-10} \sim 10^{-12}$	$< 10^{-12}$
合适的溶剂	冰醋酸	冰醋酸-醋酐	醋酐

弱碱性药物大多以盐的形式存在，当在非水溶剂中用高氯酸滴定时，实质是一个强酸置换出弱酸的过程：$BH^+ \cdot A^- + HClO_4 \rightleftharpoons BH^+ \cdot ClO_4^- + HA$（式中 BH^+A^- 代表生物碱盐类；HA 代表被置

换出的弱酸）。由于被置换出的 HA 性质各不相同，必须注意各种酸根对测定的影响。各种 HA 在醋酸中的酸性强弱顺序为：$HClO_4 > HBr > H_2SO_4 > HCl > HSO_4^- > HNO_3 > H_3PO_4$。

当供试品为氢卤酸盐时，反应生成的氢卤酸在冰醋酸中显强酸性，影响终点判断，因此，除另有规定外，可在加入醋酸汞试液 3~5mL，使之生成难解离的卤化汞而除去干扰，$2BH^+ \cdot X^- + Hg(Ac)_2 \rightarrow 2BH^+ \cdot Ac^- + HgX_2 \downarrow$，然后再进行滴定（因醋酸汞试液具有一定毒性，故在方法建立时，应尽量减少使用）；供试品如为磷酸盐，可以直接滴定；硫酸盐也可直接滴，但滴定至其成硫酸氢盐为止；供试品如为硝酸盐时，因硝酸可使指示剂褪色，终点极难观察，遇此情况以电位滴定法指示终点为宜。

某些生物碱类药物、胺类药物等可采用本法测定。

【例 4-3】 盐酸妥卡尼的含量测定（ChP）

取本品约 0.2g，精密称定，加冰醋酸 10mL 溶解后，加醋酸汞试液 5mL 与结晶紫指示液 1 滴，用高氯酸滴定液（0.1mol/L）滴定至溶液显蓝绿色，并将滴定的结果用空白试验校正。每 1mL 高氯酸滴定液（0.1mol/L）相当于 22.87mg 的 $C_{11}H_{16}N_2O \cdot HCl$。

酸的滴定： 精密称取供试品适量［约消耗碱滴定液（0.1mol/L）8mL］，加各品种项下规定的溶剂使溶解，再加规定的指示液 1~2 滴，用规定的碱滴定液（0.1mol/L）滴定。终点颜色应以电位滴定时的突跃点为准，并将滴定的结果用空白试验校正。

在滴定过程中，应注意防止溶剂和碱滴定液吸收空气中的二氧化碳和水蒸气，以及滴定液中溶剂的挥发。

【例 4-4】 苄氟噻嗪的含量测定（ChP）

取本品约 0.2g，精密称定，加 N,N-二甲基甲酰胺 40mL 溶解后，加偶氮紫指示液 3 滴，在氮气流中，用甲醇钠滴定液（0.1mol/L）滴定至溶液恰显蓝色，并将滴定的结果用空白试验校正。每 1mL 甲醇钠滴定液（0.1mol/L）相当于 21.07mg 的 $C_{15}H_{14}F_3N_3O_4S_2$。

电位滴定时用玻璃电极为指示电极，饱和甘汞电极（玻璃套管内装氯化钾的饱和无水甲醇溶液）或银-氯化银电极为参比电极，或复合电极。

（3）**氧化还原滴定法（redox titration）** 是以氧化还原反应（电子得失反应）为基础的一类滴定分析方法。其特点是反应速度慢，常伴随有副反应发生，而且介质对反应过程有较大影响，因此，进行氧化还原滴定时，必须严格控制实验条件，方可获得准确结果。

氧化还原滴定法既可直接测定许多具有氧化还原性的物质，又可间接测定一些能够与氧化剂或还原剂发生定量反应的无机物、有机物。在药物分析中应用较多的有碘量法、溴量法、铈量法、亚硝酸钠法等。

【例 4-5】 安钠咖注射液（为咖啡因与苯甲酸钠的灭菌水溶液）中咖啡因的含量测定（ChP）

精密量取本品 5mL，置 50mL 量瓶中，加水稀释至刻度，摇匀。精密量取上述溶液 10mL，置 100mL 量瓶中，加水 20mL 与稀硫酸 10mL，再精密加碘滴定液（0.05mol/L）50mL，用水稀释至刻度，摇匀，在暗处静置 15 分钟，用干燥滤纸滤过，精密量取续滤液 50mL，用硫代硫酸钠滴定液（0.1mol/L）滴定，至近终点时，加淀粉指示液 2mL，继续滴定至蓝色消失，并将滴定的结果用空白试验校正。每 1mL 碘滴定液（0.05mol/L）相当于 4.855mg 的 $C_8H_{10}N_4O_2$。

咖啡因为生物碱类药物，但碱性很弱，几近中性，其在酸性条件下可与碘定量生成复盐沉淀（$C_8H_{10}N_4O_2 \cdot HI \cdot I_4$），故可采用剩余碘量法测定含量。1mol 咖啡因与 2mol 碘相当，其滴定度 $T = M/2 \times 0.05 = 5.305mg$（$C_8H_{10}N_4O_2 \cdot H_2O = 212.21$）。本品按无水咖啡因计应为标示量的 93.0%~107.0%。

（4）**配位滴定法（complexometric titration）** 又称络合滴定法，是以配位反应为基础的滴定分析方法，主要用于金属盐的测定。滴定剂乙二胺四醋酸二钠（Na₂EDTA）与多种金属离子（碱金属如钠、钾除外）在合适的 pH 条件下形成 1∶1 的稳定配合物。

为使滴定反应进行完全，需要用缓冲液控制溶液的 pH 值。如碱土金属钙、镁离子通常在 pH 值为 10 的氯化铵缓冲液中进行滴定反应；而铝盐在 pH 值为 6 的醋酸铵缓冲溶液中进行滴定反应。因此，在药物分析中重点在于供试液的 pH 值与指示剂的选择。

【例 4-6】复方氢氧化铝片的含量测定（ChP）

复方氢氧化铝片由氢氧化铝、三硅酸镁、颠茄流浸膏制成。本品每片中含氢氧化铝 [Al(OH)₃] 不得少于 0.177g。

取本品 20 片，精密称定，研细，精密称取适量（约相当于 1/4 片），加盐酸 2mL 与水 50mL 煮沸，放冷，滤过，残渣用水洗涤；合并滤液与洗液，滴加氨试液至恰析出沉淀，再滴加稀盐酸使沉淀恰溶解，加醋酸-醋酸铵缓冲液（pH6.0）10mL，精密加乙二胺四醋酸二钠滴定液（0.05mol/L）25mL，煮沸 10 分钟，放冷，加二甲酚橙指示液 1mL，用锌滴定液（0.05mol/L）滴定至溶液由黄色转变为红色，并将滴定的结果用空白试验校正。每 1mL 乙二胺四醋酸二钠滴定液（0.05mol/L）相当于 3.900mg 的 Al(OH)₃。

$$每片含\ Al(OH)_3\ 的质量 = \frac{(V_{空白} - V_{回滴}) \times F_{锌} \times 3.900 \times \overline{W}}{W}$$

式中，W 为供试品取样量；$\overline{W}$ 为平均片重。

（5）沉淀滴定法（precipitation titration）　是以沉淀反应为基础的滴定分析方法。由于受反应条件的限制，能用于沉淀滴定的反应较少，药物分析中常用的主要有银量法、四苯硼钠法、硫氰酸盐法等。

【例 4-7】二巯丁二钠的测定（ChP）

取干燥至恒重的本品约 0.1g，精密称定，置 100mL 量瓶中，加水 30mL 溶解后，加稀醋酸 2mL，精密加硝酸银滴定液（0.1mol/L）50mL，强力振摇，置水浴中加热 2~3 分钟，放冷，用水稀释至刻度，摇匀，滤过，精密量取续滤液 50mL，置具塞锥形瓶中，加硝酸 2mL 与硫酸铁铵指示液 2mL，用硫氰酸铵滴定液（0.1mol/L）滴定，并将滴定结果用空白试验校正。每 1mL 硝酸银滴定液（0.1mol/L）相当于 5.656mg 的 C₄H₄Na₂O₄S₂。

滴定反应如下：

AgNO₃ + NH₄SCN ⟶ AgSCN↓ + NH₄NO₃（剩余）

该反应中，二巯丁二钠与硝酸银滴定液的摩尔比为 1∶4，以此计算含量。

（二）重量分析法

重量分析法是通过称量物质的某种称量形式的质量或质量变化，来确定被测组分含量的一种定量分析方法。重量分析法根据被测组分的性质不同，可分为挥发法、萃取法和沉淀法。如药物水分、灰分、干燥失重等的测定均为重量法。

【例4-8】昆明山海棠片的含量测定（ChP）

取本品适量，硅藻土去除杂质，用乙醇热回流提取，滤液蒸干后加酸溶解，生物碱成盐，过滤去除不溶性杂质，酸水溶液用稀碱液碱化，再用有机溶剂萃取，干燥至恒重，称量计算。

二、光谱分析法

光谱分析法是通过测定被测物质在特定波长处或一定波长范围内的吸光度或发光强度，对该物质进行定性和定量分析的方法。ChP 收载的定量分析方法有紫外-可见分光光度法、红外分光光度法、荧光分光光度法和原子吸收分光光度法等。

（一）紫外-可见分光光度法

1. 方法特点与适用范围　紫外-可见分光光度法是基于物质分子对紫外-可见光区（190～800nm）单色光的辐射吸收特性建立的光谱分析方法。其特点为：灵敏度高，检出限可达 10^{-7}～10^{-4}g/mL；准确度较高，本法的相对误差不大于 2%，性能较好的仪器可达到 0.2%；简便易行，应用范围广，易于普及；专属性较差，本法通常不受一般杂质的干扰，但对于结构相近的有关物质缺乏选择性。基于上述特点，本法较少应用于原料药的含量测定，可用于制剂的含量测定，但多用于制剂的定量检查，如片剂的溶出度、含量均匀度等检查。

2. 基本原理　分光光度法用于定量分析的依据是 Lamber-Beer 定律。当一束平行的单色光穿过被测物质均质透明的溶液时，在一定浓度范围内，溶液的吸光度与吸光物质的浓度和液层的厚度（光程长度）成正比，可表示为：

$$A = \lg \frac{1}{T} = Ecl$$

式中，A 为吸光度；T 为透光率；l 为液层厚度（cm）；E 为吸收系数，即单位浓度、单位液层厚度时的吸光度。该定律说明了物质的吸光度与其浓度和液层厚度的关系。浓度 c 有两种表示方法：物质的量浓度（mol）和质量分数（%），由此得到的吸收系数也有两种表示方式：摩尔吸收系数（ε）和百分吸收系数（$E_{1cm}^{1\%}$），ChP 采用后者，其物理意义为当溶液浓度为 1%（每100mL 中含被测药物 1g），液层厚度为 1cm 时的吸光度值。

3. 仪器的校正和检定　为保证测量的准确度和精密度，紫外-可见分光光度计应定期进行全面校正和检定，检定的项目为波长、吸光度的准确度、杂散光等。

（1）波长　由于环境因素对机械部分的影响，仪器的波长经常会略有变动，因此除应定期对所用的仪器进行全面校正检定外，还应于测定前校正测定波长。常用汞灯中的较强谱线237.83nm、253.65nm、275.28nm、296.73nm、313.16nm、334.15nm、365.02nm、404.66nm、435.83nm、546.07nm 与 576.96nm；或用仪器中氘灯的 486.02nm 与 656.10nm 谱线进行校正；钬玻璃因其在特定的波长有尖锐的吸收峰，也可做波长校正用，但使用时需注意，来源不同或随着时间的推移可能有微小的变化。近年常使用高氯酸钬溶液校正双光束仪器。仪器波长的允许误差为紫外光区±1nm，500nm 附近±2nm。

（2）吸光度的准确度　吸光度的准确度可用重铬酸钾的硫酸溶液检定。取在 120℃ 干燥至恒重的基准重铬酸钾约 60mg，精密称定，用 0.005mol/L 硫酸溶液溶解并稀释至 1000mL，在规定波长处测定并计算其吸收系数，并与表4-3 中规定的吸收系数比较，应符合规定。

表 4-3　紫外-可见分光光度计检定用重铬酸钾硫酸溶液的吸收系数

波长（nm）	235（最小）	257（最大）	313（最小）	350（最大）
吸收系数（$E_{1cm}^{1\%}$）的规定值	124.5	144.0	48.6	106.6
吸收系数（$E_{1cm}^{1\%}$）的许可范围	123.0~126.0	142.8~146.2	47.0~50.3	105.5~108.5

（3）杂散光的检查　杂散光是一些不在谱带范围内且与所需波长相隔较远的光，一般来源于光学仪器表面的瑕疵。杂散光的检查方法可按表 4-4 所列的试剂和浓度，配制成水溶液，置 1cm 石英比色皿中，在规定的波长处测定透光率，结果应符合规定。

表 4-4　杂散光检查用试剂、浓度、波长及要求

试剂	浓度（%，g/mL）	测定用波长（nm）	透光率（%）
碘化钠	1.00	220	<0.8
亚硝酸钠	5.00	340	<0.8

4. 测定方法与应用

（1）对溶剂的要求　供试品配成溶液后测定吸光度，所用溶剂必须能充分溶解样品、与样品无相互作用、挥发性小；除此之外，在测定波长处的吸光度也应符合要求。含有杂原子的有机溶剂，通常均具有很强的末端吸收。因此，当作溶剂使用时，它们的使用范围均不能小于截止使用波长。例如甲醇的截止使用波长为 205nm。另外，当溶剂不纯时，也可能增加干扰吸收。因此，在测定供试品前，应先检查所用溶剂在供试品所用的波长附近是否有末端吸收。

检查方法：将溶剂置 1cm 石英比色皿中，以空气为空白（即空白光路中不置任何物质）测定其吸光度。溶剂和比色皿的吸光度，在 220~240nm 范围内不得超过 0.40，在 241~250nm 范围内不得超过 0.20，在 251~300nm 范围内不得超过 0.10，在 300nm 以上时不得超过 0.05。

（2）测定波长的选择　通常选择最大吸收波长（λ_{max}）处测定吸光度。测定时，可在规定的吸收峰波长±2nm 以内测试几个点的吸光度，或由仪器在规定波长附近自动扫描测定，以核对供试品的吸收峰波长位置是否正确。除另有规定外，吸收峰波长应在该品种项下规定的波长±2nm 以内，并以吸光度最大的波长作为测定波长。否则应考虑试样的同一性、纯度以及仪器波长的准确度。

（3）最佳读数范围与狭缝宽度　一般供试品溶液的吸光度读数，以在 0.3~0.7 之间为宜。仪器的狭缝波带宽度宜小于供试品吸收带的半高宽度的十分之一，否则测得的吸光度会偏低；狭缝宽度的选择，应以减小狭缝宽度时供试品的吸光度不再增大为准，ChP 收载的大部分品种，可以使用 2nm 缝宽，但当吸收带的半高宽小于 20nm 时，则应使用较窄的狭缝。

（4）测定方法　样品称量应符合规定要求，配制样品溶液时稀释转移次数应尽可能少，且每次所量取的体积不应少于 5mL，含量测定时，应称取 2 份样品平行操作，每份结果对平均值的偏差需在±0.5% 以内。测定时，除另有规定外，应以配制供试品溶液的同批溶剂为空白对照，采用 1cm 的石英比色皿测定。由于比色皿和溶剂本身可能有空白吸收，因此测定供试品的吸光度后应减去空白读数，或由仪器自动扣除空白读数后再计算含量。

用于制剂含量测定时，应注意供试溶液与对照溶液的 pH 值是否一致，若 pH 值对测定结果有影响时，应将其调成一致。

吸收系数法：按各品种项下的方法配制供试品溶液，在规定的波长处测定其吸光度，再以该品种在规定条件下的吸收系数计算含量。供试品溶液的浓度可按下式计算。

$$c_x = \frac{A_x}{E_{1cm}^{1\%} \times l \times 100}$$

式中，c_x 为供试品溶液的浓度（g/mL）；A_x 为供试品溶液的吸光度；$E_{1cm}^{1\%}$ 为供试品被测物质的百分吸收系数；100 为浓度的换算因数（即将 g/100mL 换算成 g/mL）；l 为液层厚度。

本法的优点是不需要对照品，简便、快速。但要求测定时，吸收系数通常应大于 100，并注意仪器的校正和鉴定，如波长的准确度、狭缝宽度等须符合要求。

【例 4-9】对乙酰氨基酚的含量测定（ChP）

取本品约 40mg，精密称定（41.3mg），置 250mL 量瓶中，加 0.4% 氢氧化钠溶液 50mL 溶解后，用水稀释至刻度，摇匀，精密量取 5mL，置 100mL 量瓶中，加 0.4% 氢氧化钠溶液 10mL，用水稀释至刻度，摇匀，照紫外-可见分光光度法（通则 0401）测定，在 257nm 的波长处测得吸光度为 0.589，按 $C_8H_9NO_2$ 的吸收系数（$E_{1cm}^{1\%}$）为 715，按下式计算。本品含 $C_8H_9NO_2$ 应为 98.0%~102.0%：

$$含量\% = \frac{\dfrac{A}{E_{1cm}^{1\%} \times l \times 100} \times D}{W} \times 100\% = \frac{\dfrac{0.589}{715 \times 1 \times 100} \times \dfrac{100 \times 250}{5}}{41.3 \times 10^{-3}} \times 100\% = 99.7\%$$

【例 4-10】盐酸氯丙嗪注射液（规格：2mL : 50mg）含量测定（ChP）

避光操作。精密量取本品适量（约相当于盐酸氯丙嗪 50mg），置 200mL 量瓶中，用盐酸溶液（9→1000）稀释至刻度，摇匀；精密量取 2mL，置 100mL 量瓶中，用盐酸溶液（9→1000）稀释至刻度，摇匀，照紫外-可见分光光度法（通则 0401）测定，在 254nm 的波长处测定吸光度，此时 $C_{17}H_{19}ClN_2S \cdot HCl$ 的吸收系数（$E_{1cm}^{1\%}$）为 915，按下式计算，即得。本品含盐酸氯丙嗪（$C_{17}H_{19}ClN_2S \cdot HCl$）应为标示量的 95.0%~105.0%。

$$标示量\% = \frac{\dfrac{A}{E_{1cm}^{1\%} \times l \times 100} \times D \times \bar{V} \times 1000}{V \times 标示量} \times 100\%$$

式中，V 为供试品的取样量（mL）；$\bar{V}$ 为注射液装量（2mL）。

对照品比较法： 按各品种项下的方法，分别配制供试品溶液和对照品溶液，对照品溶液中所含被测成分的量应为供试品溶液中被测成分规定量的 100%±10%，所用溶剂及测定条件也应完全一致，在规定的波长处测定供试品溶液和对照品溶液的吸光度后，按下式计算供试品中被测溶液的浓度。

$$c_x = \frac{A_x}{A_R} c_R$$

式中，c_x 为供试品溶液的浓度；A_x 为供试品溶液的吸光度；c_R 为对照品溶液的浓度；A_R 为对照品溶液的吸光度。

【例 4-11】氟胞嘧啶片的含量测定（ChP）

取本品 20 片（0.25g 规格）或 10 片（0.5g 规格），精密称定，研细，精密称取适量（约相当于氟胞嘧啶 0.1g），置 250mL 量瓶中，加 0.1mol/L 盐酸溶液约 150mL，振摇使氟胞嘧啶溶解，并用 0.1mol/L 盐酸溶液稀释至刻度，摇匀，滤过，精密量取续滤液 5mL，置 200mL 量瓶中，用 0.1mol/L 盐酸溶液稀释至刻度，摇匀。照紫外-可见分光光度法（通则 0401），在 286nm 波长处测定吸光度；另取氟胞嘧啶对照品适量，精密称定，加 0.1mol/L 盐酸溶液溶解并定量稀释制成每 1mL 中约含 10 μg 的溶液，同法测定，计算，即得。

$$相对于标示量的百分含量 = \frac{c_R \times \frac{A_X}{A_R} \times D \times 平均片重}{W \times 标示量} \times 100\%$$

本品含氟胞嘧啶（$C_4H_4FN_3O$）应为标示量的 93.0%～107.0%。

（3）**计算分光光度法**　计算分光光度法有多种，如双波长分光光度法、维生素 A 的三点校正法等。使用时应注意，当吸光度处在吸收曲线的陡然上升或下降的部位时，波长的微小变化可能对测定结果造成显著影响，故对照品和供试品的测定条件应尽可能一致。

（4）**比色法**　供试品本身在紫外-可见光区没有强吸收，或在紫外光区虽有吸收但为了避免干扰或提高灵敏度，可加入适当显色剂，使反应产物的最大吸收移至可见光区后测定，这种方法称为比色法。

用比色法测定时，由于显色时影响因素较多，所以一般采用对照品比较法或标准曲线法定量。

（二）荧光分光光度法

1. 方法原理及特点　荧光分光光度法（fluorospectrophotometry）是利用某些物质发射荧光的特性进行定性、定量分析的方法。具有灵敏度高（检出限可达 $10^{-10} \sim 10^{-12}$g/mL）、选择性好、试样量少（几十微克或几千微升）等特点，并可提供较多的光谱参数（如激发光谱、发射光谱、荧光强度、荧光寿命等）信息，特别适合微量或痕量组分的分析。由于许多药物成分本身具有荧光或能转化为荧光衍生物，故可采用荧光法测定。

当处于基态的物质分子吸收了一定频率的紫外-可见光后，可以跃迁到激发单线态的各个不同振动能级，然后经过振动弛豫、内部能量转换等到达第一激发态的最低振动能级，此时如果以发射光量子的方式跃迁回到基态各个振动能级时，所发射的光辐射即称为荧光。因此，一般荧光的波长比激发波长要长些。可以通过测定荧光激发光谱和发射光谱，选取合适的定性、定量分析参数。当激发光强度、波长、所用溶剂及温度等条件固定时，物质在一定浓度范围内，其发射光强度（R）与溶液中该物质的浓度（C）成正比关系，即：

$$R = KC$$

式中，K 比例常数。此为荧光分析法用于物质定量分析的依据。

一般能够产生荧光的物质必须同时具备两个条件：一是物质分子在紫外-可见区有吸收；二是要有足够的荧光量子效率（荧光量子效率是指物质分子发射荧光的量子数与其吸收的光量子总数之比）。物质分子的共轭链越长、刚性共平面性越强，越有利于荧光的发射；另外与共轭结构相连的取代基也有影响，给电子基可使荧光量子效率增加，而吸电子基会使荧光减弱甚至熄灭。

荧光分析法受干扰因素较多，需严格控制实验条件。样品浓度过大会产生"自吸收"和"自熄灭"作用，使发射的荧光强度下降或使荧光强度与浓度不成正比，故分析时应在低浓度溶液中进行。荧光分析法还会受到实验温度、溶液的 pH 值、溶剂与试剂的种类和纯度、玻璃仪器的洁净度、共存物质以及散射光等影响，因此荧光分析需做空白实验校正。

2. 测定方法　用荧光法进行定量分析时，多采用对照品比较法和工作曲线法。

按各品种项下的规定，选定激发波长和发射波长，并制备对照品溶液和供试品溶液。在一定条件下，用对照品溶液测定荧光强度与浓度的线性关系。当线性关系良好时，可在每次测定前，用一定浓度的对照品溶液校正仪器的灵敏度；然后在相同的条件下，分别读取对照品溶液及其试剂空白的荧光强度与供试品溶液及其试剂空白的荧光强度，用下式计算供试品浓度：

$$c_x = \frac{R_x - R_{xb}}{R_r - R_{rb}} \times c_r$$

式中，c_x 为供试品溶液的浓度；c_r 为对照品溶液的浓度；R_x 为供试品溶液的荧光强度；R_{xb} 为供试品溶液试剂空白的荧光强度；R_r 为对照品溶液的荧光强度；R_{rb} 为对照品溶液试剂空白的荧光强度。

因荧光分析法中的浓度与荧光强度的线性较窄，故 $\frac{R_x - R_{xb}}{R_r - R_{rb}}$ 应控制为 0.50~2 为宜；如有超出，应在调节溶液浓度后再测。偏离线性时应改用工作曲线法。

对易被光分解或弛豫时间较长的品种，为使仪器灵敏度定标准确，避免因激发光多次照射而影响荧光强度，可选择一种激发光和发射光波长与供试品近似而对光稳定的物质配成适当浓度的溶液，作为基准溶液。例如蓝色荧光可用硫酸奎宁的稀硫酸溶液，黄绿色荧光可用荧光素钠水溶液，红色荧光可用罗丹明 B 水溶液等。在测定供试品溶液时选择适当的基准溶液代替对照品溶液校正仪器的灵敏度。

【例4-12】利血平片的含量测定（ChP）

避光操作。取本品 20 片，如为糖衣片应除去包衣，精密称定，研细，精密称取适量（约相当于利血平 0.5mg），置 100mL 棕色量瓶中，加热水 10mL，摇匀，加三氯甲烷 10mL，振摇，用乙醇定量稀释至刻度，摇匀，滤过，精密量取续滤液，用乙醇定量稀释成每 1mL 中约含利血平 2μg 的溶液，作为供试品溶液；另精密称取利血平对照品 10mg，置 100mL 棕色量瓶中，加三氯甲烷 10mL 使利血平溶解，用乙醇稀释至刻度，摇匀；精密量取 2mL，置 100mL 棕色量瓶中，用乙醇稀释至刻度，摇匀，作为对照品溶液。精密量取对照品溶液与供试品溶液各 5mL，分别置具塞试管中，加五氧化二钒试液 2.0mL，激烈振摇后，在 30℃放置 1 小时，照荧光分析法（通则 0405），在激发光波长 400nm、发射光波长 500nm 处测定荧光强度，计算，即得。本品含利血平（$C_{33}H_{40}N_2O_9$）应为标示量的 90.0%~110.0%。

$$标示量\% = \frac{\dfrac{c_r \times \dfrac{R_X - R_{Xb}}{R_r - R_{rb}} \times D \times 100}{W} \times \overline{W}}{标示量} \times 100\%$$

式中，$\overline{W}$ 为平均片重（mg/片或 g/片）；标示量为制剂的规格，片剂为 mg/片或 g/片；W 为样品称取量。

（三）原子吸收分光光度法

1. 原理及特点 原子吸收分光光度法（atomic absorption spectrophotometry，AAS）是基于被测元素基态原子外层电子对其对特征电磁辐射吸收而进行元素定量分析的方法。采用锐线光源（如空心阴极灯）时，当光源发射线的半宽度小于吸收线的半宽度，蒸气中待测元素的基态原子数与吸光度的关系遵循 Lambert-Beer 定律，即在一定测定条件下，吸光度 A 与被测组分的浓度 C 呈线性关系，符合：

$$A = K'C$$

式中，K' 为常数。

AAS 法的主要特点是准确度高，选择性好，抗干扰能力强，分析速度快，应用广泛，能测定几乎全部金属元素和部分非金属元素，可用于药物中无机成分的测定及药物重金属、有害元素检测。

2. 对仪器的一般要求

（1）光源   常用待测元素作为阴极的空心阴极灯。

（2）原子化器   主要有三种类型：火焰原子化器、石墨炉原子化器和化学原子化器。化学原子化器常用的有氢化物发生原子化器及冷蒸气发生原子化器。

1）火焰原子化器：由雾化器、雾化室和燃烧器三部分组成。其功能是将供试品溶液雾化，再与燃气、助燃气均匀混合成气溶胶后，进入燃烧器产生的火焰中，以干燥、蒸发、原子化，使待测元素形成气态基态原子。火焰由燃气和助燃气燃烧产生，常用乙炔–空气火焰。改变燃气和助燃气的种类及比例，可以控制火焰的温度和氧化性或还原性及背景吸收，以获得较好的火焰稳定性、测定灵敏度及抗干扰能力。

2）石墨炉原子化器：由石墨管炉、电源、保护系统三部分组成。其功能是将供试品溶液干燥、灰化，再通过高温原子化阶段使待测元素形成气态基态原子。一般以石墨作为发热体，炉中通入保护气，以防氧化并能输送供试品蒸气。

3）化学原子化器：①氢化物发生原子化器，用于 As、Se、Sn、Sb 等元素的测定。其功能是将待测元素在酸性介质中还原成低沸点、易受热分解的氢化物，再由载气导入由石英管、加热器等组成的原子比色皿，在池中氢化物受热分解，形成气态基态原子。②冷蒸气发生原子化器由汞蒸气发生器和原子比色皿组成，专门用于汞的测定。其功能是将供试品溶液中的汞离子转变为汞蒸气，再由载气导入石英原子比色皿，进行测定。

（3）单色器   其作用是将所需的分析线（常为共振吸收线）与邻近干扰谱线分离；防止原子化时产生的辐射不加选择地进入检测器及避免光电倍增管的疲劳。仪器光路应能保证有良好的光谱分辨率和在适当的狭缝宽度（如 0.2nm）下正常工作的能力，波长范围一般为 190～900nm。

（4）检测系统   由检测器、信号处理器和指示记录器组成，应具有较高的灵敏度和较好的稳定性，并能及时跟踪吸收信号的急速变化。

（5）校正系统   常用的背景校正法有连续光源（如氘灯）、塞曼效应等。

3. 常用的定量分析方法

（1）标准曲线法   在仪器推荐的浓度范围内，制备含待测元素的标准溶液至少 5 份，浓度依次递增，并分别加入制备供试品溶液的相应试剂，同时以相应试剂制备空白对照溶液。将仪器按规定启动后，依次测定空白对照溶液和各浓度标准溶液的吸光度，记录读数，以每一浓度 3 次吸光度读数的平均值为纵坐标，相应浓度为横坐标，绘制标准曲线或求回归直线方程。按规定制备供试品溶液，使待测元素的估计浓度在标准曲线浓度范围内，测定吸光度，取 3 次读数的平均值，由标准曲线或回归直线方程求得相应的浓度，计算待测元素的含量。

（2）标准加入法   当试样基体影响较大，又没有纯净的基体空白或测定纯物质中极微量的元素时，往往采用标准加入法。其方法是：分取 4 份等体积的试样溶液于 4 只同体积的量瓶中，除第一份外分别依次准确加入比例量的待测元素的对照溶液，用溶剂稀释至刻度。分别测定其吸光度（A），绘制吸光度 A 对相应的待测元素加入量的标准曲线，将该曲线外推至与浓度轴相交，此交点与原点的距离即相当于试样溶液取用量中待测元素的含量。

在 AAS 法中，必须注意背景以及其他因素对测定引起的干扰。仪器某些工作条件（如波长、狭缝宽度、原子化条件等）的变化可影响灵敏度、稳定程度和干扰情况。在火焰法测定中，可采用选择适宜的分析线和狭缝宽度、改变火焰温度、加入适当的配位剂、释放剂或保护剂等消除化学干扰；采用标准加入法等方法消除干扰；在石墨炉法测定中，可采用选择适宜的背景校正系统、加入适宜的基体改进剂等。具体方法随供试品不同而异。

三、色谱法

色谱法是一种根据混合物中各组分在两相间分配系数的不同而进行分离的物理或物理化学分析方法。具有高灵敏度、高选择性、高效能、分析速度快及应用范围广等优点，是复杂混合体系分离分析的有效手段。色谱法根据流动相的状态分为气相色谱法、液相色谱法（liquid chromatography，LC）和超临界流体色谱法（supercritical fluid chromatography，SFC）；根据操作模式可分为柱色谱法、平面色谱法，后者如纸色谱法（paper chromatography）、薄层色谱法等；根据分离机制又可分为吸附色谱法（adsorption chromatography）、分配色谱法（partition chromatography）、离子交换色谱法（ion exchange chromatography，IEC）、分子排阻色谱法（molecular exclusion chromatography，MEC）、临界点色谱法（liquid chromatography critical condition，LCCC）及亲和色谱法等。其中高效液相色谱法和气相色谱法在药物的定量分析中应用更为广泛。

（一）高效液相色谱法

高效液相色谱法（HPLC）系采用高压输液泵将规定的流动相泵入装有填充剂（表面键含有固定相的载体）的色谱柱，对试样进行分离测定的色谱方法。注入的试样由流动相带入柱内，各组分在柱内被分离，并依次进入检测器，由积分仪或数据处理系统记录和处理色谱信号。

1. 仪器要求与条件选择　高效液相色谱仪由高压输液泵、进样器、色谱柱、检测器、积分仪或数据处理系统组成。液相色谱的分离机制通常有分配、吸附、离子交换、分子排阻等，采用不同的固定相填料及与之对应的流动相，就形成了不同的分离机制，可实现对绝大多数有机化合物的分离分析。随着色谱填料技术的发展，也促进了混合分离机制的发展和应用，如反相-离子交换、反相-亲水性、分子排阻-离子交换等。

色谱柱内径一般为 2.1~4.6mm，填充剂粒径为 2~10μm。超高效液相色谱（ultra performance liquid chromatography，UPLC）采用小粒径（约 2μm）填充剂和超高压系统（压力大于 10^5kPa），具有进样量小、死体积低等优点。高效液相色谱仪应定期检定并符合有关规定。

（1）**色谱柱**　色谱柱的内径与长度，填充剂的形状、粒径与粒径分布、孔径、表面积、键合基团的表面覆盖度、载体表面基团残留量，填充的致密与均匀程度等均影响色谱柱的性能，应根据被分离物质的性质来选择合适的色谱柱。

1）反相色谱柱：以键合非极性基团的载体为填充剂填充而成的色谱柱。常见的载体有硅胶、聚合物复合硅胶和聚合物等；常用的填充剂有十八烷基硅烷键合硅胶、辛基硅烷键合硅胶和苯基键合硅胶等。

2）正相色谱柱：用硅胶填充剂（吸附剂），或键合极性基团的硅胶填充而成的色谱柱。常见的填充剂有硅胶、氨基键合硅胶和氰基键合硅胶等。氨基键合硅胶和氰基键合硅胶也可用作反相色谱。

3）离子交换色谱柱：用离子交换剂作为填充剂，有阳离子交换色谱柱和阴离子交换色谱柱。作为离子色谱的离子交换色谱柱的填充剂有两种，分别是有机聚合物载体和无机聚合物载体填充剂。

4）手性分离色谱柱：用手性填充剂填充而成的色谱柱。

5）分子排阻色谱柱：多以亲水硅胶、凝胶或经过修饰的凝胶为填充剂。在分子量或分子量分布测定中，宜选与供试品分子大小相适应的色谱柱填充剂。

常见的键合相填料色谱柱及应用范围见表 4-5。

表 4-5 常见的键合相填料色谱柱及应用范围

固定相名称	官能团结构	应用范围
Silica/Si		用于正相色谱分析
C_2	$-(CH_3)_2$	用于反相和离子对色谱分析，保留时间极短的反相固定相
C_4	$-(CH_2)_3-CH_3$	用于反相和离子对色谱分析，大分子供试品，生化供试品
C_8	$-(CH_2)_2-CH_3$	用于反相和离子对色谱分析，中等极性到极性的供试品，如类固醇、核酸、极性药品
C_{18}	$-(CH_2)_{17}-CH_3$	用于反相和离子对色谱分析，非极性到极性的大多数供试品
C_6H_5/Phenyl	$-(CH_2)_3-C_6H_5$	与 C_8 有相似的分析效果，对带苯环的供试品、脂肪酸有良好的分辨率
CN	$-(CH_2)_3-CN$	用于正相和反相色谱分析，有独特的选择性，适中的极性。正相与硅胶吸附剂相似，为氢键接受体，适于分析极性化合物，溶质保留值比硅胶低。反相可提供与 C_8、C_{18}、苯基柱不同的选择性
NO_2	$-(CH_2)_3-C_6H_5-NO_2$	用于多环烃、芳香烃和多环芳烃的分析
NH_2	$-(CH_2)_3-NH_2$	作为多功能固定相 用于正相分析中的极性供试品，如苯胺、脂类、含氧农药； 用于反相分析中的糖类供试品；作为阴离子交换色谱可分离酚、有机羧酸和核
$N(CH_3)_2$	$-(CH_2)_3-N-$ $(CH_3)_2$	用于正相和阴离子交换分析，正相与胺基柱的分离性能相似；作为阴离子交换色谱可分离弱有机碱
OH/Diol	$-(CH_2)_3-O-CH$ $(OH)-CH_2(OH)$	用于正相和反相色谱分析，比硅胶固定相有更低的极性，适于分离有机酸及其聚合物，还可作为分离肽、蛋白质的凝胶过滤色谱固定相
SA/SAX	$-(CH_2)_3-C_6H_5-$ SO_3Na	用于离子交换色谱分析，如阳离子、强酸供试品
SB/SCX	$-(CH_2)_3-C_6H_5-$ $CH_2-N(CH_3)_3Cl$	用于离子交换色谱分析，如阴离子、强碱供试品

色谱柱的内径与长度，填充剂的形状、粒径与粒径分布、孔径、表面积、键合基团的表面覆盖度、载体表面基团残留量，填充的致密与均匀程度等均影响色谱柱的性能，应根据被分离物质的性质来选择合适的色谱柱。

温度会影响分离效果，一般采用室温，有时为改善分离效果可适当提高色谱柱的温度，但一般不宜超过 60℃。

（2）流动相 反相色谱系统的流动相常用甲醇-水系统和乙腈-水系统，用紫外末端波长检测时，宜选用乙腈-水系统。流动相中应尽可能不用缓冲盐，如需用时，应尽可能使用低浓度缓冲盐。用十八烷基硅烷键合硅胶色谱柱时，流动相中有机溶剂一般不低于 5%，否则易导致柱效下降、色谱系统不稳定。对于易解离的组分可以参考其组分的 pK_a 值选择采用离子抑制色谱或离子对色谱法。离子抑制色谱法通过调节流动相的 pH 值抑制解离，分离弱酸性化合物时，可在流动相中加入酸，如醋酸、磷酸等；分离弱碱性化合物时，可在流动相中加入三乙胺。离子对色谱法常用于水溶性较好的物质分离，在流动相中加入离子对试剂，如阴离子表面活性剂（烷基磺酸钠、三氟醋酸等）和阳离子表面活性剂（卤化烷基铵盐、烷基胺等），但要注意其残留的影响。

正相色谱系统的流动相常用两种或两种以上的有机溶剂，如二氯甲烷和正己烷等。

离子色谱的洗脱液主要为酸碱缓冲溶液。分离阴离子常采用稀碱溶液、碳酸盐缓冲溶液等；分离阳离子常采用稀甲烷磺酸溶液等，有时加入甲醇、乙腈等有机改性剂可改善色谱峰的峰型，所用纯化水的电阻率应大于 18MΩ·cm。

分子排阻色谱法的流动相采用水或缓冲溶液，有时也可加入适量的有机溶剂，但一般不超过 30%。

选择流动相时应注意：①尽量使用高纯度试剂作流动相，防止微量杂质长期累积，损坏色谱柱和使检测器噪声增加。②避免流动相与固定相发生作用而使柱效下降或损坏柱子。如残余硅羟基未封闭的硅胶色谱柱，流动相 pH 值一般应在 2~8 之间。残余硅羟基已封闭的硅胶、聚合物复合硅胶或聚合物色谱柱可耐受更广泛 pH 值的流动相，适合于 pH 值小于 2 或大于 8 的流动相。③试样在流动相中应有适宜的溶解度，防止产生沉淀并在柱中沉积。

洗脱方式可根据样品情况选择等度洗脱或梯度洗脱。

（3）检测器

1）紫外检测器（ultraviolet detector，UV 或 UVD）：是 HPLC 应用最广泛的检测器，其工作原理依据于 Lambert-Beer 定律，具有灵敏度高、噪音低、线性范围宽、对温度和流速变化不敏感、可用于梯度洗脱、检测后不破坏样品、可用于制备、并能与多种检测器串联使用等优点，但只能用于紫外-可见光区有吸收的物质，且要求检测波长大于流动相的截止波长。

目前主要应用可变波长和光电二极管阵列检测器（diode array detector，DAD）。DAD 属多道型检测器，能同时获得吸光度-波长-时间三维图谱。不仅可以定量分析，还可用于定性分析。

2）荧光检测器（fluorescence detector，FD）：原理同荧光分析法（$R = KC$），其灵敏度比 UVD 高 2~3 个数量级，选择性好。但只适用于能产生荧光或经衍生化后能产生荧光的物质的检测，主要用于氨基酸、多环芳烃、维生素、甾体化合物及酶等生物活性物质的分析，尤其适合于体内药物分析。

激光荧光检测器以激光为激发光源，利用激光的强聚焦性和单色性，大大提高了检测的灵敏度，特别适合窄径柱 HPLC 和毛细管电泳对痕量组分的分析，对于强荧光效率的物质，可进行单分子检测。

3）电化学检测器（electro-chemical detector，ECD）：包括极谱、库仑、安培和电导检测器。前三种统称伏安检测器。适合于具有氧化还原活性的化合物的检测。电导检测器主要用于离子色谱，以安培检测器应用最广，尤其适合于痕量组分分析。

4）示差折光检测器（refractiveinde detector，RID）：是一种通用型检测器，其工作原理是利用组分与流动相的折光率不同，其响应信号（R）与组分浓度（C）的关系进行定量。

$$R = ZC_i (n_i - n_0)$$

式中，Z 为仪器常数；n_i、n_0 分别为组分与流动相的折光率。只要组分与流动相的折光率有足够的差别，即可进行检测，其对大多数物质检测的灵敏度较低，受流动相组成、温度波动影响较大，不适合梯度洗脱。但对某些物质如糖类却有较高的灵敏度，检出限达 10^{-8}g/mL，操作方便，稳定性较好。

5）蒸发光散射检测器（evaporative lights catering detector，ELSD）：是一种通用型检测器，对各种物质几乎都有相同的响应，其工作原理是用载气（如 N_2）将色谱流分引入雾化器进行雾化，经加热的漂移管蒸发除去流动相，而样品组分形成气溶胶，然后进入检测室，在强光源或激光照射下，产生散射，用光电二极管检测，散射光的强度（I）与组分质量的关系为：

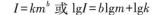

$$I = km^b \text{ 或 } \lg I = b \lg m + \lg k$$

式中，b、k 为与蒸发室温度、雾化气体压力及流动相性质等实验条件有关的常数，其响应值与被测物质的量呈指数函数关系，需经对数转换，转换后亦常有截距，故一般采用两点法计算含量。测定时要求流动相的挥发性大于组分的挥发性，且不能含有缓冲盐类。主要用于糖类、高级脂肪酸、磷脂、维生素、氨基酸、甘油三酯、甾体及某些皂苷类的检测。

此外，还有电喷雾检测器（CAD）与质谱联用等。

常见检测器的主要性能见表 4-6。

表 4-6　常见检测器的主要性能

检测器	检测信号	噪声	线性范围	类型	流速影响	温度影响	检测限 g/mL	池体积 μL	梯度洗脱
UV	吸光度	10^{-4}	10^{5}	选择型	不敏感	小	10^{-10}	2~10	适宜
FD	荧光强度	10^{-3}	10^{4}	选择型	不敏感	小	10^{-13}	<7	适宜
ECD	电流	10^{-9}	10^{6}	选择型	敏感	大	10^{-12}	<1	不宜
ELSD	散射光强度	—	较小	通用型	稍不敏感	小	10^{-10}	—	适宜
RID	折光率	10^{-7}	10^{4}	通用型	不敏感	大	10^{-7}	2~10	不宜
CAD	信号电流	—	10^{4}	通用型	不敏感	小	10^{-10}	—	适宜
MS	离子强度	—	—	通用型	不敏感	小	10^{-13}	—	适宜

2. 系统适用性试验　色谱系统的适用性试验通常包括理论板数、分离度、重复性、拖尾因子和灵敏度等五个参数。其中，分离度和重复性尤为重要。

按各品种项下要求对色谱系统进行适用性试验，即用规定的对照品溶液或系统适用性试验溶液在规定的色谱系统进行试验，必要时，可对色谱系统进行适当调整，以符合要求。

（1）色谱柱的理论板数（n）　用于评价色谱柱的效能。由于不同物质在同一色谱柱上的色谱行为不同，采用理论板数作为衡量柱效能的指标时，应指明测定物质，一般为待测组分或内标物质的理论板数。

在规定的色谱条件下，注入供试品溶液或各品种项下规定的内标物质溶液，记录色谱图，量出供试品主成分峰或内标物质峰的保留时间 t_R（以分钟或长度计）和峰宽（W）或半高峰宽（$W_{h/2}$），按下式计算色谱柱的理论板数。

$$n = 16\left(\frac{t_R}{W}\right)^2 \text{ 或 } n = 5.54\left(\frac{t_R}{W_{h/2}}\right)^2$$

（2）分离度（R）　用于评价待测组分与相邻共存物或难分离物质之间的分离程度，是衡量色谱系统效能的关键指标。

无论是定性鉴别还是定量分析，均要求待测峰与其他峰、内标峰或特定的杂质对照峰之间有较好的分离度。除另有规定外，待测组分与相邻共存物之间的分离度应大于 1.5。

分离度的计算公式为：

$$R = \frac{2(t_{R_2} - t_{R_1})}{W_1 + W_2} \text{ 或 } R = \frac{2(t_{R_2} - t_{R_1})}{1.70(W_{1,h/2} + W_{2,h/2})}$$

式中，t_{R_2} 为相邻两峰中后一峰的保留时间；t_{R_1} 为相邻两峰中前一峰的保留时间；W_1、W_2 及 $W_{1,h/2}$、$W_{2,h/2}$ 分别为此相邻两峰的峰宽及半高峰宽（图 4-1）。

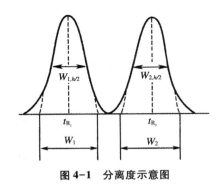

图 4-1 分离度示意图

当对测定结果有异议时，色谱柱的理论板数（n）和分离度（R）均以峰宽（W）的计算结果为准。

（3）**重复性** 用于评价连续进样中，色谱系统响应值的重复性能。采用外标法时，通常取各品种项下的对照品溶液，连续进样 5 次，除另有规定外，其峰面积测量值的相对标准偏差应不大于 2.0%；采用内标法时，通常配制相当于 80%、100% 和 120% 的对照品溶液，加入规定量的内标溶液，配成 3 种不同浓度的溶液，分别至少进样 2 次，计算平均校正因子。其相对标准偏差应不大于 2.0%。当待测成分是微量成分或痕量，进样量少或其色谱峰响应值较小时，其相对标准偏差可以适当放宽。

（4）**拖尾因子（T）** 用于评价色谱峰的对称性。为保证分离效果和测量精度，应检查待测峰的拖尾因子是否符合各品种项下的规定。拖尾因子计算公式为：

$$T = \frac{W_{0.05h}}{2d_1}$$

式中，$W_{0.05h}$ 为 5% 峰高处的峰宽；d_1 为峰顶点至峰前沿之间的距离（图 4-2）。

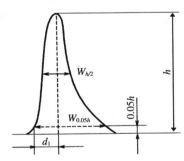

图 4-2 拖尾因子示意图

除另有规定外，峰高法定量时 T 应在 0.95~1.05 之间。峰面积法测定时，若拖尾严重，将影响峰面积的准确测量。必要时，应在各品种项下对拖尾因子作出规定。

（5）**灵敏度** 用于评价色谱系统检测微量物质的能力，通常以信噪比（S/N）来表示。通过测定一系列不同浓度的供试品或对照品溶液来测定信噪比。定量测定时，信噪比应不小于 10；定性测定时，信噪比应不小于 3。系统适用性试验中可以设置灵敏度实验溶液来评价色谱系统的检测能力。

3. 测定方法

（1）**内标法** 按各品种项下的规定，精密称（量）取对照品和内标物质，分别配成溶液，精密量取各适量，混合配成校正因子测定用的对照溶液。取一定量注入仪器，记录色谱图。测量对照品和内标物质的峰面积或峰高，按下式计算校正因子：

$$校正因子（f）= \frac{A_S/c_S}{A_R/c_R}$$

式中，A_S 为内标物质的峰面积或峰高；A_R 为对照品的峰面积或峰高；c_S 为内标物质的浓度；c_R 为对照品的浓度。

再取各品种项下含有内标物质的供试品溶液，注入仪器，记录色谱图，测量供试品中待测成分和内标物质的峰面积或峰高，按下式计算含量：

$$（c_X）= f \cdot \frac{A_X}{A_S'/c_S'}$$

式中，A_X 为供试品的峰面积或峰高；c_X 为供试品的浓度；A_S' 为内标物质的峰面积或峰高；c_S' 为内标物质的浓度；f 为校正因子。

采用内标法，可避免因样品前处理及进样体积误差对测定结果的影响。

（2）外标法　按各品种项下的规定，精密称（量）取对照品和供试品，配制成溶液，分别精密取一定量，注入仪器，记录色谱图，测量对照品溶液和供试品溶液中待测成分的峰面积（或峰高），按下式计算含量：

$$含量（c_X）= c_R \cdot \frac{A_X}{A_R}$$

由于微量注射器不易精确控制进样量，当采用外标法测定时，以手动进样器定量环或自动进样器进样为宜。

测定时，品种正文项下规定的条件除填充剂种类、流动相组分、检测器类型不得改变外，其余如色谱柱内径与长度、填充剂粒径、流动相流速、流动相组分比例、柱温、进样量、检测器灵敏度等，均可适当调整，若使用小粒径（约 2μm）填充剂以提高分离度或缩短分离时间，输液泵的性能、进样体积、检测室体积和系统的死体积等必须与之匹配，必要时，色谱条件（参数）可适当调整。

【例4-13】青蒿素的含量测定（ChP）

色谱条件：用十八烷基硅烷键合硅胶为填充剂（Phenomenex Luna C$_{18}$ 柱，4.6mm×50mm，5μm 或效能相当的色谱柱）；以乙腈-水（50∶50）为流动相；检测波长为 210nm。

系统适用性要求：青蒿素峰与杂质 I 峰（相对保留时间约为 0.80）之间的分离度应大于 4.0。

测定法：取本品约 25mg，精密称定，置 25mL 量瓶中，加流动相溶解并稀释至刻度，摇匀，作为供试品溶液，精密量取 20μL 注入液相色谱仪，记录色谱图；另取青蒿素对照品，同法测定。按外标法以峰面积计算，即得。

（二）气相色谱法

气相色谱法系采用气体为流动相（载气）流经装有填充剂的色谱柱进行分离测定的色谱方法。物质或其衍生物气化后，被载气带入色谱柱进行分离，各组分先后进入检测器，用数据处理系统记录色谱信号。

1. 仪器要求与条件选择　气相色谱仪由载气源、进样部分、色谱柱、柱温箱、检测器和数据处理系统组成。

（1）载气　GC 的流动相为气体，称为载气（carrier gas），氦（He）、氮（N$_2$）和氢（H$_2$）

等气体均可用作载气；根据供试品的性质和检测器种类选择载气，当载气流速较低时，宜用分子量较大的载气如 N_2；当流速高时，宜用低分子量的载气如 H_2、He。对于较长色谱柱，宜用 H_2 作载气，以减小柱压。热导检测器应选用 H_2、He；氢火焰离子化检测器、电子捕获检测器多用 N_2，除另有规定外，常用载气为氮气，其具有安全、价廉、适用性广泛等特点。

载气的流速会影响分离效率和分析时间，需依据色谱柱类型、被测物性质及分离情况等因素进行选择。一般填充柱的载气流速宜控制为 20~80mL/min；毛细管柱宜控制为 1~10mL/min。

（2）进样方式　一般可采用溶液直接进样、自动进样或顶空进样。

溶液直接进样采用微量注射器、微量进样阀或有分流装置的气化室进样；采用溶液直接进样或自动进样时，进样口温度应高于柱温 30~50℃；进样量一般不超过数微升；柱径越细，进样量应越少，采用毛细管柱时，一般应分流以免过载。

顶空进样适用于固体和液体供试品中挥发性组分的分离和测定。将固态或液态供试品制成供试液后，置于密闭小瓶中，在恒温控制的加热室中加热至供试品中挥发性组分在液态和气态达到平衡后，由进样器自动吸取一定体积的顶空气体注入色谱柱中。

（3）色谱柱　GC 法色谱柱有填充柱（packed column）和毛细管柱（capillary column）。填充柱的材质为不锈钢或玻璃，内径为 2~4mm，柱长为 2~4m，内装吸附剂、高分子多孔小球或涂渍固定液的载体，粒径为 0.18~0.25mm、0.15~0.18mm 或 0.125~0.15mm。常用载体为经酸洗并硅烷化处理的硅藻土或高分子多孔小球，常用固定液有甲基聚硅氧烷、聚乙二醇等。

毛细管柱的材质为玻璃或石英，内壁或载体经涂渍或交联固定液，内径一般为 0.25mm、0.32mm 或 0.53mm，柱长 5~60m，固定液膜厚 0.1~5.0μm，常用的固定液有甲基聚硅氧烷、不同比例的苯基甲基聚硅氧烷、聚乙二醇等。常用色谱柱的固定相见表 4-7。

表 4-7　药物分析中常用的固定相

极性	固定相	常用柱举例
非极性	100%二甲基聚硅氧烷	DB-1、HP-1、SPB-1 等
弱极性	5%苯基-95%甲基聚硅氧烷，5%二苯基-95%二甲基聚硅氧烷	DB-5、HP-5、SPB-5 等
中极性	35%二苯基-65%甲基聚硅氧烷	HP-624、HP-50+
	50%二苯基-50%二甲基聚硅氧烷	DB-225
	6%氰丙基苯基-94%二甲基聚硅氧烷	HP-innowax 等
	14%氰丙基苯基-86%二甲基聚硅氧烷	
极性	PEG-20M	HP-20M、HP-FFAP 等
	Carbowax20M	

新的填充柱和毛细管柱在使用前需老化以除去残留溶剂及低分子量的聚合物，色谱柱如长期未用，使用前应老化处理，使基线稳定。

（4）柱温及固定液与担体配比的选择　柱温选择的基本原则是在使最难分离的组分有符合要求的分离度这个前提下，尽可能采用较低柱温，同时以保留时间适宜及不拖尾为度。在实际工作中一般根据样品的沸点来选择柱温。高沸点的样品（沸点 300~400℃），采用 1%~5%低固定液配比，柱温 200~250℃；沸点为 200~300℃ 的样品，采用 5%~10%固定液配比，柱温 150~180℃；沸点为 100~200℃ 的样品，采用 10%~15%固定液配比，柱温选各组分平均沸点 2/3 左右；气体等低沸点样品，采用 15%~25%高固定液配比，柱温选沸点左右，在室温或 50℃下进行分析。对于宽沸程样品，需采用程序升温方法进行分析。此外，柱温要低于固定液的最高使用温度。

柱温箱温度的波动会影响色谱分析结果的重现性，因此，柱温箱控温精度应在±1℃，且温度波动小于每小时0.1℃。温度控制系统分为恒温和程序升温两种。

为使待测物完全气化，气化室（也称进样室）温度一般宜高于被测组分沸点，高于柱温30~50℃。

（5）检测器   气相色谱检测器的种类较多，如表4-8所示，以火焰离子化检测器最为常用。检测器温度一般应高于柱温，并不得低于150℃，以免水汽凝结，通常检测器温度为250~350℃。

表4-8   气相色谱常用检测器及其特点

检测器名称	英文缩写	特点
火焰离子化检测器	FID	对碳氢化合物有良好响应，适合检测大多数药物
热导检测器	TCD	可用于水分等测定
电子捕获检测器	ECD	适合于含电负性强元素（如卤素）的化合物
氮磷检测器	NPD	对含氮、磷元素的化合物有很高的灵敏度
火焰光度检测器	FPD	对含磷、硫元素的化合物灵敏度高
质谱检测器	MS	能给出供试品中某个成分相应的结构信息，可用于初步结构确证

2. 系统适用性试验   除另有规定外，应照"高效液相色谱法"项下的规定。

3. 测定法

（1）内标法   同高效液相色谱法。

（2）外标法   同高效液相色谱法。

（3）标准溶液加入法   精密称（量）取待测成分对照品适量，配制成适当浓度的对照品溶液，取一定量，精密加入供试品溶液中，根据外标法或内标法测定被测组分含量，再扣除加入的对照品的含量，即得供试品溶液中被测组分含量。

也可按下述公式进行计算，加入对照品溶液前后校正因子应相同，即：

$$\frac{A_{is}}{A_X}=\frac{c_X+\Delta c_X}{c_X}$$

则待测组分的浓度 c_X 可通过如下公式进行计算：

$$c_X=\frac{\Delta c_X}{(A_{is}/A_X)-1}$$

式中，c_X 为供试品中被测组分 X 的浓度；A_X 为供试品中被测组分 X 的色谱峰面积；Δc_X 为所加入的已知浓度的待测组分对照品的浓度；A_{is} 为加入对照品后被测组分 X 的色谱峰面积。

气相色谱法的进样量一般仅数微升，为减小进样误差，尤其当采用手工进样时，由于留针时间和室温等对进样量也有影响，故最好采用内标法定量；当采用自动进样器时，由于进样重复性的提高，在保证分析误差的前提下，也可采用外标法定量；当采用顶空进样时，由于供试品和对照品处于不完全相同的基质中，故可采用标准溶液加入法以消除基质效应的影响，当标准溶液加入法与其他定量方法结果不一致时，应以标准加入法结果为准。

第三节   药物分析方法验证

药物分析方法验证的目的是证明采用的方法适合相应检测要求。在建立药品质量标准、药品生产工艺变更、原分析方法进行修订时，分析方法需经验证。方法验证理由、过程和结果均应记载在药品标准起草或修订说明中。

需验证的分析项目有鉴别试验、杂质测定（限度或定量分析）、含量测定（包括特性参数和含量/效价测定，其中特性参数如药物溶出度、释放度等）。

验证的指标有专属性、准确度、精密度（包括重复性、中间精密度和重现性）、检测限、定量限、线性、范围和耐用性。在分析方法验证中，需采用标准物质进行试验。不同的分析项目对验证的指标要求也有所不同，表4-9列出分析项目和相应的验证指标可供参考。

表 4-9　检验项目与验证内容

指标	鉴别	杂质测定		含量测定特性参数 含量或效价测定
		定量	限度	
专属性[①]	+	+	+	+
准确性	−	+	−	+
精密度				
重复性	−	+[②]	−[②]	+[②]
中间精密度	−	+[②]	−[②]	+[②]
检测限	−	−[③]	+	−
定量限	−	+	−	−
线性	−	+	−	+
范围	−	+	−	+
耐用性	+	+	+	+

注：①如一种方法不够专属，可用其他方法予以补充。②已有重现性验证，不需验证中间精密度。③视具体情况予以验证。+需要验证；−不需验证。

一、专属性

专属性（specificity）系指在其他成分（如杂质、降解产物、辅料等）可能存在下，采用的分析方法能准确测定出被测物的特性。鉴别试验、杂质检查、含量测定方法，均应考察其专属性。如方法专属性不强，应采用多种不同原理的方法予以补充。

（一）鉴别试验

应能与可能共存的物质或结构相似的化合物区分。不含被测成分的供试品，以及结构相似或组分中的有关化合物，均应呈阴性反应。

（二）含量测定和杂质测定

采用色谱法和其他分离方法，应附代表性图谱，以说明方法的专属性，并应标明各成分在图中的位置，色谱法中的分离度应符合要求。

在杂质对照品可获得的情况下，对于含量测定，试样中可加入杂质或辅料，考察测定结果是否受干扰，并可与未加杂质或辅料的试样比较测定结果。对于杂质测定，也可向试样中加入一定量的杂质，考察杂质之间能否得到分离。

在杂质或降解产物不能获得的情况下，可将含有杂质或降解产物的试样进行测定，与另一个经验证了的方法或药典方法比较结果。也可用强光照射、高温、高湿、酸（碱）水解或氧化的方法进行强制破坏，以研究可能的降解产物和降解途径对含量测定和杂质测定的影响。含量测定方法应比对两种方法的结果，杂质测定应比对检出的杂质个数，必要时可采用光电二极管阵列检测和质谱检测，进行峰纯度检查。

二、准确度

准确度（accuracy）系指用该方法测定的结果与真实值或参考值接近的程度，一般以回收率（%）表示。准确度应在规定的范围内测定。准确度也可由所测定的精密度、线性和专属性推算出来。

（一）回收率测定方法

测定回收率的具体方法有"回收试验法"和"加样回收试验法"。

回收试验：在纯溶剂或阴性样品中加入已知量的对照品（或标准品），依法测定，按下式计算：

$$回收率（\%）= \frac{测得量}{加入量} \times 100\%$$

加样回收试验：在已准确测定药物含量的样品中加入已知量的对照品（或标准品），依法测定，按下式计算：

$$加样回收率（\%）= \frac{加入对照品后测得量 - 原样品所含被测成分量}{对照品加入量} \times 100\%$$

（二）化学药含量测定方法的准确度

1. 原料药含量测定方法的准确度　通常采用已知纯度的对照品进行测定，并按"回收试验法"计算回收率；或用本法所得结果与已知准确度的另一个方法测定的结果进行比较。

2. 制剂含量测定方法的准确度　主要考察制剂中的辅料（包括其他组分）对含量测定方法的影响。可在处方量空白辅料中，加入已知量被测物对照品进行测定，按回收试验法计算回收率；如不能得到制剂辅料的全部组分，可向待测制剂中加入已知量的被测物对照品进行测定，按加样回收试验法计算回收率；也可用所建立方法的测定结果与已知准确度的另一种方法的测定结果进行比较。如该法已经测试并求出了精密度、线性和专属性，在准确度可推算出来的情况下，这一项可不必再做。

（三）化学药杂质定量测定的准确度

可向原料药或制剂中加入已知量杂质进行测定。如不能得到杂质或降解产物对照品，可用所建立方法测定的结果与另一成熟的方法进行比较，如药典标准方法或经过验证的方法。

（四）中药化学成分测定方法的准确度

可用已知纯度的对照品进行加样回收率测定，即向已知被测成分含量的供试品中再精密加入一定量的被测成分对照品，依法测定并计算回收率。在加样回收试验中须注意对照品的加入量与供试品中被测成分含有量之和必须在标准曲线线性范围之内；加入对照品的量要适当，过小会引起较大的相对误差，过大则干扰成分相对减少，真实性差。

（五）数据要求

对于化学药，应报告已知加入量的回收率（%），或测定结果平均值与真实值之差及其相对标准偏差或置信区间（置信度一般为95%）；对于中药，应报告供试品取样量、供试品中含有量、对照品加入量、测定结果和回收率（%）计算值，以及回收率（%）的相对标准偏差（RSD%）或置信区间。

样品中被测成分的含量水平与回收率限度要求的关系，参考表4-10规定。如果被测物质含量低于0.01%及基质复杂等情况下，回收率限度可适当放宽。

表4-10　样品中被测成分含量水平与回收率限度要求

待测成分含量			待测成分质量分数	回收率限度/%
%	ppm 或 ppb	mg/g 或 µg/g	g/g	
100	—	1000mg/g	1.0	98~101
10	100000ppm	100mg/g	0.1	95~102
1	10000ppm	10mg/g	0.01	92~105
0.1	1000ppm	1mg/g	0.001	90~108
0.01	100ppm	100µg/g	0.0001	85~110
0.001	10ppm	10µg/g	0.00001	80~110
0.0001	1ppm	1µg/g	0.000001	75~120
—	10ppb	0.01µg/g	0.00000001	70~125

三、精密度

精密度（precision）系指在规定的测试条件下，同一份均匀供试品，经多次取样测定，各次所得结果之间的接近程度。含量测定和杂质定量测定应考虑方法的精密度。

（一）精密度的表示方法

精密度一般用偏差、标准偏差或相对标准偏差表示。

偏差（deviation，d）：测量值（x_i）与平均值（$\bar{x}$）之差。

$$d = x_i - \bar{x}$$

标准偏差（standard deviation，SD 或 S）：

$$S = \sqrt{\frac{\sum (x_i - \bar{x})^2}{n-1}} \quad (n \text{ 为测定次数})$$

相对标准偏差（relative standard deviation，RSD）：

$$RSD = \frac{S}{\bar{x}} \times 100\%$$

（二）分类

在相同条件下，由同一个分析人员测定所得结果的精密度称为重复性；在同一个实验室，不同时间由不同分析人员用不同设备测定的结果之间的精密度，称为中间精密度；在不同实验室由不同分析人员测定结果之间的精密度，称为重现性。

（三）验证内容

通常考察方法的重复性和中间精密度，当分析方法被采用作为法定标准时，应进行重现性试验，即通过不同实验室协同验证，获得重现性结果。

1. 重复性 在规定范围内，取同一浓度（分析方法拟定的样品测定浓度，相当于100%浓度水平）的供试品，用至少6份的测定结果进行评价；或设计至少3不同种浓度，每种浓度分别制备至少3份供试品溶液进行测定，用至少9份样品的测定结果进行评价。采用至少9份测定结果进行评价时，浓度的设定应考虑样品的浓度范围。

2. 中间精密度 为考察随机变动因素，如不同日期、不同分析人员、不同仪器对精密度的影响，应进行中间精密度试验。

3. 重现性 法定标准采用的分析方法应进行重现性试验。例如，建立药典分析方法时通过协同检验得出重现性结果，协同检验的目的、过程和重现性结果均应记载在起草说明中。应注意重现性试验用的样品本身的质量均匀性和贮存运输中的环境影响因素，以免影响重现性结果。

4. 数据要求 均应报告标准偏差、相对标准偏差或置信区间。样品中待测定成分含量水平和精密度可接受范围参考表4–11（可接受范围可在给出数值0.5~2倍区间，计算公式，重复性：$RSD_r = C^{-0.15}$；重现性：$RSD_R = 2C^{-0.15}$，其中 C 为待测定成分含量）。在基质复杂、组分含量低于0.01%及多成分等分析中，精密度接受范围可适当放宽。

表 4–11　样品中被测成分含量水平与精密度（RSD）可接受范围

| 待测定成分含量 | | | 待测定成分质量分数 | 重复性 | 重现性 |
%	ppm 或 ppb	mg/g 或 μg/g	g/g	（RSD_r）/%	（RSD_R）/%
100	—	1000mg/g	1.0	1	2
10	100000ppm	100mg/g	0.1	1.5	3
1	10000ppm	10mg/g	0.01	2	4
0.1	1000ppm	1mg/g	0.001	3	6
0.01	100ppm	100mg/g	0.0001	4	8
0.001	10ppm	10μg/g	0.00001	6	11
0.0001	1ppm	1μg/g	0.000001	8	16
—	10ppb	0.01μg/g	0.00000001	15	32

四、检测限

检测限（limit of detection，LOD）系指试样中被测物能被检测出的最低量；药品的鉴别试验和杂质检查方法，均应通过测试确定方法的检测限。检测限仅作为限度试验指标和定性鉴别的依据，没有定量意义，只体现定性分析试验的灵敏度。

（一）常用方法

1. 直观法 用已知浓度的被测物，试验出能被可靠地检测出的最低浓度或量。本法适用于可用目视法直接评价结果的分析方法，通常为非仪器分析方法，如鉴别试验的显色法、杂质检查的薄层色谱法等。

2. 信噪比法 用于能显示基线噪声的分析方法，即把已知低浓度试样测出的信号与空白样品测出的信号进行比较，计算出能被可靠地检测出的被测物质最低浓度或量。一般以信噪比为3∶1时相应浓度或注入仪器的量确定检测限。

3. 基于响应值标准偏差和标准曲线斜率法 本法适用于不能直观比较信噪比的仪器分析方

法，如紫外-可见分光光度法。可按下式计算：

$$LOD = 3.3\,\delta/S$$

式中，*LOD* 为检测限；δ为响应值的偏差；*S* 为标准曲线的斜率。δ可以通过下列方法测得：①测定空白值的标准偏差。②用标准曲线的剩余标准偏差或截距的标准偏差来代替。

（二）数据要求

上述计算方法获得的定量限数据须用含量相近的样品进行验证。报告应附测试图谱，说明测试过程和检测限结果。

五、定量限

定量限（limit of quantitation，LOQ）系指样品中被测物能被定量测定的最低量，其测定结果应符合准确度和精密度要求。定量限体现分析方法是否具备灵敏的定量检测能力。对于微量或痕量物质分析、定量测定药物杂质和降解产物时，应确定方法的定量限。

（一）常用方法

常用 LOQ 的检测方法与 LOD 相同，包括直观法、信噪比法和基于响应值标准偏差与标准曲线斜率法。采用信噪比法时，一般以信噪比为 10∶1 时相应浓度或注入仪器的量确定定量限；使用基于响应值标准偏差与标准曲线斜率法时，按 $LOQ = 10\,\delta/S$ 计算。

（二）数据要求

上述计算方法获得的定量限数据须用含量相近的样品进行验证。应附测定图谱，说明测试过程和定量限结果，包括准确度和精密度验证数据。

六、线性

线性（linearity）系指在设计的范围内，线性试验结果与试样中被测物浓度直接呈比例关系的能力。线性是众多方法定量分析的基础，在应用这些方法时，凡涉及定量测定的项目，如含量测定、杂质定量检查、溶出度测定等均应确定线性模型。

（一）方法

应在设计的范围内测定线性关系。可用同一对照品贮备液经精密稀释，或分别精密称取对照品，制备一系列对照品溶液的方法进行测定，至少制备 5 份不同浓度的对照品溶液。以测得的响应信号对被测物浓度的函数作图，观察是否呈线性，再用最小二乘法进行线性回归。必要时，响应信号可经数学转换，再进行线性回归计算。或者可采用描述浓度-响应关系的非线性模型。

（二）数据要求

应列出回归方程、相关系数、残差平方和、线性图（或其他数学模型）。

七、范围

范围（range）系指分析方法能达到精密度、准确度和线性要求时的高低限浓度或量的区间。凡涉及定量测定的分析方法，如含量测定、含量均匀度、溶出度或释放度、杂质定量检查等项目均应规定分析方法的高低限浓度或量的范围。

范围应根据分析方法的具体应用及其线性、准确度、精密度结果和要求确定。

1. 原料药和制剂含量测定　范围一般为测定浓度的 80%~120%。

2. 制剂含量均匀度检查　范围一般为测定浓度的 70%~130%，特殊剂型，如气雾剂和喷雾剂，范围可适当放宽。

3. 溶出度或释放度中的溶出量测定　范围一般为限度的 ±30%，如规定了限度范围，则应为下限的-20%至上限的+20%。

4. 杂质测定　范围应根据初步实际测定数据，拟订为规定限度的 ±20%。如果一个试验同时进行含量测定和纯度检查，且仅使用 100% 的对照品，线性范围应覆盖杂质的报告水平至规定含量的 120%。

5. 中药分析　范围应根据分析方法的具体应用和线性、准确度、精密度结果及要求确定。对于有毒的、具特殊功效或药理作用的成分，其验证范围应大于被限定含量的区间。溶出度或释放度中的溶出量测定，范围一般为限度的 ±30%。

八、耐用性

耐用性（robustness）系指在测定条件有小的变动时，测定结果不受影响的承受程度，为使方法可用于常规检查提供依据。开始研究分析方法时，就应考虑其耐用性。如果测试条件要求苛刻，则应在方法中写明。注明可以接受变动的范围，可以先采用均匀设计确定主要影响因素，再通过单因素分析等确定变动范围。典型的变动因素如下：

1. 样品制备　被测溶液的稳定性、样品的提取次数、时间等，如在中药提取方法的耐用性试验中，可以考察提取溶剂的浓度、用量和提取时间等微小变动对提取方法的影响。

2. 分析条件　如 HPLC 法中典型的变动因素包括流动相的组成、pH 值、不同品牌或不同批号的同类型色谱柱、柱温、流速等；气相色谱法变动因素包括不同品牌或批号的色谱柱、不同类型的担体、载气流速、柱温、进样口和检测器温度等。

经试验，测定条件小的变动应能满足系统适用性试验要求，以确保方法的可靠性。

药品质量分析方法在首次建立和使用时，应进行方法学验证、转移或确认。USP 附录"分析方法验证（validation of compendia methods）"指出：方法学验证是根据要求对分析方法所有参数进行验证，验证的结果用于说明该方法适用于某个特定样品的分析检测，对于自己内部建立的方法推荐进行方法学验证。

分析方法确认（analytical method verification）是指首次使用法定分析方法时，由现有的分析人员对分析方法中关键的验证指标进行有选择性的考察，以证明方法对分析样品的适用性，同时证明分析人员有能力使用该法定分析方法。分析方法的确认过程，是指应用法定方法对药物及其制剂进行测定时，评价该方法能否达到预期的分析目的。分析方法确认无需对法定方法进行完整的再验证，分析方法验证的指标可用于方法的确认，其确认的范围和需验证的具体指标取决于实验人员的培训和经验水平、分析方法种类、相关设备或仪器、具体的操作步骤和分析对象等。

分析方法转移（analytical method transfer）是一个文件记录和实验确认的过程，目的是证明一个实验室（方法接收实验室）在采用另一个实验室（方法建立实验室）建立并经过验证的非法定分析方法检测样品时，该实验室有能力成功地操作该方法，检测结果与方法建立实验室检测结果一致。分析方法转移是保证不同实验室间获得一致、可靠和准确检测结果的一个重要环节，同时也是对实验室检测能力的一个重要评估。分析方法转移可通过多种途径实现。最常用的方法是比对相同批次均一样品或比对专门制备用于测试的样品的检验结果。其他方法包括实验室间共同验证、接收方对分析方法进行完全或部分验证和合理的转移豁免。分析方法转移实验、转移范围和执行策略制订要依据接收方经验和知识、样品复杂性和特殊性分析、过程的风险评估。

第四节　定量分析样品的前处理方法

分析样品前处理系采用一定方法使待测物质转化为适宜测定的形式，又称分析样品的制备，是药物定量分析的重要环节，可以提高分析结果的专属性和准确度。因此，在分析之前一般需根据分析方法的特点、被测组分的结构、性质及存在形式选择不同样品的前处理方法。

一、样品基质与样品制备

基质指的是样品中被分析物以外的组分，由于基质常常对分析物的分析过程有显著的干扰，并影响分析结果的准确性，这些影响和干扰被称为基质效应（matrix effect）。因此，选择合适的样品制备方法，以便有效地消除基质效应的影响。

（一）化学原料药

由于化学原料药纯度高，几乎无基质干扰，在常规分析中大多可以直接将样品溶解于适当的溶剂中，或稀释至适当的浓度即可。除对特征基团或元素（如有机结合的卤素）分析外，一般无需对样品采取过多的处理过程。

（二）化学药物制剂

化学药物制剂中所加的辅料常干扰主药的分析。因此，样品制备时，应着重考虑的是制剂处方中干扰组分的排除。通常固体制剂（如片剂）制成溶液后需要滤过，以除去不溶性的附加剂；半固体与液体制剂常采用提取分离法处理样品，如软膏剂、糖浆剂、口服溶液等常采用溶剂提取或固相萃取等方法对样品进行处理，以除去软膏基质、高浓度糖类及其他干扰成分。相关内容将在"第十五章药物制剂分析"中介绍。

（三）中药及制剂

中药材、饮片及制剂成分复杂，含量测定中的被测成分往往含量很低，因此，常需采用提取和分离富集的方法处理。相关内容将在"第十六章中药分析概论"中介绍。

（四）生物药物

生物药物的分析方法与化学药品或中药都存在显著差异，样品制备方法亦不尽相同。其相关内容将在"第十七章生化药物与生物制品分析概论"中介绍。

（五）生物样品

生物样品（或称体内样品）中的药物浓度通常在 μg/mL（g）～ng/mL（g）或更低的痕量水平，生物基质干扰大，所采用的分析方法多为高专属性、高灵敏度、高通量的分析方法。因此，应选择与之相适应的前处理方法。测定生物样本中的有机药物时，常采用蛋白质沉淀法、溶剂或固相萃取法、化学衍生化法等；测定生物样品中的微量元素时，常采用有机破坏，如酸消解等方法制备样品。相关内容将在"第八章体内药物分析"中介绍。

二、样品制备常用方法

定量分析样品的前处理方法有溶解、提取分离、萃取与浓缩、化学分解、化学衍生化、有机破坏等方法。

（一）直接溶解法

直接溶解法即将供试样品直接溶解于适当的溶剂或分散于适当的稀释剂中，制成溶液或分散系供试，适合于具有特征基因的化学原料药及组成简单、干扰较少的制剂，如单方制剂、注射剂等。

（二）提取分离法

提取分离法即用适当的与水混溶的极性有机溶剂，将被测物质与试验样品基质分离的过程。本法适用于组成复杂的复方制剂、中药及其制剂等供试样品的制备，如软膏剂、栓剂等。常用的提取分离方法有溶剂提取法、超声处理法、加热回流法、索式提取或水蒸汽蒸馏法、冷浸或渗漉法。

【例4-14】复方利血平氨苯蝶啶片含量测定中供试品溶液的制备（ChP）

取本品20片，精密称定，研细，精密称取细粉适量（约相当于利血平0.25mg），置50mL量瓶中，加乙腈5mL，超声使利血平溶解，用50%乙腈稀释至刻度，摇匀，滤过，取续滤液作为供试品溶液。

（三）萃取浓集法

萃取浓集法即是采用适当的有机溶剂选择性地将被测组分与样品基质分离，进行纯化与浓集的过程。本法主要适合于复杂基质中的微量或痕量物质分析时样品的制备。如中药复方制剂或生物样品等，相关内容将在"第六章中药分析概论"中介绍。

（四）化学分解法

化学分解法系将药物的有机结构经适当的化学反应，发生部分降解生成具有特征反应的官能团或特征元素离子的过程。本法适用于分子结构无特征反应，但具有潜在特征基团或含金属及卤素等药物分析的样品制备。根据化学反应原理的不同，化学分解法主要分为水解法与锌粉还原法。

1. 水解法　即是在适当的酸碱性溶液中，经加热回流使有机结构分解，生成具有特征反应的游离官能团或特征元素离子的方法。

（1）酸水解法　即将药物与适当的无机酸（如盐酸）溶液共热或回流，使药物结构中的卤素原子水解，或将不溶性金属盐类水解转换为可溶性盐。本法常用于卤素原子与脂肪族碳原子以共价结合（结合不牢固）的含卤素有机药物及水难溶性含金属有机药物的鉴别与含量测定时样品的制备。

【例4-15】十一烯酸锌的含量测定（ChP）

由于本品在水或乙醇中几乎不溶，因此，取本品与稀盐酸共沸，水解生成十一烯酸沉淀，滤除；定量收集滤液中的氧化锌，再用乙二胺四醋酸二钠滴定液直接滴定锌离子，即得。

（2）碱水解法　即是将药物溶解于适当的溶剂中，加碳酸钠或氢氧化钠溶液并加热回流使其水解的过程。本法适用于含酯或酰胺结构，或结合不牢固的卤素等有机药物定性、定量分析时的样品制备。

【例4-16】阿司匹林的鉴别（ChP）

取本品约0.5g，加碳酸钠试液10mL，煮沸2分钟后，放冷，加过量的稀硫酸，即析出白色沉淀，并发生醋酸的臭气。

2. 锌粉还原法　含有特征元素取代的有机药物，当特征元素原子与碳原子结合较牢固时，采用水解法难以使共价结合键断裂，但可在酸或碱性溶液中加强还原剂锌粉，在室温下或加热回流使共价结合的C-X链断裂而转化为无机离子。

【例4-17】碘他拉酸的含量测定（ChP）

取本品，加氢氧化钠试液与锌粉适量，加热回流水解，与苯环相连的碘转化为碘化钠，在冰醋酸中用硝酸银滴定液滴定。

（五）化学衍生化法

化学衍生化法系通过适当的化学反应，在药物分子中引入具有特征属性官能团的结构改造过程。本法适用于无可检测基团（包括游离的或潜在的具有特征属性的基团）或特征元素的样品制备。根据衍生产物具有的可检测属性的不同，可分为适用于高效液相色谱法的紫外衍生化、荧光衍生化、非对映衍生化（或手性衍生化）与适用于气相色谱法的硅烷化、酰化及烷基化等反应。化学衍生化法主要适用于单一组分定量分析时的样品制备。本法多应用于生物样品分析。

【例4-18】硫酸庆大霉素中C组分含量测定（USP44-NF39）

以邻苯二醛（OPA）为衍生化试剂，采用柱前衍生化HPLC法，在330nm波长处测定，要求庆大霉素含C_1和C_{2b}总量为25%~50%，C_{1a}为10%~35%，C_{2a}与C_2总量为25%~55%。

（六）有机破坏法

有机破坏法系将药物的有机结构经高温氧化分解为二氧化碳和水，而有机结合的特征元素原子转化为可溶性无机物的过程。本法适用于含金属药物及结合牢固的卤素、氮、硫、磷等元素的有机药物的分析。由于这些药物结构中的金属含量或特征元素原子与碳原子的结合牢固，用水解或锌粉还原等化学分解难以定量转变为无机形式，必须采用有机破坏的方法将药物分子中的有机结构部分完全破坏，使有机结合形式的金属元素或特征元素原子转变为可测定的无机离子（或氧化物、无氧酸等）后方可采用适当的方法分析。ChP中收载湿法破坏和干法破坏两种方法。

1. 干法破坏　干法破坏主要适合于含卤素、S、P、N等有机药物的前处理，也可用于药物中硒、砷盐的测定和检查。本法又分为高温炽灼法和氧瓶燃烧法。

（1）高温炽灼法　本法系将试样经高温炽灼灰化，使有机结构分解而待测元素转化为无机元素或可溶性无机盐。有时也可以加入一些促进灰化的辅助试剂，如碳酸钠、硝酸镁、氢氧化钙等。常用于含卤素药物的鉴别、含磷及砷盐药物的测定及检查。

（2）氧瓶燃烧法　本法系将有机药物放入充满氧气的密闭燃烧瓶中进行燃烧，待燃烧产物被吸入吸收液后，再采用适宜的分析方法进行鉴别、检查或含量测定。本法的特点为简便、快速、破坏完全，适用于含卤素或含硫、硒等有机药物的鉴别、检查和含量测定，尤其适用于微量样品的分析。

1）仪器装置：燃烧瓶为 500mL、1000mL 或 2000mL 磨口、硬质玻璃锥形瓶，瓶塞应严密、空心，底部熔封铂丝一根（直径为 1mm），铂丝下端做成网状或螺旋状，长度约为瓶身长度的 2/3，见图 4-3A。

2）样品的处理：对于固体样品，精密称取供试品（研细）适量，除另有规定外，置于无灰滤纸中心，按虚线折叠（图 4-3B）后，固定于铂丝下端的网内或螺旋处，使尾部（如图 4-3C）露出；如为液体供试品，可在透明胶纸和滤纸做成的纸袋中称样。方法为将透明胶纸剪成规定的大小和形状（图 4-3D），中部贴一约 16mm×6mm 的无灰滤纸条，并于其突出部分贴一 6mm×35mm 的无灰滤纸条（图 4-3E），将胶纸对折，紧粘住底部及另一边，并使上口敞开（图 4-3F）；精密称定重量，用滴管将供试品从上口滴在无灰滤纸条上，立即捏紧粘住上口，精密称定重量，两次重量之差即为供试品重，将含有供试品的纸袋固定于铂丝下端的网内或螺旋处，使尾部露出。

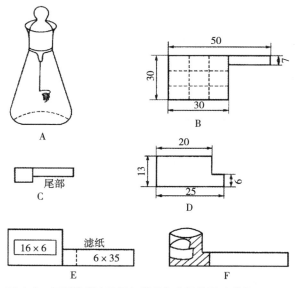

图 4-3　氧瓶燃烧法装置与样品包装操作图（单位：mm）

3）操作方法：在燃烧瓶内按各品种项下的规定加入吸收液，并将瓶口用水湿润，小心急速通入氧气约 1 分钟（通气管应接近液面，使瓶内空气排尽），立即用表面皿覆盖瓶口，移置他处；点燃包有供试品的滤纸尾部，迅速放入燃烧瓶中，按紧瓶塞，用少量水封闭瓶口，待燃烧完毕（应无黑色碎片），充分振摇，使生成的烟雾完全吸入吸收液中，放置 15 分钟，用少量水冲洗瓶塞及铂丝，合并洗液及吸收液。同法另做空白试验。然后按各品种项下规定的方法进行检查或测定。

4）吸收液的选择：吸收液的作用是将样品经燃烧分解所产生的各种价态的卤素、硫、硒等，定量地吸收并转变为一定的便于测定的价态。应根据被测物质的种类及所选用的分析方法选择合适的吸收液。氧瓶燃烧法常用吸收液，见表 4-12。

表 4-12 氧瓶燃烧法常用吸收液

样品	吸收液
含氟有机药物	水
含氯有机药物	水-氢氧化钠溶液
含溴有机药物	水-氢氧化钠溶液-二氧化硫饱和溶液
含碘有机药物	水-氢氧化钠溶液-二氧化硫饱和溶液或水-氢氧化钠溶液
含硫有机药物	水-浓过氧化氢溶液
含硒有机药物	硝酸溶液

5）注意事项：燃烧时要注意防爆。应根据被燃烧分解的样品量选用适宜大小的燃烧瓶，一般取样量为 10~20mg 时，使用 500mL 燃烧瓶；加大样品量时可选用 1000mL 或 2000mL 燃烧瓶。以使样品能在足够的氧气中燃烧分解完全，有利于将燃烧分解产物较快地吸收到吸收液中和防爆。测定含氟有机药物时宜采用石英制燃烧瓶。

6）应用：ChP 测定升华硫、甲状腺粉、甲状腺片、碘苯酯及其注射液含量时，采用氧瓶燃烧法进行有机破坏。

【例 4-19】碘苯酯的含量测定（ChP）

取本品约 20mg，精密称定，照氧瓶燃烧法（通则 0703）进行有机破坏，以氢氧化钠试液 2mL 与水 10mL 为吸收液，待吸收完全后，加溴醋酸溶液（取醋酸钾 10g，加冰醋酸适量使溶解，加溴 0.4mL，再加冰醋酸稀释至 100mL）10mL，密塞，振摇，放置数分钟，加甲酸约 1mL，用水洗涤瓶口，并通入空气流 3~5 分钟以除去剩余的溴蒸气，加碘化钾 2g，密塞，摇匀，用硫代硫酸钠滴定液（0.02mol/L）滴定，至近终点时，加淀粉指示液，继续滴定至蓝色消失，并将滴定的结果用空白试验校正。每 1mL 硫代硫酸钠滴定液（0.02mol/L）相当于 1.388mg 的 $C_{19}H_{29}IO_2$。

讨论：本法采用氧瓶燃烧法进行有机破坏，碘量法测定含量碘苯酯为含碘有机药物，碘原子以共价键与苯环相连，不能直接滴定，需经有机破坏，使有机碘转变成无机碘后，再进行测定。因此将碘苯酯在充满氧气的密闭燃烧瓶内燃烧，转变为碘化物，继而氧化为游离的碘，并被定量吸收于吸收液中，与氢氧化钠反应，生成碘化物与碘酸盐，加入溴-醋酸溶液，使其全部转化为碘酸盐，过量的溴采用甲酸及流通空气去除。再加入碘化钾，使其与碘酸盐反应生成放大 6 倍的游离碘，用硫代硫酸钠滴定液滴定，碘与淀粉结合所显的蓝色消失即为终点。其反应式如下：

燃烧：$I-\underset{}{\text{(苯环)}}\underset{CH-(CH_2)_8-COOC_2H_5}{\overset{CH_3}{|}} \xrightarrow[\text{燃烧}]{O_2} I_2(I^-)$

吸收：$I_2 + 2NaOH \rightarrow NaIO + NaI + H_2O$

$3NaIO \rightarrow NaIO_3 + 2NaI$

放大反应：$3Br_2 + I^- + 3H_2O \xrightarrow{CH_3COOH} IO_3^- + 6HBr$

$IO_3^- + 5I^- + 6H^+ \rightarrow 3I_2 + 3H_2O$

滴定反应：$I_2 + 2Na_2S_2O_3 \rightarrow 2NaI + Na_2S_4O_6$

碘苯酯与硫代硫酸钠的反应摩尔比为 1∶6，所以：

$$T = \frac{cM}{n} = \frac{0.02 \times 416.34}{6} = 1.388 \text{（mg/mL）}$$

2. 湿法破坏 湿法破坏主要有硝酸-高锰酸钾法、硫酸-硝酸法、硫酸-高氯酸法、硫酸-硫酸盐法等。本法适用于药物中氮、硫、磷及氯化钠等测定前的样品处理。亦可用于样品中金属元素测定前有机体的破坏处理。本法通常使用硫酸作为消化剂，有时还需加入硝酸、高氯酸、过氧化氢等氧化剂辅助分解。ChP 采用以硫酸-硫酸盐法为基本原理的凯氏定氮法，测定有机药物中氮的含量。其原理是依据含氮有机物经硫酸消化后，生成的硫酸铵被氢氧化钠分解释放出氨，后者借水蒸气被蒸馏入硼酸液中生成硼酸铵，最后用强酸滴定，依据强酸消耗量可计算出供试品的氮含量。特点是不需精密仪器，准确度较高，但操作较繁琐。

（1）仪器装置　凯氏烧瓶为 500mL（常量法）或 30~50mL（半微量法）硅玻璃或硼玻璃制成的硬质茄形烧瓶；蒸馏装置（半微量法）由 1000mL 的圆底烧瓶（A）、安全瓶（B）、连有氮气球的蒸馏器（C）、漏斗（D）、直形冷凝管（E）、100mL 锥形瓶（F）、橡皮管夹（G、H）组成，如图 4-4。

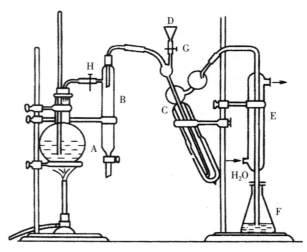

图 4-4　蒸馏装置

（2）操作步骤与反应原理　本法整个操作包括消化、蒸馏、测定三个步骤。

1）消化（消解、分解、破坏）：将含氮药物置凯氏烧瓶中，加硫酸、硫酸盐及适当的催化剂，加热，有机药物被氧化分解成二氧化碳和水，所含氮完全转变为 NH_3，并与过量的硫酸结合为硫酸氢铵及硫酸铵。

为防止铵盐的分解，保证测定结果的准确，破坏过程既要进行完全，又不可时间太长，因此，常在硫酸中加入硫酸钾（或无水硫酸钠）提高硫酸沸点，以提高消解温度；同时加入催化剂加快消解速度，以缩短消解时间。

常用的催化剂有硫酸铜、汞或汞盐、二氧化锰、二氧化硒等，其催化能力的大小顺序为：$Hg > Se > Cu > Mn$。硫酸铜因价廉易得，且毒性低，最为常用。

对某些难以分解的药物，在消解过程中常需加入辅助氧化剂 30%过氧化氢与高氯酸等。30%过氧化氢常用于微量氮的测定，加入时应在冷却条件下进行。高氯酸多用于常量氮的测定，可增加分解速度几倍到几十倍，但用量不宜过大，注意高氯酸在高温加热时易发生爆炸。

2）蒸馏：破坏完全后的溶液，冷却，加适量蒸馏水，再加 40%NaOH 溶液碱化（加入量可根据消解所加硫酸量计算，并稍过量为宜），将释出的 NH_3 蒸馏。宜采用水蒸气蒸馏法，也可采用直接蒸馏法。蒸馏装置必须严密，以防止 NH_3 逸出，同时需加防爆沸剂以防爆沸。

3）测定：采用硼酸吸收蒸馏出的氨（氨被硼酸固定而生成偏硼酸铵），以甲基红-溴甲酚绿为指示剂，用硫酸滴定液滴定，并将滴定结果用空白试验校正。根据与氨作用的酸量计算供试品中氮的含量或换算为被测药物的含量。

凯氏定氮法全过程的反应式可表示如下：

样品破坏（消解、消化、分解）：含氮有机药物 $\xrightarrow{\text{H}_2\text{SO}_4 \text{ 催化剂}}$ NH₄HSO₄

氨的蒸馏和吸收： $NH_4HSO_4 + 2NaOH \xrightarrow{\Delta} NH_3\uparrow + Na_2SO_4 + 2H_2O$

$$NH_3 + H_3BO_3 \rightarrow NH_4BO_2 + H_2O$$

滴定：$2NH_4BO_2 + H_2SO_4 + 2H_2O \rightarrow (NH_4)_2SO_4 + 2H_3BO_3$

从上述反应式可知：1mol 的 H_2SO_4 与 2mol 的 NH_3 或 2mol 的 N 相当，因此每 1mL 硫酸滴定液（0.05mol/L）相当于 1.401mg 的氮。

（3）测定方法

1）常量法（ChP 第一法）：取供试品适量（相当于含氮量 25～30mg），精密称定，供试品如为固体或半固体，可用滤纸称取，并连同滤纸置干燥的 500mL 凯氏烧瓶中；然后依次加入硫酸钾（或无水硫酸钠）10g 和硫酸铜粉末 0.5g，再沿瓶壁缓缓加硫酸 20mL；在凯氏烧瓶口放一小漏斗并使凯氏烧瓶成 45° 斜置，用直火缓缓加热，使溶液的温度保持在沸点以下，等泡沸停止，强热至沸腾，待溶液成澄明的绿色后，除另有规定外，继续加热 30 分钟，放冷。沿瓶壁缓缓加水 250mL，振摇使混合，放冷后，加 40% 氢氧化钠溶液 75mL，注意使其沿瓶壁流至瓶底，自成一液层，加锌粒数粒（以防暴沸），用氮气球将凯氏烧瓶与冷凝管连接；另取 2% 硼酸溶液 50mL，置 500mL 锥形瓶中，加甲基红-溴甲酚绿混合指示液 10 滴；将冷凝管的下端插入硼酸溶液的液面下，轻轻摆动凯氏烧瓶，使溶液混合均匀，加热蒸馏，至接收液的总体积约为 250mL 时，将冷凝管尖端提出液面，使蒸气冲洗约 1 分钟，用水淋洗尖端后停止蒸馏；馏出液用硫酸滴定液（0.05mol/L）滴定至溶液由蓝绿色变为灰紫色，并将滴定的结果用空白试验校正。每 1mL 硫酸滴定液（0.05mol/L）相当于 1.401mg 的氮。

2）半微量法（ChP 第二法）：连接蒸馏装置，A 瓶中加水适量与甲基红指示液数滴，加稀硫酸使成酸性，加玻璃珠或沸石数粒，从 D 漏斗加水约 50mL，关闭 G 夹，开放冷凝水，煮沸 A 瓶中的水，当蒸气从冷凝管尖端冷凝而出时，移去火源，关 H 夹，使 C 瓶中的水反抽到 B 瓶，开 G 夹，放出 B 瓶中的水，关 B 瓶及 G 夹，将冷凝管尖端插入约 50mL 水中，使水自冷凝管尖端反抽至 C 瓶，再抽至 B 瓶，如上法放去。如此将仪器洗涤 2～3 次。

取供试品适量（相当于含氮量 1.0～2.0mg），精密称定，置干燥的 30～50mL 凯氏烧瓶中，加硫酸钾（或无水硫酸钠）0.3g 与 30% 硫酸铜溶液 5 滴，再沿瓶壁滴加硫酸 2.0mL；在凯氏烧瓶口放一小漏斗，并使凯氏烧瓶成 45° 斜置，用小火缓缓加热使溶液保持在沸点以下，等泡沸停止，逐步加大火力，沸腾至溶液成澄明的绿色后，除另有规定外，继续加热 10 分钟，放冷，加水 2mL。

取 2% 硼酸溶液 10mL，置 100mL 锥形瓶中，加甲基红-溴甲酚绿混合指示液 5 滴，将冷凝管尖端插入液面下。然后，将凯氏烧瓶中内容物经由 D 漏斗转入 C 蒸馏瓶中，用少量水淋洗凯氏烧瓶及漏斗数次，再加入 40% 氢氧化钠溶液 10mL，用少量水再洗漏斗数次，关 G 夹，加热 A 瓶进行蒸气蒸馏，至硼酸液开始由酒红色变为蓝绿色时起，继续蒸馏约 10 分钟后，将冷凝管尖端提出液面，使蒸气继续冲洗约 1 分钟，用水淋洗尖端后停止蒸馏。馏出液用硫酸滴定液（0.005mol/L）滴定至溶液由蓝绿色变为灰紫色，并将滴定的结果用空白（空白和供试品所得馏出液的容积应基本相同，70～75mL）试验校正。每 1mL 硫酸滴定液（0.005mol/L）相当于 0.1401mg 的氮。

取用的供试品如在 0.1g 以上时，应适当增加硫酸的用量，使消解作用完全，并相应地增加

40%氢氧化钠溶液的用量。

3）定氮仪法（ChP 第三法）：本法适用于常量及半微量法测定含氮化合物中氮的含量。半自动定氮仪由消化仪和自动蒸馏仪组成；全自动定氮仪由消化仪、自动蒸馏仪和滴定仪组成。根据供试品的含氮量参考常量法或半微量法称取样品置消化管中，依次加入适量硫酸钾、硫酸铜和硫酸，把消化管放入消化仪中，依法消解〔通常为 150℃，5 分钟（去除水分）；350℃，5 分钟（接近硫酸沸点）；400℃，60~80 分钟〕至溶液成澄明的绿色，再继续消化 10 分钟，取出，冷却。

将配制好的碱液、吸收液和适宜的滴定液分别置自动蒸馏仪相应的瓶中，按照仪器说明书的要求将已冷却的消化管装入正确位置，关上安全门，连接水源，设定好加入试剂的量、时间、清洗条件及其他仪器参数等，如为全自动定氮仪，即开始自动蒸馏和滴定。如为半自动定氮仪，则取馏出液照第一法或第二法滴定，测定氮的含量。

（4）应用 ChP 收载的双氯非那胺、扑米酮、泛酸钙、门冬酰胺及其片剂、氯硝柳胺片、硫酸胍乙啶片、注射用亚锡依替菲宁的含量测定均采用本法。

【例4-20】双氯非那胺的含量测定（ChP）

取本品约 0.3g，精密称定，照氮测定法（通则 0704 第一法）测定。每 1mL 硫酸滴定液（0.05mol/L）相当于 15.26mg 的 $C_6H_6Cl_2N_2O_4S_2$。由于双氯非那胺分子中含有 2 个氮，理论含氮量为 9.18%。

羧酸及其酯类药物分析

第一节　结构与性质

羧酸及其酯类药物通常分为芳酸类和脂肪酸类。芳酸类药物分子结构中均含有苯环及直接与苯环相连的羧基；脂肪酸类药物分子结构中均含有与脂肪链碳原子相连的羧基。羧酸结构中所含有的羧基可形成盐或酯。

一、结构与典型药物

（一）芳酸类药物

1. 水杨酸类　水杨酸（salicylic acid）分子结构中既含有苯环和羧基，又含有邻位酚羟基，游离羧基可成盐或酯，酚羟基也可形成酯，苯环上还可发生取代。基本结构和典型药物如下：

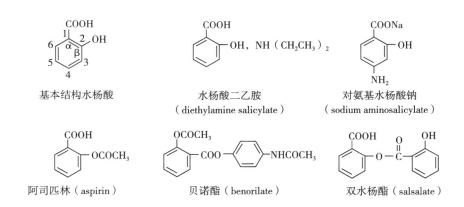

2. 苯甲酸类　苯甲酸（benzoic acid）分子结构中的游离羧基可成盐或形成酯，苯环上可发生取代。基本结构和典型药物如下：

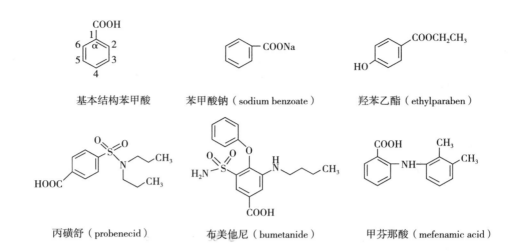

基本结构苯甲酸   苯甲酸钠（sodium benzoate）   羟苯乙酯（ethylparaben）

丙磺舒（probenecid）   布美他尼（bumetanide）   甲芬那酸（mefenamic acid）

（二）脂肪酸类药物

1. 芳基烷酸类

（1）洛芬类   洛芬类药物是芳基丙酸的衍生物，属于非甾体镇痛抗炎药。ChP 收载布洛芬、酮洛芬及其制剂。同类药物还有非诺洛芬（fenoprofen）、氟比洛芬（flurbiprofen）、萘普生（naproxen）等。基本结构和典型药物如下：

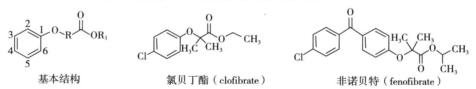

基本结构   布洛芬（ihuprofen）   酮洛芬（ketoprofen）

（2）苯氧基烷酸类   基本结构和 ChP 收载的典型药物有：

基本结构   氯贝丁酯（clofibrate）   非诺贝特（fenofibrate）

2. 其他脂肪酸类   如 2-甲基丁酸萘酯（2-methy butyric acid naphthal nesters）类药物主要有他汀类，如洛伐他汀、辛伐他汀、普伐他汀钠、美伐他汀（mevastatin）等。结构中含有六元内酯环的洛伐他汀、辛伐他汀和美伐他汀均是前体药物，需在体内水解开环后才有活性；普伐他汀钠是美伐他汀开环活性代谢物的钠盐，为非前体药物。全合成的新型他汀类药物如阿托伐他汀钙（atorvastatin calcium）、氟伐他汀钠（fluvastatin sodium）等，其结构已被简化，不属于 2-甲基丁酸萘酯类。基本结构和典型药物的结构如下：

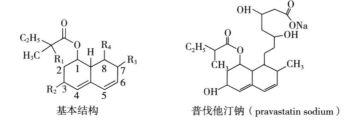

基本结构   普伐他汀钠（pravastatin sodium）

洛伐他汀（lovastatin）　　　　辛伐他汀（simvastatin）

二、理化性质

（一）性状及溶解性

溶解性可作为供试品溶液配制时溶剂的选择依据及含量测定时滴定介质的选择依据。

1. 芳酸类药物　除苯甲酸钠为白色颗粒、粉末或结晶性粉末外，其他芳酸及其酯类药物均为白色或类白色的结晶或结晶性粉末。对氨基水杨酸钠为芳酸的钠盐，在水中易溶、乙醇中略溶、乙醚中不溶；水杨酸二乙胺为芳酸的有机胺盐，在水中极易溶解，在乙醇、三氯甲烷或丙酮中易溶，在乙醚中微溶；其他药物在水中微溶或几乎不溶或不溶。

2. 脂肪酸类药物　布洛芬在水中几乎不溶，在氢氧化钠或碳酸钠试液中易溶，在乙醇、丙酮、三氯甲烷或乙醚中易溶。酮洛芬在水中几乎不溶，在甲醇中极易溶，在乙醇、丙酮或乙醚中易溶。萘普生在甲醇、乙醇或三氯甲烷中溶解，在乙醚中略溶，在水中几乎不溶；双氯芬酸钠在乙醇中易溶，在水中略溶，在三氯甲烷中不溶。

氯贝丁酯为无色至黄色澄清油状液体，相对密度 1.138～1.144，在乙醇、丙酮、三氯甲烷或乙醚中易溶，在水中几乎不溶。吉非罗齐为白色结晶性粉末，在三氯甲烷中极易溶解，在甲醇、乙醇、丙酮或己烷中易溶，在水中不溶，在氢氧化钠试液中易溶。

辛伐他汀不溶于水，而易溶于乙腈、甲醇或乙醇。洛伐他汀在三氯甲烷中易溶，在丙酮中溶解，在乙醇、乙酸乙酯或乙腈中略溶，在水中不溶。普伐他汀钠易溶于水。

（二）酸性

1. 芳酸类药物　分子结构中含有羧基，属于中等强度酸或弱酸，其酸性强弱与分子中苯环、羧基、羟基和其他取代基的相互影响有关。邻位取代的芳酸类由于邻位效应的影响，其酸性增强；邻位有羟基取代的芳酸，由于羟基中的氢与羧基中的羰基氧形成分子内氢键，更增强了羧基中氢氧键的极性，其酸性大为增强。酸性强弱如下：水杨酸（$pK_a 2.95$）>阿司匹林（$pK_a 3.49$）>苯甲酸（$pK_a 4.26$）>HAc（$pK_a 4.76$）>H_2CO_3（$pK_{a1} 6.38$）>苯酚（$pK_a 9.95$）。

2. 脂肪酸类药物　脂肪酸类药物分子结构中含有羧基，呈较强酸性，其碱金属盐显碱性。

酸性可用于羧酸类药物的鉴别反应、特殊杂质检查和含量测定。如可以中性乙醇为溶剂，直接用碱滴定液测定水杨酸、阿司匹林、双水杨酯及其片剂的含量。

（三）水解性

羧酸酯类药物易水解，一般情况下其水解速度较慢，但有酸或碱存在和加热时，可加速水解反应进行。在酸性介质中，水解和酯化反应可达到平衡，故不可能全部水解：

$$RCO\text{-}OR' + H_2O \underset{}{\overset{H^+}{\rightleftharpoons}} RCOOH + R'OH$$

在碱性介质中，由于碱能中和水解反应生成的酸，使平衡破坏，因此在过量碱（常用氢氧化钠和碳酸钠）存在的条件下，水解可以进行完全：

$$RCO-OR'+H_2O \xrightleftharpoons{NaOH} RCOOH+R'OH$$

$$RCOOH+NaOH \longrightarrow RCOONa+H_2O$$

利用水解得到酸和醇的性质，可用于该类药物的鉴别和含量测定。由于芳酸酯类药物在生产和贮藏过程中易水解，应对其原料和制剂检查因水解产生的特殊杂质。如阿司匹林及其片剂应检查水杨酸；水杨酸、对氨基水杨酸钠和贝诺酯中分别检查苯酚、间氨基酚和对氨基酚。

（四）官能团反应和分解反应

1. 含酚羟基的水杨酸类药物、丙磺舒等，均可与三氯化铁反应而显色；含芳伯氨基的对氨基水杨酸钠、水解产生芳伯氨基的贝诺酯，均可发生重氮化反应和重氮化-偶合反应。以上反应特性可用于相应药物的鉴别和/或含量测定。

2. 含硫的丙磺舒可分解生成硫化物，用于鉴别。

3. 酮洛芬分子结构中的酮基可与羰基试剂反应，形成有色化合物。

（五）吸收光谱特征

除个别脂肪酸类药物外，绝大多数羧酸类药物的分子结构中都含有共轭体系和特征官能团，具有紫外和红外特征吸收光谱，可用于本类药物及其制剂的鉴别。紫外光区的特征吸收还可用于含量测定。如 ChP 收载红外分光光度法和紫外-可见分光光度法用于丙磺舒、甲芬那酸等的鉴别；采用紫外-可见分光光度法测定丙磺舒片剂的含量及丙磺舒片剂、甲芬那酸片剂、甲芬那酸胶囊剂的溶出度。

（六）旋光性

本类药物多数分子结构中含手性碳原子，具有旋光性。ChP 收载的布洛芬和酮洛芬均为消旋体；洛伐他汀、辛伐他汀和萘普生均为右旋体；USP 收载的普伐他汀钠为右旋体。

第二节　鉴别试验

一、与三氯化铁反应

（一）水杨酸类

含酚羟基的水杨酸及其盐在中性或弱酸性条件下，与三氯化铁试液反应，生成紫堇色配位化合物。反应的适宜 pH 值为 4~6，在强酸性溶液中配位化合物分解。本反应灵敏度很高，可检出 $0.1\mu g$ 的水杨酸。应取稀溶液进行试验；若取样量大，产生的颜色过深，可加水稀释后观察（反应原理见第二章药物的鉴别分析）。

对氨基水杨酸钠水溶液加稀盐酸酸化后、阿司匹林加水煮沸水解后、贝诺酯加氢氧化钠试液煮沸水解再加盐酸酸化后、双水杨酯加氢氧化钠试液煮沸水解后，都能与三氯化铁反应而显紫红色或紫堇色，用于鉴别。

（二）苯甲酸类

苯甲酸及其钠盐的碱性或中性水溶液，与三氯化铁试液反应，生成碱式苯甲酸铁盐的赭色沉淀。加稀盐酸后，铁盐沉淀分解，苯甲酸游离呈白色沉淀。

$$7 \text{（苯）}COONa + 3FeCl_3 + 2OH^- \longrightarrow$$

$$\left[\left[\text{（苯）}COO\right]_6 Fe_3(OH)_2\right] OOC\text{（苯）} \downarrow + 7NaCl + 2Cl^-$$

丙磺舒的钠盐在 pH 值 5.0~6.0 水溶液中与三氯化铁试液反应，生成米黄色沉淀，即：

$$3(CH_3CH_2CH_2)_2N-O_2S-\text{（苯）}-COONa \xrightarrow[\text{pH5.0~6.0}]{FeCl_3} \left[(CH_3CH_2CH_2)_2N-O_2S-\text{（苯）}-COO\right]_3 Fe \downarrow$$

二、重氮化-偶合反应

本反应又称芳香第一胺反应。反应原理见第二章药物的鉴别分析。贝诺酯的水解产物和对氨基水杨酸钠均显本反应，即在稀盐酸酸性溶液中，与亚硝酸钠试液进行重氮化反应，生成的重氮盐与碱性 β-萘酚偶合，生成由橙黄到猩红色的沉淀。贝诺酯的鉴别反应式如下：

$$\text{（苯）}OCOCH_3 \atop COO-\text{（苯）}-NHCOCH_3 + 3H_2O \xrightarrow[\triangle]{HCl}$$

$$HO-\text{（苯）}-NH_2 \cdot HCl + \text{（苯）}OH \atop COOH + 2CH_3COOH$$

三、水解反应

1. 芳酸酯类药物　本类药物在碳酸钠或氢氧化钠试液中加热水解，生成芳酸的钠盐，酸化，则析出不溶性的芳酸。

阿司匹林与碳酸钠试液加热水解，生成水杨酸钠和醋酸钠，加过量稀硫酸酸化后，析出白色水杨酸沉淀，并产生醋酸的臭气。反应式如下：

$$\text{（苯）}COOH \atop OCOCH_3 + Na_2CO_3 \xrightarrow{\triangle} \text{（苯）}COONa \atop OH + CH_3COONa + CO_2 \uparrow$$

$$2\text{（苯）}COONa \atop OH + H_2SO_4 \longrightarrow 2\text{（苯）}COOH \atop OH \downarrow + Na_2SO_4$$

$$2CH_3COONa + H_2SO_4 \longrightarrow 2CH_3COOH + Na_2SO_4$$

双水杨酯加氢氧化钠试液，煮沸，水解得水杨酸钠，加稀盐酸，即析出白色水杨酸沉淀。该沉淀在醋酸铵试液中可溶解。

2. 水解后异羟肟酸铁反应　具有酯结构的药物，如氯贝丁酯，经碱水解后与盐酸羟胺生成异羟肟酸盐，再在酸性条件下与三氯化铁反应，生成紫色异羟肟酸铁。反应式如下：

四、分解产物的反应

苯甲酸盐置干燥试管中，加硫酸后，加热，不炭化，但分解析出苯甲酸，在试管内壁凝成白色升华物。

含硫的药物丙磺舒，与氢氧化钠熔融，分解生成亚硫酸钠，再经硝酸氧化成硫酸盐，而显硫酸盐反应。反应式如下：

五、缩合反应

含酮基的酮洛芬乙醇溶液与二硝基苯肼试液（羰基试剂）加热至沸，放冷，即产生橙色的偶氮化合物沉淀。

六、紫外分光光度法

羧酸及其酯类药物的 UV 鉴别法主要有以下几种：

1. 规定一定浓度药物的 λ_{max} 和 λ_{min}　如布洛芬，加 0.4% 氢氧化钠溶液制成每 1mL 中含 0.25mg 的溶液，在 265nm 和 273nm 波长处有最大吸收，在 245nm 和 271nm 波长处有最小吸收，在 259nm 波长处有一肩峰。

2. 规定一定浓度药物的 λ_{max} 及其吸光度或吸收系数　如丙磺舒，用含有盐酸的乙醇 [取盐酸溶液（9→1000）2mL，加乙醇制成 100mL] 制成的 20μg/mL 溶液，在 225nm 与 249nm 波长处有最大吸收，在 249nm 波长处的吸光度约为 0.67。

3. 规定一定浓度药物的 λ_{max} 及在两波长处的吸光度比值　USP（45）对氨基水杨酸钠的鉴别：取本品 250mg，加 1mol/L 氢氧化钠溶液 3mL 溶解后，用水稀释至 500mL，混匀。精密吸取该溶液 5mL 置于内含 12.5mL 磷酸盐缓冲液（pH7.0）的 250mL 量瓶中，用水稀释至刻度，混匀。以相同的缓冲液为空白溶液，测定吸光度，分别在（265±2）nm 和（299±2）nm 波长处有最大吸收，且 A_{265}/A_{299} 比值应在 1.50~1.56 之间。

4. 规定供试药物和其对照品在相同条件下测得的 UV 光谱应一致　如 USP 采用该法鉴别氯贝丁酯和洛伐他汀原料。

七、红外分光光度法

除少数如双水杨酯外，其他大多数羧酸及其酯类药物的原料药物，均可以采用 IR 法鉴别，ChP 规定供试品的红外吸收图谱应与对照的图谱一致。如水杨酸和阿司匹林对照品的 IR 光谱图分别见图 5-1 和图 5-2。阿司匹林 IR 光谱特征吸收峰归属见表 5-1。

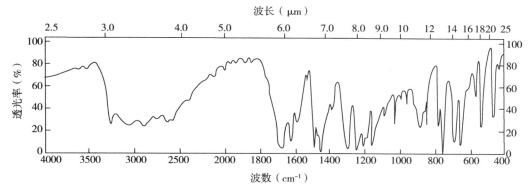

图 5-1　水杨酸的 IR 光谱图

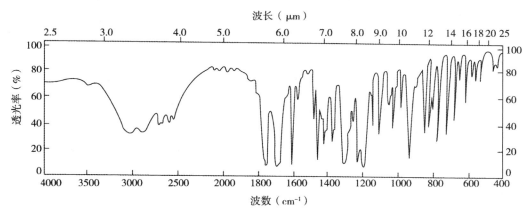

图 5-2　阿司匹林的 IR 光谱图

表 5-1　阿司匹林的 IR 特征吸收峰归属

峰位（cm^{-1}）	归属
3100~2500	ν_{O-H}羧基
1760，1690	$\nu_{C=O}$乙酸酯和羧基
1610，1570，1480，1460	$\nu_{C=C}$苯环
1310，1220，1180	ν_{C-O}乙酸酯和羧基
760	δ_{Ar-H}邻位取代苯环

八、高效液相色谱法

当含量测定采用 HPLC 法进行时，可直接使用含量测定项下记录的色谱图进行鉴别。ChP 收载的对阿司匹林片、肠溶胶囊、泡腾片、布洛芬缓释胶囊及混悬滴剂等的鉴别，在含量测定项下记录的色谱图中，通过比较供试品溶液主峰的保留时间与对照品溶液主峰的保留时间的一致性。

第三节　特殊杂质检查

一、阿司匹林及其制剂中的特殊杂质的检查

（一）原料药物中特殊杂质检查

1. 溶液的澄清度　主要检查碳酸钠试液中的不溶物，包括未反应完全的水杨酸脱羧产生的苯酚，以及由苯酚发生其他副反应而产生的醋酸苯酯、水杨酸苯酯、乙酰水杨酸苯酯等。这些杂质均不溶于碳酸钠试液，而含羧基的阿司匹林能溶解，故可由一定量阿司匹林在碳酸钠试液中溶解应澄清来控制上述杂质的限量。

2. 游离水杨酸　主要检查生产过程中乙酰化不完全或贮藏过程中水解产生游离水杨酸。水杨酸在空气中会被逐渐氧化成一系列醌型有色物质（淡黄、红棕、深棕色等），使阿司匹林变色，故需检查。

为了防止被测样品在检查过程中发生水解产生干扰，ChP 采用 1%冰醋酸的甲醇溶液制备供试品溶液，以 1%冰醋酸甲醇溶液制成每 1mL 中约含 10μg 水杨酸对照品的溶液为对照品溶液，HPLC 法检测。用十八烷基硅烷键合硅胶为填充剂，以乙腈-四氢呋喃-冰醋酸-水（20∶5∶5∶70）为流动相，检测波长为 303nm，各进样 10μL，供试品溶液色谱图中如有与水杨酸峰保留时间一致的色谱峰，按外标法以峰面积计算，不得过 0.1%。

3. 有关物质　阿司匹林中的"有关物质"系指"游离水杨酸"外的其他合成副产物。包括苯酚、醋酸苯酯、水杨酸苯酯、乙酰水杨酸苯酯、水杨酰水杨酸、乙酰水杨酰水杨酸、水杨酸酐、乙酰水杨酸酐等。ChP 采用 HPLC 法，以十八烷基硅烷键合硅胶为填充剂，以乙腈-四氢呋喃-冰醋酸-水（20∶5∶5∶70）为流动相 A，乙腈为流动相 B，梯度洗脱，检测波长为 276nm，以供试品溶液稀释液（0.5%）为对照，除水杨酸峰外，其他各杂质峰面积的和不得大于对照品溶液主峰面积（0.5%）。

（二）制剂中的特殊杂质检查

一般情况下，制剂不再检查原料药检查项下的有关杂质，但阿司匹林制剂在生产和贮藏过程中可能水解产生水杨酸，故仍需要检查游离水杨酸。ChP 规定阿司匹林片、肠溶片、肠溶胶囊、泡腾片和栓剂均采用原料药项下的 HPLC 法检查游离水杨酸，限量分别为不得过阿司匹林标示量的 0.3%、1.5%、1.0%、3.0%、3.0%。

二、对氨基水杨酸钠中有关物质的检查

对氨基水杨酸钠的合成常以间氨基酚为原料，成品中可能引入未反应完全的间氨基酚；对氨基水杨酸钠很不稳定，吸潮、见光、受热时，易失去二氧化碳，生成间氨基酚等杂质。间氨基酚不仅有毒性，而且可被氧化成红棕色的 3,5,3′,5′-四羟基联苯醌，导致产品变色，故需对其有关物质进行检查。

有关物质检查方法：避光操作，临用新制。取本品适量，精密称定，加流动相溶解并定量稀释制成每 1mL 中约含 1mg 的溶液，作为供试品溶液；精密量取供试品溶液适量，用流动相稀释制成每 1mL 中含 1μg 的溶液，作为对照溶液；另取间氨基酚对照品适量，精密称定，加流动相溶解并定量稀释制成每 1mL 中含 1μg 的溶液，作为对照品溶液。用十八烷基硅烷键合硅胶为填充剂；以乙腈-10%四丁基氢氧化铵溶液-0.05mol/L 磷酸二氢钠（100∶2∶900）为流动相；检测波长为 220nm。分别取间氨基酚、5-氨基水杨酸（美沙拉嗪）和对氨基水杨酸钠对照品各适量，加流动相溶解制成每 1mL 中含间氨基酚和 5-氨基水杨酸各 5μg、对氨基水杨酸钠 10μg 的混合溶液作为系统适用性溶液，取系统适用性溶液 20μL，注入液相色谱仪，记录色谱图，出峰顺序依次为间氨基酚、5-氨基水杨酸与对氨基水杨酸钠，相邻各色谱峰之间的分离度均应符合要求。精密量取供试品溶液、对照溶液与对照品溶液各 20μL，分别注入液相色谱仪，记录色谱图至主成分峰保留时间的 3.5 倍。供试品溶液的色谱图中如有与对照品溶液主峰保留时间一致的峰，按外标法以峰面积计算，不得过 0.1%，其他单个杂质峰面积不得大于对照溶液主峰面积（0.1%），各杂质峰面积的和不得大于对照溶液主峰面积的 4 倍（0.4%）。供试品溶液色谱图中任何小于对照溶液主峰面积 0.1 倍的峰忽略不计。

三、甲芬那酸的杂质检查

甲芬那酸主要以邻-氯苯甲酸（o-chlorobenzoic acid）和 2,3-二甲基苯胺（2,3-dimethylaniline）为原料，在铜的催化下缩合而成。

在合成过程中可能会引入铜、2,3-二甲基苯胺及有关物质，应对其进行检查。

1. 铜的检查　ChP 采用 AAS 法。取本品 1.0g，置石英坩埚中，加硫酸湿润，炽灼待灰化完全后，残渣用 0.1mol/L 硝酸溶液溶解并定量转移至 25mL 量瓶中，并稀释至刻度，摇匀，作为供试品溶液；精密量取标准铜溶液（精密称取硫酸铜 0.393g，置 1000mL 量瓶中，加 0.1mol/L 硝酸溶液溶解并稀释至刻度，摇匀，精密量取 10mL，置 100mL 量瓶中，用 0.1mol/L 硝酸溶液稀释至刻度，摇匀）1.0mL，置 25mL 量瓶中，用 0.1mol/L 硝酸溶液稀释至刻度，摇匀，作为对照品溶液。取上述两种溶液，照原子吸收分光光度法（通则 0406），在 324.8nm 波长处分别测定。供试品溶液的吸光度不得大于对照品溶液的吸光度（0.001%）。

2. 2,3-二甲基苯胺的检查　2,3-二甲基苯胺是合成中未反应完全的原料，具有引起高铁血红蛋白血症，损害中枢神经系统、心血管系统和肝脏等危害。因此 ChP 规定，在甲芬那酸的特殊杂质检查中除检查有关物质（HPLC 法）外，还应检查 2,3-二甲基苯胺。

检查方法为 GC 法。色谱条件：采用聚乙二醇（PEG-20M）为固定液的毛细管色谱柱，对照品溶液采用恒温 150℃，供试品溶液采用程序升温，起始温度 150℃维持至 2,3-二甲基苯胺出峰后，以每分钟 70℃的速率升温至 220℃，维持 20 分钟；进样口温度为 250℃；检测器温度为 260℃。

方法：精密称取本品适量，用二氯甲烷-甲醇（3∶1）溶液溶解并定量稀释制成约 25mg/mL 的溶液，作为供试品溶液；另精密称取 2,3-二甲基苯胺对照品适量，用二氯甲烷-甲醇（3∶1）溶液溶解并定量稀释制成约 2.5μg/mL 的溶液，作为对照品溶液。精密量取供试品溶液与对照品溶液各 1μL，分别进样分析。供试品溶液中如有与 2,3-二甲基苯胺保留时间一致的色谱峰，其峰面积不得大于对照品溶液中 2,3-二甲基苯胺的峰面积（0.01%）。

四、布洛芬有关物质的检查

布洛芬在合成过程中会有未分离完全的中间体及副产物，其中 1-（4-异丁基苯基）乙醇和 4-异丁基苯基酮具有成纤维细胞和红细胞毒性。应对其有关物质进行检查。ChP 和 JP 采用 TLC 法；USP 采用 HPLC 法；BP 采用 HPLC 法和 GC 法。

ChP 检查方法为：取本品，用三氯甲烷制成每 1mL 中含 100mg 的溶液，作为供试品溶液；精密量取适量，用三氯甲烷定量稀释制成每 1mL 中含 1mg 的溶液，作为对照溶液。照薄层色谱法试验，吸取上述两种溶液各 5μL，分别点于同一硅胶 G 薄层板上，以正己烷-乙酸乙酯-冰醋酸（15：5：1）为展开剂，展开，晾干，喷以 1% 高锰酸钾的稀硫酸溶液，在 120℃ 加热 20 分钟，置紫外光灯（365nm）下检视。供试品溶液如显杂质斑点，与对照溶液的主斑点比较，不得更深。

五、氯贝丁酯中对氯酚的检查

对氯酚为氯贝丁酯合成的起始原料，氯贝丁酯分解也能产生对氯酚，因其毒性大，需严格控制限量。ChP 采用 GC 法检查。

检查方法：取本品 10g，精密称定，加氢氧化钠试液 20mL，振摇提取，分取下层液，用水 5mL 振摇洗涤后，留作挥发性物质检查用。上述水洗液并入碱性提取液中，用三氯甲烷振摇洗涤 2 次，每次 5mL，弃去三氯甲烷液，加稀盐酸使成酸性，用三氯甲烷提取 2 次，每次 5mL，合并三氯甲烷提取液，并加三氯甲烷稀释成 10mL，作为供试品溶液；另取 0.0025% 对氯酚的三氯甲烷溶液作为对照品溶液。照气相色谱法（通则 0521）测定，用 2m 玻璃色谱柱，以甲基硅橡胶（SE-30）为固定液，涂布浓度为 5%，在柱温 160°C 测定。含对氯酚不得过 0.0025%。

六、辛伐他汀中有关物质的检查

辛伐他汀是洛伐他汀侧链的甲基化衍生物，其活性比洛伐他汀强 1 倍。ChP 和 USP 均采用 HPLC 法检查包括洛伐他汀在内的有关物质。

检查方法（ChP）：取本品适量，加溶剂［乙腈-0.01mol/L 磷酸二氢钾溶液（用磷酸调节 pH 值至 4.0）（60：40）］溶解并稀释制成约 0.8mg/mL 的溶液，作为供试品溶液（3 小时内测定）；精密量取适量，用上述溶剂定量稀释制成约 4μg/mL 的溶液，作为对照溶液。照含量测定项下的色谱条件，精密量取供试品溶液和对照溶液各 10μL，分别进样分析，供试品溶液色谱图中如有与洛伐他汀保留时间一致的色谱峰，其峰面积不得大于对照溶液的主峰面积（0.5%），其他单个杂质峰面积不得大于对照溶液主峰面积的 0.8 倍（0.4%），其他各杂质峰面积的和不得大于对照溶液主峰面积的 2 倍（1.0%）。供试品溶液中任何小于对照溶液主峰面积 0.05 倍的峰可忽略不计。

第四节　含量测定

一、滴定分析法

（一）酸碱滴定法

1. 直接滴定法　羧酸类药物分子中含有游离羧基，呈酸性，可采用碱滴定法直接滴定。ChP 中水杨酸、二氟尼柳、阿司匹林、双水杨酯及其片剂、苯甲酸、布洛芬、布美他尼采用氢氧化钠滴定液直接滴定法测定含量。

【例 5-1】阿司匹林的含量测定（ChP）

取本品 0.4g，精密称定，加中性乙醇（对酚酞指示液显中性）20mL 溶解后，加酚酞指示液 3 滴，用氢氧化钠滴定液（0.1mol/L）滴定。每 1mL 氢氧化钠滴定液（0.1mol/L）相当于 18.02mg 的 $C_9H_8O_4$（分子量 180.16）。反应式为：

为了使阿司匹林易于溶解及防止酯结构在碱性条件下水解而使结果偏高，采用中性乙醇（对酚酞指示剂显中性）为溶剂。阿司匹林是弱酸，用强碱滴定时，化学计量点偏碱性，故选用在碱性区域变色的指示剂。滴定应在不断搅拌下稍快进行，以防止局部碱浓度过大而促使阿司匹林水解。本法操作简便，但当供试品中所含游离水杨酸超过规定限度时，不宜采用。

2. 水解后剩余滴定法　利用羧酸酯类药物分子中的酯结构在碱性溶液中易水解的性质，定量加入过量氢氧化钠滴定液，加热使酯水解，剩余的碱用标准酸溶液回滴。氢氧化钠滴定液在受热时容易吸收空气中的二氧化碳，用酸回滴时会影响测定结果，可采用在同样条件下进行的空白试验对碱滴定液加以校正。当供试品中所含游离水杨酸超过规定限度时，也不宜采用水解后剩余滴定法。

【例 5-2】阿司匹林的含量测定［USP（45）］

取本品适量，精密称定，定量加入过量氢氧化钠滴定液（0.5mol/L），缓缓煮沸，放冷，加酚酞指示液，用硫酸滴定液（0.25mol/L）滴定剩余的氢氧化钠，并将滴定结果用空白试验校正。每 1mL 氢氧化钠滴定液（0.5mol/L）相当于 45.04mg 的 $C_9H_8O_4$。

$$2NaOH + H_2SO_4 \longrightarrow Na_2SO_4 + 2H_2O$$

由于氢氧化钠与硫酸反应的摩尔比为 2∶1，所以 1mL 硫酸滴定液（0.25mol/L）与 1mL 氢氧化钠滴定液（0.5mL/L）相当，也相当于 45.04mg 的阿司匹林。含量计算公式如下：

$$含量\% = \frac{F \times T \times (V_0 - V)}{W} \times 100\%$$

式中，V_0 为空白试验所消耗的硫酸滴定液体积（mL）；V 为剩余滴定所消耗的硫酸滴定液体积（mL）；W 为供试品重量（mg）；F 为滴定液的浓度校正因数；T 为滴定度 45.04mg/mL。

3. 两步滴定法　氯贝丁酯具有酯结构，可采用加碱水解后剩余滴定法测定含量，但合成过程中引入的酸性杂质会使测定结果偏高。采用两步滴定法可以消除供试品中酸性杂质的干扰，即先中和供试品中共存的酸性杂质，再采用水解后剩余滴定法测定含量。

【例5-3】氯贝丁酯的含量测定（ChP）

取本品 2g，精密称定，置锥形瓶中，加中性乙醇（对酚酞指示液显中性）10mL 与酚酞指示液数滴，滴加氢氧化钠滴定液（0.1mol/L）至显粉红色，再精密加氢氧化钠滴定液（0.5mol/L）20mL，加热回流 1 小时至油珠完全消失，放冷，用新沸过的冷水洗涤冷凝管，洗液并入锥形瓶中，加酚酞指示液数滴，用盐酸滴定液（0.5mol/L）滴定，并将滴定的结果用空白试验校正。每 1mL 氢氧化钠滴定液（0.5mol/L）相当于 121.4mg 的 $C_{12}H_{15}ClO_3$。

反应式为：

$$Cl-\text{C}_6\text{H}_4-O-\underset{CH_3}{\overset{CH_3}{C}}-COOC_2H_5 + NaOH \xrightarrow{\triangle} Cl-\text{C}_6\text{H}_4-O-\underset{CH_3}{\overset{CH_3}{C}}-COONa + C_2H_5OH$$

$$NaOH + HCl \longrightarrow NaCl + H_2O$$

此外，ChP2005 也曾采用两步滴定法测定阿司匹林肠溶片等制剂的含量。以消除因其制剂中加入了少量枸橼酸或酒石酸稳定剂及其在生产和贮藏过程中可能发生水解生成水杨酸和醋酸等干扰。

4. 非水酸碱溶液滴定法　有些酸性较弱或盐类药物可以采用非水酸碱溶液滴定法测定含量。如水杨酸二乙胺为有机酸的有机碱盐，可在冰醋酸溶液中，以结晶紫为指示剂，用高氯酸滴定液滴定测定含量。

【例5-4】水杨酸二乙胺的含量测定（ChP）

本品为二乙胺水杨酸盐。取本品约 0.2g，精密称定，加冰醋酸 10mL 溶解后，加结晶紫指示液 1 滴，用高氯酸滴定液（0.1mol/L）滴定，至溶液显蓝绿色，并将滴定的结果用空白试验校正。每 1mL 高氯酸滴定液（0.1mol/L）相当于 21.13mg 的 $C_{11}H_{17}NO_3$。按干燥品计算，含 $C_{11}H_{17}NO_3$ 不得少于 99.0%。

（二）亚硝酸钠滴定法

含芳伯氨基的对氨基水杨酸钠，能在盐酸存在下与亚硝酸钠定量发生重氮化反应，生成重氮盐。采用亚硝酸钠滴定法（永停法指示终点），测定对氨基水杨酸钠及其制剂的含量，测定原理为：

$$NaOOC-\text{C}_6\text{H}_3(OH)-NH_2 + HCl \longrightarrow HOOC-\text{C}_6\text{H}_3(OH)-NH_2 + NaCl$$

$$HOOC-\text{C}_6\text{H}_3(OH)-NH_2 + NaNO_2 + 2HCl \longrightarrow HOOC-\text{C}_6\text{H}_3(OH)-N_2^+Cl^- + NaCl + 2H_2O$$

【例5-5】对氨基水杨酸钠的含量测定（ChP）

取本品约 0.15g，精密称定，加水 20mL 溶解后，加 50% 溴化钠溶液 10mL 与冰醋酸 25mL，照电位滴定法（通则 0701），快速加入亚硝酸钠滴定液（0.1mol/L）5mL 后，继续用该滴定液滴定至终点。每 1mL 亚硝酸钠滴定液（0.1mol/L）相当于 17.52mg 的 $C_7H_6NNaO_3$。

二、紫外-可见分光光度法

某些制剂可以直接采用紫外-可见分光光度法测定含量。ChP 中丙磺舒片、水杨酸二乙胺乳膏等，即采用吸收系数法计算含量。

【例5-6】丙磺舒片的含量测定（ChP）

取本品 10 片，精密称定，研细，精密称取适量（约相当于丙磺舒60mg），置200mL量瓶中，加乙醇150mL与盐酸溶液（9→100）4mL，置70℃水浴上加热30分钟，放冷，用乙醇稀释至刻度，摇匀，滤过，精密量取续滤液5mL，置100mL量瓶中，加盐酸溶液（9→100）2mL，用乙醇稀释至刻度，摇匀，照紫外-可见分光光度法（通则0401），在249nm的波长处测定吸收度，按丙磺舒（$C_{13}H_{19}NO_4S$）的吸收系数（$E_{1cm}^{1\%}$）为338计算，即得。本品含 $C_{13}H_{19}NO_4S$ 应为标示量的 95.0%~105.0%。

$$本品相当于标示量的百分含量 = \frac{A}{338} \times \frac{100 \times 200}{100 \times 5} \times \frac{平均片重}{W \times 标示量} \times 100\%$$

式中，A 为供试品溶液的吸光度；W 为供试品重量（g）；平均片重和标示量单位均为g。

三、高效液相色谱法

HPLC 法在原料药物和制剂含量测定中应用越来越广泛。ChP 采用该法测定含量的有阿司匹林片剂、肠溶片、肠溶胶囊、栓剂、泡腾片，贝诺酯及其片剂，布美他尼片及注射液，对氨基水杨酸钠肠溶片、注射用对氨基水杨酸钠，甲芬那酸片剂和胶囊，丙磺舒及布洛芬口服溶液、缓释胶囊和混悬滴剂等。

【例5-7】阿司匹林肠溶片的含量测定

色谱条件与系统适用性试验：用十八烷基硅烷键合硅胶为填充剂，以乙腈-四氢呋喃-冰醋酸-水（20:5:5:70）为流动相；检测波长为276nm。理论板数按阿司匹林峰计算不低于3000，阿司匹林峰与水杨酸峰的分离度应符合要求。

测定：取本品 20 片，精密称定，充分研细，精密称取适量（约相当于阿司匹林10mg），置100mL量瓶中，加1%冰醋酸的甲醇溶液强烈振摇使阿司匹林溶解并稀释至刻度，摇匀，滤膜滤过，取续滤液作为供试品溶液，精密量取 10μL 注入液相色谱仪，记录色谱图；另取阿司匹林对照品适量，精密称定，加1%冰醋酸的甲醇溶液溶解并定量稀释制成每1mL中含0.1mg的溶液，同法测定。按外标法以峰面积计算，即得。本品含阿司匹林（$C_9H_8O_4$）应为标示量的 93.0%~107.0%。

$$标示量的百分含量 = \frac{C_r \times (A_x/A_r) \times D \times 平均片重}{W \times 标示量} \times 100\%$$

式中，C_r 为对照品溶液浓度（mg/mL）；A_x 和 A_r 分别为供试品溶液和对照品溶液中阿司匹林的峰面积；D 为稀释体积；W 为供试品重量（mg）；平均片重和标示量的单位均为g。

第六章
巴比妥类药物的分析

扫一扫，查阅本章数字资源，含PPT、音视频、图片等

巴比妥类药物是一类作用于中枢神经系统的镇静剂。已有百余年的临床应用历史。其应用范围可以从轻度镇静到完全麻醉，目前临床上其主要用于镇静催眠、抗惊厥、抗癫痫和麻醉前给药。本类药物按作用时间的长短可分为长效类、中效类和短效类。

第一节　结构与性质

一、结构与典型药物

（一）基本结构

巴比妥类（barbitals）药物是巴比妥酸（barbitoric acid）的衍生物，具有环状丙二酰脲的结构：

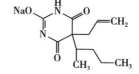

巴比妥类药物基本结构通式

巴比妥类药物的基本结构可以分为两部分，一部分是该类药物的共同部分（母核）环状丙二酰脲结构，决定了巴比妥类药物的共性。另一部分为取代基部分，即 R_1 和 R_2，取代基的不同，形成了临床上不同的巴比妥类药物，具有不同的理化性质。

（二）代表药物

临床上常用的本类药物多为巴比妥酸的 5,5-二取代衍生物和 C_2 位为硫取代的硫代巴比妥酸的 5,5-二取代衍生物。其代表药物结构如下：

巴比妥（barbital）　　　　苯巴比妥（phenobarbital）　　　　司可巴比妥钠（secobarbital sodium）

异戊巴比妥（amobarbital）　　　　　硫喷妥钠（thiopental sodium）

二、理化性质

（一）性状及溶解性

巴比妥类药物通常为白色结晶或结晶性粉末；具有固定的熔点；在空气中较稳定，加热多能升华；一般微溶或极微溶于水，易溶于乙醇等有机溶剂。其钠盐则易溶于水，而难溶于有机溶剂。

（二）弱酸性

巴比妥类药物母核结构中含有1,3-二酰亚胺基团，可发生酮式-烯醇式互变异构，在水溶液中发生二级电离。由于本类药物具有弱酸性，故可与强碱反应生成水溶性的盐类。

$pK_1=8$　　　　　$pK_2=12$

（三）水解性

母核结构中含有酰亚胺结构，与碱液共沸发生水解反应，释放出氨气，可使红色的石蕊试纸变蓝。

本类药物的钠盐在潮湿的环境中也能水解，水解的速度与温度及 pH 有关。一般情况下，在室温及 pH 值 10 以下水解较慢，在 pH 值 11 以上随着 pH 值的增加，水解速度加快。

（四）与重金属离子反应

母核中的丙二酰脲（—CONHCONHCO—）或酰亚胺基团，在适宜的 pH 值溶液中，可与某些重金属离子反应呈色或生成沉淀。

1. 与银盐的反应　该类药物在碳酸钠溶液中，生成钠盐溶解后，再与硝酸银溶液反应，先生成可溶性的一银盐，当反应完全后，继续加入硝酸银溶液，则生成难溶性的二银盐白色沉淀。

2. 与铜盐的反应　该药物在吡啶溶液中生成烯醇式异构体，与铜吡啶试液反应，生成有色配位化合物。该反应中，大部分巴比妥类药物显紫堇色或生成紫色沉淀，而硫代巴比妥类药物生成绿色沉淀。

3. 与钴盐的反应　巴比妥类药物在碱性无水甲醇或乙醇溶液中可与钴盐反应，生成紫堇色配位化合物。该反应在无水条件下反应较灵敏，且有色产物也较稳定。因此，所用试剂均应不含水分。

4. 与汞盐的反应　巴比妥类药物与硝酸汞或氯化汞溶液反应，可生成白色汞盐沉淀，此沉淀能在氨试液中溶解。

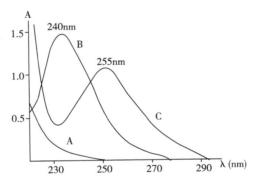

（五）与香草醛的反应

巴比妥类药物可与香草醛在浓硫酸存在下发生脱水反应，生成棕红色产物。

（六）光谱特征

1. 紫外-可见吸收光谱特征　巴比妥类药物的紫外吸收光谱随着其电离级数不同，发生显著变化。在酸性溶液中，5,5-二取代巴比妥类药物不电离，因结构中没有共轭体系而无明显的紫外吸收峰；在pH10的碱性溶液中，发生一级电离，形成共轭体系结构，在240nm波长处有最大吸收峰；在pH13的强碱性溶液中，5,5-二取代巴比妥类药物发生二级电离，共轭体系延长，吸收峰红移至255nm。硫代巴比妥类药物，无论在酸性或碱性溶液中均有较明显的紫外吸收。例如，硫喷妥在0.1mol/L盐酸溶液中，有两个吸收峰，分别为287nm和238nm；在pH值10碱性溶液中，两个吸收峰红移至304和255nm，而在pH值13的强碱性溶液中，255nm处的吸收峰消失，只存在304nm的吸收峰。

巴比妥类药物在不同pH溶液中的紫外吸收光谱见图6-1、图6-2。

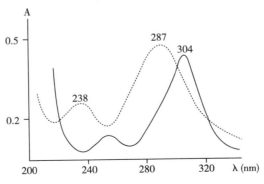

图6-1　5,5-二取代巴比妥类药物的紫外吸收光谱（2.5mg/100mL）
A. H_2SO_4 溶液（0.05mol/L）（未电离）；B. pH 9.9缓冲溶液（一级电离）；
C. NaOH溶液（0.1mol/L）（二级电离）

图6-2　硫喷妥的紫外吸收光谱
…：HCl溶液（0.1mol/L）；-：NaOH溶液（0.1mol/L）

2. 红外吸收光谱特征 大多巴比妥类药物的红外吸收光谱特征可用于鉴别。

（七）晶型的显微特性

巴比妥类药物本身或与某种试剂反应的产物具有特殊的晶型。此性质可用于鉴别巴比妥类药物，也可用于生物样品中微量巴比妥类药物的检验。

将热的1%巴比妥类药物的酸性水溶液置于载玻片上，可立即析出其特征结晶，在显微镜下观察结晶形状，巴比妥为长方形结晶；苯巴比妥在开始结晶时呈现球形，后变为花瓣状，如图6-3。

将5%巴比妥类药物的钠盐水溶液3~4滴置于载玻片上，在其液滴边缘加1滴稀硫酸，即析出相应的游离巴比妥类药物结晶。

某些巴比妥类药物可与重金属离子反应，生成具有特殊晶型的沉淀。如巴比妥与硫酸铜-吡啶试液反应，生成十字形的紫色结晶，见图6-4；苯巴比妥反应后，生成浅紫色细小不规则或似菱形的结晶；其他巴比妥类药物则不能形成结晶。

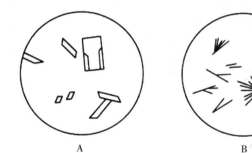
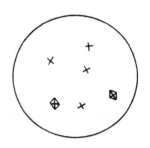

图6-3 巴比妥与苯巴比妥的结晶显微示意图
A. 巴比妥结晶；B. 苯巴比妥结晶

图6-4 巴比妥铜吡啶结晶显微示意图

第二节 鉴别试验

一、丙二酰脲类鉴别试验

丙二酰脲类反应是巴比妥类药物母核共有的反应，ChP中收载了银盐和铜盐的反应作为其一般鉴别试验。

1. 银盐反应 取供试品约0.1g，加碳酸钠试液1mL与水10mL，振摇2分钟，滤过；滤液中逐滴加入硝酸银试液，即生成白色沉淀，振摇，沉淀即溶解；继续滴加过量的硝酸银试液，沉淀不再溶解。

2. 铜盐反应 取供试品约50mg，加吡啶溶液（1→10）5mL，溶解后，加铜吡啶试液1mL，即显紫色或生成紫色沉淀。

二、熔点测定法

巴比妥类药物可直接测定熔点，其钠盐可酸化后测定析出游离巴比妥酸的熔点。也可将本类药物制成衍生物后，再测定衍生物的熔点来进行鉴别。如司可巴比妥钠的鉴别（ChP），取本品1g，加水100mL溶解后，加稀醋酸5mL强力搅拌，再加水20mL，加热煮沸使溶解成澄清溶液（液面无油状物），放冷，静置待析出结晶，滤过，结晶在70℃干燥后，依法测定（通则0612第一法），熔点约为97℃；注射用硫喷妥钠的鉴别，取本品约0.5g，加水10mL使硫喷妥钠溶解，加过量的稀盐酸，即生成白色沉淀；滤过，沉淀用水洗净，在105℃干燥后，依法测定（通则0612），熔点为157~160℃。

三、取代基反应法

1. 不饱和取代基反应　含有不饱和取代基的巴比妥类药物，如司可巴妥及其钠盐，因其取代基 R_1 为丙烯基，其不饱和双键可与碘、溴或高锰酸钾发生加成或氧化还原反应，使碘水、溴水或高锰酸钾溶液褪色。

司可巴妥钠的鉴别方法（ChP）：取本品0.1g，加水10mL溶解后，加碘试液2mL，所显棕黄色在5分钟内消失。

2. 芳环取代基反应　具有芳环取代基的巴比妥类药物，如 ChP 中收载苯巴比妥及其盐的鉴别方法有：

（1）与硫酸-亚硝酸钠的反应　苯巴比妥与硫酸-亚硝酸钠反应生成橙黄色产物，随即变为橙红色，可用于区分苯巴比妥和不含苯环的巴比妥类药物。

方法：取本品约10mg，加硫酸2滴与亚硝酸钠约5mg，混合，即显橙黄色，随即转橙红色。

（2）与甲醛-硫酸的反应　苯巴比妥与甲醛-硫酸反应，生成玫瑰红色产物。可用于区别苯巴比妥和其他巴比妥类药物。

方法：取本品约50mg，置试管中，加甲醛试液1mL，加热煮沸，冷却，沿管壁缓缓加硫酸0.5mL，使成两液层，置水浴中加热，接界面显玫瑰红色。

3. 硫元素的反应　硫代巴比妥类药物分子中含有硫元素，可在氢氧化钠溶液中与铅离子反应生成白色沉淀；加热后，沉淀转变为黑色的硫化铅。

四、红外分光光度法

巴比妥类原料药物，几乎都可采用 IR 法（标准图谱对照法）作为鉴别方法。

五、色谱法

可依据巴比妥类药物分子结构的差异，产生不同的色谱行为，采用色谱法鉴别。

1. 薄层色谱法　苯巴比妥的鉴别采用 TLC 法（BP、EP）。

方法：取苯巴比妥供试品与对照品各适量，分别加乙醇制成每1mL中约含1mg的溶液作为供试品和对照品溶液，各量取10μL，分别点于同一硅胶 GF254 薄层板上，以三氯甲烷-乙醇-浓氨水（80：15：5）混合液的下层溶液为展开剂，展开后，晾干，立即于254nm紫外光下检测，供试品溶液的主斑点位置和大小与对照品溶液一致。

2. 高效液相色谱法　苯巴比妥片的 HPLC 鉴别（ChP）：在含量测定项下记录的色谱图中，供试品溶液主峰的保留时间应与对照品溶液主峰的保留时间一致。

第三节　特殊杂质检查

以苯巴比妥、司可巴比妥钠为例，阐述苯巴比妥类药物特殊杂质检查常用方法。

一、苯巴比妥的特殊杂质检查

从苯巴比妥的合成工艺分析：

苯巴比妥中的特殊杂质主要是中间体（Ⅰ）和（Ⅱ）及副反应产物，通过检查酸度、乙醇溶液的澄清度、有关物质、中性或碱性物质加以控制。

1. 酸度　本项检查主要用于控制副产物苯基丙二酰脲。当中间体（Ⅱ）的乙基取代反应不完全时，会与尿素反应生成苯基丙二酰脲的副产物。其酸性较苯巴比妥强，能使甲基橙指示液显红色。

ChP 方法：取本品 0.20g，加水 10mL，煮沸搅拌 1 分钟，放冷，滤过，取滤液 5mL，加甲基橙指示液 1 滴，不得显红色。

2. 乙醇溶液的澄清度　苯巴比妥酸杂质在乙醇溶液中的溶解度比苯巴比妥小，通过检查乙醇溶液的澄清度对其进行控制。

ChP 方法：取本品 1.0g，加乙醇 5mL，加热回流 3 分钟，溶液应澄清。

巴比妥可在乙醇中溶解，加热是为了增加其溶解度。

3. 有关物质　采用 HPLC 法主成分自身对照测定法控制中间体及其副产物。

ChP 方法：取本品，加流动相溶解并稀释制成每 1mL 中含 1mg 的溶液，作为供试品溶液；精密量取供试品溶液 1mL，置 200mL 量瓶中，用流动相稀释至刻度，摇匀，作为对照溶液。照高效液相色谱法（ChP 通则 0512）试验，用辛烷基硅烷键合硅胶为填充剂；以乙腈-水（25∶75）为流动相，检测波长为 220nm；理论板数按苯巴比妥峰计算不低于 2500，苯巴比妥峰与相邻杂质峰间的分离度应符合要求。精密量取对照溶液与供试品溶液各 5μL，分别注入液相色谱仪，记录色谱图至主成分峰保留时间的 3 倍。供试品溶液色谱图中如有杂质峰，单个杂质峰面积不得大于对照溶液主峰面积（0.5%），各杂质峰面积的和不得大于对照溶液主峰面积的 2 倍（1.0%）。

4. 中性或碱性物质　这项检查主要是为了控制中间体 I 的副产物 2-苯基丁酰胺、2-苯基丁二酰脲或分解产物等杂质。利用这些杂质与苯巴比妥在乙醚和氢氧化钠试液中溶解度的不同（杂质溶于乙醚而不溶于氢氧化钠试液；苯巴比妥在氢氧化钠试液中生成钠盐溶于水而不溶于乙醚），采用萃取重量法测定杂质含量。

ChP 方法：取本品 1.0g，置分液漏斗中，加氢氧化钠试液 10mL 溶解后，加水 5mL 与乙醚 25mL，振摇 1 分钟，分取醚层，用水振摇洗涤 3 次，每次 5mL，取醚液经干燥滤纸滤过，滤液置 105℃恒重的蒸发皿中，蒸干，在 105℃干燥 1 小时，遗留残渣不得过 3mg。

二、司可巴比妥钠的特殊杂质检查

从司可巴比妥钠的合成工艺分析：

1. 中性或碱性物质　本项检查的是合成过程中产生的中性或碱性副产物以及司可巴比妥钠的分解产物，如酰脲（I）、酰胺（II）类化合物。

ChP 方法：取本品 1.0g，照苯巴比妥项下的方法检查，应符合规定。

2. 溶液的澄清度　司可巴比妥钠在水中极易溶解，其水溶液应澄清，否则表明含有水不溶性杂质。

ChP 方法：取本品 1.0g，加水 10mL 溶解后，溶液应澄清。

注意溶解样品所用的水应新沸放冷，否则本品水溶液遇水中 CO_2 易析出司可巴比妥，会产生干扰。

第四节 含量测定

巴比妥类药物常用的含量测定方法有银量法、溴量法、酸碱滴定法、紫外-可见分光光度法、HPLC 法。其他方法还有萃取重量法、GC 法、电泳法等。

一、银量法

原理是根据丙二酰脲类化合物在合适的碱性溶液中,可与银离子定量成盐的性质。本法采用甲醇和 3% 无水碳酸钠溶剂系统,电位法指示终点,操作简便,专属性强。

【例 6-1】 苯巴比妥及其钠盐的测定（ChP）

取本品约 0.2g,精密称定,加甲醇 40mL 使溶解,再加新制的 3% 无水碳酸钠溶液 15mL,照电位滴定法（通则 0701）,用硝酸银滴定液（0.1mol/L）滴定,每 1mL 硝酸银滴定液（0.1mol/L）相当于 23.22mg 的 $C_{12}H_{12}N_2O_3$。

【例 6-2】 异戊巴比妥的测定（ChP）

取本品约 0.2g,精密称定,加甲醇 40mL 使溶解,再加新制的 3% 无水碳酸钠溶液 15mL,照电位滴定法（通则 0701）,用硝酸银滴定液（0.1mol/L）滴定。每 1mL 硝酸银滴定液（0.1mol/L）相当于 22.63mg 的 $C_{11}H_{18}N_2O_3$。

测定结果可按下式计算:

$$含量（\%）= \frac{V \times 22.63 \times 10^{-3} \times C}{W \times 0.1} \times 100\%$$

式中,V 为滴定液消耗体积（mL）;C 为滴定液实际浓度（mol/L）;W 为称样量（g）。

二、溴量法

司可巴比妥钠分子结构中含有丙烯基,可与溴定量地发生加成反应,ChP 采用溴量法测定司可巴比妥钠和司可巴比妥钠胶囊的含量。反应如下:

$$Br_2（剩余）+2KI \rightarrow 2KBr + I_2$$
$$I_2 + 2Na_2S_2O_3 \rightarrow 2NaI + Na_2S_4O_6$$

【例 6-3】 司可巴比妥钠含量测定（ChP）

取本品约 0.1g,精密称定,置 250mL 碘瓶中,加水 10mL,振摇使溶解,精密加溴滴定液（0.05mol/L）25mL,再加盐酸 5mL,立即密塞并振摇 1 分钟,在暗处静置 15 分钟后,注意微开瓶塞,加碘化钾试液 10mL,立即密塞,摇匀后,用硫代硫酸钠滴定液（0.1mol/L）滴定,至近终点时,加淀粉指示液,继续滴定至蓝色消失,并将滴定的结果用空白试验校正。每 1mL 溴滴定液（0.05mol/L）相当于 13.01mg 的 $C_{12}H_{17}N_2NaO_3$。

测定结果可按下式计算:

$$含量（\%）= \frac{（V_{空} - V_{样}）\times 13.01 \times 10^{-3} \times C}{W \times 0.1} \times 100\%$$

式中，$V_空$ 和 $V_样$ 分别为空白试验和供试品溶液消耗硫代硫酸钠滴定液的体积（mL）；C 为硫代硫酸钠滴定液实际浓度（mol/L）；W 为称样量（g）。

本法为剩余滴定法。由于溴易挥发，影响滴定液浓度的准确性，所以 ChP 不用液体溴直接配制溴滴定液，而是用溴酸钾与溴化钾的混合溶液配制溴滴定液。方法如下：取溴酸钾 3.0g 与溴化钾 15g，加水适量使溶解成 1000mL，摇匀。

滴定时，在供试品溶液中加入适量盐酸，在酸性条件下，溴酸钾和溴化钾反应生成新生态溴，再与被测药物发生作用。

$$KBrO_3+5KBr+6HCl \rightarrow 3Br_2+6KCl+3H_2O$$

三、酸碱滴定法

巴比妥类药物呈弱酸性，可作为一元酸以碱滴定液直接滴定。但由于本类药物在水中的溶解度较小，反应生成的弱酸盐易水解而使水溶液中滴定突跃不明显，故滴定多在水-乙醇混合溶液、胶束水溶液或非水溶液中进行。

【例6-4】异戊巴比妥的含量测定

反应如下：

测定方法：取本品约 0.5g，精密称定，加乙醇 20mL 溶解后，加麝香草酚酞指示剂 6 滴，用氢氧化钠滴定液（0.1mol/L）滴定至溶液显淡蓝色，并将滴定结果用空白试验校正，即得。每 1mL 氢氧化钠滴定液（0.1mol/L）相当于 22.63mg 的 $C_{11}H_{18}N_2O_3$。

有时需要在胶束水溶液中滴定，由于表面活性剂能改变巴比妥类药物的解离平衡，使药物的 K_a 值增大，巴比妥类药物酸性增强，因此使滴定终点变化明显。可采用指示剂或电位法指示终点。常用的有机表面活性剂有溴化十六烷基三甲基苄胺（cetyl trimethyl benzyl ammonium bromide，CTMA）、氯化四癸基二甲基苄胺（tetradecyl dimethyl benzyl ammonium chlorde，TDBA）。

测定方法：取巴比妥类药物适量，精密称定，加表面活性剂水溶液（0.05mol/L）50mL 溶解后，加 5% 的麝香草酚酞指示液 0.5mL，用氢氧化钠滴定液（0.1mol/L）滴定，即得。

四、紫外-可见分光光度法

巴比妥类药物在碱性溶液中具有紫外吸收特征，因而可采用紫外-可见分光光度法测定含量。本法常用于制剂的含量测定，也可以用于固体制剂的溶出度和含量均匀度检查，以及体内巴比妥类药物的检测。

【例6-5】采用对照品比较法测定注射用硫喷妥钠的含量（ChP）

取装量差异项下的内容物，混合均匀，精密称取适量（约相当于硫喷妥钠 0.25g），置 500mL 量瓶中，加水使硫喷妥钠溶解并稀释至刻度，摇匀，精密量取适量，用 0.4% 氢氧化钠溶液定量稀释制成每 1mL 中约含 5μg 的溶液。照紫外-可见分光光度法（通则 0401），在 304nm 波长处测定吸收度；另取硫喷妥钠对照品，精密称定，用 0.4% 氢氧化钠溶液溶解并定量稀释制成每 1mL 中约含 5μg 的溶液，同法测定。根据每支的平均装量计算。每 1mg 硫喷妥相当于 1.091mg

的 $C_{11}H_{17}N_2NaO_2S$。

供试品中硫喷妥钠标示百分含量按下式计算：

$$取样量中硫喷妥钠的量（mg）= C_r \times \frac{A_x}{A_r} \times 10^{-3} \times D \times 1.091$$

$$硫喷妥钠的标示量\% = \frac{硫喷妥钠的量（mg）\times \overline{W}}{W \times 标示量} \times 100\%$$

式中，A_x 和 A_r 分别为供试品和对照品溶液的吸光度；C_r 为对照品溶液的浓度（μg/mL）；D 为稀释倍数；W 为供试品的取样量（g）；$\overline{W}$ 为平均装量（g/支）。1.091 为硫喷妥钠和硫喷妥的分子量比值。此处计算标示量应为换算成毫克（mg/支）。

供试品加水溶解并稀释至 500mL，精密量 1mL，如用 0.4% 氢氧化钠溶液定量稀释至 100mL，则稀释倍数 $D = 100 \times 500$。

五、色谱法

高效液相色谱法多用于巴比妥类药物的制剂和生物样品的测定。ChP 的苯巴比妥片等、USP 的苯巴比妥、苯巴比妥钠、戊巴比妥等均采用高效液相色谱法测定含量。

气相色谱法亦适用于制剂和生物样品中微量巴比妥类药物的分析。由于巴比妥类药物极性较大，在气相色谱中常出现拖尾现象。因此，除了按一般方法将担体硅烷化或选用适当极性的固定液外，还可以将巴比妥类药物转化为非极性的衍生物（如烃基化衍生物）来测定。常用的烃基化试剂有氢氧化三甲基苯铵、氢氧化四甲基铵、二甲基硫酸酯、重氮甲烷或五氟溴苄等。

目前，多采用色谱-质谱联用技术进行本类药物的血药浓度检测及生物样品分析。

【例6-6】苯巴比妥片的测定（ChP）

色谱条件与系统适用性试验：用辛基硅烷键合硅胶为填充剂；以乙腈-水（30:70）为流动相；检测波长 220nm。理论板数按苯巴比妥峰计算不低于 2000，苯巴比妥与相邻色谱峰分离度应符合要求。

测定方法：取本品 20 片，精密称定，研细，精密称取适量（约相当于苯巴比妥 30mg），置 50mL 量瓶中，加流动相适量，超声处理 20 分钟使苯巴比妥溶解，放冷，用流动相稀释至刻度，摇匀，滤过，精密量取续滤液 1mL，置 10mL 量瓶中，用流动相稀释至刻度，摇匀，精密量取 10μL，注入液相色谱仪，记录色谱图。另取苯巴比妥对照品适量，精密称定，加流动相溶解并定量稀释成每 1mL 中约含苯巴比妥 60μg 的溶液，同法测定。按外标法以峰面积计算，即得。

【例6-7】GC-MS 法测定尿、血清或血浆中 5 种巴比妥类药物

取 300μL 尿、血清或血浆供试品，加 30μL 巴比妥内标溶液，在酸性缓冲液中用 CHCl₃ 提取。有机提取液于 45℃ 水浴，氮气吹干，加入 0.2mol/L 三甲基苄基氢氧化铵（trimethyl anilinium hydroxide，TMAH）和乙酸乙酯混匀。提取液进样，GC-MS 法测定尿、血清或血浆中 5 种巴比妥类药物，见图 6-5。巴比妥类药物在热进样口瞬时甲基化，选择离子监测（selective ion monitoring，SIM）和相对保留时间用于鉴别和定量。本法灵敏度高、专属性好、操作简单，可作为临床药物监测方法。

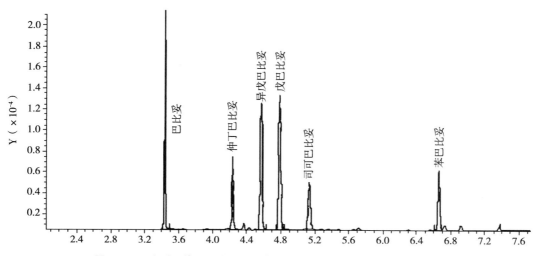

图 6-5　巴比妥、仲丁巴比妥、异戊巴比妥、戊巴比妥、司可巴比妥和
苯巴比妥（各 1.25μg/mL）二甲基衍生物的 GC-MS 图

第七章
胺类药物的分析

有机胺类药物分子结构中含有氨基，其品种众多。本章主要介绍胺类药物中的芳胺类、芳烃胺类（如苯乙胺类、苯丙胺类、芳氧丙醇胺类）和酰胺类药物及其制剂的质量分析方法。生物碱类药物也属于胺类药物，由于其特殊性，单独讨论。

第一节　芳胺类药物的分析

一、结构与性质

（一）基本结构与代表药物

芳胺类药物（arylamine drugs）分子结构中都具有对氨基苯甲酸酯的基本结构，亦可称为对氨基苯甲酸酯类药物，通式如下：

$$R_1HN \overset{4}{\underset{5}{\text{—}}} \overset{3}{\underset{6}{\text{—}}} \overset{2}{\underset{1}{\text{—}}} C \overset{O}{\text{—}} OR_2 \cdot HX$$

基本结构

代表药物见表 7-1。

表 7-1　芳胺类代表药物的结构

药物名称	取代基		
	R_1	R_2	HX
苯佐卡因（benzocaine）	—H	—CH_2CH_3	—
盐酸普鲁卡因（procaine hydrochloride）	—H	—$CH_2CH_2N(C_2H_5)_2$	HCl
盐酸丁卡因（tetracaine hydrochloride）	—$(CH_2)_3CH_3$	—$CH_2CH_2N(CH_3)_2$	HCl

（二）主要性质

1. 溶解性　本类药物的游离态多为碱性油状液体或低熔点固体，难溶于水，可溶于有机溶剂；其盐酸盐均系白色结晶性粉末，具有一定的熔点，易溶于水和乙醇，难溶于有机溶剂。

2. 芳伯氨基特性　本类药物除盐酸丁卡因外，均具有芳伯氨基，可发生重氮化-偶合反应；可与芳醛发生缩合反应，生成 Schiff 碱；易氧化变色等。

3. 水解特性　分子结构中具有酯键，易水解。光、热或碱性条件可以影响其水解反应速度。

4. 弱碱性　分子结构中多具有脂烃胺侧链，具有弱碱性，能与生物碱沉淀试剂反应生成沉淀。

5. 光谱特征　本类药物都具有苯环等共轭结构，在紫外光区有特征吸收；苯环、氨基、羟基、羧基等具有特征的红外光谱吸收。

二、鉴别试验

（一）芳香第一胺反应

本反应又称重氮化-偶合反应，苯佐卡因、盐酸普鲁卡因、盐酸氯普鲁卡因和盐酸普鲁卡因胺分子结构中均含有芳伯氨基，在盐酸溶液中，可直接与亚硝酸钠进行重氮化-偶合反应，用于鉴别。

【例7-1】 苯佐卡因和盐酸普鲁卡因的鉴别

取供试品约50mg，加稀盐酸1mL，必要时缓缓煮沸使溶解，加0.1mol/L亚硝酸钠溶液数滴，加与0.1mol/L亚硝酸钠溶液等体积的1mol/L脲溶液，振摇1分钟，滴加碱性β-萘酚试液数滴，视供试品不同，生成由粉红到猩红色沉淀。

反应式如下：

無芳伯氨基结构的药物不发生重氮化-偶合反应，如盐酸丁卡因，但其分子结构中的芳香仲胺在酸性溶液中可与亚硝酸钠反应，生成 N-亚硝基化合物的乳白色沉淀，可与具有芳伯氨基的同类药物区别。反应式如下：

（二）水解及水解产物反应

盐酸普鲁卡因与苯佐卡因结构中均具有酯键，在碱性条件下可以水解，利用其水解产物的特性可进行鉴别。

1. 盐酸普鲁卡因　与氢氧化钠溶液反应生成普鲁卡因白色沉淀，该沉淀加热，变为油状物；继续加热则酯键水解，生成挥发性的二乙氨基乙醇和溶于水的对氨基苯甲酸钠；前者具碱性，能使湿润的红色石蕊试纸变蓝色；后者加盐酸生成对氨基苯甲酸白色沉淀。反应如下：

$$H_2N-\bigcirc-COOCH_2CH_2N(C_2H_5)_2 \cdot HCl \xrightarrow{NaOH} H_2N-\bigcirc-COOCH_2CH_2N(C_2H_5)_2 \downarrow$$

$$\xrightarrow{NaOH} H_2N-\bigcirc-COONa + HOCH_2CH_2N(C_2H_5)_2 \uparrow$$

$$H_2N-\bigcirc-COONa \xrightarrow{HCl} H_2N-\bigcirc-COOH\downarrow \xrightarrow{HCl} HCl \cdot H_2N-\bigcirc-COOH$$

2. 苯佐卡因　在碱性条件下可水解，其水解产物乙醇可与碘试液反应，生成有颜色的碘仿沉淀。反应式如下：

$$H_2N-\bigcirc-COOC_2H_5 + NaOH \longrightarrow H_2N-\bigcirc-COONa + C_2H_5OH$$

$$C_2H_5OH + 4I_2 + 6NaOH \longrightarrow CHI_3\downarrow + 5NaI + HCOONa + 5H_2O$$

方法：取本品约 0.1g，加氢氧化钠试液 5mL，煮沸，即有乙醇生成，加碘试液，加热，即生成黄色沉淀，并产生碘仿的臭气。

（三）制备衍生物测定熔点

盐酸丁卡因可与硫氰酸铵反应生成难溶于水的白色沉淀。反应式如下：

$$C_4H_9HN-\bigcirc-COOCH_2CH_2N(C_2H_5)_2 \cdot HCl + NH_4SCN \longrightarrow$$

$$C_4H_9HN-\bigcirc-COOCH_2CH_2N(C_2H_5)_2 \cdot HSCN\downarrow + NH_4Cl$$

方法：取本品约 0.1g，加 5%醋酸钠溶液 10mL 溶解后，加 25%硫氰酸铵溶液 1mL，即析出白色结晶；滤过，结晶用水洗涤，在 80℃干燥后，熔点约为 131℃。

（四）光谱鉴别法

1. 紫外-可见分光光度法　利用本类药物在紫外光区的特征吸收可进行鉴别。如注射用盐酸丁卡因利用其水溶液在 227nm 与 310nm 波长处有最大吸收进行鉴别。
2. 红外分光光度法　本类药物的官能团在红外光区有特征吸收，各国药典均采用 IR 法鉴别。（如盐酸普鲁卡因的 IR 法鉴别，见第二章药物的鉴别分析）

（五）色谱鉴别法

如本类药物的一些制剂，用 HPLC 法测定含量的同时，也可用该法鉴别。
此外本类药物的盐酸水溶液可用氯化物反应鉴别。

三、特殊杂质检查

（一）盐酸普鲁卡因及制剂中对氨基苯甲酸的检查

盐酸普鲁卡因的酯键易水解，生成对氨基苯甲酸。其经长期贮存或高温加热，可进一步脱羧转化为苯胺，苯胺又可被氧化为有色物质，导致药物疗效下降，毒性增加。ChP 采用 HPLC 法检查盐酸普鲁卡因及其制剂中对氨基苯甲酸。

$$H_2N \underset{}{\overset{}{\bigcirc}} -COOH \xrightarrow{-CO_2} H_2N \underset{}{\overset{}{\bigcirc}} \xrightarrow{[O]} O = \underset{}{\overset{}{\bigcirc}} = O$$

盐酸普鲁卡因检查方法：取本品，精密称定，加水溶解并定量稀释制成每 1mL 中含 0.2mg 的溶液，作为供试品溶液；另取对氨基苯甲酸对照品适量，精密称定，加水溶解并定量制成每 1mL 含 1μg 的溶液，作为对照品溶液；取供试品溶液 1mL 与对照品溶液 9mL 混合均匀，作为系统适用性试验溶液。按照高效液相色谱法试验，用十八烷基硅烷键合硅胶为填充剂；以含 0.1% 庚烷磺酸钠的 0.05mol/L 磷酸二氢钾溶液（用磷酸调节 pH 至 3.0）-甲醇（68：32）为流动相；检测波长为 279nm。取系统适用性试验溶液 10μL，注入液相色谱仪，理论板数按对氨基苯甲酸峰计算不低于 2000，盐酸普鲁卡因峰和对氨基苯甲酸峰的分离度应大于 2.0。取对照品溶液 10μL，注入液相色谱仪，调节检测灵敏度，使主成分峰高约为满量程的 20%。精密量取供试品溶液与对照品溶液各 10μL，分别注入液相色谱仪，记录色谱图。供试品溶液色谱图中如有与对氨基苯甲酸峰保留时间一致的色谱峰，按外标法以峰面积计算，不得过 0.5%。

本法为反相离子对色谱法。注射用盐酸普鲁卡因中对氨基苯甲酸的检查亦采用本法。

（二）盐酸丁卡因及制剂中有关物质检查

盐酸丁卡因的酯键易水解为对丁氨基苯甲酸，脱羧后进一步发生 N-取代芳胺的重排反应，生成芳伯胺，易氧化变色。ChP 采用 HPLC 法对其原料及制剂中有关物质进行检查。

盐酸丁卡因检查方法：临用新制，以乙腈-水（2：8）为溶剂。取本品适量，精密称定，加溶剂溶解并定量稀释制成每 1mL 中含 1.0mg 的溶液，作为供试品溶液；精密量取供试品溶液 1mL，置 100mL 量瓶中，用溶剂稀释至刻度，摇匀，精密量取 2mL，置 20mL 量瓶，用溶剂稀释至刻度，摇匀，作为对照溶液；分别取杂质Ⅰ（对氨基苯甲酸）对照品与杂质Ⅱ（对丁氨基苯甲酸）对照品各适量，精密称定，加乙腈适量使溶解并用溶剂定量稀释制成每 1mL 中含杂质Ⅰ 0.5μg 与杂质Ⅱ 1μg 的混合溶液，作为对照品溶液。取盐酸丁卡因约 10mg，精密称定，置 10mL 量瓶中，用对照品溶液稀释至刻度，摇匀，即为系统适用性溶液；精密量取对照溶液 5mL，置 10mL 量瓶中，用溶剂稀释至刻度，摇匀，即为灵敏度溶液。按照高效液相色谱法试验，用十八烷基硅烷键合硅胶为填充剂（4.6mm×250mm，5μm 或效能相当的色谱柱）；以磷酸盐缓冲液（取磷酸二氢钾 1.36g，加磷酸 0.5mL，加水溶解并稀释至 1000mL）为流动相 A，乙腈为流动相 B，按下表进行梯度洗脱；流速为每分钟 1.2mL；柱温为 30℃；检测波长为 300nm。取系统适用性试验溶液 10μL，注入液相色谱仪，记录色谱图。在色谱图中，出峰顺序依次为杂质Ⅰ峰、丁卡因峰与杂质Ⅱ峰，各相邻峰之间的分离度均应符合要求。灵敏度溶液色谱图中主成分峰高的信噪比应大于 10。精密量取供试品溶液、对照溶液与对照品溶液各 10μL，分别注入液相色谱仪，记录色谱图。供试品溶液的色谱图中如有与杂质Ⅰ峰、杂质Ⅱ峰保留时间一致的色谱峰，按外标法以峰面积计算，杂质Ⅰ不得过 0.05%，杂质Ⅱ不得过 0.1%，其他单个杂质峰面积不得大于对照溶液主峰面积（0.1%），杂质总量不得过 0.2%，小于灵敏度溶液主峰面积的色谱峰忽略不计。

时间（分钟）	流动相 A（%）	流动相 B（%）
0	80	20
3	80	20
18	40	60
23	40	60
24	80	20
35	80	20

注射用盐酸丁卡因中有关物质亦采用同法检查。

四、含量测定

（一）亚硝酸钠滴定法

亚硝酸钠滴定法（sodium nitrite titration）是利用亚硝酸钠与有机芳胺类药物的重氮化反应或亚硝化反应的一种测定方法，在应用中以发生重氮化反应的居多，因而亚硝酸钠滴定法亦称为重氮化滴定法。各国药典均有应用，ChP 收载的苯佐卡因、盐酸普鲁卡因、注射用盐酸普鲁卡因，以及盐酸普鲁卡因胺及其片剂、注射液等，均用本法测定含量。

1. 原理 分子结构中具有芳伯氨基或水解后具有芳伯氨基的药物，在酸性条件下可与亚硝酸钠定量反应，生成重氮盐。反应式如下：

$$Ar\text{-}NHCOR + H_2O \xrightarrow[\triangle]{H^+} Ar\text{-}NH_2 + RCOOH$$

$$Ar\text{-}NH_2 + NaNO_2 + 2HCl \longrightarrow Ar\text{-}N_2^+Cl^- + NaCl + 2H_2O$$

2. 测定条件 在重氮化反应中，反应速度受多种因素影响，亚硝酸钠滴定液和反应生成的重氮盐不够稳定，在测定中，要注意条件的选择。

（1）加入适量溴化钾加快反应速率 在盐酸存在下，重氮化反应的机制为：

$$NaNO_2 + HCl \longrightarrow HNO_2 + NaCl$$

$$HNO_2 + HCl \longrightarrow NOCl + H_2O$$

$$Ar\text{-}NH_2 \xrightarrow[\text{慢}]{NO^+Cl^-} Ar\text{-}NH\text{-}NO \xrightarrow{\text{快}} Ar\text{-}N{=}N\text{-}OH \xrightarrow{\text{快}} Ar\text{-}N_2^+Cl^-$$

显然，整个反应速率取决于第一步。而第一步反应的快慢与含芳伯氨基化合物中芳伯氨基的游离程度及 NO^+ 的浓度密切相关。如芳伯氨基的碱性较弱，则在一定强度酸性溶液中成盐的比例小，即游离芳伯氨基多，重氮化反应速度快；反之则慢。因此，向供试溶液中加入适量溴化钾，可以加快其反应速度。ChP 采用此种方法。

溴化钾与盐酸作用产生溴化氢，溴化氢与亚硝酸作用生成 NOBr：

$$HNO_2 + HBr \longrightarrow NOBr + H_2O \quad （Ⅰ）$$

若供试溶液中仅有盐酸，则生成 NOCl：

$$HNO_2 + HCl \longrightarrow NOCl + H_2O \quad （Ⅱ）$$

由于（Ⅰ）式的平衡常数比（Ⅱ）式的约大 300 倍，即生成的 NOBr 量较大，供试液中 NO^+ 的浓度亦较大，从而加速了重氮化反应。

（2）酸的种类及其浓度选择 重氮化反应的速率与酸的种类及浓度有关，在 HBr 中最快，HCl 中次之，H_2SO_4 或 HNO_3 中最慢。从经济实用考虑，多采用盐酸。按照化学反应方程式，1mol 的芳胺与 2mol 的盐酸作用，但实际测定时需加入过量的盐酸，以加快重氮化反应的速率并增加重氮盐的稳定性；另外加入过量盐酸，还可防止生成偶氮氨基化合物。因为：

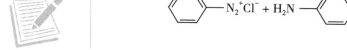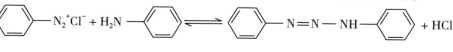

从反应式可以看出，酸度增强，反应向左进行，抑制偶氮氨基化合物的生成。但酸度过大，又会阻碍芳伯氨基的游离，反而影响重氮化反应速率；且在太浓的盐酸中亚硝酸更易分解。因此芳胺药物与盐酸的物质的量之比为 1∶2.5~6。

（3）滴定温度选择 通常温度高，重氮化反应速度快；但温度太高，会使亚硝酸逸失，并可使重氮盐分解。

$$\text{〈◯〉}-N_2^+Cl^- + H_2O \longrightarrow \text{〈◯〉}-OH + N_2\uparrow + HCl$$

试验证明，可在室温（10~30℃）下进行。

（4）滴定方式与速度选择 因重氮化反应为分子反应，反应速率较慢，故滴定不宜过快，特别是在临近终点时，为避免滴定过程中亚硝酸的挥发和分解，滴定时应将滴定管尖端插入液面下约 2/3 处，一次将大部分亚硝酸钠滴定液在搅拌条件下迅速加入；近终点时，将滴定管尖端提出液面，用少量水淋洗尖端，由于此时尚未反应的芳伯氨基药物的浓度极低，需缓缓滴定，滴下最后 1 滴滴定液后，须搅拌 1~5 分钟，再确定终点是否真正到达。这样既可以缩短滴定时间，又可获得准确的测定结果。

3. 指示终点的方法 有电位法、永停滴定法、外指示剂法和内指示剂法等。ChP 收载的芳胺类药物采用本法测定含量时使用永停滴定法指示终点。

【例 7-2】盐酸普鲁卡因的含量测定

量取本品约 0.6g，精密称定，置烧杯中，照永停滴定法加水 40mL 与盐酸溶液（1→2）15mL，置电磁搅拌器上，搅拌使溶解，再加 KBr 2g，插入铂-铂电极后，将滴定管的尖端插入液面下约 2/3 处，在 15~20℃用亚硝酸钠滴定液（0.1mol/L）迅速滴定，随滴随搅拌，至近终点时将滴定管尖端提出液面，用少量水淋洗尖端，洗液并入溶液中，继续缓缓滴定，至电流计指针突然偏转，并不再回复，即为滴定终点。每 1mL 亚硝酸钠滴定液（0.1mol/L）相当于 27.28mg 的 $C_{13}H_{20}N_2O_2 \cdot HCl$。

（二）酸碱滴定法

盐酸丁卡因水溶液显酸性，可用酸碱滴定法测定含量，ChP 盐酸丁卡因的含量测定采用该法。

（1）原理 在反应体系中加入适量乙醇和盐酸，用氢氧化钠滴定液滴定，盐酸丁卡因与氢氧化钠发生中和反应，生成的丁卡因溶于乙醇，反应可定量进行，采用电位法指示滴定终点，根据两个计量点间相差的氢氧化钠滴定液的体积，即可计算盐酸丁卡因的含量。

第一计量点：$H^+ + Cl^- + NaOH \rightarrow H_2O + NaCl$

第二计量点：$BH^+ + Cl^- + NaOH \rightarrow B + H_2O + NaCl$

（2）方法 取本品约 0.25g，精密称定，加乙醇 50mL 振摇使溶解，加 0.01mol/L 盐酸溶液 5mL，摇匀，按照电位滴定法，用氢氧化钠滴定液（0.1mol/L）滴定，两个突跃点体积的差作为滴定体积。每 1mL 氢氧化钠滴定液（0.1mol/L）相当于 30.08mg 的 $C_{15}H_{24}N_2O_2 \cdot HCl$。

（三）紫外-可见分光光度法

可以利用本类药物在紫外-可见光区的特征吸收，采用紫外-可见分光光度法测定含量。

【例 7-3】对照品比较法测定注射用盐酸丁卡因的含量（ChP）

取本品 10 瓶，分别加水溶解，并分别定量转移至 250mL 量瓶中，用水稀释至刻度，摇匀，作为供试品溶液；另取盐酸丁卡因对照品适量，精密称定，加水溶解并定量稀释制成每 1mL 中约含 0.2mg 的溶液，作为对照品溶液。精密量取供试品溶液与对照品溶液各 3mL，分别置 100mL 量瓶中，加盐酸溶液（1→200）5mL 与磷酸盐缓冲液（pH6.0）（取磷酸氢二钾 20g 与磷酸二氢钾 80g，加水溶解并稀释至 1000mL，用 6mol/L 磷酸溶液或 10mol/L 的氢氧化钾溶液调节 pH 至 6.0）10mL，用水稀释至刻度，摇匀，照紫外-可见分光光度法，在 310nm 波长处分别测定吸光度，计算每瓶的含量，并求得 10 瓶的平均含量，即得。

（四）高效液相色谱法

高效液相色谱法多用于本类药物制剂的测定。USP 中盐酸氯普鲁卡因注射液、苯佐卡因、盐酸丁卡因注射液，JP 中盐酸普鲁卡因注射液，ChP 中盐酸利多卡因及制剂、盐酸普鲁卡因注射液等的含量测定均采用该法。

【例 7-4】盐酸普鲁卡因注射液的含量测定（ChP）

本品为盐酸普鲁卡因加氯化钠适量使成等渗的灭菌水溶液。

色谱条件与系统适用性试验：用十八烷基硅烷键合硅胶为填充剂；以含 0.1% 庚烷磺酸钠的 0.05mol/L 磷酸二氢钾溶液（用磷酸调节 pH 值至 3.0）-甲醇（68：32）为流动相；检测波长为 290nm，理论板数按普鲁卡因峰计算不低于 2000。普鲁卡因峰与相邻杂质峰的分离度应符合要求。

测定方法：精密量取本品适量，用水定量稀释制成每 1mL 中含盐酸普鲁卡因 0.02mg 的溶液，作为供试品溶液；另取盐酸普鲁卡因对照品适量，精密称定，加水溶解并定量稀释制成每 1mL 中含盐酸普鲁卡因 0.02mg 的溶液，作为对照品溶液。精密量取供试品溶液与对照品溶液 10μL，分别注入液相色谱仪，记录色谱图。按外标法以峰面积计算，即得。本品含盐酸普鲁卡因（$C_{13}H_{20}N_2O_2 \cdot HCl$）应为标示量的 95.0%~105.0%。

第二节　苯乙胺类药物的分析

一、结构与性质

（一）基本结构与代表药物

苯乙胺类药物（phenylethylamine drugs）具有苯乙胺的基本结构，苯环上大都有酚羟基。其基本结构为：

$$\overset{1}{R_1-CH}-\overset{2}{CH}-NH-R_2 \cdot HX$$
$$\underset{OH}{|} \quad \underset{R_3}{|}$$

基本结构

代表药物见表 7-2。

表 7-2　苯乙胺类代表药物及结构

药物名称	R₁	R₂	R₃	HX
肾上腺素 (epinephrine)	HO—, HO— 苯基	—CH₃	—H	
盐酸异丙肾上腺素 (isoprenaline hydrochloride)	HO—, HO— 苯基	—CH(CH₃)₂	—H	HCl
重酒石酸去甲肾上腺素 (norepinephrine bitartrate)	HO—, HO— 苯基	—H	—H	CH(OH)COOH CH(OH)COOH
盐酸多巴胺 (dopamine hydrochloride)	HO—, HO— 苯基	—H	—H	HCl
硫酸特布他林 (terbutaline sulfate)	HO—, HO— 苯基	—C(CH₃)₃	—H	H₂SO₄
盐酸去氧肾上腺素 (phenylephrine hydrochloride)	HO— 苯基	—CH₃	—H	HCl
重酒石酸间羟胺 (metaraminol bitartrate)	HO— 苯基	—H	—CH₃	CH(OH)COOH CH(OH)COOH
硫酸沙丁胺醇 (salbutamol sulfate)	HO—, HOH₂C— 苯基	—C(CH₃)₃	—H	H₂SO₄
盐酸甲氧明 (methoxamine hydrochloride)	CH₃O—, OCH— 苯基	—H	—CH₃	HCl
盐酸苯乙双胍 (phenformin hydrochloride)	苯基	—CNHCNH₂ (NH NH)	—H	HCl
盐酸氯丙那林 (clorprenaline hydrochloride)	Cl— 苯基	—CH(CH₃)₂	—H	HCl
盐酸克仑特罗 (clenbuterol hydrochloride)	Cl, H₂N—, Cl 苯基	—C(CH₃)₃	—H	HCl
盐酸多巴酚丁胺 (dobutamine hydrochloride)	HO—, HO— 苯基 (1 C 上无—OH)	对羟苯丙基 CH₃	—H	HCl
盐酸氨溴索 (ambroxol hydrochloride)	Br, Br, NH₂ 苯基 (1 C 上无—OH)	环己基—OH	—H	HCl

（二）主要性质

1. 溶解性及弱碱性　本类药物分子结构中具有烃氨基侧链，显弱碱性。其游离碱难溶于水，易溶于有机溶剂，其盐可溶于水，难溶于有机溶剂。可利用其弱碱性进行含量测定。

2. 酚羟基特性　本类药物分子中多含有邻苯二酚或酚羟基结构，可与重金属离子发生配位反应、与三氯化铁反应或被氧化剂氧化而呈色，用于鉴别。酚羟基邻、对位的氢较活泼，易被溴取代，可用溴量法测定含量。

3. 旋光性　本类药物分子结构中大多数有手性碳原子，具有旋光性。

4. 光谱特征　本类药物分子结构中含苯环、羟基、氨基等，在紫外光区和红外光区有特征吸收。

此外，药物分子结构中苯环上的其他取代基，如盐酸克仑特罗和盐酸氨溴索的芳伯氨基也各具特性，可用于定性或定量分析。

二、鉴别试验

（一）与三氯化铁反应

分子结构中具有酚羟基的药物，可与 Fe^{3+} 离子发生配位反应，生成有色产物，加入碱性溶液，随即被高铁离子氧化而显紫色或紫红色等。ChP 收载的本类药物鉴别方法见表 7-3。

表 7-3　苯乙胺类药物与三氯化铁的显色反应

药物	加三氯化铁试液
肾上腺素	盐酸溶液中显翠绿色；加氨试液显紫色→紫红色
盐酸异丙肾上腺素	深绿色，滴加新制的 5% 碳酸氢钠溶液，即变蓝色→红色
重酒石酸去甲肾上腺素	翠绿色，加碳酸氢钠试液显蓝色→红色
盐酸去氧肾上腺素	紫色
盐酸多巴胺	墨绿色，滴加 1% 氨溶液，即转变成紫红色
硫酸沙丁胺醇	紫色，加碳酸氢钠试液，即生成橙黄色浑浊
盐酸多巴酚丁胺	绿色，加氨试液 1 滴，即变为蓝紫色→紫色→紫红色

（二）与甲醛-硫酸反应

某些苯乙胺类药物可在硫酸中与甲醛反应，形成具有醌式结构的有色化合物，见表 7-4。

表 7-4　苯乙胺类药物与甲醛-硫酸反应

药物	加甲醛-硫酸试液
肾上腺素	红色
盐酸异丙肾上腺素	棕色至暗紫色
重酒石酸去甲肾上腺素	淡红色
盐酸去氧肾上腺素	呈玫瑰红→橙红→深棕红的变化过程
盐酸甲氧明	即显紫色，渐变为棕色，最后成绿色

（三）氧化反应

具有酚羟基结构的药物，易被碘、过氧化氢、铁氰化钾等氧化剂氧化而呈现不同的颜色。ChP 收载的肾上腺素、盐酸异丙肾上腺素和重酒石酸去甲肾上腺素用氧化反应进行鉴别。

【例 7-5】肾上腺素的鉴别（ChP）

肾上腺素在酸性条件下，与过氧化氢反应生成肾上腺素红，显血红色。反应式如下：

HO—⟨环⟩—CHCH₂NHCH₃ $\xrightarrow{H_2O_2}$ O=⟨环⟩=O —CHCH₂NHCH₃
　　　　　　　|OH　　　　　　　　　　　　　　　　　　　|OH
　HO

取本品 10mg，加盐酸溶液（9→1000）2mL 溶解后，加过氧化氢试液 10 滴，煮沸，即显血红色。

【例 7-6】盐酸异丙肾上腺素的鉴别（ChP）

盐酸异丙肾上腺素在偏酸性条件下被碘迅速氧化，生成异丙肾上腺素红，加硫代硫酸钠使碘的棕色消退，溶液显淡红色。反应式如下：

HO—⟨环⟩—CHCH₂NHCH(CH₃)₂ $\xrightarrow{I_2}$ ⟨双环，3-OH，N-CH(CH₃)₂⟩
　　　　　|OH
HO

取本品 10mg，加水 10mL 溶解后，取溶液 2mL，加盐酸滴定液（0.1mol/L）0.1mL，再加 0.1mol/L 碘溶液 1mL，放置 5 分钟，加 0.1mol/L 硫代硫酸钠溶液 4mL，即显淡红色。

重酒石酸去甲肾上腺素在酸性条件下比较稳定，几乎不被碘氧化。ChP 规定本品加酒石酸氢钾饱和溶液 10mL 溶解，加碘试液 1mL，放置 5 分钟后，加硫代硫酸钠试液，溶液为无色或仅显微红色或淡紫色，可与肾上腺素或盐酸异丙肾上腺素相区别。

（四）与亚硝基铁氰化钠反应（Rimini 试验）

重酒石酸间羟胺分子中具有脂肪伯氨基，可与亚硝基铁氰化钠反应，生成有色产物。此为脂肪族伯胺的专属反应。ChP 选用此反应对其进行鉴别。

方法：取本品约 5mg，加水 0.5mL 使溶解，加亚硝基铁氰化钠试液 2 滴、丙酮 2 滴与碳酸氢钠 0.2g，在 60℃ 的水浴中加热 1 分钟，即显红紫色。

注意亚硝基铁氰化钠试液临用新配；试验中所用的丙酮必须不含甲醛。

（五）光谱鉴别法

1. 紫外-可见分光光度法　ChP 收载的盐酸多巴胺、盐酸异丙肾上腺素、盐酸苯乙双胍、盐酸特布他林等采用紫外光谱法鉴别。如盐酸多巴胺的鉴别：取本品，加 0.5% 硫酸溶液制成每 1mL 中约含 30μg 的溶液，照紫外-可见分光光度法测定，在 280nm 波长处有最大吸收。

2. 红外分光光度法　ChP 收载的苯乙胺类原料药除肾上腺素、重酒石酸去甲肾上腺素外，均采用 IR 法鉴别。

（六）色谱鉴别法

ChP 收载的该类药物的许多制剂均用 HPLC 法鉴别，部分采用 TLC 法鉴别。如盐酸去氧肾上腺素注射液的鉴别采用 TLC 法鉴别。

此外，本类药物的盐酸盐、硫酸盐也可用氯化物、硫酸盐反应鉴别。

三、特殊杂质检查

（一）酮体的检查

苯乙胺类药物大多由其酮体氢化还原制得，若氢化还原不完全，可能于产品中引入酮体杂质。酮体在 310nm 波长处有最大吸收，而药物本身在此波长处几乎没有吸收，可利用此光谱性质的差异，采用紫外-可见分光光度法检查酮体。检查条件及限度要求见表 7-5。

表 7-5 紫外-可见分光光度法检查酮体的条件和要求

药物	检查的杂质	溶剂	样品浓度（mg/mL）	检测波长（nm）	吸光度
肾上腺素	酮体	HCl（9→2000）	2.0	310	≤0.05
重酒石酸去甲肾上腺素	酮体	水	2.0	310	≤0.05
盐酸去氧肾上腺素	酮体	水溶解后加 0.01mol/L HCl 稀释	4.0	310	≤0.20
盐酸甲氧明	酮胺	水	1.5	347	≤0.06
硫酸沙丁胺醇	酮体	0.01mol/L HCl	2.4	310	≤0.10
硫酸特布他林	酮体	0.01mol/L HCl	20	330	≤0.47

（二）有关物质

本类药物由于酚羟基易被氧化，故其质量标准中常需检查有关物质。除盐酸苯乙双胍采用纸色谱法，盐酸去氧肾上腺素及其注射液采用 TLC 法外，其余均采用 HPLC 法检查有关物质。

【例 7-7】盐酸苯乙双胍中有关物质的检查（ChP）

取本品 1.0g，置 10mL 量瓶中，加甲醇溶解并稀释至刻度，摇匀，作为供试品溶液。按照纸色谱法试验，精密吸取供试品溶液 0.2mL，分别点于两张色谱滤纸条（7.5cm×50cm）上，并以甲醇作空白点于另一色谱滤纸条上，样点直径均为 0.5～1cm；按照下行法，将上述色谱滤纸条同置于展开室内，以乙酸乙酯-乙醇-水（6：3：1）为展开剂，展开至前沿距下端约 7cm 处，取出，晾干，用显色剂（取 10%铁氰化钾溶液 1mL，加 10%亚硝基铁氰化钠溶液与 10%氢氧化钠溶液各 1mL，摇匀，放置 15 分钟，加水 10mL 与丙酮 12mL，混匀）喷其中一张点样纸条（有关双胍显红色带，R_f 值约为 0.1），参照此色谱带，在另一张点样纸条及空白纸条上，剪取其相应部分并向外延伸 1cm，并分剪成碎条，精密量取甲醇各 20mL，分别进行萃取，按照紫外-可见分光光度法，在 232nm 波长处测定吸光度，不得过 0.48。

四、含量测定

（一）非水溶液酸碱滴定法

利用本类药物的碱性，原料药大多采用非水溶液酸碱滴定法测定含量。其测定的主要条件见表 7-6。

表 7-6　非水溶液酸碱滴定法测定苯乙胺类药物的条件

药物	取样量（g）	加冰醋酸量（mL）	加醋酸汞等溶液量（mL）	指示终点	终点颜色
肾上腺素	0.15	10	—	结晶紫	蓝绿色
盐酸异丙肾上腺素	0.15	30	5	结晶紫	蓝色
重酒石酸去甲肾上腺素	0.2	10	—	结晶紫	蓝绿色
盐酸多巴胺	0.15	25	5	结晶紫	蓝绿色
硫酸沙丁胺醇	0.4	10	加醋酐 15	结晶紫	蓝绿色
盐酸氯丙那林	0.15	20	3	结晶紫	蓝绿色
硫酸特布他林	0.3	30	加乙腈 30	电位法	
盐酸苯乙双胍	0.1	20	加醋酐 20	电位法	

（二）溴量法

本类药物分子中的苯酚结构，在酸性溶液中酚羟基的邻、对位活泼氢能与过量溴定量地发生溴代反应，可用溴量法测定含量。ChP 收载的重酒石酸间羟胺、盐酸去氧肾上腺素及其注射液等采用溴量法测定含量。

【例 7-8】盐酸去氧肾上腺素的含量测定（ChP）

取本品约 0.1g，精密称定，置碘瓶中，加水 20mL 使溶解，精密加溴滴定液（0.05mol/L）50mL，再加盐酸 5mL，立即密塞，放置 15 分钟并时时振摇，注意微开瓶塞，加碘化钾试液 10mL，立即密塞，振摇后，用硫代硫酸钠滴定液（0.1mol/L）滴定，至近终点时，加淀粉指示液，继续滴定至蓝色消失，并将滴定的结果用空白试验校正。每 1mL 溴滴定液（0.05mol/L）相当于 3.395mg 的 $C_9H_{13}NO_2 \cdot HCl$。

$$\text{（反应式）} + 3Br_2 \longrightarrow \text{（产物）} + 3HBr$$

$$Br_2 + 2KI \longrightarrow 2KBr + I_2$$

$$I_2 + 2Na_2S_2O_3 \longrightarrow 2NaI + Na_2S_4O_6$$

（三）紫外-可见分光光度法

本类药物分子结构中含有苯环等共轭结构，在紫外光区有吸收，可用紫外-可见分光光度法测定含量。如 ChP 收载的重酒石酸间羟胺注射液、盐酸甲氧明注射液的含量测定采用吸收系数法。

也可以根据某些显色反应，采用比色法测定含量。如根据酚羟基可与亚铁离子配位显色，测定盐酸异丙肾上腺素气雾剂含量；根据芳伯氨基的重氮化-偶合反应显色，测定盐酸克仑特罗栓剂的含量。

【例 7-9】盐酸克仑特罗栓剂的含量测定（ChP）

原理：盐酸克仑特罗栓加三氯甲烷使栓剂基质溶解后，用盐酸液（9→100）提取盐酸克仑特罗，提取液加亚硝酸钠试液后，则分子中的芳伯氨基发生重氮化反应，在酸性溶液中，与 N-

（1-萘基）-乙二胺偶合显色，于 500nm 波长处进行比色测定。反应式如下：

对照品溶液的制备：取盐酸克仑特罗对照品适量，精密称定，加盐酸溶液（9→100）溶解并定量稀释制成每 1mL 中含 7.2μg 的溶液，作为对照品溶液。

供试品溶液的制备：取本品 20 粒，精密称定，切成小片，精密称取适量（约相当于盐酸克仑特罗 0.36mg），置分液漏斗中，加温热的三氯甲烷 20mL 使溶解，用盐酸溶液（9→100）振摇提取 3 次（20mL、15mL、10mL），分取酸提取液，置 50mL 量瓶中，用盐酸溶液（9→100）稀释至刻度，摇匀，滤过，收集续滤液，作为供试品溶液。

测定方法：精密量取对照品溶液与供试品溶液各 15mL，分置 25mL 量瓶中，各加盐酸溶液（9→100）5mL 与 0.1% 亚硝酸钠溶液 1mL，摇匀，放置 3 分钟，各加 0.5% 氨基磺酸铵溶液 1mL，混匀，时时振摇 10 分钟，再各加 0.1% 盐酸萘乙二胺溶液 1mL，摇匀，放置 10 分钟，用盐酸溶液（9→100）稀释至刻度，摇匀，在 500nm 波长处分别测定吸光度，计算，即得。

注意：偶合剂盐酸萘乙二胺遇亚硝酸也能显色，干扰比色测定，所以在重氮化后，应加氨基磺酸铵将剩余的亚硝酸分解除去，再加偶合剂盐酸萘乙二胺。

$$2HNO_2 + 2H_2NSO_3NH_4 \longrightarrow 2N_2\uparrow + (NH_4)_2SO_4 + H_2SO_4 + 2H_2O$$

（四）高效液相色谱法

ChP 采用高效液相色谱法测定盐酸肾上腺素注射液、重酒石酸去甲肾上腺素注射液、盐酸异丙肾上腺素注射液、盐酸多巴胺注射液、盐酸多巴酚丁胺注射液、盐酸苯乙双胍片、盐酸氯丙那林片、盐酸氨溴索（及其口服溶液、片剂、注射液、胶囊、缓释胶囊与糖浆）、硫酸沙丁胺醇（及其注射液、片剂、缓释片、胶囊、缓释胶囊与吸入气雾剂、粉雾剂）等含量。

【例 7-10】盐酸氨溴索片的含量测定（ChP）

色谱条件与系统适用性试验：用十八烷基硅烷键合硅胶为填充剂；以 0.01mol/L 磷酸氢二铵溶液（用磷酸调节 pH 至 7.0）-乙腈（50∶50）为流动相；检测波长为 248nm。取盐酸氨溴索对照品约 5mg，加甲醇 0.2mL 溶解，再加甲醛溶液（1→100）40μL，摇匀，置 60℃ 水浴中加热 5 分钟，氮气吹干。残渣加水 5mL 溶解，用流动相稀释至 20mL，摇匀，取 20μL 注入液相色谱仪，盐酸氨溴索峰与降解产物峰（相对保留时间约为 0.8）的分离度应大于 4.0。

测定方法：取本品 20 片，精密称定，研细，精密称取适量，加流动相溶解并定量稀释制成每 1mL 中约含盐酸氨溴索 30μg 的溶液，滤过，精密量取续滤液 20μL，注入液相色谱仪，记录色谱图；另取盐酸氨溴索对照品适量，精密称定，加流动相溶解并定量稀释制成每 1mL 中约含 30μg 的溶液，同法测定。按外标法以峰面积计算，即得。

第三节 芳氧丙醇胺类药物的分析

一、结构与性质

（一）基本结构与典型药物

芳氧丙醇胺类药物（aryloxypropanolamine drugs）结构中有芳环，并具有氨基丙醇侧链。其基本结构为：

$$R_1-O-CH_2-CH(OH)-CH_2-NH-R_2 \cdot HX$$

基本结构

代表药物见表7-7。

表7-7 芳氧丙醇胺类典型药物的结构

药物名称	R₁	R₂	HX
阿替洛尔 （atenolol）	H₂N—CO—CH₂—（4-甲基苯基）	—CH(CH₃)₂	
盐酸卡替洛尔 （carteolol hydrochloride）	5-甲基-3,4-二氢喹啉-2(1H)-酮基	—C(CH₃)₃	HCl
盐酸普萘洛尔 （propranolol hydrochloride）	1-萘基	—CH(CH₃)₂	HCl
氧烯洛尔 （oxprenolol）	2-（烯丙氧基）苯基	—CH(CH₃)₂	
酒石酸美托洛尔 （metoprolol tartrate）	H₃CO—CH₂CH₂—（4-甲基苯基）	—CH(CH₃)₂	CH(OH)COOH CH(OH)COOH
富马酸比索洛尔 （bisoprolol fumarate）	(CH₃)₂CH—O—CH₂CH₂—O—CH₂—（4-甲基苯基）	—CH(CH₃)₂	富马酸
马来酸噻吗洛尔 （timolol maleate）	3-（吗啉基）-4-甲基-1,2,5-噻二唑基	—C(CH₃)₃	马来酸
盐酸阿普洛尔 （alprenolol hydrochloride）	2-（烯丙基）苯基	—CH(CH₃)₂	HCl

续表

药物名称	R₁	R₂	HX
盐酸醋丁洛尔 (acebutolol hydrochloride)	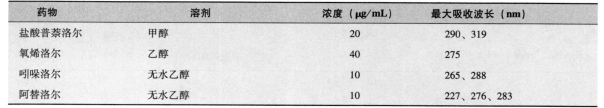		HCl
盐酸倍他洛尔 (betaxolol hydrochloride)			HCl
纳多洛尔 (nadolol)			
吲哚洛尔 (pindolol)			

（二）主要理化性质

1. 弱碱性及溶解性 芳氧丙醇胺类药物分子结构中含有氨基丙醇侧链，其中氮为仲胺氮，故显弱碱性。游离碱难溶于水，易溶于有机溶剂，其盐可溶于水，难溶于有机溶剂。

2. 稳定性 本类药物如盐酸普萘洛尔在稀酸中易分解，碱性时稳定，遇光易变质。

3. 旋光性 本类药物分子中有手性碳原子，但通常用其消旋体。然而酒石酸美托洛尔中酒石酸为右旋，马来酸噻吗洛尔中马来酸为左旋体，故性状项下收载比旋度的测定。

4. 光谱特征 本类药物含苯环、羟基、氨基等结构，在紫外和红外光区有特征吸收。

二、鉴别试验

1. 沉淀反应 本类药物能与生物碱沉淀剂生成沉淀，用于鉴别。如 ChP 采用此法鉴别盐酸卡替洛尔。鉴别方法为：取本品约 0.1g，加水 5mL 使溶解，加硫氰酸铬铵试液 5 滴，即生成淡红色沉淀。

2. 与高锰酸钾反应 氧烯洛尔、马来酸噻吗洛尔、富马酸比索洛尔等的结构中有不饱和双键，可使紫色的高锰酸钾还原为棕色的二氧化锰，用于鉴别。如 ChP 采用此法鉴别氧烯洛尔。鉴别方法为：取本品 0.1g，加乙醇 2mL 溶解后，滴加 0.1mol/L 高锰酸钾溶液 1mL，振摇数分钟，高锰酸钾颜色消退，并产生棕色沉淀。

3. 光谱鉴别法

（1）紫外-可见分光光度法 本类药物分子结构中均含有苯环，在紫外光区有特征吸收，可以此进行鉴别。ChP 收载的本类药物及其制剂均采用紫外-可见分光光度法鉴别，见表7-8。

表 7-8 ChP 收载的芳氧丙醇胺类药物紫外-可见分光光度法鉴别

药物	溶剂	浓度（μg/mL）	最大吸收波长（nm）
盐酸普萘洛尔	甲醇	20	290、319
氧烯洛尔	乙醇	40	275
吲哚洛尔	无水乙醇	10	265、288
阿替洛尔	无水乙醇	10	227、276、283

续表

药物	溶剂	浓度（μg/mL）	最大吸收波长（nm）
盐酸艾司洛尔	水	100	222、274
盐酸卡替洛尔	水	8	215、252
酒石酸美托洛尔	乙醇	20	224
卡维地洛	0.06mol/L 醋酸溶液	20	285、319、331
盐酸索他洛尔	0.1mol/L 氢氧化钠溶液	10	249

（2）红外分光光度法　本类药物的官能团在红外光区有特征吸收，各国药典均采用 IR 法鉴别。

此外，本类药物的盐酸盐也可用氯化物的反应鉴别。

三、特殊杂质检查

（一）游离萘酚的检查

α-萘酚为盐酸普萘洛尔的合成原料，生产中可能引入。ChP 利用重氮盐与 α-萘酚反应生成偶氮染料的显色反应，对游离萘酚进行限量检查。反应如下：

【例7-11】盐酸普萘洛尔中游离萘酚的检查（ChP）

取本品 20mg，加乙醇与 10%氢氧化钠溶液各 2mL，振摇使溶解，加重氮苯磺酸试液 1mL，摇匀，放置 3 分钟；如显色，与 α-萘酚的乙醇溶液（每 1mL 中含 α-萘酚 20μg）0.30mL 用同一方法制成的对照液比较，不得更深（0.03%）。

（二）有关物质的检查

ChP 收载的卡维地洛、阿替洛尔、盐酸艾司洛尔、盐酸卡替洛尔、盐酸索他洛尔、盐酸普萘洛尔、酒石酸美托洛尔等芳氧丙醇胺类药物均要求检查有关物质。除酒石酸美托洛尔中，存在的杂质结构与性质差异较大，使用单一的正相色谱或反相色谱模式难以完全检出有关物质，而采用 TLC（正相）和 HPLC（反相）同时进行检查，以及盐酸卡替洛尔采用 TLC 法进行有关物质检查，其他大多采用高效液相色谱法进行有关物质的检查。

【例7-12】阿替洛尔的有关物质检查

方法：取本品约 10mg，置 100mL 量瓶中，加流动相适量，超声使溶解并稀释至刻度，摇匀，作为供试品溶液；精密量取供试品溶液 1mL，置 100mL 量瓶中，用流动相稀释至刻度，摇匀，作为对照溶液。照高效液相色谱法测定，用十八烷基硅烷键合硅胶为填充剂；以磷酸盐缓冲液（取磷酸二氢钾 6.8g，辛烷磺酸钠 1.3g，加水溶解并稀释至 1000mL，用磷酸调节 pH 值至 3.0）-甲醇（70：30）作为流动相；检测波长为 226nm。精密量取供试品溶液与对照溶液各 20μL，分别注入液相色谱仪，记录色谱图至主成分峰保留时间的 3 倍。供试品溶液色谱图中如有杂质峰，各杂质峰面积的和不得大于对照溶液的主峰面积（1.0%）。

四、含量测定

（一）非水溶液酸碱滴定法

芳氧丙醇胺类药物具有弱碱性，ChP 收载的本类药物的原料药多采用非水溶液酸碱滴定法测定含量，也有少数制剂，如氧烯洛尔片采用此法进行含量测定。

【例 7-13】氧烯洛尔片的含量测定（ChP）

取本品 30 片，精密称定，研细，精密称取适量（约相当于氧烯洛尔 0.2g），置碘瓶中，精密加三氯甲烷 50mL，振摇提取，滤过，精密量取续滤液 25mL，置锥形瓶中，加二甲基黄指示液 2 滴，用高氯酸滴定液（0.1mol/L）滴定至溶液显粉红色，并将滴定的结果用空白试验校正。每 1mL 高氯酸滴定液（0.1mol/L）相当于 26.52mg 的 $C_{15}H_{23}NO_3$。

（二）紫外-可见分光光度法

本类药物分子结构中含有苯环等不饱和共轭结构，可用紫外-可见分光光度法测定含量。如 ChP 收载的盐酸卡替洛尔滴眼液、盐酸普萘洛尔片剂及注射液采用本法测定含量。

【例 7-14】盐酸卡替洛尔滴眼液的含量测定（ChP）

精密量取本品适量，用水定量稀释制成每 1mL 中约含盐酸卡替洛尔 16μg 的溶液，照紫外-可见分光光度法，在 252nm 的波长处测定吸光度；另取盐酸卡替洛尔对照品适量，精密称定，加水溶解并定量稀释制成每 1mL 中约含盐酸卡替洛尔 16μg 的溶液，同法测定，计算，即得。

（三）高效液相色谱法

ChP 采用高效液相色谱法测定阿替洛尔及其片剂、盐酸索他洛尔及其片剂、卡维地洛片剂及胶囊、注射用盐酸艾司洛尔、酒石酸美托洛尔片剂及注射液、胶囊、缓释片等药物的含量。

【例 7-15】酒石酸美托洛尔胶囊的含量测定（ChP）

色谱条件与系统适用性试验：用十八烷基硅烷键合硅胶为填充剂；以醋酸盐缓冲液（取醋酸铵 3.9g，加水 810mL 溶解，加三乙胺 2.0mL、冰醋酸 10.0mL、磷酸 3.0mL，摇匀）-乙腈（824:146）为流动相；流速每分钟 2mL；柱温为 30℃；检测波长为 275nm。理论板数按美托洛尔峰计算不低于 3000。

测定方法：取本品 20 粒（规格 25mg），精密称定，计算平均装量，取内容物混合均匀或取装量差异项下的内容物（规格 50mg），研细，精密称取适量（约相当于酒石酸美托洛尔 60mg），置 200mL 量瓶中，加流动相适量，超声约 30 分钟使酒石酸美托洛尔溶解，放冷，用流动相稀释至刻度，摇匀，滤过，取续滤液作为供试品溶液，精密量取 20μL，注入液相色谱仪，记录色谱图；另取酒石酸美托洛尔对照品，精密称定，加流动相溶解并定量稀释制成每 1mL 中约含 0.3mg 的溶液，同法测定。按外标法以峰面积计算，即得。

第四节　酰胺类药物的分析

一、结构与性质

（一）基本结构与典型药物

本类药物均系苯胺的酰基衍生物，都具有芳酰氨基。ChP 收载的代表性药物有解热镇痛药对乙酰氨基酚（paracetamol），局部麻醉药（简称局麻药）及抗心律失常药盐酸利多卡因（lidocaine hydrochloride），局麻药盐酸布比卡因（bupivacaine hydrochloride）和抗麻风药醋氨苯砜（acedapsone）等。

本类药物的基本结构为：

基本结构

典型药物的结构见表 7-9。

表 7-9　酰胺类典型药物的结构

药物名称	R₁	R₂	R₃	R₄	HX
对乙酰氨基酚（paracetamol）	—OH	—CH₃	—H	—H	
醋氨苯砜（acedapsone）	—S(=O)₂—苯基—NHCOCH₃	—CH₃	—H	—H	
盐酸利多卡因（lidocaine hydrochloride）	—H	二乙氨基—CH₃	—CH₃	—CH₃	HCl
盐酸布比卡因（bupivacaine hydrochloride）	—H	哌啶基(C₄H₉)	—CH₃	—CH₃	HCl

（二）主要性质

1. 弱碱性　本类药物中的利多卡因、布比卡因和罗哌卡因药物结构中的脂烃胺侧链有叔胺氮原子，妥卡尼药物结构中有伯胺氮原子，均显碱性，可以成盐；盐酸罗哌卡因和盐酸妥卡尼能与生物碱沉淀剂发生沉淀反应，其中与三硝基苯酚试液反应生成的沉淀具有一定的熔点，可采用熔点测定法进行鉴别，而对乙酰氨基酚和醋氨苯砜结构无此侧链，不具有此类反应，可用以区别。

2. 水解　水解后显芳伯氨基特性。本类药物分子结构中均含有酰化的芳伯氨基，可在酸性溶液中水解生成芳伯氨基化合物，利用该特性对药物进行鉴别和含量测定。盐酸利多卡因、盐酸布比卡因、盐酸罗哌卡因和盐酸妥卡尼在酰氨基邻位存在两个甲基，由于空间位阻影响，较难水解，所以其盐的水溶液比较稳定。

水解产物易酯化。本类药物中的对乙酰氨基酚和醋氨苯砜，发生水解后产生醋酸，在硫酸介质中与乙醇反应，生成醋酸乙酯，其香味可用于鉴别。

3. 酚羟基特性　本类药物中的对乙酰氨基酚分子结构中具有酚羟基，可与三氯化铁试液发生呈色反应，用于鉴别。

4. 与重金属离子发生沉淀反应　本类药物中的盐酸利多卡因、盐酸布比卡因、盐酸罗哌卡因和盐酸妥卡尼由于分子结构中酰氨基上的氮可在水溶液中与铜离子或钴离子发生配位反应，生成有色的配位化合物沉淀，此沉淀可溶于三氯甲烷等有机溶剂后呈色。该反应可用于此类药物的鉴别。

5. 光谱特征　本类药物含有苯环等共轭结构，在紫外及红外光区有特征吸收。

二、鉴别试验

（一）芳香第一胺类反应

含有游离芳伯氨基或潜在芳伯氨基的药物，经水解，使芳伯氨基游离后，可发生芳香第一胺类反应。对乙酰氨基酚和醋氨苯砜在盐酸或硫酸中加热水解后，也可与亚硝酸钠进行重氮化反应，生成的重氮盐与碱性 β-萘酚偶合生成有色产物。

反应式如下：

$$HO-\!\!\!\!\bigcirc\!\!\!\!-NHCOCH_3 + HCl + H_2O \longrightarrow HO-\!\!\!\!\bigcirc\!\!\!\!-NH_2 \cdot HCl + CH_3COOH$$

$$HO-\!\!\!\!\bigcirc\!\!\!\!-NH_2 \cdot HCl + HNO_2 \longrightarrow HO-\!\!\!\!\bigcirc\!\!\!\!-N_2^+Cl^- + 2H_2O$$

方法：取本品约 0.1g，加稀盐酸 5mL，置水浴中加热 40 分钟，放冷；取 0.5mL，滴加亚硝酸钠试液 5 滴，摇匀，用水 3mL 稀释后，加碱性 β-萘酚试液 2mL，振摇，即显红色。

盐酸利多卡因和盐酸布比卡因在酰氨基邻位存在两个甲基，由于空间位阻的影响，较难水解。

（二）水解后酯化反应

对乙酰氨基酚和醋氨苯砜水解后产生的乙酸，可在硫酸介质中与乙醇反应，产生乙酸乙酯的香味。

$$CH_3COOH + CH_3CH_2OH \xrightarrow{H_2SO_4} CH_3COOCH_2CH_3$$

（三）与三氯化铁反应

对乙酰氨基酚分子结构中具有酚羟基，可直接与三氯化铁试液反应显蓝紫色。反应式如下：

如对乙酰氨基酚的鉴别：本品的水溶液加三氯化铁试液，即显蓝紫色。

（四）与重金属离子反应

1. 与铜离子反应　盐酸利多卡因分子结构中具有芳酰胺基团，在碳酸钠试液中与硫酸铜反应生成蓝紫色配位化合物，此有色物转溶入三氯甲烷中显黄色。反应式如下：

方法：取本品 0.2g，加水 20mL 溶解后，取溶液 2mL，加硫酸铜试液 0.2mL 与碳酸钠试液 1mL，即显蓝紫色；加三氯甲烷 2mL，振摇后放置，三氯甲烷层显黄色。

2. 与钴离子反应　盐酸利多卡因，在酸性溶液中与氯化钴试液反应，生成亮绿色细小钴盐沉淀。反应式如下：

（四）光谱法

1. 紫外–可见分光光度法　本类药物分子结构中均有苯环，在紫外光区有特征吸收，可用于鉴别和含量测定。

【例7-16】盐酸布比卡因的鉴别（ChP）

取本品，精密称定，按干燥品计算，加 0.01mol/L 盐酸溶液溶解并定量稀释制成每 1mL 中约含 0.40mg 的溶液，照紫外–可见分光光度法测定，在 263nm 与 271nm 波长处有最大吸收；其吸光度分别为 0.53~0.58 与 0.43~0.48。

2. 红外分光光度法　本类药物分子结构中具有苯环、酰氨基、酚羟基和羰基，在红外光区有特征吸收峰。国内外药典均采用 IR 法进行鉴别。

（五）色谱法

如盐酸利多卡因注射液的 HPLC 法鉴别，在含量测定项下记录的色谱图中，供试品溶液主峰的保留时间应与对照品溶液主峰的保留时间一致。

此外，本类药物的盐酸盐也可用氯化物的反应鉴别。

三、特殊杂质检查

（一）对乙酰氨基酚的特殊杂质检查

对乙酰氨基酚是以对硝基氯苯为原料，水解后制得对硝基酚，经还原生成对氨基酚，再经乙酰化后制得；也可以以苯酚为原料，经亚硝化及还原反应制得对氨基酚，再经乙酰化制成。生产工艺不同，引入的杂质亦不同。易引入的杂质主要有对氯苯乙酰胺、对氨基酚、偶氮苯、氧化偶氮苯、苯醌和醌亚胺等中间体、副产物及分解产物，因此需对其进行限量控制。

1. 乙醇溶液的澄清度与颜色 对乙酰氨基酚原料药的生产工艺中使用铁粉作为还原剂，可能带入成品中，致使乙醇溶液产生浑浊。中间体对氨基酚的有色氧化产物，在乙醇中显橙红色或棕色。

检查方法：取本品 1.0g，加乙醇 10mL 溶解后，溶液应澄清无色；如显浑浊，与 1 号浊度标准液（通则 0902 第一法）比较，不得更浓；如显色，与棕红色 2 号或橙红色 2 号标准比色液（通则 0902 第一法）比较，不得更深。

2. 对氯苯乙酰胺

检查方法：取本品适量，精密称定，加溶剂［甲醇-水（4∶6）］溶解并定量稀释制成每 1mL 中约含对乙酰氨基酚 20mg 的溶液，作为供试品溶液（临用新制）。另取对氯苯乙酰胺对照品与对乙酰氨基酚对照品各适量，精密称定，加上述溶剂溶解并定量稀释制成每 1mL 中约含对氯苯乙酰胺 1μg 与对乙酰氨基酚 20μg 的混合溶液，作为对照品溶液。照高效液相色谱法测定。用辛烷基硅烷键合硅胶为填充剂；磷酸盐缓冲液（取磷酸氢二钠 8.95g，磷酸二氢钠 3.9g，加水溶解至 1000mL，加入 10% 四丁基氢氧化铵 12mL）-甲醇（60∶40）为流动相；检测波长为 245nm；柱温为 40℃；理论板数按对乙酰氨基酚峰计算应不低于 2000，对氯苯乙酰胺峰与对乙酰氨基酚峰之间的分离度应符合要求。取对照品溶液 20μL，注入液相色谱仪，调节检测灵敏度，使对氯苯乙酰胺色谱峰的峰高约为满量程的 10%，再精密量取供试品溶液与对照品溶液各 20μL，分别注入液相色谱仪，记录色谱图；按外标法以峰面积计算，含对氯苯乙酰胺不得过 0.005%。

3. 对氨基酚及其他有关物质 本品在合成过程中，由于乙酰化不完全或贮藏不当发生水解，均可引入对氨基酚，使本品产生色泽并对人体有毒性，应严格控制其限量。ChP 采用 HPLC 法以对氨基酚和对乙酰氨基酚为对照品进行限度检查。

检查方法：取本品适量，精密称定，加溶剂［甲醇-水（4∶6）］溶解并定量稀释制成每 1mL 中约含对乙酰氨基酚 20mg 的溶液，作为供试品溶液（临用新制）；取对氨基酚对照品适量，精密称定，加上述溶剂溶解并定量稀释制成每 1mL 中约含对氨基酚 0.1mg 的溶液，作为对照品溶液。精密量取对照品溶液与供试品溶液各 1mL，置同一 100mL 量瓶中，用上述溶剂稀释至刻度，摇匀，作为对照溶液。照高效液相色谱法测定，用辛烷基硅烷键合硅胶为填充剂；以磷酸盐缓冲液（取磷酸氢二钠 8.95g，磷酸二氢钠 3.9g，加水溶解至 1000mL，加 10% 四丁基氢氧化铵溶液 12mL）-甲醇（90∶10）为流动相；检测波长为 245nm；柱温为 40℃；理论板数按对乙酰氨基酚峰计算不低于 2000，对氨基酚峰与对乙酰氨基酚峰的分离度应符合要求。精密量取对照溶液与供试品溶液各 20μL，分别注入液相色谱仪，记录色谱图至主峰保留时间的 4 倍。供试品溶液色谱图中如有与对氨基酚保留时间一致的色谱峰，按外标法以峰面积计算，含对氨基酚不得过 0.005%，其他单个杂质峰面积不得大于对照溶液中对乙酰氨基酚峰面积的 0.1 倍（0.1%），其他各杂质峰面积的和不得大于对照溶液中对乙酰氨基酚峰面积的 0.5 倍（0.5%）。

（二）醋氨苯砜的特殊杂质检查

醋氨苯砜具酰氨基，易水解产生氨苯砜等杂质，ChP 以氨苯砜为对照品，采用薄层色谱法检查"氨苯砜类"杂质。

检查方法：取本品适量，精密称定，加甲醇微温溶解，放冷，用甲醇稀释制成每 1mL 中约含 1mg 的溶液，作为供试品溶液；另取氨苯砜对照品适量，精密称定，加甲醇溶解并分别定量稀释制成每 1mL 中约含 50μg 与 200μg 的溶液，作为对照品溶液（1）与（2）。照薄层色谱法试验，吸取供试品溶液 20μL，对照品溶液（1）与（2）各 5μL，分别点于同一硅胶 G 薄层板上，以甲苯–丙酮（2∶1）为展开剂，展开，晾干，喷以 0.5% 亚硝酸钠的 0.1mol/L 盐酸溶液，数分钟后，再喷以 0.1% 二盐酸萘基乙二胺溶液。供试品溶液如显杂质斑点，其颜色与对照品溶液（1）的主斑点比较不得更深；如有 1~2 点超过，与对照品溶液（2）的主斑点比较，不得更深。

四、含量测定

（一）亚硝酸钠滴定法

本类药物分子中具有芳酰氨基，在酸性溶液中易水解得具有芳伯氨基的产物，可采用亚硝酸钠滴定法测定含量，ChP 收载的醋氨苯砜及其注射液均采用本法测定含量。

【例 7-17】醋氨苯砜的含量测定（ChP）

取本品约 0.5g，精密称定，置锥形瓶中，加盐酸溶液（1→2）75mL，瓶口放一小漏斗，加热使沸后，保持微沸约 30 分钟，放冷，将溶液移至烧杯中，锥形瓶用水 25mL 分次洗涤，洗液并入烧杯，照永停滴定法（通则 0701），用亚硝酸钠滴定液（0.1mol/L）滴定。每 1mL 亚硝酸钠滴定液（0.1mol/L）相当于 16.62mg 的 $C_{16}H_{16}N_2O_4S$。测定结果可按下式计算：

$$含量 = \frac{V \times 16.62 \times 10^{-3} \times c}{W \times 0.1} \times 100\%$$

式中，V 为滴定液消耗的体积（mL）；C 为滴定液的实际浓度（mol/L）；W 为称样量（g）。

（二）非水溶液酸碱滴定法

盐酸布比卡因侧链哌啶环上的叔胺氮具有弱碱性，ChP 采用非水溶液酸碱滴定法测定其含量。测定时，加入适量醋酐，其解离生成的醋酐合乙酰氧离子比醋酸合质子的酸性更强，有利于布比卡因碱性的增强。

【例 7-18】盐酸布比卡因的含量测定（ChP）

取本品约 0.2g，精密称定，加冰醋酸 20mL 与醋酐 20mL 溶解后，照电位滴定法（通则 0701），用高氯酸滴定液（0.1mol/L）滴定，并将滴定的结果用空白试验校正。每 1mL 高氯酸滴定液（0.1mol/L）相当于 32.49mg 的 $C_{18}H_{28}N_2O \cdot HCl$。

测定结果可按下式计算：

$$含量 = \frac{(V_样 - V_空) \times 32.49 \times 10^{-3} \times c}{W \times 0.1} \times 100\%$$

式中，$V_样$ 和 $V_空$ 分别为供试液和空白试验消耗滴定液的体积（mL）；C 为滴定液的实际浓度（mol/L）；W 为称样量（g）。

（三）紫外-可见分光光度法

对乙酰氨基酚分子结构中有芳环，在 0.4% 氢氧化钠溶液中，于 257nm 波长处有最大吸收。ChP 收载的对乙酰氨基酚原料药及其片剂、咀嚼片、栓剂、胶囊剂和颗粒剂均采用紫外-可见分光光度法测定含量。

【例 7-19】 对乙酰氨基酚的含量测定（ChP）

取本品约 40mg，精密称定，置 250mL 量瓶中，加 0.4% 氢氧化钠溶液 50mL 溶解后，用水稀释至刻度，摇匀，精密量取 5mL，置 100mL 量瓶中，加 0.4% 氢氧化钠溶液 10mL，用水稀释至刻度，摇匀，照紫外-可见分光光度法（通则 0401），在 257nm 波长处测定吸光度，按 $C_8H_9NO_2$ 的吸收系数（$E_{1cm}^{1\%}$）为 715 计算，即得。

测定结果可按下式计算：

$$含量 = \frac{A \times 250}{715 \times W \times 5} \times 100\%$$

式中，A 为吸光度；W 为称样量（g）。

（四）高效液相色谱法

本类药物的制剂大多采用高效液相色谱法。

【例 7-20】 盐酸利多卡因凝胶的含量测定（ChP）

本品为盐酸利多卡因的灭菌凝胶。

色谱条件与系统适用性试验：用十八烷基硅烷键合硅胶为填充剂；以磷酸盐缓冲液（取 1mol/L 磷酸二氢钠溶液 1.3mL 与 0.5mol/L 磷酸氢二钠溶液 32.5mL，用水稀释至 1000mL，摇匀）-乙腈（50∶50）（用磷酸调节 pH 值至 8.0）为流动相，检测波长为 254nm。理论板数按利多卡因峰计算不低于 2000。

测定方法：取本品适量（约相当于盐酸利多卡因 40mg），精密称定，置 20mL 量瓶中，加流动相溶解并稀释至刻度，摇匀，离心，取上清液作为供试品溶液，精密量取 20μL，注入液相色谱仪，记录色谱图；另取利多卡因对照品适量，精密称定，加流动相溶解并定量稀释成每 1mL 中约含盐酸利多卡因 2mg 的溶液，同法测定。按外标法以峰面积计算，即得。本品含盐酸利多卡因（$C_{14}H_{22}N_2O \cdot HCl$）应为标示量的 95.0% ~ 105.0%。

环状结构中除碳原子外，还至少含有一个杂原子（如氮、氧、硫等）的有机化合物称为杂环类化合物。杂环类化合物在自然界中分布广泛，与生物学有关的重要化合物不少为杂环化合物，杂环类药物已成为现代药物中品种众多、应用较广的一大类。

杂环类药物按照所含杂原子种类与数目、环的数目及环上原子数目的不同，可以分成不同的种类。最常见的杂环化合物是咪唑等五元和吡啶等六元杂环及苯并杂环化合物等。

本章重点介绍吡啶类药物中的异烟肼、硝苯地平、尼可刹米等；吩噻嗪类药物中的奋乃静、盐酸氯丙嗪等；苯并二氮杂䓬类药物中的氯氮䓬、地西泮、奥沙西泮等；咪唑类药物中的甲硝唑、替硝唑、氟康唑等；沙坦类药物中的厄贝沙坦、缬沙坦等。

第一节　吡啶类药物的分析

一、结构与性质

（一）基本结构与典型药物

吡啶类药物（pyridine drugs）的分子结构中均含有氮杂原子六元环（吡啶环）。
基本结构：

吡啶（pyridine）

代表药物：

异烟肼（isoniazid）　　尼可刹米（nikethamide）　　硝苯地平（nifedipine）

（二）主要性质

1. 性状及溶解性   异烟肼为无色结晶，白色或类白色的结晶性粉末；无臭，味微甜后苦；遇光渐变质；在水中易溶，在乙醇中微溶，在乙醚中极微溶解。尼可刹米为无色至淡黄色的澄清油状液体，放置冷处，即成结晶；有轻微的特臭，味苦；有引湿性；能与水、乙醇、三氯甲烷或乙醚任意混合。硝苯地平为黄色结晶性粉末；无臭；遇光不稳定；在丙酮或三氯甲烷中易溶，在乙醇中略溶，在水中几乎不溶。

2. 吡啶环性质   吡啶环上的氮原子为碱性氮原子，在水中的 pK_b 值为 8.8。可以与一些沉淀试剂如重金属盐类（如氯化汞、碘化铋钾及硫酸铜等）发生沉淀反应；此外，吡啶环在一定条件下可发生开环反应。

分子中有二氢吡啶环的药物，具有还原性，可用氧化还原反应鉴别或用氧化还原滴定法测定含量。此类药物遇光极不稳定，易发生光化学歧化反应，分析时应避光操作，同时应检查有关的特殊杂质。

3. 取代基性质   异烟肼结构中吡啶环的 γ 位被酰肼基取代，具有较强的还原性，可被氧化剂氧化，也可与某些含羰基的试剂发生缩合反应；尼可刹米结构中的吡啶的 β 位被 N,N-二乙基甲酰胺基取代，遇碱水解释放出二乙胺，具有碱性。

硝苯地平分子中有硝基，硝基具有氧化性，可被还原为芳伯氨基，用重氮化-偶合反应鉴别。

4. 光谱特征   本类药物均有共轭体系，在紫外光及红外光区有特征吸收。

二、鉴别试验

（一）吡啶环的反应

1. 吡啶环的开环反应   本反应适用于吡啶环的 β 或 γ 位上的氢被羧基衍生物所取代的吡啶类药物。

（1）戊烯二醛反应（köning 反应）   溴化氰作用于吡啶环，使环上氮原子由 3 价转变为 5 价，吡啶环水解，形成戊烯二醛，再与苯胺缩合，形成黄色的戊烯二醛衍生物。该法在 ChP 中仅用于尼可刹米的鉴别。

方法：取本品 1 滴，加水 50mL，摇匀，分取 2mL，加溴化氰试液 2mL 与 2.5% 苯胺溶液 3mL，摇匀，溶液渐显黄色。反应式如下：

异烟肼也可发生戊烯二醛反应，但需先用高锰酸钾或溴水氧化为异烟酸，再与溴化氰作用。

（2）二硝基氯苯反应（Vongerichten 反应）   在无水条件下将吡啶及其衍生物与 2,4-二硝基氯苯共热或共热至熔融，冷却后，加醇制氢氧化钾溶液使溶解，溶液显红色。ChP 中异烟腙的鉴别采用本法。

方法：取本品约 50mg，加 2,4-二硝基氯苯 50mg 与乙醇 3mL，置水浴中煮沸 2~3 分钟，放冷，加 10%氢氧化钠溶液 2 滴，静置后，即显鲜红色。

2. 沉淀反应　含有吡啶环的药物，可与某些重金属盐类形成沉淀。如尼可刹米可与硫酸铜及硫氰酸铵作用生成草绿色配位化合物沉淀，该法在 ChP 中用于尼可刹米的鉴别。反应式如下：

$$2 \text{(吡啶酰胺)} + CuSO_4 + 2NH_4SCN \longrightarrow [\text{(吡啶酰胺)}]_2 \cdot Cu(SCN)_2 \downarrow + (NH_4)_2SO_4$$

（二）酰肼基的反应

1. 还原反应　异烟肼加水溶解后，加氨制硝酸银试液即有金属银黑色浑浊出现，生成氮气，在玻璃试管壁上形成银镜。反应式如下：

$$\text{(异烟肼)} + 4AgNO_3 + 5NH_3 \cdot H_2O \longrightarrow \text{(异烟酸铵)} + N_2 \uparrow + 4Ag \downarrow + 4NH_4NO_3 + 4H_2O$$

2. 缩合反应　异烟肼中未被取代的酰肼基可与芳醛缩合形成腙，具有一定的熔点。常用的芳醛有香草醛、水杨醛、对二甲氨基苯甲醛等。反应式如下：

$$\text{(异烟肼)} + \text{(香草醛)} \xrightarrow[\triangle]{-H_2O} \text{(异烟腙)}$$

异烟腙（黄色结晶）

（三）分解反应

尼可刹米与氢氧化钠试液加热，分解产生二乙胺，有臭味逸出，能使湿润的红色石蕊试纸变蓝。反应式如下：

$$\text{(尼可刹米)} \xrightarrow[\triangle]{NaOH} \text{(吡啶甲酸钠)} + NH(C_2H_5)_2$$

【例 8-1】 尼可刹米的鉴别（ChP）

取本品 10 滴，加氢氧化钠试液 3mL，加热，即发生二乙胺的臭气，能使湿润的红色石蕊试纸变蓝色。

异烟肼、尼可刹米等与无水碳酸钠或氢氧化钙共热，可发生脱羧降解，并有吡啶臭味逸出。

（四）二氢吡啶的解离反应

硝苯地平结构中具有二氢吡啶环，其丙酮溶液与碱作用，二氢吡啶环 1,4 位氢发生解离，形成 $p-\pi$ 共轭而发生变化。ChP 采用本法鉴别硝苯地平。

鉴别方法：取本品约 25mg，加丙酮 1mL 溶解，加 20%氢氧化钠溶液 3~5 滴，振摇，溶液显橙红色。

（五）光谱鉴别法

ChP 中硝苯地平鉴别法：取本品适量，加三氯甲烷 2mL 使溶解，加无水乙醇制成每 1mL 含 15μg 的溶液，照紫外-可见分光光度法（通则 0401）测定，在 237nm 波长处有最大吸收，在 320~355nm 波长处有较大的宽幅吸收。

该类药物的原料药物均采用红外吸收光谱法进行鉴别。

三、特殊杂质检查

（一）异烟肼的特殊杂质检查

异烟肼的合成一般采用 4-甲基吡啶氧化成异烟酸后，再与水合肼进行酰化制得。合成中使用的原料、试剂及副产物均可能作为杂质存在。其中的游离肼是一种诱变剂和致癌物质，可在制备时由原料引入，在异烟肼的原料及制剂的贮藏过程中也可发生降解产生。

1. 异烟肼中游离肼的检查 ChP 采用薄层色谱法（通则 0502）。

系统适用性试验：取本品与硫酸肼各适量，加丙酮-水（1:1）溶解并制成每 1mL 中分别含异烟肼 100mg 及硫酸肼 0.08mg 的混合对照品溶液，吸取 5μL，点于硅胶 G 薄层板上，以异丙醇-丙酮（3:2）为展开剂，展开，晾干，喷以乙醇制对二甲氨基苯甲醛试液，15 分钟后检视。游离肼与异烟肼的斑点应清晰分离。游离肼的 R_f 值约为 0.75，异烟肼的 R_f 值约为 0.56。硫酸肼检测限为 0.2μg。

检查方法：取本品，加丙酮-水（1:1）溶解并制成每 1mL 中约含 100mg 的溶液，作为供试品溶液。另取硫酸肼加丙酮-水（1:1）制成每 1mL 中约含 0.080mg（相当于游离肼 20μg）的溶液，作为对照品溶液。吸取上述两种溶液各 5μL，分别点于同一硅胶 G 薄层板上，以异丙醇-丙酮（3:2）为展开剂，展开，晾干，喷以乙醇制对二甲氨基苯甲醛试液，15 分钟后检视。在供试品溶液主斑点前方与对照品溶液主斑点相应的位置上，不得显黄色斑点。

2. 异烟肼中有关物质检查 ChP 采用高效液相色谱法（通则 0512）。

检查方法：取本品，加水分别制成每 1mL 含 0.5mg 的供试品溶液与每 1mL 中含 5μg 的对照溶液。照含量测定项下的色谱条件，取对照溶液 10μL 注入液相色谱仪，调节检测灵敏度，使主成分色谱峰的峰高约为满量程的 20%；再精密量取供试品溶液与对照溶液各 10μL，分别注入液相色谱仪，记录色谱图至主成分峰保留时间的 3.5 倍。供试品溶液的色谱图中如有杂质峰，单个最大杂质峰面积不得大于对照溶液主峰面积的 0.35 倍（0.35%），各杂质峰面积的和不得大于对照溶液主峰面积（1.0%）。

（二）硝苯地平中有关物质检查

硝苯地平遇光极不稳定，易发生光化学歧化作用，降解为硝苯吡啶衍生物 2,6-二甲基-4-（2-硝基苯基）-3,5-吡啶二甲酸二甲酯（杂质Ⅰ），在日光及漫射光下易形成亚硝基吡啶衍生物 2,6-二甲基-4-（2-亚硝基苯基）-3,5-吡啶二甲酸二甲酯（杂质Ⅱ），后者为硝苯地平的主要光分解物，对人体极为有害。ChP 中分别将其称为杂质Ⅰ和杂质Ⅱ，其化学结构如下：

（Ⅰ） （Ⅱ）

杂质Ⅰ和Ⅱ对光很敏感，随着药物浓度的降低，光解速度加快，造成杂质量迅速增加。因此，各国药典标准中均规定避光操作，且大多采用 HPLC 法进行有关物质的检查。

ChP 中硝苯地平有关物质检查方法为：避光操作。取本品，精密称定，加甲醇溶解并定量稀释制成每 1mL 中约含 1mg 的溶液，作为供试品溶液；另取杂质Ⅰ对照品与杂质Ⅱ对照品，精密称定，加甲醇溶解并定量稀释制成每 1mL 中各约含 10μg 的混合溶液，作为对照品贮备液；分别精密量取供试品溶液与对照品贮备液各适量，用流动相定量稀释制成每 1mL 中分别含硝苯地平 2μg、杂质Ⅰ 1μg 和杂质Ⅱ 1μg 的混合溶液，作为对照溶液。照高效液相色谱法（通则 0512）试验。用十八烷基硅烷键合硅胶为填充剂；以甲醇-水（60∶40）为流动相；检测波长为 235nm。取硝苯地平对照品、杂质Ⅰ对照品与杂质Ⅱ对照品各适量，加甲醇溶解并稀释制成每 1mL 中各约含 1mg、10μg 和 10μg 的混合溶液作为系统适用性溶液，取 20μL，注入液相色谱仪，所得色谱图中，杂质Ⅰ峰、杂质Ⅱ峰与硝苯地平峰之间的分离度均应符合要求。精密量取供试品溶液与对照溶液各 20μL，分别注入液相色谱仪，记录色谱图至主成分峰保留时间的 2 倍。供试品溶液的色谱图中如有与杂质Ⅰ峰、杂质Ⅱ峰保留时间一致的色谱峰，按外标法以峰面积计算，均不得过 0.1%；其他单个杂质峰面积不得大于对照溶液中硝苯地平峰面积（0.2%）；杂质总量不得过 0.5%。

除了上述光歧化杂质化外，我国科学家还初步构建了基于液质联用技术的硝苯地平中痕量基因杂质检查方法，为药企不断提高硝苯地平的质量控制提供参考，也为国家药监部门进一步监管提供有力的技术支持。

四、含量测定

（一）铈量法

硝苯地平结构中具有二氢吡啶环，在酸性溶液中对硫酸铈有还原性。ChP 采用铈量法测定硝苯地平的含量。

测定方法：取本品约 0.4g，精密称定，加无水乙醇 50mL，微温使溶解，加高氯酸溶液（取 70%高氯酸 8.5mL，加水至 100mL）50mL、邻二氮菲指示液 3 滴，立即用硫酸铈滴定液（0.1mol/L）滴定，至近终点时，在水浴中加热至 50℃左右，继续缓缓滴定至橙红色消失，并将滴定的结果用空白试验校正。每 1mL 硫酸铈滴定液（0.1mol/L）相当于 17.32mg 的 $C_{17}H_{18}N_2O_6$。

（二）非水溶液酸碱滴定法

异烟肼、尼可刹米中吡啶环上的氮原子具有碱性，可在非水溶剂中与高氯酸定量生成高氯酸盐。ChP 采用非水滴定法测定尼可刹米的含量。

测定方法：取本品约 0.15g，精密称定，加冰醋酸 10mL 与结晶紫指示液 1 滴，用高氯酸滴定液（0.1mol/L）滴定至溶液显蓝绿色，并将滴定结果用空白试验校正。每 1mL 高氯酸滴定液（0.1mol/L）相当于 17.82mg 的 $C_{10}H_{14}N_2O$。

（三）紫外-可见分光光度法

本类药物均具有芳杂环，在紫外光区有特征吸收，可用紫外分光光度法测定含量。ChP 中尼群地平软胶囊的含量测定即采用本法。

【例 8-2】尼群地平软胶囊的含量测定（ChP）

避光操作，取本品 10 粒，置小烧杯中，用剪刀剪破囊壳，加无水乙醇少量，振摇使溶解后，将内容物与囊壳全部转移至具塞锥形瓶中，用无水乙醇反复冲洗剪刀及小烧杯，洗液并入锥形瓶中，将锥形瓶密塞，置 40℃ 水浴中加热 15 分钟，并时时振摇，将内容物移入 100mL 量瓶中，用无水乙醇反复冲洗囊壳和锥形瓶，洗液并入量瓶中，用无水乙醇稀释至刻度，摇匀，精密量取 2mL，置 100mL 量瓶中，用无水乙醇稀释至刻度，摇匀，照紫外-可见分光光度法（通则 0401）在 353nm 波长处测定吸光度；另取尼群地平对照品适量，精密称定，用无水乙醇溶解并定量稀释制成每 1mL 中约含 20μg 的溶液，同法测定，计算，即得。本品含尼群地平（$C_{18}H_{20}N_2O_6$）应为标示量的 90.0%~110.0%。

（四）色谱法

本类药物分子极性较小，可以用反相高效液相色谱法测定其含量。ChP 采用高效液相色谱法（通则 0512）测定异烟肼、异烟肼片和注射用异烟肼的含量。方法如下，

色谱条件与系统适用性试验：用十八烷基硅烷键合硅胶为填充剂；以 0.02mol/L 磷酸氢二钠溶液（用磷酸调 pH 值至 6.0）-甲醇（85∶15）为流动相；检测波长为 262nm。理论板数按异烟肼峰计算不低于 4000。

测定方法：取本品适量，精密称定，加水溶解并稀释制成每 1mL 中约含 0.1mg 的溶液，精密量取 10μL 注入液相色谱仪，记录色谱图；另取异烟肼对照品适量，精密称定，加水溶解并定量稀释制成每 1mL 中约含 0.1mg 的溶液，同法测定。按外标法以峰面积计算，即得。

第二节　吩噻嗪类药物的分析

一、结构与性质

（一）基本结构与代表药物

吩噻嗪类药物（phenothiazine drugs）为吩噻嗪的衍生物，分子结构中均含有硫氮杂蒽母核。基本结构为：

硫氮杂蒽(phenothiazine)

不同的药物结构上的差异，主要表现在 10 位氮上的 R 取代基和 2 位上的 R′取代基的不同。R 基团常为含 2~3 个碳链的二甲胺基或二乙胺基；或为含氮杂环（如哌嗪或哌啶）的衍生物。R′基团通常为—H、—Cl、—COOH、—CF₃、—SCH₃ 等。代表药物如下：

奋乃静
（perphenazine）

盐酸氯丙嗪
（chlorpromazine hydrochloride）

盐酸氟奋乃静
（fluphenazine hydrochloride）

盐酸异丙嗪
（promethazine hydrochloride）

癸氟奋乃静（fluphenazine decanoate）

（二）主要性质

1. 性状与溶解性　奋乃静为白色至淡黄色的结晶性粉末；几乎无臭，味微苦。本品在三氯甲烷中极易溶解，在甲醇中易溶，在乙醇中溶解，在水中几乎不溶；在稀盐酸中溶解。其熔点为 94~100℃。

盐酸氯丙嗪为白色或乳白色结晶性粉末；有微臭，味极苦；有引湿性；遇光渐变色；水溶液显酸性反应。本品在水、乙醇或三氯甲烷中易溶，在乙醚或苯中不溶。其熔点 194~198℃。

2. 弱碱性　本类药物母核上的氮原子碱性极弱，但 10 位氮上 R 取代基为脂烃胺基、哌啶基、哌嗪基时，碱性较强，可用非水碱量法测定含量，也可与盐酸成盐。

3. 易氧化呈色　本类药物硫氮杂蒽母核的硫为负二价，具有还原性，易被氧化剂氧化呈色。

4. 与金属离子络合呈色　本类药物分子母核结构中的硫，可与金属钯离子络合形成有色的配位化合物，其氧化产物砜和亚砜则无此反应。

5. 光谱特征　本类药物的硫氮杂蒽母核为三环共轭的大π体系，一般在紫外光区有三个吸收峰，分别在 204~209nm、250~265nm 和 300~325nm，在 205nm、254nm 和 300nm 三个波长处有最大吸收，最强峰多在 254nm 附近。

硫氮杂蒽母核的硫为负二价，易被氧化，其氧化产物为砜和亚砜，其紫外吸收光谱增加成四个吸收峰，与未取代的吩噻嗪母核的吸收光谱有明显差异，见图 8-1。

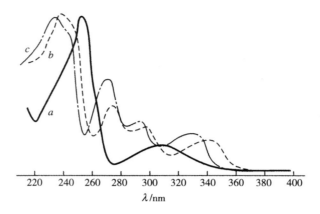

图 8-1 吩噻嗪及其氧化产物的紫外吸收图谱

a. 吩噻嗪；b. 吩噻嗪的亚砜化合物；c. 吩噻嗪的砜化物

二、鉴别试验

（一）显色反应

1. 氧化反应显色 吩噻嗪类药物遇硫酸、硝酸、三氯化铁试液及过氧化氢等可呈现樱红-红色。不同的药物因取代基不同，所显颜色有差异。

【例 8-3】 奋乃静的鉴别（ChP）

取本品 5mg，加盐酸与水各 1mL，加热至 80℃，加过氧化氢溶液数滴，即显深红色；放置后，红色渐褪去。

【例 8-4】 奋乃静注射液的鉴别（ChP）

取本品 1mL，置蒸发皿中，在水浴上蒸干，放冷，残渣加硫酸 5mL 溶解，显樱桃红色，放置后色渐深；取部分硫酸溶液加温，转为品红色；其余硫酸溶液中加入 0.1mol/L 重铬酸钾溶液数滴，渐成深红色至红棕色，最后显棕绿色。

2. 与钯离子配合显色 吩噻嗪类药物分子结构中未被氧化的二价硫能与金属钯离子（Pd^{2+}）形成有色配合物。该显色反应不受母核氧化物砜和亚砜的干扰，专属性强。ChP 用此法鉴别癸氟奋乃静及其注射液。

鉴别方法：取本品约 50mg，加甲醇 2mL 溶解后，加 0.1%氯化钯溶液 3mL，即有沉淀生成，并显红色，再加过量的氯化钯溶液，颜色变深。

（二）分解产物的反应

癸氟奋乃静与碳酸钠和碳酸钾混匀，在 600℃炽灼，分解产生氟化物，可争夺茜素锆试液中的锆离子，生成 $[ZrF_6]^{2-}$ 配合离子，同时释放出游离的茜素，溶液颜色由红变黄。

鉴别方法：取本品 15~20mg，加碳酸钠与碳酸钾各约 0.1g，混匀，在 600℃炽灼 15~20 分钟，放冷，加水 2mL 使溶解，加盐酸溶液（1→2）酸化，滤过，滤液加茜素锆试液 0.5mL，应显黄色。

（三）光谱法

国内外药典中常利用本类药物紫外吸收光谱中的最大吸收波长、最小吸收波长进行鉴别；或同时利用最大吸收波长处的吸光度或百分吸收系数进行鉴别。ChP 中部分吩噻嗪类药物的紫外特征吸收见表 8-1。

表 8-1　部分吩噻嗪类药物的紫外特征吸收

药物名称	测定浓度与条件	λ_{max}（nm）	相关数据
奋乃静 （perphenazine）	10μg/mL，甲醇	258，313	$A_{313}/A_{258}=0.120\sim0.128$
盐酸氯丙嗪 （chlorpromazine hydrochloride）	5μg/mL，盐酸溶液（9→1000）	254，306	$A_{254}=0.46$
盐酸氟奋乃静 （fluphenazine hydrochloride）	10μg/mL，盐酸溶液（9→1000）	255	$E_{1cm}^{1\%}=553\sim593$
盐酸异丙嗪 （promethazine hydrochloride）	6μg/mL，0.01mol/L 盐酸	249	$E_{1cm}^{1\%}=883\sim937$
癸氟奋乃静 （fluphenazine decanoate）	10μg/mL，乙醇	260	

以上典型药物，ChP 均采用红外吸收光谱法进行鉴别。

（四）色谱法

ChP 收载的盐酸异丙嗪片剂、注射液采用 TLC 法和 HPLC 法鉴别（两法可选一法进行即可）。盐酸氟奋乃静及其制剂、癸氟奋乃静注射液等采用 HPLC 法鉴别。

三、特殊杂质检查

吩噻嗪类药物易被氧化生成砜类化合物，遇光分解及在合成过程中的副反应均会产生有关物质，因此吩噻嗪类药物的原料及制剂均需进行有关物质检查，常用的方法是 TLC 法或 HPLC 法。检查时应注意，由于氯丙嗪遇光不稳定，应避光操作；为了减少干扰，溶液应临用时配制。

【例 8-5】奋乃静中有关物质的检查（ChP）

色谱条件与系统适用性试验：用十八烷基硅烷键合硅胶为填充剂；以甲醇为流动相 A，以 0.03mol/L 醋酸铵溶液为流动相 B，按表 8-2 进行梯度洗脱，调节流速使奋乃静主峰保留时间约为 27 分钟，检测波长为 254nm。

表 8-2　梯度洗脱流动相比例

时间（分钟）	流动相 A（%）	流动相（B%）
0~40	67	33
40~50	90	10
50~60	100	0
60~75	67	33

取奋乃静对照品 25mg，置 25mL 量瓶中，加甲醇 15mL 溶解后，加入 30% 过氧化氢溶液 2mL，摇匀，用甲醇稀释至刻度，摇匀，放置 1.5 小时，作为系统适用性试验溶液。量取 20μL 注入液相色谱仪，与主峰相对保留时间约为 0.73 的降解杂质峰与主峰的分离度应大于 7.0。

测定方法：避光操作。取本品适量，精密称定，用甲醇溶解制成每 1mL 中含 1mg 的溶液，作为供试品溶液；精密量取 1mL，置 100mL 量瓶中，用甲醇稀释至刻度，摇匀，作为对照溶液。量取对照溶液 20μL，注入液相色谱仪，调节检测灵敏度，使对照溶液峰高约为满量程的 20%。

再精密量取供试品溶液与对照溶液各 20μL，分别注入液相色谱仪，记录色谱图。供试品溶液的色谱图中如有杂质峰，单个杂质峰面积不得大于对照溶液主峰面积的 0.5 倍（0.5%），各杂质峰面积的和不得大于对照溶液主峰面积的 2 倍（2.0%）。供试品溶液中任何小于对照溶液主峰面积 0.03 倍的色谱峰可忽略不计。

四、含量测定

（一）非水酸碱溶液滴定法

吩噻嗪类药物母核上 10 位取代基的烃胺基、哌嗪基及哌啶基具有碱性，可在非水介质中直接用高氯酸滴定。目前，各国药典大多采用非水碱量法测定吩噻嗪类药物原料药的含量，部分制剂也用该法测定含量。

【例 8-6】奋乃静注射液的含量测定（ChP）

本品为奋乃静的灭菌水溶液。

测定方法：精密量取本品适量（约相当于奋乃静 125mg），置分液漏斗中，加氢氧化钠试液 2mL 使成碱性，用三氯甲烷振摇提取 4 次，每次 20mL，合并提取液，以置有无水硫酸钠 5g 的干燥滤纸滤过，滤液置水浴上蒸干，加冰醋酸 10mL 溶解，加结晶紫指示液 1 滴，用高氯酸滴定液（0.1mol/L）滴定，并将滴定结果用空白试验校正。每 1mL 高氯酸滴定液（0.1mol/L）相当于 20.20mg 的 $C_{21}H_{26}ClN_3OS$。本品含奋乃静（$C_{21}H_{26}ClN_3OS$）应为标示量的 93.0%~107.0%。

为消除溶剂中的水对测定的干扰，本法采用样品碱化、有机溶剂提取，挥干有机溶剂后，再进行测定。奋乃静与高氯酸反应的摩尔比为 1∶2。

（二）紫外-可见分光光度法

吩噻嗪类药物在紫外-可见区有吸收，可采用吸收系数法、对照品比较法、比色法等进行含量测定。

1. 对照品比较法 吩噻嗪类药物易被氧化，在空气或日光中放置变色，为防止变色，应避光操作。ChP 收载的本类药物的部分制剂如奋乃静片、盐酸氯丙嗪片及盐酸氯丙嗪注射液等均采用本法测定含量。

【例 8-7】奋乃静片含量测定（ChP）

避光操作。取本品 20 片，除去包衣后，精密称定，研细，精密称取适量（约相当于奋乃静 10mg），置 100mL 量瓶中，加盐酸-乙醇溶液约（乙醇 500mL，盐酸 10mL，加水稀释至 1000mL，摇匀）70mL，充分振摇使奋乃静溶解，用盐酸-乙醇溶液稀释至刻度，摇匀，滤过，精密量取续滤液 5mL，置另一个 100mL 量瓶中，用盐酸-乙醇溶液稀释至刻度，摇匀，作为供试品溶液；另取奋乃静对照品适量，精密称定，用盐酸-乙醇溶液溶解并定量稀释制成每 1mL 中约含 5μg 的溶液，作为对照品溶液。取上述两种溶液，照紫外-可见分光光度法（通则 0401），在 255nm 波长处分别测定吸收度，计算，即得。本品含奋乃静（$C_{21}H_{26}ClN_3OS$）应为标示量的 93.0%~107.0%。

2. 钯离子比色法 苯并噻嗪母核中未被氧化的硫原子，在 pH 值为 2 的缓冲溶液中，可与金属钯离子（Pd^{2+}）形成有色配合物，在 500nm 波长附近有最大吸收，据此进行比色测定。本法可选择性地用于未被氧化的吩噻嗪类药物的测定，专属性强。由于钯离子只与未被氧化的硫原子形成配位化合物，故可消除本类药物中氧化产物的干扰。

【例 8-8】奋乃静糖浆含量测定（USP41-NF36）

精密量取本品适量（约相当于奋乃静 6mg），置 25mL 量瓶中，用水稀释至刻度，摇匀，精密量取 10mL，置 125mL 分液漏斗中，加水 25mL，加氨试液调节 pH 为 10~11，用三氯甲烷振摇提取 4 次，每次 20mL，用放有无水硫酸钠 5g 的干燥滤纸滤过，合并滤液，置水浴上于氮气流下蒸发至约 5mL 后，移开水浴，氮气流下吹干，残留物精密加入盐酸-乙醇溶液（取乙醇 500mL，加水 300mL，加盐酸 10mL，加水至 1000mL，摇匀）15.0mL 溶解，必要时滤过，得供试品溶液。精密量取供试品溶液 10mL，与氯化钯溶液（取氯化钯 100mg，置 100mL 棕色量瓶中，加盐酸 1mL 和水 50mL，沸水浴加热使溶解，冷却后，加水稀释至刻度，摇匀，30 天内使用。临用前，取 50mL，置 500mL 量瓶中，加盐酸 4mL、无水醋酸钠 4.1g，用水稀释至刻度，摇匀）15.0mL，混合均匀，必要时滤过，以试剂作空白，照紫外-可见分光光度法，在 480nm 波长处测定吸光度；另精密称取奋乃静对照品适量，加盐酸-乙醇溶液制成每 1mL 中约含 160μg 的溶液，同法测定，计算，即得。

（三）高效液相色谱法

ChP 收载的盐酸异丙嗪片、盐酸异丙嗪注射液、盐酸氟奋乃静及盐酸氟奋乃静片均采用高效液相色谱法测定含量。

【例 8-9】盐酸异丙嗪片的含量测定（ChP）

照 HPLC 法（通则 0512）测定，避光操作。

色谱条件与系统适用性试验：用十八烷基硅烷键合硅胶为填充剂；以水（用冰醋酸调节 pH 值至 2.3）-甲醇（55∶45）为流动相；检测波长为 254nm。理论板数按盐酸异丙嗪峰计算不低于 3000，盐酸异丙嗪峰与相对保留时间 1.1~1.2 的杂质峰的分离度应大于 2.0。

测定方法：取本品 10 片，精密称定，研细，精密称取适量（约相当于盐酸异丙嗪 20mg），置 100mL 量瓶中，加 0.1mol/L 盐酸溶液适量，振摇使盐酸异丙嗪溶解并用 0.1mol/L 盐酸溶液稀释至刻度，摇匀，滤过，精密量取续滤液 5mL，置 50mL 量瓶中，用水稀释至刻度，摇匀，作为供试品溶液，精密量取 20μL 注入液相色谱仪，记录色谱图；另取盐酸异丙嗪对照品，精密称定，加 0.1mol/L 盐酸溶液溶解并定量稀释制成每 1mL 中约含 0.02mg 的溶液，同法测定。按外标法以峰面积计算，即得。本品含盐酸异丙嗪（$C_{17}H_{20}N_2S \cdot HCl$）应为标示量的 93.0%~107.0%。

第三节　苯并二氮杂䓬类药物的分析

一、结构与性质

（一）基本结构与代表药物

苯并二氮杂䓬类药物（benzodiazepine drugs）为取代苯环与七元含氮杂环并合而成的有机化合物，其中 1,4-苯并二氮杂䓬类药物生理活性最强，是目前临床应用最广泛的抗焦虑、抗惊厥药。其基本结构为：

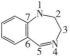

苯并二氮杂䓬

代表药物有地西泮、氯硝西泮、奥沙西泮、硝西泮和三唑仑等。结构式如下：

地西泮
（diazepam）

氯硝西泮
（clonazepam）

奥沙西泮
（oxazepam）

硝西泮
（nitrazepam）

三唑仑
（triazolam）

（二）主要性质

1. 性状及溶解性　地西泮为白色或类白色的结晶性粉末；无臭。在丙酮或三氯甲烷中易溶，在乙醇中溶解，在水中几乎不溶。熔点为 130~134℃。氯氮䓬为淡黄色结晶性粉末；无臭。在乙醚、三氯甲烷或二氯甲烷中溶解，在水中微溶。奥沙西泮为白色或类白色结晶性粉末；几乎无臭。在乙醇、三氯甲烷或丙酮中微溶，在乙醚中极微溶解，在水中几乎不溶。熔点为 198~202℃，熔融时分解。

2. 弱碱性　二氮杂䓬环中的氮原子具有较强的碱性，但与苯基并合后碱性降低。本类药物可以与生物碱沉淀试剂发生沉淀反应。

3. 水解性　二氮杂䓬七元环在强酸性溶液中水解开环，生成相应的二苯甲酮衍生物，这是本类药物的主要有关物质；但其水解产物所呈现的某些特性，也可用于本类药物的鉴别或含量测定。

4. 光谱特征　苯并二氮杂䓬分子结构中有苯环、亚胺等共轭体系及氨基等，在紫外及红外光区有特征吸收。在不同的 pH 介质中，本类药物以不同的分子形式存在（H_2A^+、HA 或 A^-）时，紫外吸收波长有所变化，可利用此特性进行鉴别或含量测定。

二、鉴别试验

（一）化学鉴别法

1. 硫酸-荧光反应　苯并二氮杂䓬类药物溶于硫酸后，在紫外光（365nm）下，呈现不同颜色的荧光。如地西泮为黄绿色；氯氮䓬为黄色；硝西泮则显淡蓝色。若在稀硫酸中反应，其荧光颜色略有差别。

如地西泮鉴别法为：取本品约 10mg，加硫酸 3mL，振摇使溶解，在紫外光灯（365nm）下检视，显黄绿色荧光。

2. 沉淀反应　苯并二氮䓬类药物中氮原子具碱性，在盐酸溶液中可与生物碱沉淀试剂反应。ChP 用碘化铋钾试液产生沉淀的方法来鉴别氯氮䓬、氯硝西泮、地西泮注射液和三唑仑片等药物。

如氯氮䓬鉴别法为：取本品约 10mg，加盐酸溶液（9→1000）10mL 溶解后，加碘化铋钾试液 1 滴，即生成橙红色沉淀。

地西泮注射液鉴别法为：取本品 2mL，滴加稀碘化铋钾试液，即生成橙红色沉淀。

3. 芳香伯胺反应 苯并二氮杂䓬类药物中 1 位氮原子上为无取代的酰胺基或烯胺基时，遇酸可水解产生芳伯胺基，溶液显芳伯胺类的鉴别反应。ChP 用酸水解后的芳伯胺反应来鉴别氯氮䓬、奥沙西泮和硝西泮等药物。反应式如下：

如奥沙西泮鉴别法：取本品约 10mg，加盐酸溶液（1→2）15mL，缓缓煮沸，置冰水中冷却，加亚硝酸钠试液 4mL，用水稀释成 20mL，再置冰浴中，10 分钟后，滴加碱性 β-萘酚试液，即产生橙红色沉淀，放置色渐变暗。

4. 氯化物反应 含有机氯的本类药物用氧瓶燃烧法破坏，可生成氯化氢，以氢氧化钠试液吸收，加硝酸酸化，显氯化物反应。如 ChP 中地西泮的鉴别。方法为：取本品 20mg，用氧瓶燃烧法（通则 0703）进行有机破坏，以 5%氢氧化钠溶液 5mL 为吸收液，燃烧完全后，用稀硝酸酸化，并缓缓煮沸 2 分钟，溶液显氯化物鉴别（1）的反应（通则 0301）。

（二）光谱鉴别方法

苯并二氮杂䓬类药物的结构中均有共轭体系，在紫外光区有特征吸收。部分苯并二氮杂䓬类药物的紫外吸收光谱鉴别方法见表 8-3。

表 8-3 部分苯并二氮杂䓬类药物的紫外吸收光谱鉴别条件与特征数据

药物名称	测定浓度与条件	λ_{max}（nm）	相关数据
氯氮䓬 （chlordiazepoxide）	7μg/mL，盐酸溶液（9→1000）	245，308	
地西泮 （diazepam）	5μg/mL，0.5%硫酸的甲醇溶液	242，284，366	$A_{242}=0.51$ $A_{284}=0.23$
奥沙西泮 （oxazepam）	10μg/mL，乙醇	229，315	
氯硝西泮 （clonazepam）	10μg/mL，0.5%硫酸的乙醇溶液	252，307	
硝西泮 （nitrazepam）	8μg/mL，无水乙醇	220，260，310	$A_{260}/A_{310}=1.45\sim1.65$
三唑仑 （triazolam）	5μg/mL，无水乙醇	221	

红外吸收光谱特征性强、专属性好。ChP 中收载的氯氮草地西泮、奥沙西泮、氯硝西泮、硝西泮和三唑仑原料药均采用红外光吸收光谱进行鉴别。本类药物的制剂可提取后再采用红外吸收光谱进行鉴别。

（三）色谱法

ChP 中收载的地西泮注射液、三唑仑和三唑仑片等均采用了高效液相色谱法鉴别。鉴别方法为"在含量测定项下记录的色谱图中，供试品溶液主峰的保留时间应与对照品溶液主峰的保留时间一致"。

三、特殊杂质检查

苯并二氮杂草类药物在生产过程中存在的中间体、副产物等杂质或贮藏期间分解产生的降解产物，均为特殊杂质（有关物质）。目前国内外药典多采用薄层色谱法和高效液相色谱法进行有关物质和降解产物的检查。

如地西泮在合成过程中甲基化不完全时，能引入 N-去甲地西泮等杂质；在贮藏及制剂过程中，可能水解产生 2-甲氨基-5-氯二苯酮等杂质。ChP 中地西泮及其片剂、注射液等均采用高效液相色谱法进行有关物质的检查。

【例 8-10】地西泮有关物质检查（ChP）

取本品，加甲醇制成每 1mL 中含地西泮 1mg 的溶液作为供试品溶液；精密量取供试品溶液 1mL，置 200mL 量瓶中，加甲醇稀释至刻度，摇匀，作为对照溶液。照高效液相色谱法（通则 0512）试验。用十八烷基硅烷键合硅胶为填充剂；以甲醇-水（70：30）为流动相；检测波长为 254nm。理论板数按地西泮峰计算不低于 1500。取对照溶液 10μL 注入液相色谱仪，调节检测灵敏度，使主成分色谱峰的峰高为满量程的 25%；再精密量取供试品溶液与对照溶液各 10μL，分别注入液相色谱仪，记录色谱图至主成分峰保留时间的 4 倍。供试品溶液色谱图中如有杂质峰，各杂质峰面积的和不得大于对照液主峰面积的 0.6 倍（0.3%）。

四、含量测定

（一）非水酸碱溶液滴定法

苯并二氮杂草类药物中二氮杂草七元环上氮原子显弱碱性，可用高氯酸滴定液滴定测定其含量。药物与高氯酸滴定液反应的摩尔比通常为 1：1。各药物的测定条件如表 8-4。

表 8-4 苯并二氮杂草类药物的非水滴定试验条件

药物名称	取样量	溶剂	指示剂	终点颜色
氯氮草	约 0.3g	冰醋酸 20mL	结晶紫	蓝色
地西泮	约 0.2g	冰醋酸和醋酐各 10mL	结晶紫	绿色
氯硝西泮	约 0.25g	醋酐 35mL	电位法	——
硝西泮	约 0.2g	冰醋酸 15mL+醋酐 5mL	结晶紫	黄绿色
奥沙西泮	约 0.25g	冰醋酸 5mL+醋酐 45mL	电位法	——

（二）紫外-可见分光光度法

苯并二氮杂草类药物结构中具有共轭系统，在紫外光区有特征吸收。本类药物制剂如氯氮草片、奥沙西泮片、氯硝西泮片、氯硝西泮注射液、硝西泮片等均采用本法测定含量。

【例8-11】氯氮䓬片含量测定（ChP）

取本品 20 片，精密称定，研细，精密称取适量（约相当于氯氮䓬 30mg），置 100mL 量瓶中，加盐酸溶液（9→1000）70mL，充分振摇使氯氮䓬溶解，用盐酸溶液（9→1000）稀释至刻度，摇匀，滤过，精密量取续滤液 5mL，置 100mL 量瓶中，用盐酸溶液（9→1000）稀释至刻度，摇匀，照紫外-可见分光光度法，在 308nm 波长处测定吸光度；另取氯氮䓬对照品适量，精密称定，用盐酸溶液（9→1000）溶解并稀释制成每 1mL 中约含 15μg 的溶液，同法测定。计算，即得。本品含氯氮䓬（$C_{16}H_{14}ClN_3O$）应为标示量的 90.0%～110.0%。

（三）高效液相色谱法

本类药物分子极性较小，在反相高效液相色谱中有较好的保留。可用高效液相色谱法测定含量。ChP 中收载的地西泮片、地西泮注射液、三唑仑和三唑仑片均采用了高效液相色谱法测定含量。

【例8-12】地西泮注射液含量测定（ChP）

色谱条件与系统适用性试验：用十八烷基硅烷键合硅胶为填充剂；以甲醇-水（70∶30）为流动相；检测波长为 254nm。理论板数按地西泮峰计算不低于 1500。

测定方法：精密量取本品适量（约相当于地西泮 10mg），置 50mL 量瓶中，用甲醇稀释至刻度，摇匀，精密量取 10μL 注入液相色谱仪，记录色谱图；另取地西泮对照品约 10mg，精密称定，同法测定。按外标法以峰面积计算，即得。本品含地西泮（$C_{16}H_{13}ClN_2O$）应为标示量的 90.0%～110.0%。

第四节　咪唑类药物的分析

一、结构与性质

本类药物为咪唑的衍生物，咪唑环的 1 位 N 原子为 sp^2 杂化，但是其上的孤对电子参与形成大 π 键，故碱性较弱；3 位 N 原子为 sp^2 杂化，孤对电子未参与成环，故碱性较强，也使咪唑类药物的极性增大，易溶于极性较大的有机溶剂。咪唑环的 6 个 π 电子封闭成环，有一定的芳香性，环较稳定，不易受酸的作用发生开环，环上能够进行亲电取代反应。咪唑环中有共轭体系存在，故本类药物都具有紫外吸收，可用于鉴别或含量测定。

基本结构：

咪唑

代表药物：

甲硝唑
（metronidazole）

替硝唑
（tinidazole）

氟康唑
（fluconazole）

阿苯达唑
（albendazole）

克霉唑
（clotrimazole）

西咪替丁
（cimetidine）

甲硝唑为白色至微黄色的结晶或结晶性粉末；有微臭。在乙醇中略溶，在水中微溶，在乙醚中极微溶解。熔点为 159~163℃。

替硝唑为白色至淡黄色结晶或结晶性粉末。在丙酮中溶解，在水或乙醇中微溶。熔点为 125~129℃。

氟康唑为白色或类白色结晶或结晶性粉末；无臭或微带特异臭。在甲醇中易溶，在乙醇中溶解，在二氯甲烷、水或醋酸中微溶，在乙醚中不溶。熔点为 137~141℃。

阿苯达唑为白色或类白色粉末；无臭。在丙酮或三氯甲烷中微溶，在乙醇中几乎不溶，在水中不溶；在冰醋酸中溶解。熔点为 206~212℃，熔融时同时分解。

克霉唑为白色至微黄色的结晶性粉末；无臭。在甲醇中易溶，在乙醇或丙酮中溶解，在水中几乎不溶。熔点为 141~145℃。

西咪替丁为白色或类白色结晶性粉末；几乎无臭。在甲醇中易溶，在乙醇中溶解，在异丙醇中略溶，在水中微溶；在稀盐酸中易溶。

二、鉴别试验

（一）化学鉴别法

1. 显色反应　本类药在酸性条件下，N 原子上未共用电子对可与质子结合；在碱性条件下游离，可发生颜色的变化，用于鉴别。

【例 8-13】甲硝唑的鉴别（ChP）

取本品约 10mg，加氢氧化钠试液 2mL 微温，即得紫红色溶液；滴加稀盐酸使成酸性即变成黄色，再滴加过量氢氧化钠试液则变成橙红色。

2. 沉淀反应　咪唑环中 3 位 N 原子碱性较强，在酸性溶液中可与三硝基酚、碘化铋钾等生物碱沉淀试剂反应。ChP 用三硝基酚试液产生沉淀的方法来鉴别甲硝唑和替硝唑；用碘化铋钾试液产生沉淀的方法来鉴别阿苯达唑。

如阿苯达唑鉴别方法为：取本品约 0.1g，溶于微温的稀硫酸中，滴加碘化铋钾试液，即生成红棕色沉淀。

3. 分解产物的反应　咪唑环较稳定，遇酸不易开环。当咪唑环的侧链上有含硫的取代基或磺酰基取代时，受热会分解产生硫化氢或二氧化硫，可用于鉴别。

如替硝唑的鉴别方法为：取本品约 0.1g，置试管中，小火加热熔融，即发生有刺激性的二氧化硫气体，能使硝酸亚汞试液润湿的滤纸变成黑色。

（二）光谱鉴别法

本类药物具有芳杂环，氟康唑、阿苯达唑和克霉唑中还有苯环取代，在紫外光区有吸收，可用于鉴别。

【例 8-14】 氟康唑的鉴别（ChP）

取本品，加乙醇制成每 1mL 中约含 200μg 的溶液，照紫外-可见分光光度法（通则 0401）测定，在 261nm 与 267nm 波长处有最大吸收，在 264nm 波长处有最小吸收。

以上典型药物的原料药，ChP 均采用红外吸收光谱法进行鉴别。

（三）色谱法

本类药物及其制剂可用薄层色谱法进行鉴别，以硅胶为吸附剂，选用极性较大的展开剂，展开前常用氨蒸气预饱和以获得良好的分离效果。当采用高效液相色谱法进行含量测定时，也可用高效液相色谱法进行鉴别。

【例 8-15】 氟康唑制剂的鉴别（ChP）

（1）氟康唑胶囊的鉴别　取本品适量（约相当于氟康唑 0.1g），加甲醇 10mL，振摇使氟康唑溶解，滤过，取滤液作为供试品溶液；另取氟康唑对照品 0.1g，加甲醇 10mL 溶解，作为对照品溶液。照薄层色谱法（通则 0502）试验，吸取上述两种溶液各 10μL，分别点于同一硅胶 GF$_{254}$ 薄层板上，以二氯甲烷-甲醇-浓氨溶液（80：20：1）为展开剂，展开，晾干，置紫外光灯（254nm）下检视。供试品溶液所显主斑点的颜色与位置应与对照品溶液的主斑点相同。

（2）氟康唑片鉴别　采用 HPLC 法，即在含量测定项下记录的图谱中，供试品溶液主峰的保留时间应与对照品溶液主峰的保留时间一致。

三、特殊杂质检查

本类药物结构较为稳定，特殊杂质主要来源于制备过程中的原料、试剂、中间体和副产物。制剂主要进行溶出度和剂型相关的检查。

如甲硝唑的合成中的主要中间体是 2-甲基-5-硝基咪唑（ChP 称谓杂质 I，结构如下所示），在甲硝唑原料及甲硝唑的注射液中，均需进行检查。

$$O_2N \quad \underset{N}{\overset{H}{N}} \quad CH_3$$

2-甲基-5-硝基咪唑

【例 8-16】 甲硝唑及其制剂中有关物质检查（ChP）

避光操作。取本品约 100mg，置 100mL 量瓶中，加甲醇溶解并稀释至刻度，摇匀，精密量取适量，用流动相定量稀释制成每 1mL 中含 0.2mg 的溶液，作为供试品溶液；另取 2-甲基-5-硝基咪唑对照品约 20mg，置 100mL 量瓶中，加甲醇溶解并稀释至刻度，摇匀，作为对照品溶液。分别精密量取供试品溶液 2mL 与对照品溶液 1mL，置同一 100mL 量瓶中，用流动相稀释至刻度，摇匀，精密量取 5mL，置 50mL 量瓶中，用流动相稀释至刻度，摇匀，作为对照溶液。照高效液相色谱法（通则 0512）测定，用十八烷基硅烷键合硅胶为填充剂，以甲醇-水（20：80）为流动相，检测波长为 315nm，理论板数按甲硝唑峰计算不低于 2000，甲硝唑峰与 2-甲基-5-硝基咪唑峰的分离度应大于 2.0。取对照溶液 20μL 注入液相色谱仪，调节检测灵敏度，使甲硝唑峰高的信噪比应不低于 10；再精密量取供试品溶液和对照溶液各 20μL，分别注入液相色谱仪，记录色谱图至主成分峰保留时间的 2 倍。供试品溶液的色谱图中如有与 2-甲基-5-硝基咪唑相同保留时间的色谱峰，其峰面积不得大于对照溶液中甲硝唑峰面积的 0.5 倍（0.1%）；各杂质峰面积的和不得大于对照溶液中甲硝唑峰面积（0.2%）。

甲硝唑注射液中有关物质同法检查，其限度应符合规定。

四、含量测定

（一）非水酸碱溶液滴定法

咪唑环上 3 位 N 原子碱性较强，可用高氯酸滴定液滴定测定其含量。药物与高氯酸滴定液反应的摩尔比与结构中咪唑环的数目有关。甲硝唑、替硝唑、阿苯达唑、克霉唑、西咪替丁与高氯酸反应的摩尔比均为 1∶1；氟康唑结构中具有两个三唑环结构，与高氯酸反应的摩尔比为 1∶2。

【例 8-17】甲硝唑的含量测定（ChP）

取本品约 0.13g，精密称定，加冰醋酸 10mL 溶解后，加萘酚苯甲醇指示液 2 滴，用高氯酸滴定液（0.1mol/L）滴定至溶液显绿色，并将滴定结果用空白试验校正。每 1mL 高氯酸滴定液（0.1mol/L）相当于 17.12mg 的 $C_6H_9N_3O_3$。

（二）高效液相色谱法

本类药物的制剂通常采用高效液相色谱法测定含量。

【例 8-18】氟康唑氯化钠注射液中氟康唑的含量测定（ChP）

本品为氟康唑与氯化钠的等渗灭菌水溶液。

色谱条件与系统适用性试验：用十八烷基硅烷键合硅胶为填充剂；以磷酸盐缓冲溶液（pH7.0）-甲醇（55∶45）为流动相，检测波长为 260nm，理论板数按氟康唑峰计算不低于 2000。

测定方法：精密量取本品适量，用流动相定量稀释制成每 1mL 中含 0.5mg 的溶液，精密量取 20μL 注入液相色谱仪，记录色谱图；另取氟康唑对照品适量，精密称定，用流动相溶解并定量稀释制成每 1mL 中含 0.5mg 的溶液，同法测定。按外标法以峰面积计算，即得。[本品中氯化钠采用银量法测定，含氟康唑（$C_{13}H_{12}F_2N_6O$）与氯化钠（NaCl）均应为标示量的 95.0%~105.0%]。

第五节　沙坦类药物的分析

一、结构与性质

（一）基本结构与代表药物

沙坦类药物（sertan drugs）为联苯四唑类化合物，基本结构为：

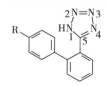

代表药物有氯沙坦钾、缬沙坦、厄贝沙坦和坎地沙坦酯等。化学结构式分别为：

氯沙坦钾（losartanpotassium）

缬沙坦（valsartan）

厄贝沙坦（irbesartan）

坎地沙坦酯（candesartancilexetil）

（二）主要性质

1. 酸性　本类药物四氮唑环上的 1 位氮原子上的氢有一定酸性，为中强酸，pK_a 值为 5~6，可与碱成盐。

2. 弱碱性　该类药物结构中含氮，具有弱碱性。

3. 光谱特征　本类药物的联苯四唑结构都有苯环等共轭结构，在紫外光区有特征吸收；苯环、羟基、羧基在红外光区有特征吸收。

二、鉴别试验

（一）光谱法

利用本类药物在紫外光区的特征吸收，可进行鉴别，该法是国内外药典鉴别该类药物的常用方法之一。此外，本类药物各国药典均采用 IR 法鉴别。

（二）高效液相色谱法

本类药物及制剂，多用 HPLC 法测定含量，或特殊杂质检查的同时用 HPLC 法鉴别。

如坎地沙坦酯的鉴别，取本品约 20mg，置 50mL 量瓶中，加乙腈-水（3∶2）溶解并稀释至刻度，摇匀，精密量取 1mL 置 100mL 量瓶中，用乙腈-水（3∶2）稀释至刻度，摇匀，作为供试品溶液；另取坎地沙坦酯对照品适量，加乙腈-水（3∶2）溶解并稀释制成每 1mL 中约含 4μg 的溶液作为对照品溶液。照高效液相色谱法（通则 0512）测定，供试品溶液主峰的保留时间应与对照品溶液主峰的保留时间一致。

三、特殊杂质检查

缬沙坦分子中有一个手性中心，存在一对对映异构体。其中 R-对映体药物活性远低于 S-对映体，故缬沙坦需控制 R-对映体的限度，除此之外，各国药典均采用高效液相色谱法检查有关物质。

【例 8-19】缬沙坦对映异构体 *R*-对映体的检查（ChP）

取本品，加流动相溶解并稀释制成每 1mL 中约含 60μg 的溶液，作为供试品溶液；精密量取适量，用流动相定量稀释制成每 1mL 中约含 0.6μg 的溶液，作为对照溶液；另取缬沙坦对照品和缬沙坦对映异构体对照品，加流动相溶解并稀释制成每 1mL 中约含缬沙坦 60μg 与缬沙坦对映异构体 0.6μg 的混合溶液，作为系统适用性溶液。照高效液相色谱法（通则 0512）测定，用酸性糖蛋白柱（AGP1.0mm×100mm，5μL 适用）；以磷酸盐缓冲液（取磷酸氢二钠 2.51g 和磷酸二氢钾 1.91g，加水溶解并稀释至 1000mL，用磷酸或氢氧化钠试液调节 pH 值至 7.0）-异丙醇（98：2）为流动相；检测波长为 227nm；流速为每分钟 0.8mL。取系统适用性溶液 20μL，注入液相色谱仪，缬沙坦峰与缬沙坦对映异构体峰的分离度应符合要求。精密量取供试品溶液和对照溶液各 20μL，分别注入液相色谱仪，记录色谱图。供试品溶液色谱图中如有与缬沙坦对映异构体峰保留时间一致的色谱峰，其峰面积不得大于对照溶液主峰面积（1.0%）。

四、含量测定

利用缬沙坦结构中羧基、四氮唑环 1 位氮原子上氢的酸性，ChP、BP 均采用酸碱滴定法测定缬沙坦含量。利用该类药物的弱碱性，ChP 厄贝沙坦、坎地沙坦酯、BP 氯沙坦钾均采用非水碱量法测定含量。该类药物制剂的含量测定常用高效液相色谱法。

【例 8-20】缬沙坦的含量测定（ChP）

取本品约 0.4g，精密称定，加乙醇 25mL 溶解，加麝香草酚蓝指示液 5 滴，用氢氧化钠滴定液（0.1mol/L）滴定至蓝色，并将滴定结果用空白试验校正。每 1mL 氢氧化钠滴定液（0.1mol/L）相当于 21.78mg 的 $C_{24}H_{29}N_5O_3$。

【例 8-21】厄贝沙坦的含量测定（ChP）

取本品 0.3g，精密称定，加冰醋酸 20mL 溶解后，加结晶紫指示剂 1 滴，用高氯酸滴定液（0.1mol/L）滴定至溶液显蓝色，并将滴定结果用空白试验校正。每 1mL 的高氯酸滴定液（0.1mol/L）相当于 42.85mg 的 $C_{25}H_{28}N_6O$。

【例 8-22】厄贝沙坦片的含量测定（ChP）

色谱条件与系统适用性试验：用十八烷基硅烷键合硅胶为填充剂，以磷酸溶液（取 85%磷酸 5.5mL，加水至 950mL，用三乙胺调节 pH 值至 3.2）-乙腈（62：38）为流动相，检测波长为 245nm。分别取厄贝沙坦对照品与杂质Ⅰ对照品各适量，加甲醇溶解并稀释制成每 1mL 中各约含 0.1mg 的混合溶液，作为系统适用性溶液，取 10μL 注入液相色谱仪，记录色谱图，出峰顺序依次为杂质Ⅰ峰与厄贝沙坦峰，杂质Ⅰ峰与厄贝沙坦峰的分离度应大于 2.0，理论板数按厄贝沙坦峰计算不低于 2000。

测定方法：取本品 20 片，精密称定，研细，精密称取适量（约相当于厄贝沙坦 10mg），置 50mL 量瓶中，加甲醇适量，振摇使厄贝沙坦溶解并稀释至刻度，摇匀，滤过，取续滤液作为供试品溶液，精密量取 10μL 注入液相色谱仪，记录色谱图；另精密称取厄贝沙坦对照品适量，加甲醇溶解并定量稀释制成每 1mL 中含 0.2mg 的溶液，同法测定。按外标法以峰面积计算，即得。本品含厄贝沙坦（$C_{25}H_{28}N_6O$）应为标示量的 95.0%~105.0%。

合成抗菌类药物包括喹诺酮类抗菌药、磺胺类抗菌药、抗真菌药、抗结核病药等，本章主要讨论喹诺酮类和磺胺类药物的结构特点、理化性质、鉴别反应、有关物质和含量测定方法。

第一节　喹诺酮类药物的分析

喹诺酮类药物（quinolone antimicrobial agengts）是临床常用的抗感染药物之一，具有抗菌谱广、抗菌作用强及不良反应少等优点。

ChP2020 收载了诺氟沙星、环丙沙星、左氧氟沙星、依诺沙星、氟罗沙星、洛美沙星、培氟沙星、司帕沙星等喹诺酮类药物。

一、结构与性质

（一）基本结构与典型药物

喹诺酮类药物是吡啶酮酸的衍生物，为 3-COOH、4-C＝O 的取代产物，一般并合苯环、吡啶环或嘧啶环。第三代和第四代喹诺酮类药物一般 6 位被 F 原子取代，7 为被哌嗪基或取代哌嗪基所取代。5、8 位可有不同取代。常见喹诺酮类药物的结构式如下：

基本结构

诺氟沙星（norfloxacin）

环丙沙星（ciporfloxacin）

吡哌酸（pipemidicacid）

左氧氟沙星（levofloxacin）

依诺沙星　　　　　　　　司帕沙星

（二）主要性质

1. 喹诺酮类药物一般为白色至微黄色结晶性粉末，具有一定的熔点，在空气中遇光颜色变深。

2. 溶解性。在水中或乙醇中溶解度较小，大多在醋酸、盐酸或氢氧化钠溶液中易溶，成盐后在水中溶解度增大。如氧氟沙星在水或甲醇中微溶或极微溶解，在冰醋酸或氢氧化钠试液中易溶，在 0.1mol/L 盐酸溶液中溶解。依诺沙星在甲醇中微溶，在乙醇中极微溶解，在水中不溶，在冰醋酸或氢氧化钠试液中易溶。盐酸环丙沙星在水中溶解，甲磺酸培氟沙星在水中易溶。

3. 旋光性。左氧氟沙星具有旋光性，比旋度为 $-92°\sim-99°$。

4. 酸碱两性。喹诺酮类药物的分子结构中，3 位具有-COOH，因而显酸性；结构中含有 N 原子而显碱性；故具有酸碱两性。

5. 分解反应。诺氟沙星对光敏感，遇光颜色会变深。光照下分解为 7-哌嗪开环化合物，在酸性条件下则脱羧。环丙沙星稳定性较好，但在酸性或光照条件下，也可检出 7-哌嗪的开环产物和 3 位脱羧产物。

6. 与金属离子的反应。喹诺酮类药物的分子结构中，3-COOH 和 4-C=O 的结构极易与金属离子络合。

7. 紫外吸收光谱特征。喹诺酮类药物的分子结构中，含有交叉共轭体系，在紫外区具有特征吸收，可用于鉴别或含量测定。如诺氟沙星在 273nm 处有最大吸收；左氧氟沙星在 226nm 与 294nm 的波长处有最大吸收，在 263nm 的波长处有最小吸收；依诺沙星在 266nm 与 346nm 的波长处有最大吸收。

二、鉴别试验

1. 显色反应　本类药物具有哌嗪结构，可在丙酮中与醋酐形成二乙酰衍生物，产生颜色反应，可用于鉴别。ChP2020 应用此反应对诺氟沙星软膏和乳膏、盐酸左氧氟沙星片剂和胶囊剂进行鉴别。

【例 9-1】诺氟沙星软膏和乳膏的鉴别（1）（ChP）

取含量测定项下的供试品溶液 5mL，置水浴上蒸干，残渣中加丙二酸约 50mg，与醋酐 1mL，在水浴中加热 10 分钟，溶液显红棕色。

2. 卤素的反应　本类药物的盐酸盐中含有-Cl，因此可用氯离子的鉴别方法进行鉴别。ChP2020 中盐酸环丙沙星及其制剂、盐酸左氧氟沙星及其制剂、盐酸洛美沙星及其制剂，均采用氯化物鉴别（1）的反应进行鉴别。

【例 9-2】盐酸左氧氟沙星的鉴别（3）（ChP）

本品的水溶液显氯化物鉴别（1）的反应（通则 0301）。

【例 9-3】盐酸左氧氟沙星胶囊的鉴别（3）（ChP）

取本品的内容物适量，加水振摇使盐酸左氧氟沙星溶解，滤过，滤液显氯化物鉴别（1）的反应（通则 0301）。

3. 紫外-可见分光光度法 本类药物分子结构中具有共轭体系，有紫外特征吸收，可用于鉴别。

ChP2020 中诺氟沙星乳膏和滴眼液、左氧氟沙星和盐酸洛美沙星原料药及其制剂，以及氧氟沙星、依诺沙星、氟罗沙星和司帕沙星的所有制剂，均采用紫外可见分光光度法进行鉴别。

【例 9-4】依诺沙星片的鉴别（2）（ChP）

取本品细粉适量，加 0.1mol/L 氢氧化钠溶液溶解并稀释制成每 1ml 中约含依诺沙星（按 $C_{15}H_{17}FN_4O_3$ 计）4μg 的溶液，滤过，照紫外-可见分光光度法（通则 0401）测定，在 266nm 与 346nm 的波长处有最大吸收。

4. 红外分光光度法 ChP2020 中环丙沙星、盐酸环丙沙星、氧氟沙星、左氧氟沙星、盐酸左氧氟沙星、依诺沙星、氟罗沙星、盐酸洛美沙星、甲磺酸培氟沙星和司帕沙星的原料药，均采用红外分光光度法进行鉴别。

【例 9-5】司帕沙星的鉴别（2）（ChP）

本品的红外光吸收图谱应与对照的图谱（光谱集 921 图）一致。

5. 薄层色谱法 ChP2020 中诺氟沙星及片剂和胶囊剂，盐酸环丙沙星、氧氟沙星、氟罗沙星和甲磺酸培氟沙星的原料药及其所有制剂，盐酸洛美沙星的所有制剂，均采用薄层色谱法进行鉴别。

【例 9-6】氧氟沙星的鉴别（1）（ChP）

照薄层色谱法（通则 0502）试验。

供试品溶液：取本品适量，加 0.1mol/L 盐酸溶液适量（每 5mg 氧氟沙星加 0.1mol/L 盐酸溶液 1mL）使溶解，用乙醇稀释制成每 1mL 中约含 1mg 的溶液。

对照品溶液：取氧氟沙星对照品适量，加 0.1mol/L 盐酸溶液适量（每 5mg 氧氟沙星加 0.1mol/L 盐酸溶液 1mL 使溶解，用乙醇稀释制成每 1mL 中约含 1mg 的溶液。

系统适用性溶液：取氧氟沙星对照品与环丙沙星对照品各适量，加 0.1mol/L 盐酸溶液适量（每 5mg 氧氟沙星加 0.1mol/L 盐酸溶液 1ml）使溶解，用乙醇稀释制成每 1ml 中约含氧氟沙星 1mg 与环丙沙星 1mg 的溶液。

色谱条件：采用硅胶 GF_{254} 薄层板，以乙酸乙酯-甲醇-浓氨溶液（5:6:2）为展开剂。

测定法：吸取上述三种溶液各 2μL，分别点于同一薄层板上，展开，取出，晾干，置紫外光灯（254nm 或 365nm）下检视。

系统适用性：要求系统适用性溶液应显两个完全分离的斑点。

结果判定：供试品溶液所显主斑点的位置和颜色应与对照品溶液主斑点的位置和颜色相同。

6. 高效液相色谱法 当含量测定采用高效液相色谱法时，可直接采用含量测定项下记录的色谱图进行鉴别。ChP2020 诺氟沙星原料药及其各种制剂除乳膏外，均采用高效液相色谱法进行鉴别。

【例 9-7】甲磺酸培氟沙星的鉴别（3）（ChP）

在含量测定项下记录的色谱图中，供试品溶液主峰的保留时间应与对照品溶液主峰的保留时间一致。

三、特殊杂质检查

（一）环丙沙星的特殊杂质检查

1. 环丙沙星的主要合成工艺　在环丙沙星（Ⅴ）中，有关物质的来源主要有两个途径，即工艺杂质和降解产物。工艺杂质包括合成原料、试剂、中间体（Ⅰ、Ⅱ、Ⅲ、Ⅳ）、副产物、异构体等；降解产物则是在贮藏、运输和使用过程中产生的杂质。

2. 特殊杂质的检查　ChP2020 除规定检查干燥失重、炽灼残渣及重金属等一般杂质外，还需要通过检查结晶性、溶液的澄清度与颜色及有关物质，来控制药品质量。

【例 9-8】 环丙沙星的溶液澄清度与颜色检查（ChP）

取本品 0.1g，加 0.1mol/L 盐酸 10mL 溶解后，溶液应澄清无色；如显色，与黄色或黄绿色 4 号标准比色液（通则 0901 第一法）比较，不得更深。

（1）结晶性　取本品少许，依法检查（通则 0981），应符合规定。

（2）溶液的澄清度与颜色　环丙沙星在酸性溶液中易溶，但酯类中间体等杂质在酸性溶液中不溶。因此，各国药典均规定了溶液澄清度的检查。

（3）有关物质　ChP2020 收载了环丙沙星 A、B、C、D、E、I 共 6 个已知杂质，采用 HPLC 法进行检查。

【例 9-9】 环丙沙星中有关物质的检查（ChP）

照高效液相色谱法（通则 0512）测定。

供试品溶液：取本品约 25mg，精密称定，加 7% 磷酸溶液 0.2mL 溶解后，用流动相 A 定量稀释制成每 1ml 中约含 0.5mg 的溶液。

对照溶液：精密量取供试品溶液适量，用流动相 A 定量稀释制成每 1mL 中约含 1μg 的溶液。

杂质 A 对照品溶液：取杂质 A 对照品约 15mg，精密称定，置 100mL 量瓶中，加 6mol/L 氨溶液 0.6ml 与水适量溶解，用水稀释至刻度，摇匀，精密量取 1mL，置 100mL 量瓶中，用流动相 A 稀释至刻度，摇匀。

系统适用性：溶液取氧氟沙星对照品、环丙沙星对照品和杂质 I 对照品各适量，加流动相 A 溶解并稀释制成每 1mL 中约含氧氟沙星 5μg、环丙沙星 0.5mg 和杂质 I 10μg 的混合溶液。

灵敏度溶液：精密量取对照溶液适量，用流动相 A 定量稀释制成每 1ml 中约含 0.1μg 的溶液。

色谱条件：用十八烷基硅烷键合硅胶为填充剂；流动相 A 为 0.025mol/L 磷酸溶液-乙腈（87∶13）（用三乙胺调节 pH 值至 3.0±0.1），流动相 B 为乙腈，按下表进行线性梯度洗脱；流速为每分钟 1.5mL；检测波长为 278nm 和 262nm；进样体积 20μL。

表 9-2　环丙沙星中有关物质的检测的梯度洗脱条件

时间（分钟）	流动相 A（%）	流动相 B（%）
0	100	0
16	100	0
53	40	60
54	100	0
65	100	0

系统适用性要求：系统适用性溶液色谱图（278nm）中，环丙沙星的保留时间约为 12 分钟，氧氟沙星峰与环丙沙星峰和环丙沙星与杂质 I 峰之间的分离度均应符合要求。杂质 E、杂质 B、杂质 C、杂质 I 和杂质 D 峰的相对保留时间分别约为 0.3、0.6、0.7、1.1 和 1.2。灵敏度溶液色谱图中（278nm），主成分峰峰高的信噪比应大于 10。

测定法：精密量取供试品溶液、对照溶液和杂质 A 对照品溶液，分别注入液相色谱仪，记录色谱图。

限度：供试品溶液色谱图中如有杂质峰，杂质 A（262nm）按外标法以峰面积计算，不得过0.3%；杂质 B、C、D 和 E（278nm）按校正后的峰面积计算（分别乘以校正因子 0.7、0.6、1.4和 6.7），均不得大于对照溶液主峰面积（0.2%）；其他单个杂质（278nm）峰面积不得大于对照溶液主峰面积（0.2%）；各杂质（278nm）校正后峰面积的和不得大于对照溶液主峰面积的 2.5倍（0.5%）；小于灵敏度溶液主峰面积的峰忽略不计。

附：杂质 A：7-氯-1-环丙基-6-氟-4-氧代-1,4-二氢喹啉-3-羧酸

杂质 B：1-环丙基-4-氧代-7-（1-哌嗪基）-1,4-二氢喹啉-3-羧酸

杂质 C：7-［(2-氨乙基) 氨基］-1-环丙基-6-氟-4-氧代-1,4-二氢喹啉-3-羧酸

杂质 D：7-氯-1-环丙基-4-氧代-6-（1-哌嗪基）-1,4-二氢喹啉-3-羧酸

杂质 E：1-环丙基-6-氟-7-（1-哌嗪基）喹啉-4-酮

杂质 I：1-环丙基-7-氯-6-［(2-氨乙基) 氨基］-4-氧代-1,4-二氢喹啉-3-羧酸

（二）左氧氟沙星的特殊杂质检查

ChP2020 对左氧氟沙星的检查项目包括酸碱度、溶液的澄清度、吸光度、有关物质、右氧氟沙星、残留溶剂、水分、炽灼残渣和重金属。

1. 吸光度　主要是采用紫外-可见分光光度法控制在 450nm 波长处具有紫外吸收的杂质。

取本品 5 份，分别加水溶解并定量稀释制成每 1mL 中含 5mg 的溶液，照紫外-可见分光光度法（通则 0401），在 450nm 波长处测定吸光度，均不得过 0.1。

2. 右氧氟沙星　本品在合成过程中，可能产生右氧氟沙星的光学异构体，需进行检查。ChP2020 采用高效液相色谱法。

【例 9-10】左氧氟沙星中右氧氟沙星的检查（ChP）照高效液相色谱法（通则 0512）测定。

供试品溶液：取本品适量，加流动相溶解并稀释制成每 1mL 中约含 1.0mg 的溶液。

182   药物分析

对照溶液：精密量取供试品溶液适量，用流动相定量稀释制成每 1mL 中约含 10μg 的溶液。

系统适用性溶液：取左氧氟沙星和氧氟沙星对照品各适量，加流动相溶解并稀释制成每 1mL 中约含左氧氟沙星 1mg 和氧氟沙星 20μg 的溶液。

灵敏度溶液：精密量取对照溶液适量，用流动相定量稀释制成每 1ml 中约含 0.5μg 的溶液。

色谱条件：用十八烷基硅烷键合硅胶为填充剂；以硫酸铜 D-苯丙氨酸溶液（取 D-苯丙氨酸 1.32g 与硫酸铜 1g，加水 1000mL 溶解后，用氢氧化钠试液调节 pH 值至 3.5）-甲醇（82∶18）为流动相；柱温为 40℃，检测波长为 294nm；进样体积为 20μL。

系统适用性要求：系统适用性溶液色谱图中，右氧氟沙星与左氧氟沙星依次流出，右、左旋异构体峰之间的分离度应符合要求。灵敏度溶液色谱图中，主成分色谱峰峰高的信噪比应大于 10。

测定法：精密量取供试品溶液与对照溶液，分别注入液相色谱仪，记录色谱图。

限度：供试品溶液色谱图中右氧氟沙星峰面积不得大于对照溶液主峰面积（1.0%）。

3. 残留溶剂　ChP2020 采用气相色谱法检查合成过程中残存的甲醇与乙醇。

四、含量测定

1. 非水溶液滴定法　喹诺酮类药物大部分为酸碱两性化合物，但具有疏水性，在 pH 值 6~8 范围内水溶性较差，不能在水溶液中直接滴定，可采用非水滴定法。如吡哌酸分子结构中吡啶环上的氮原子具有碱性，ChP2020 采用排水碱量法进行含量测定。

【例 9-11】吡哌酸的含量测定（ChP）

取本品约 0.2g，精密称定，加冰醋酸 20mL 溶解后，加结晶紫指示液 1 滴，用高氯酸滴定液（0.1mol/L）滴定至溶液显纯蓝色，并将滴定结果用空白试验校正。每 1mL 的高氯酸滴定液（0.1mol/L）相当于 30.33mg 的（$C_{14}H_{17}FN_5O_3$）。

2. 紫外-可见分光光度法　ChP2020 采用紫外-可见分光光度法测定诺氟沙星乳膏、吡哌酸片和吡哌酸胶囊的含量。由于诺氟沙星乳膏中含有基质，对测定有干扰，需排除。可利用基质易溶于三氯甲烷，而药物具有羧基，可溶于氢氧化钠溶液的性质进行分离。

【例 9-12】诺氟沙星乳膏的含量测定（ChP）

照紫外-可见分光光度法（通则 0401）测定。

供试品溶液：取本品适量（约相当于诺氟沙星 5mg），精密称定，置分液漏斗中，加三氯甲烷 15mL，振摇后，用氯化钠饱和的 0.1%氢氧化钠溶液 25、20、20、10mL 分次提取，合并提取液，置 100mL 量瓶中，加 0.1%氢氧化钠溶液稀释至刻度，摇匀，滤过，精密量取续滤液 10mL，用 0.4%氢氧化钠溶液定量稀释制成每 1mL 中约含诺氟沙星 5μg 的溶液。

对照品溶液：取诺氟沙星对照品适量，精密称定，加 0.4%氢氧化钠溶液溶解并定量稀释制成每 1mL 中约含 5μg 的溶液。

测定法：取供试品溶液与对照品溶液，在 273nm 的波长处分别测定吸光度，计算。

3. 高效液相色谱法　为了防止干扰，ChP 中本类药物及制剂广泛采用高效液相色谱法测定含量。

【例 9-13】诺氟沙星的含量测定（ChP）

照高效液相色谱法（通则 0512）测定。

供试品溶液：取本品约 25mg，精密称定，置 100mL 量瓶中，加 0.1mol/L 盐酸溶液 2mL 使溶解后，用水稀释至刻度，摇匀，精密量取 5mL，置 50mL 量瓶中，用流动相稀释至刻度，摇匀。

对照品溶液：取诺氟沙星对照品约 25mg，精密称定，置 100mL 量瓶中，加 0.1mol/L 盐酸溶液 2mL 使溶解后，用水稀释至刻度，摇匀，精密量取 5mL，置 50mL 量瓶中，用流动相稀释至刻度，摇匀。

系统适用性溶液：称取诺氟沙星对照品、环丙沙星对照品和依诺沙星对照品各适量，加 0.1mol/L 盐酸溶液适量使溶解，用流动相稀释制成每 1mL 中含诺氟沙星 25μg、环丙沙星和依诺沙星各 5μg 的混合溶液。

色谱条件：用十八烷基硅烷键合硅胶为填充剂；以 0.025mol/L 磷酸溶液（用三乙胺调节 pH 值至 3.0±0.1）-乙腈（87∶13）为流动相；检测波长为 278nm；进样体积 20μL。

系统适用性要求：系统适用性溶液色谱图中，诺氟沙星峰的保留时间约为 9 分钟。诺氟沙星峰与环丙沙星峰和诺氟沙星峰与依诺沙星峰间的分离度均应大于 2.0。

测定法：精密量取供试品溶液与对照品溶液，分别注入液相色谱仪，记录色谱图。按外标法以峰面积计算。

由于诺氟沙星为两性化合物，在水溶液中可解离，如单独以水-乙腈为流动相，洗脱时会产生拖尾峰，可在流动相中加入适量三乙胺作为扫尾剂，克服拖尾现象。盐酸洛美沙星、左氧氟沙星等则采用离子对色谱法，在流动相中加入戊烷磺酸钠、高氯酸钠等离子对试剂，以改善色谱峰滞后、拖尾、分离度低、保留值不稳定等缺点。

喹诺酮类药物主要用于敏感菌所致的呼吸道、消化道和尿路感染，在国内抗菌类药物使用中占比约为 20%。除此之外，本类药物也已被世界各国广泛应用于动物饲养过程中，包括畜禽和水生动物。国际食品法典委员会、美国、欧盟、日本等都已制定了多种喹诺酮类抗生素在动物组织中的最高残留限量。

我国《食品国家标准食品中兽药最大残留限量》（GB 31650-2019）规定：达氟沙星、二氟沙星、恩诺沙星和沙拉沙星为规定动物性食品中最大残留限量的兽药；规定沙拉沙星仅用于鸡、火鸡和鱼类；要求 4 种喹诺酮类药物在家禽产蛋期禁用；二氟沙星在牛羊泌乳期禁用。《食品安全国家标准食品中 41 种兽药最大残留限量》（GB 31650.1-2022）规定洛美沙星、诺氟沙星、培氟沙星和氧氟沙星 4 种兽药在食品动物中停止使用。

第二节　磺胺类药物的分析

磺胺类药物（sulfonamide，sulfa-drugs）是 20 世纪 30 年代发展起来的一类合成抗菌药物，具有对氨基苯磺酰胺的母核，可用于治疗流行性脑脊膜炎，结膜炎，呼吸道、肠道和泌尿系统等的感染。

一、基本结构与典型药物

本类药物的分子结构中都具有对氨基苯磺酰胺母核，苯磺酰胺基多被取代。ChP2020 主要收载了磺胺甲噁唑、磺胺异噁唑、磺胺嘧啶、磺胺多辛和磺胺醋酰钠等原料药及其制剂。其基本结构如下：

$$H_2N \overset{4}{\underset{5}{\bigcirc}} \overset{3}{\underset{6}{}} \overset{2}{\underset{1}{}} - SO_2NHR$$

典型药物的结构：

磺胺甲噁唑（sulfamethoxazole，SMZ）

磺胺嘧啶（sulfadiazine，SD）

磺胺异噁唑（Sulfafurazole，SIZ）

磺胺醋酰钠（Sulfacetamidesodium，SA-Na）

二、主要性质

1. 芳伯氨基特性 本类药物的分子结构中大多含有游离芳伯氨基，故可发生重氮化-偶合反应，ChP2020 利用该性质对此类药物进行鉴别；利用和亚硝酸钠反应的性质进行含量测定；可发生与芳醛缩合成 Schiff 碱的反应；芳伯氨基可使磺胺类药物氧化变色等。

2. 磺酰胺基（—SO$_2$NHR）特性

（1）酸性 磺酰胺基的酸性表现在 N 上的活泼氢原子。其酸性的大小取决于取代基 R。R 的吸电子能力越强，其酸性越强。如 R 为酰基、杂环或芳环时，则酸性较强；如 R 为氢时，酸性极弱。一般药物结构中含有芳伯氨基具有弱碱性，因此，磺胺类药物一般具有酸碱两性。

（2）金属盐的取代反应 磺酰氨基 N 上的氢原子比较活泼，可与铜盐、银盐或钴盐反应，生成金属取代物沉淀。ChP2020 常用与铜盐的反应进行磺胺类药物的鉴别。

3. 其他特性 磺胺甲噁唑、磺胺嘧啶均为白色结晶或结晶性粉末，在水中几乎不溶，在稀盐酸、氢氧化钠试液或氨试液中易溶。

三、鉴别试验

（一）化学反应法

1. 芳香第一胺反应 分子结构中具有芳伯氨基或潜在芳伯氨基的药物，均可发生芳香第一胺类反应。磺胺甲噁唑、磺胺嘧啶、碘胺多辛、磺胺异恶唑等药物在盐酸溶液中，均可直接与亚硝酸钠进行重氮化反应，生成的重氮盐再与碱性 β-萘酚偶合生成有色的偶氮染料。

【例 9-14】磺胺甲噁唑的鉴别（3）（ChP）

取供试品约 50mg，加稀盐酸 1mL，必要时缓缓煮沸使溶解，放冷，加 0.1mol/L 亚硝酸钠溶液数滴，滴加碱性 β-萘酚试液数滴，生成橙黄色至猩红色沉淀。

2. 与金属离子反应 磺胺类药物在碱性溶液中可生成钠盐，这些钠盐可以和金属离子生成难溶性沉淀。如磺胺甲噁唑、磺胺嘧啶均可与硫酸铜试液反应生成难溶性的沉淀。其铜盐沉淀的颜色，随取代基的不同而异，可用于鉴别。反应如下：

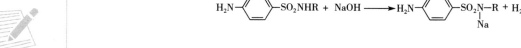

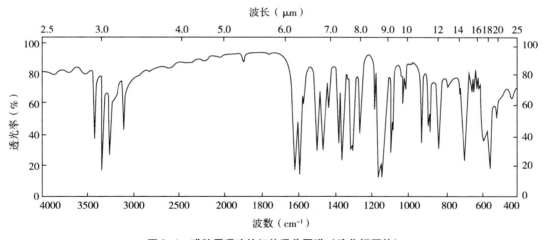

【例 9-15】碘胺甲噁唑的鉴别（1）（ChP）

取本品约 0.1g，加水与 0.4%氢氧化钠溶液各 3mL，振摇使溶解，滤过，取滤液，加硫酸铜试液 1 滴，即生成草绿色沉淀。注意与其他药物的现象区别，磺胺多辛生成黄绿色沉淀，放置后变淡蓝色；磺胺异噁唑析出暗绿色絮状沉淀；磺胺嘧啶则生成黄绿色沉淀，放置后变为紫色。

（二）红外分光光度法

ChP2020 对所收载的磺胺类药物的鉴别方法中，大多采用红外分光光度法。

本类药物的结构中含有芳环、氨、磺酰氨、嘧啶、噁唑等基团，在红外光谱图上显示强吸收。在 3500~3300cm^{-1} 有氨基的两个伸缩振动峰（$\nu_{NH_2}^{as}$ 和 $\nu_{NH_2}^{s}$），是磺酰胺类第一特征峰；在 1650~1600cm^{-1} 区间有一个较强的氨基面内弯曲振动峰（δ_{NH_2}）；在 1600~1450cm^{-1} 区间有苯环的骨架振动峰（通常在 1600cm^{-1} 和 1500cm^{-1} 附近呈现）；在 1350cm^{-1} 和 1150cm^{-1} 附近有两个强吸收峰，此为磺酰基特征峰；在 900~650cm^{-1} 区间有苯环芳氢的面外弯曲振动峰；磺胺类药物为对位二取代苯，在 850~800cm^{-1} 区间有一个强的特征峰。

磺胺甲噁唑的红外吸收图谱（图 9-1）显示的主要特征吸收及归属见表 9-1。

图 9-1 磺胺甲噁唑的红外吸收图谱（溴化钾压片）

表 9-1 磺胺甲噁唑的红外特征吸收峰及归属

波数/cm^{-1}	归属	波数/cm^{-1}	归属
3460，3360，3280	胺及磺酰胺 ν_{N-H}	1300，1150	磺酰胺 $\nu_{S=O}$
1615，1592，1497，1463，1360	噁唑，苯环 $\nu_{C=C}$，$\nu_{C=N}$	920	噁唑 ν_{N-O}
1360	芳胺 $\nu_{C=N}$		

四、杂质检查

（一）酸度

磺胺类药物在精制过程中可能引入醋酸，具有刺激性，本品外用剂型较多，酸度对创面的愈合有较大影响，pH 值为 5.5～7.0 接近体液的酸度，可减少疼痛和促进创面愈合。因此，ChP2020 对磺胺甲噁唑、磺胺多辛、磺胺异噁唑、磺胺嘧啶、磺胺嘧啶银、柳氮磺吡啶等规定要检查酸度。

【例9-16】磺胺嘧啶银酸度检查（ChP）

取本品 1.0g，加水 50mL，加热至 70℃，5 分钟后，立即冷却，滤过，取滤液，依法测定（通则 0631），pH 值应为 5.5～7.0。

冷却要充分，否则由于药物本身的少量溶解而使酸度偏高。

（二）碱性溶液的澄清度与颜色

本类药物对氨基苯磺酰胺母核上的芳伯氨基可被氧化，生成偶氮苯化合物，在碱性溶液中产生颜色；微量金属离子可对此反应起催化作用。

生产中如混入微量 Fe^{3+} 和 Ca^{2+}，可生成醋酸铁和碳酸钙，将影响溶液的澄清度；当溶液 pH>11 时，会有微量絮状物析出，影响溶液的澄清度。因此，ChP 中磺胺嘧啶、磺胺甲噁唑、磺胺多辛、磺胺异噁唑等均要检查"碱性溶液的澄清度与颜色"。

【例9-17】磺胺嘧啶碱性溶液的澄清度与颜色（ChP）

取本品 2.0g，加氢氧化钠试液 10mL 溶解后，加水至 25mL，溶液应澄清无色；如显色，与黄色 3 号标准比色液（通则 0901 第一法）比较，不得更深。

（三）有关物质

ChP2020 中，磺胺甲噁唑、磺胺异噁唑、磺胺嘧啶银、磺胺多辛和磺胺醋酰钠等原料药的有关物质检查均采用薄层色谱法；柳氮磺吡啶原料药及其制剂均采用高效液相色谱法。

【例9-18】磺胺甲噁唑有关物质检查（ChP）

照薄层色谱法（通则 0502）试验。

供试品溶液：取本品，加乙醇-浓氨溶液（9∶1）制成每 1mL 中约含 10mg 的溶液。

对照溶液：精密量取供试品溶液适量，用乙醇-浓氨溶液（9∶1）定量稀释制成每 1mL 中约含 50μg 的溶液。

色谱条件：采用以 0.1%羧甲基纤维素钠为黏合剂的硅胶 H 薄层板，以三氯甲烷-甲醇-N,N-二甲基甲酰胺（20∶2∶1）为展开剂。

测定法：吸取供试品溶液与对照溶液各 10μL，分别点于同一薄层板上，展开，晾干，喷以乙醇制对二甲氨基苯甲醛试液使显色。

限度：供试品溶液如显杂质斑点，与对照溶液的主斑点比较，不得更深。

五、含量测定

1. 永停滴定法　本类药物结构中具有芳伯氨基，在酸性溶液中可与亚硝酸钠反应，故可用亚硝酸钠滴定法测定其含量。ChP2020 收载的磺胺甲噁唑、磺胺嘧啶钠、磺胺嘧啶锌、磺胺多辛和磺胺醋酰钠等药物的原料药及其制剂，均采用永停滴定法测定其含量；磺胺嘧啶的原料药及其软膏和眼膏剂、磺胺嘧啶银软膏和乳膏剂，均采用永停滴定法测定其含量。

【例 9-19】磺胺嘧啶眼膏剂、软膏剂的含量测定（ChP）

精密称取本品适量（约相当于磺胺嘧啶 0.5g），加盐酸 10mL 与热水 40mL，置水浴中加热 15 分钟，并不断搅拌，放冷，待基质凝固后，分取溶液，基质再加盐酸 3mL 与水 25mL，置水浴中加热 10 分钟，并不断搅拌，放冷后，分取溶液。将两次的水溶液合并，照永停滴定法（通则 0701），用亚硝酸钠滴定液（0.1mol/L）滴定。每 1mL 亚硝酸钠滴定液（0.1mol/L）相当于 25.03mg 的 $C_{10}H_{10}N_4O_2S$。

$$含量\% = \frac{V \times T \times F}{W \times 1000} \times 100\%$$

式中，V 为消耗滴定液的体积（mL）；T 为滴定度（mg/mL）；W 为供试品的称样量（g）；F 为滴定液的浓度校正系数，F＝滴定液的实际浓度/滴定液的规定浓度。软膏剂及眼膏剂中含有相应的基质，对测定有干扰，故需先分离基质后再测定含量。

2. 非水滴定法　磺酰胺基 N 上的氢比较活泼，呈酸性，可采用非水溶液滴定法。ChP2020 中磺胺异噁唑的原料药及其制剂，均采用非水滴定法。

【例 9-20】磺胺异噁唑的含量测定（ChP）

取本品约 0.5g，精密称定，加 N,N-二甲基甲酰胺 40mL 使溶解，加偶氮紫指示液 3 滴，用甲醇钠滴定液（0.1mol/L）滴定至溶液恰显蓝色，并将滴定的结果用空白试验校正。每 1mL 甲醇钠滴定液（0.1mol/L）相当于 26.73mg 的 $C_{11}H_{13}N_3O_3S$。

3. 紫外-可见分光光度法　本类药物在紫外-可见光区有特征吸收。ChP2020 中柳氮磺吡啶及其制剂均用紫外-可见分光光度法进行含量测定；磺胺嘧啶片剂的溶出度也采用此法测定。

【例 9-21】柳氮磺吡啶的含量测定（ChP）

照紫外-可见分光光度法（通则 0401）测定。

供试品溶液：取本品 0.15g，精密称定，置 100ml 量瓶中，加 0.1mol/L 氢氧化钠溶液 10mL 使溶解，用水稀释至刻度，摇匀，精密量取 1mL，置 200mL 量瓶中，加水 180mL，用醋酸-醋酸钠缓冲液（pH4.5）稀释至刻度，摇匀。

测定法：取供试品溶液，以水作空白，在 359nm 的波长处测定吸光度，按 $C_{18}H_{14}N_4O_5S$ 的吸收系数（$E_{1cm}^{1\%}$）为 658 计算。

4. 高效液相色谱法　采用高效液相色谱法测定本类药物，操作简单、专属性强、准确度高、重复性好。ChP2020 采用该法用于磺胺嘧啶片和混悬液，以及复方磺胺甲噁唑制剂的含量测定。

【例 9-22】复方磺胺甲噁唑片的含量测定（ChP）

本品由磺胺甲噁唑、甲氧苄啶及辅料制成的片剂。ChP2020 采用高效液相色谱法同时测定二者的含量。

照高效液相色谱法（通则 0512）测定。

供试品溶液：取本品 10 片，精密称定，研细，精密称取适量（约相当于磺胺甲噁唑 44mg），置 100mL 量瓶中，加 0.1mol/L 盐酸溶液适量，超声使两主成分溶解，用 0.1mol/L 盐酸溶液稀释至刻度，摇匀，滤过，取续滤液。

对照品溶液：取磺胺甲噁唑对照品与甲氧苄啶对照品各适量，精密称定，加 0.1mol/L 盐酸溶液溶解并定量稀释制成每 1mL 中含磺胺甲噁唑 0.44mg 与甲氧苄啶 89μg 的溶液，摇匀。

色谱条件：用十八烷基硅烷键合硅胶为填充剂；以乙腈-水-三乙胺（200∶799∶1）（用氢氧化钠试液或冰醋酸调节 pH 值至 5.9）为流动相；检测波长为 240nm；进样体积 10μL。

系统适用性要求：理论板数按甲氧苄啶峰计算不低于 4000，磺胺甲噁唑峰与甲氧苄啶峰间的分离度应符合要求。

各组分含量测定结果的计算公式为：

$$标示量\% = \frac{A_{供} \times C_{对} \times V \times n \times \overline{W}}{A_{对} \times W \times 标示量} \times 100\%$$

式中，$A_{供}$ 为供试品溶液中各组分相应的峰面积；$A_{对}$ 为对照品溶液中各组分相应的峰面积；$C_{对}$ 为对照品溶液中各组分相应的浓度（mg/mL）；W 为称样量（g），$\overline{W}$ 为平均片重（g/片）；V 为总体积；n 为稀释倍数；标示量为复方制剂中各组分的标示量（mg/片）。

目前，磺胺类药物在临床应用不多，但是部分磺胺类药物可做兽药使用，如磺胺嘧啶、磺胺嘧啶钠、磺胺二甲氧嘧啶、磺胺间甲氧嘧啶、磺胺氯哒嗪钠等。

第十章
生物碱类药物分析

扫一扫，查阅本
章数字资源，含
PPT、音视频、
图片等

生物碱（alkaloids）是一类存在于生物体内的含氮有机化合物，多呈碱性，能与酸结合成盐，故称为生物碱。其多数具有生物活性。ChP 二部收载生物碱类药品 100 余种。含有生物碱的中药亦很多，如麻黄、黄连、乌头、颠茄、贝母、苦参、马钱子、槟榔等。

生物碱通常有三种分类方法，一是按分离得到生物碱的动植物来源分类，如麻黄碱（ephedrine）、秋水仙碱（colchicine）等；二是按生源途径结合化学结构分类，如来源于氨基酸途径的有托品类生物碱、吲哚类生物碱，来源于异戊烯途径的有萜类生物碱、甾体类生物碱；三是按生物碱的基本结构分类，目前临床常用的主要有苯烃胺类、托烷类、喹啉类、异喹啉类、吲哚类和黄嘌呤类等。本章将对此六类生物碱药物进行分析和讨论。

第一节　结构与性质

一、结构特征与典型药物

（一）苯烃胺类

此类生物碱具有苯烃胺结构，氮原子位于侧链，属脂肪胺类，碱性较强，易与酸成盐。但秋水仙碱由于酰胺键的 p-π 共轭，碱性减弱，pK_a 为 1.84。代表药物见表 10-1。

表 10-1　苯烃胺类生物碱药物结构及主要物理特性

药物名称（分子式/分子量）	结构	物理特性
盐酸麻黄碱（ephedrine hydrochloride）$C_{10}H_{15}NO \cdot HCl$/201.70		熔点：217~220℃ $[\alpha]_D$：$-33°\sim-35.5°$（50mg/mL，H_2O） UV：λ_{max}（H_2O）251nm、257nm 和 263nm 溶解性：水中易溶，乙醇中溶解，三氯甲烷或乙醚中不溶
盐酸伪麻黄碱（pseudoephedrine hydrochloride）$C_{10}H_{15}NO \cdot HCl$/201.70		熔点：183~186℃ $[\alpha]_D$：$+61.0°\sim+62.5°$（50mg/mL，H_2O） UV：λ_{max}（H_2O）251nm、257nm 和 263nm 溶解性：水中易溶，乙醇中溶解，三氯甲烷中微溶

续表

药物名称 （分子式/分子量）	结构	物理特性
秋水仙碱 （colchicine） $C_{22}H_{25}NO_6$/399.44		熔点：148~153℃ $[\alpha]_D$：$-240°~-250°$（10mg/mL，乙醇） UV：λ_{max}（乙醇）243nm、350nm 溶解性：乙醇、三氯甲烷中易溶，水中溶解，乙醚中微溶

（二）托烷类

托烷类生物碱是由托烷衍生的氨基醇与不同的有机酸缩合而成的酯类生物碱。分子结构中有五元脂环氮原子，碱性较强，易与酸成盐，如阿托品的 pK_a 为 9.75；含有酯键，易水解，如阿托品水解后，可生成莨菪醇和莨菪酸；多具手性碳原子，有旋光性，但阿托品结构中虽有手性碳原子，因外消旋化为消旋体，而无旋光性，据此可区分之。其代表性药物见表 10-2。

表 10-2　典型托烷类生物碱药物的结构及主要物理特性

药物名称 （分子式/分子量）	结构	物理特性
硫酸阿托品 （atropine sulfate） $(C_{17}H_{23}NO_3)_2 \cdot H_2SO_4 \cdot H_2O$/694.84		熔点：189℃（干燥品），114~118℃（游离碱） 其为外消旋体，无旋光性 溶解性：水中极易溶，乙醇中易溶
氢溴酸东莨菪碱 （scopolamine hydrobromide） $C_{17}H_{21}NO_4 \cdot HBr \cdot 3H_2O$/438.32		熔点：195~199℃ $[\alpha]_D$：$-24°~-27°$（50mg/mL，H_2O） 溶解性：水中易溶，乙醇中略溶，三氯甲烷中极微溶，乙醚中不溶
氢溴酸山莨菪碱 （anisodamine hydrobromide） $C_{17}H_{23}NO_4 \cdot HBr$/386.29		熔点：176~181℃ $[\alpha]_D$：$-9.0°~-11.5°$（0.1g/mL，H_2O） 溶解性：水中极易溶，乙醇中易溶，丙酮中微溶

（三）喹啉类

喹啉类生物碱在生源上来自邻氨基苯甲酸，分子结构中含有吡啶与苯稠合而成的喹啉杂环，包括喹啉环和喹核碱两部分，各含有一个氮原子，其中喹核碱为脂环氮，碱性较强，可与硫酸成盐；喹啉环上的氮为芳环氮，碱性较弱，不能与硫酸成盐。如奎宁的 pK_{b_1} 为 5.07，pK_{b_2} 为 9.7，其饱和水溶液的 pH 值为 8.8，奎尼丁的 pK_{b_1} 为 5.4，pK_{b_2} 为 10，二者因喹啉核部分的立体结构不同，碱性亦不同，奎宁的碱性大于奎尼丁，均与二元酸成盐。其代表性药物见表 10-3。

表 10-3　典型喹啉类生物碱药物的结构及主要物理特性

药物名称 （分子式/分子量）	结构	物理特性
硫酸奎宁 （quinine sulfate） $(C_{20}H_{24}NO_2)_2 \cdot H_2SO_4 \cdot$ $2H_2O/782.96$		$[\alpha]_D$：$-237° \sim -224°$（20mg/mL，0.1mol/L，HCl） 溶解性：三氯甲烷-无水乙醇（2:1）中易溶，水、乙醇、三氯甲烷、乙醚中微溶
硫酸奎尼丁 （quinidine sulfate） $(C_{20}H_{24}N_2O_2)_2 \cdot H_2SO_4 \cdot$ $2H_2O/782.96$		$[\alpha]_D$：$+275° \sim +290°$（20mg/mL，0.1mol/L，HCl） 溶解性：沸水中易溶，三氯甲烷、乙醇中溶解，水中微溶，乙醚中几乎不溶
二盐酸奎宁 （quinine dihydrochloride） $C_{20}H_{24}N_2O_2 \cdot 2HCl/$ 397.34		$[\alpha]_D$：$-223° \sim -229°$（31mg/mL，0.1mol/L，HCl） 溶解性：水中极易溶解，乙醇中溶解，三氯甲烷中微溶，乙醚中极微溶

（四）异喹啉类

此类生物碱结构中含有异喹啉环，多为异喹啉的苄基衍生物，也包括部分饱和菲结构单元的异喹啉衍生物。异喹啉胺基大都为脂肪叔胺结构，碱性较弱，包含部分饱和菲结构单元的异喹啉分子结构中还常含有酚羟基，有两性特征。如吗啡分子中含有酚羟基和叔胺基团，pK_b 为 6.13，饱和水溶液的 pH 值为 8.5，而可待因分子中仅有叔胺基团，无酚羟基，碱性略强于吗啡，pK_b 为 6.04；小檗碱则为季铵碱，属强碱，pK_a 为 11.5。代表性药物见表 10-4。

表 10-4　典型异喹啉类生物碱药物的结构及主要物理特性

药物名称 （分子式/分子量）	结构	物理特性
盐酸罂粟碱 （papaverine hydrochloride） $C_{20}H_{21}NO_4 \cdot HCl/$ 375.85		熔点：146~148℃（游离） UV：λ_{max}（2.5μg/mL，0.1mol/L，HCl）251nm 溶解性：三氯甲烷中溶解，水中略溶，乙醇中微溶，乙醚中几乎不溶
盐酸小檗碱 （berberine hydrochloride） $C_{20}H_{18}ClNO_4 \cdot$ $H_2O/407.85$		UV：λ_{max}345nm 溶解性：热水中溶解，水或乙醇中微溶，三氯甲烷中极微溶，乙醚中不溶
盐酸吗啡 （morphine hydrochloride） $C_{17}H_{19}NO_3 \cdot HCl \cdot 3H_2O/$ 375.85		$[\alpha]_D$：$-110° \sim -115.0°$（20mg/mL，H_2O） UV：λ_{max}（100μg/mL，0.1mol/L NaOH）298nm 溶解性：水中溶解，乙醇中略溶，三氯甲烷、乙醚中几乎不溶

续表

药物名称 （分子式/分子量）	结构	物理特性
磷酸可待因 （codeine phosphate） $C_{18}H_{21}NO_3 \cdot H_3PO_4, 1\frac{1}{2}$ $H_2O/424.39$		熔点：155~158℃ $[\alpha]_D$：$-98° \sim -102°$（2%，H_2O） UV：λ_{max}（100μg/mL，0.1mol/mL，NaOH）284nm 溶解性：水中易溶，三氯甲烷、乙醚中极微溶

（五）吲哚类

含有吲哚结构的生物碱分子结构中大都含有两个以上碱性基团，吲哚氮因与苯环共轭，其碱性较弱，甚至无碱性，脂环氮的碱性较强。如士的宁的 pK_{b_1} 为 6.0，pK_{b_2} 为 11.7，仅能与一分子硝酸成盐；而利血平的脂环氮，由于受 $C_{19}-C_{20}$ 空间位阻的影响，碱性较弱，pK_b 为 7.93，只能以游离状态存在。且具酯结构，与弱碱接触或受热易水解。长春碱可与一分子硫酸成盐。代表性药物见表 10-5。

表 10-5　典型吲哚类生物碱药物的结构及主要物理特性

药物名称 （分子式/分子量）	结构	物理特性
利血平 （reserpine） $C_{33}H_{40}N_2O_9/608.69$		熔点：264~265℃ $[\alpha]_D$：$-115° \sim -131°$（10mg/mL，$CHCl_3$） 溶解性：三氯甲烷中易溶，丙酮、苯中微溶，水、甲醇、乙醇、乙醚中几乎不溶
硫酸长春碱 （vinblastine sulfate） $C_{46}H_{58}N_4O_9 \cdot H_2SO_4/909.06$		熔点：游离者 211~216℃ $[\alpha]_D$：$+42°$（游离，$CHCl_3$） UV：λ_{max}（20μg/mL，C_2H_5OH） 215nm、264nm 溶解性：水中易溶，甲醇、三氯甲烷中溶解，乙醇中极微溶
硝酸士的宁 （strychnine nitrate） $C_{21}H_{22}N_2O_2 \cdot HNO_3/397.44$		熔点：游离者 286~288℃ 溶解性：沸水中易溶，水中略溶，乙醇、三氯甲烷中微溶，乙醚中几乎不溶

（六）黄嘌呤类

该类生物碱分子结构中的黄嘌呤环为嘧啶骈咪唑的双环，含有四个氮原子；其中嘧啶环上的两个氮原子与邻位的羰基成酰胺，几乎不呈碱性。如咖啡因的 pK_b 为 14.2，不能与酸成盐；茶碱分子中氮原子上的氢非常活泼，而显酸性，能与碱成盐。代表性药物见表 10-6。

表 10-6　典型黄嘌呤类生物碱药物的结构及主要物理特性

药物名称 （分子式/分子量）	结构	物理特性
咖啡因 （caffeine） $C_8H_{10}N_4O_2 \cdot H_2O/212.21$ 或 $C_8H_{10}N_4O_2/194.19$	，H_2O	熔点：235~238℃ UV：λ_{max}（H_2O）272nm 溶解性：热水和三氯甲烷中易溶，水、乙醇、丙酮中略溶，乙醚中极微溶解
茶碱 （theophylline） $C_7H_8N_4O_2 \cdot H_2O/198.18$ 或 $C_7H_8N_4O_2/180.17$	，H_2O	熔点：270~274℃ 溶解性：乙醇、三氯甲烷中微溶，水中极微溶解，乙醚中几乎不溶，氢氧化锌溶液或氨溶液中易溶

二、理化性质

（一）性状

多数生物碱为结晶形固体，有一定熔点，少数呈非晶形粉末，无氧或酯类生物碱常呈液体，具挥发性，如槟榔碱（arecoline）、烟碱（nicotine）等，个别有升华性，如咖啡因（caffeine）。多具苦味，一般无色，少数有颜色，如小檗碱呈黄色。

（二）碱性

大多数生物碱分子中氮原子上的孤电子对可接受质子，具有碱性。其碱性强弱与分子结构有关，当氮原子周围电子云密度增大、电负性增强，则其吸引质子能力增大，碱性亦增强。通常情况下，碱性基团的 pK_a 值大小顺序是季胺碱>N-烷杂环>芳香胺≈N-芳杂环>酰胺（中性）；在脂肪胺中，仲胺>伯胺>叔胺；在芳香胺中，苯胺>二苯胺>三苯胺。取代基种类及空间效应等亦对碱性强弱产生影响。

（三）溶解性

一般游离生物碱不溶或难溶于水，能溶于乙醇、乙醚、丙酮、三氯甲烷等有机溶剂，能在稀酸水溶液中成盐而溶解；生物碱盐大多易溶于水和醇，不溶或难溶于三氯甲烷等溶剂；具有酸碱两性的生物碱也可在碱水溶液中成盐而溶解，如吗啡、茶碱等。

（四）旋光性

生物碱分子中多具手性碳原子，而有旋光性。其生物活性与旋光性有密切关系，一般左旋体生物活性较强。溶液的酸碱性和溶剂等因素也会对旋光性产生影响。利用旋光性可对生物碱进行定性鉴别和结构研究。

（五）光谱特征

生物碱分子结构中多含有芳环和不饱和共轭系统，在紫外及红外光谱区有特征吸收，也有的能产生荧光，可用于定性、定量分析。

第二节 鉴别试验与特殊杂质检查

一、鉴别试验

(一) 物理常数鉴别法

1. 熔点测定法 物理常数在一定程度上反映药品的质量，对其进行测定有一定的鉴别意义。

【例10-1】硫酸阿托品熔点的测定（ChP）

取本品在120℃干燥4小时后，立即依法测定（通则0612），熔点不得低于189℃，熔融同时分解。

2. 比旋度 该类药物多具有旋光性。其比旋度亦常用于药物的性状检查或鉴别。

【例10-2】硫酸奎宁比旋度的测定（ChP）

取本品精密称定，加0.1mol/L盐酸溶液溶解并定量稀释制成每1mL中含20mg的溶液，依法（通则0621）测定，比旋度应为-237°~-244°。

(二) 一般化学反应鉴别法

1. 显色反应 一些生物碱能与生物碱显色试剂反应，呈现不同颜色，用以鉴别。其反应的机理很复杂，涉及脱水、氧化、缩合等反应过程。常用的显色试剂有钼硫酸试液（Frohde试剂）、钒硫酸试液（Mandelin试剂）、甲醛硫酸试液（Marguis试剂）、亚硒酸硫酸试液（Mecle试剂）、对二甲氨基苯甲醛试液（Wasicky试剂）以及硫酸铈铵的磷酸试剂、硫酸、硝酸等。

【例10-3】磷酸可待因的鉴别试验（ChP）

取本品1mg，置白瓷板上，加含亚硒酸2.5mg的硫酸试液0.5mL，立即显绿色，渐变蓝色。此反应亦可将其与其他阿片生物碱相区别。

2. 沉淀反应 生物碱在酸性水溶液中，可与重金属盐类或大分子酸类等沉淀试剂反应，生成难溶盐、复盐或配合物沉淀，用于鉴别。但不同试剂沉淀反应的灵敏度也不同。常用的生物碱沉淀试剂及反应结果见表10-7。

表10-7 生物碱沉淀试剂及其与生物碱反应结果

生物碱沉淀试剂	反应条件及结果
碘化钾试液（Wagnen试剂）	棕色或棕红色沉淀
碘化汞钾试液（Mayen试剂）	在酸性或碱性溶剂中生成白色或淡黄色沉淀
碘化铋钾试液（Dragendorff试剂）	橙红或棕红色沉淀
硅钨酸试液（Bertrend试剂）	白色、淡黄色或黄棕色沉淀
磷钨酸试液（Scheibler试剂）	酸性或中性溶液中，淡黄色沉淀
三硝基苯酚试液（Hager试剂或苦味酸试液）	结晶性沉淀并有特定熔点

(三) 特征反应鉴别法

1. 双缩脲反应 此为芳环侧链具有氨基醇结构化合物的特征反应。盐酸麻黄碱和盐酸伪麻黄碱均呈阳性反应。

【例10-4】盐酸麻黄碱的鉴别（ChP）

取本品 10mg，加水 1mL 溶解，加硫酸铜试液 2 滴和 20%氢氧化钠溶液 1mL，即显蓝色；加乙醚 1mL 振摇后，放置，乙醚层即呈紫红色，水层显蓝色。反应机理是在碱性条件下 Cu^{2+} 与仲胺基形成紫堇色配位化合物，无水及含有 2 分子结晶水的铜配合物进入乙醚层显紫红色，含有 4 分子结晶水的铜配合物则溶于水层显蓝色。

2. Vitaili 反应　此为托烷类生物碱的特征反应，机理是其水解生成莨菪酸，与发烟硝酸共热，生成黄色三硝基（或二硝基）衍生物，再与氢氧化钾颗粒或氢氧化钾醇溶液作用，即发生脱羧反应，生成醌性产物而显深紫色。反应式为：

鉴别方法：取供试品约 10mg，加发烟硝酸 5 滴，置水浴上蒸干，得黄色残渣，放冷加乙醇 2~3 滴湿润，加固体氢氧化钾一小粒，即显深紫色。

3. 绿奎宁反应　此为含氧喹啉（喹啉环上含氧）衍生物的特征反应。奎宁与奎尼丁均为 6 位含氧喹啉衍生物，其盐在弱酸性水溶液中，被微过量的溴水或氯水氧化，滴加过量氨水溶液即显翠绿色。反应式为：

鉴别方法：取本品约 20mg，加水 20mL 溶解后，分取溶液 5mL，加溴试液 3 滴与氨试液 1mL，即显翠绿色。

4. 紫脲酸胺反应　此为黄嘌呤类生物碱的特征反应。在样品中加入盐酸和氯酸钾，水浴蒸干，残渣遇氨气即生成四甲基紫脲酸铵，显紫色，加氢氧化钠试液，紫色即消失，反应如下：

【例10-5】茶碱的鉴别（ChP）

取本品约 10mg，加盐酸 1mL 与氯酸钾 0.1g，置水浴上蒸干，遗留浅红色的残渣，遇氨气即变为紫色；再加氢氧化钠试液数滴，紫色即消失。

5. 异喹啉类生物碱的特征反应

（1）Marquis 反应　系含酚羟基的异喹啉类生物碱的特征反应。在样品中加入甲醛-硫酸试液（Marquis 试液），可生成具有醌式结构的有色化合物用于鉴别。盐酸吗啡反应呈紫堇色；盐酸阿扑吗啡反应呈紫色→黑色；盐酸乙基吗啡反应呈黄色→紫色→黑色；磷酸可待因反应呈紫色。部分被甲氧基化的异喹啉生物碱也具有相似的反应。

（2）Frohde 反应　系盐酸吗啡的专属鉴别反应。取本品约 1mg，加钼硫酸试液 0.5mL，即显紫色，继变为蓝色，最后变为棕绿色。反应灵敏度为 0.05μg。

（3）与铁氰化钾试液反应　吗啡具有弱还原性，遇稀铁氰化钾试液，可被氧化生成伪吗啡，而铁氰化钾被还原成亚铁氰化钾，再与三氯化铁反应生成普鲁士蓝显蓝绿色。而可待因无还原性，不能发生此反应，可以此区分两者。

$$4C_{17}H_{19}NO_3+4K_3Fe(CN)_6\rightarrow H_4Fe(CN)_6+2C_{34}H_{35}N_2O_6+3K_4Fe(CN)_6$$
$$3K_4Fe(CN)_6+4FeCl_3\rightarrow Fe_4[Fe(CN)_6]_3+12KCl$$

6. 吲哚类生物碱的特征反应　其主要是官能团的特征反应。如利血平分子中吲哚环上 β 位的氢原子较活泼，能与芳醛缩合而显色。

（1）与香草醛反应　利血平与新制的香草醛试液反应，显玫瑰红色。

（2）与对二甲氨基苯甲醛反应　取利血平约 0.5mg，加对二甲氨基苯甲醛 5mg，冰醋酸 0.2mL 与硫酸 0.2mL，混匀，即显绿色，再加冰醋酸 1mL，转变为红色。反应式为：

（四）光谱鉴别法

1. 紫外-可见分光光度法　生物碱类药物大都含有芳环或共轭双键结构，在紫外-可见区常有一个或几个特征吸收峰，可作为其定性鉴别的依据。通过比较 λ_{max}、λ_{min}、吸收系数或光谱的一致性予以鉴别；如果有几个特征吸收峰，也可以通过比较某两吸收峰处吸光度或吸收系数的比值在一定范围内的数值进行鉴别。

【例 10-6】盐酸伪麻黄碱的鉴别（ChP）

取本品，加水制成每 1mL 中含 0.5mg 的溶液，照紫外-可见分光光度法测定，在 251nm、257nm 与 263nm 波长处有最大吸收。

2. 红外分光光度法　本法为各国药典广泛应用。ChP 对生物碱原料药的鉴别大都采用本法。要求供试品的 IR 光谱应与对照品标准图谱一致。如图 10-1 为盐酸麻黄碱的 IR 光谱。

其主要特征峰归属：3340cm^{-1} 为羟基 ν_{O-H} 振动；3100cm^{-1}、2500cm^{-1} 为仲胺盐 ν_{N^+-H} 振动；1596cm^{-1}、1496cm^{-1}、1455cm^{-1} 为苯环 $\nu_{C=C}$ 振动；1050cm^{-1} 为羟基 ν_{C-O} 振动。

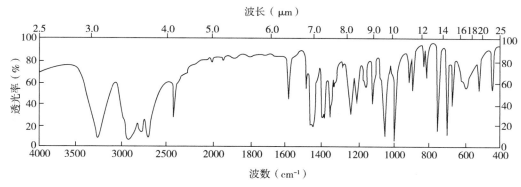

图 10-1 盐酸麻黄碱的 IR 光谱图

3. 荧光法 有些生物碱本身或经过处理后，在紫外-可见光激发下，能发出不同波长的荧光。可以利用荧光现象或特征光谱进行鉴别。

如硫酸奎宁的鉴别，取本品约 20mg，加水 20mL 溶解后，分取溶液 10mL，加稀硫酸使成酸性，即显蓝色荧光。

（五）色谱法

色谱法主要用于已知生物碱的鉴别，以 TLC 应用较多。常选用硅胶、氧化铝等吸附剂为固定相。因硅胶为弱酸性，生物碱若以盐的形式存在，阳离子则可与硅胶中的硅羟基作用而致拖尾或不能迁移。解决方法：一是在展开剂系统中加入少量碱性试剂，如氨、二乙胺等；二是将硅胶板用碱处理后，以中性溶剂展开。单体生物碱可用其化学对照品为阳性对照；中药中的生物碱宜用化学对照品和对照药材或对照提取物同时对照。

【例 10-7】多索茶碱片的 TLC 鉴别（ChP）

取本品细粉适量，加二氯甲烷溶解并稀释制成每 1mL 中约含多索茶碱 10mg 的溶液，滤过，取续滤液作为供试品溶液；另取多索茶碱对照品适量，加二氯甲烷溶解并稀释制成每 1mL 中约含 10mg 的溶液，作为对照品溶液。照薄层色谱法试验，吸取上述两种溶液各 5μL，分别点于同一硅胶 GF$_{254}$ 薄层板上，以二氯甲烷-环己烷-丙酮（1：1：1）为展开剂，展开后，晾干，置紫外光灯（254nm）下检视，供试品溶液所显主斑点的位置与颜色应与对照品溶液的主斑点相同。

HPLC 和 GC 法，可用保留值或相对保留值法定性。一般可在含量测定项下记录的色谱图中，以供试品溶液主峰的保留时间与对照品溶液峰的保留时间一致性作为鉴别依据。如 ChP 收载的石杉碱甲片的鉴别即采用 HPLC 法。

二、特殊杂质检查

生物碱类药物大多是从植物中提取，也有部分合成。其原料药的生产及其在制剂、储运过程中都会引入相应杂质。因此各国药典在生物碱类药物标准中都包括"其他生物碱"或有关物质的检查项目。此外，有些药物项下还需进行铵盐、有机溶剂残留等杂质的检查。

"其他生物碱"检查可采用化学反应法、光谱法、色谱法；有关物质检查一般采用色谱法。

（一）硫酸阿托品及其制剂的特殊杂质检查

1. 硫酸阿托品中莨菪碱的检查 硫酸阿托品为莨菪碱的消旋体。生产过程中若消旋化不完全即会引入莨菪碱，其为左旋体，故可用旋光法进行检查。

检查方法：取本品，按干品计算，加水溶解并制成每 1mL 中含 50mg 的溶液，依法测定（通则 0621），旋光度不得超过 -0.40°。

2. 其他生物碱的检查　硫酸阿托品在制备工艺过程中亦会引入其他生物碱，如山莨菪碱、东莨菪碱、樟柳碱等。其检查原理是利用阿托品与其他生物碱相比，碱性更强的性质。即在阿托品的盐酸水溶液中，加入氨试液，其他生物碱即游离，发生浑浊，而阿托品仍以盐酸盐的形式溶解于溶液中。

检查方法：取本品 0.25g，加盐酸溶液（9→1000）溶解后，用水稀释成 15mL，分取 5mL，加氨试液 2mL，振摇，不得立即发生浑浊。

（二）盐酸吗啡及其制剂的特殊杂质检查

1. 阿扑吗啡的检查　吗啡在酸性溶液中加热，经脱水和分子重排，生成阿扑吗啡，具有还原性，在碱性条件下，可被碘试液氧化，生成水溶性绿色化合物，此产物能溶于乙醚，乙醚层显深宝石红色，水层仍显绿色。

检查方法：取本品 50mg，加水 4mL 溶解后，加碳酸氢钠 0.10g 与 0.1mol/L 碘溶液 1 滴，加乙醚 5mL，振摇提取，静置分层后，乙醚层不得显红色，水层不得显绿色。

2. 罂粟酸的检查　由于阿片中含有罂粟酸，在提取吗啡时可能引入。罂粟酸在微酸性溶液中与三氯化铁生成红色的罂粟酸铁。

检查方法：取本品 0.15g，加水 5mL 溶解后，加稀盐酸 5mL 与三氯化铁试液 2 滴，不得显红色。

3. 铵盐的检查　盐酸吗啡在生产过程中易混入铵盐。

检查方法：取本品 0.20g，加氢氧化钠试液 5mL，加热 1 分钟，发出的蒸气不得使湿润的红色石蕊试纸即时变蓝色。USP 则采用在供试品溶液中加 1mol/L 氢氧化钠溶液 5mL，置水蒸气上加热 1 分钟，无氨臭味生成。

（三）硫酸奎宁的特殊杂质检查

硫酸奎宁在生产过程中，可能会引入金鸡纳的其他生物碱。ChP 采用 TLC 法对其进行检查。方法为：取本品，用稀乙醇制成每 1mL 约含 10mg 的溶液，作为供试品溶液；精密量取适量，用稀乙醇稀释制成每 1mL 中约含 50μg 的溶液，作为对照溶液。照薄层色谱法（通则 0502）试验，吸取上述两种溶液各 5μL，分别点于同一硅胶 G 薄层板上，以三氯甲烷-丙酮-二乙胺（5：4：1.25）为展开剂，展开，微热使展开剂挥散，喷以碘铂酸钾试液使显色。供试品溶液如显杂质斑点，与对照溶液的主斑点比较，不得更深。

第三节　含量测定

生物碱类原料药物的含量测定，各国药典大都采用非水溶液滴定法。制剂的含量测定主要有提取酸碱滴定法、分光光度法（包括酸性染料比色法）、色谱法等。现就常用的定量方法从原理、条件和应用等方面进行讨论。

一、非水溶液酸碱滴定法

（一）原理与方法

1. 原理　生物碱类药物多具弱碱性，在水溶液中用酸直接滴定突跃不明显，而在非水酸性介质中，碱性显著增强，滴定可顺利进行。通常以冰醋酸或醋酐为溶剂，用高氯酸滴定液直接滴定，指示剂或电位法确定终点。

2. 测定方法　一般采用半微量法。取经过适当方法干燥的供试品适量［约消耗高氯酸滴定液（0.1mL/L）8mL］，加冰醋酸 10~30mL 使溶解，若供试品为生物碱的氢卤酸盐，应再加 5% 醋酸汞的冰醋酸溶液 3~5mL，用高氯酸滴定液（0.1mol/L）滴定至终点，并将滴定结果用空白试验校正。

注意：一般加入醋酸汞的量以其理论量的 1~3 倍为宜，若加入量不足时，可影响滴定终点而使结果偏低。但由于汞有毒，应尽量选择其他方法指示终点。

（二）测定条件的选择

本方法主要适合于弱碱性生物碱及其盐的测定。只要选择合适的溶剂、滴定剂和终点指示方法，可使 pK_b 为 8~13 的生物碱获得较为满意的测定结果。

1. 溶剂的选择　一般来说，当生物碱的 K_b 为 $10^{-8} \sim 10^{-10}$ 时，宜选冰醋酸作为溶剂；K_b 为 $10^{-10} \sim 10^{-12}$ 时，宜选用冰醋酸与酸酐的混合溶剂作溶剂，$K_b < 10^{-12}$ 时，应用醋酐作溶剂。即使一些碱性更弱的碱在冰醋酸中没有足够明显的滴定突跃，如咖啡因（K_b 为 4.0×10^{-14}），若在冰醋酸中加入不同量的醋酐为溶剂，随着醋酐量的不断增加，突跃显著增大，也可获得满意结果。

2. 终点指示方法的选择　通常指示终点的方法有电位法和指示剂法。指示剂法较为简便，常用的指示剂有结晶紫、亮绿、喹哪啶红、二甲基黄和橙黄Ⅳ等。

讨论：如用结晶紫作指示剂时，滴定不同强度的碱，终点颜色变化不同。滴定较强生物碱如硫酸阿托品、氢溴酸山莨菪碱、氢溴酸东莨菪碱等以蓝色为终点；碱性次之者，如二盐酸奎宁、马来酸麦角新碱等以蓝绿色或绿色为终点；滴定弱碱如咖啡因时则以黄绿色或黄色为终点。

（三）应用与示例

1. 有机弱碱的测定　有机弱碱如咖啡因（K_b 为 4.0×10^{-14}）等碱性极弱，不与酸成盐，常呈游离状态，在冰醋酸中没有足以辨认的滴定突跃，而须加入醋酐及惰性溶剂，以增大滴定突跃，使终点敏锐，方可用本法测定含量。

【例10-8】 咖啡因的含量测定（BP）

取本品 0.17g（含水者应预先在 100~105℃干燥），精密称定，加无水醋酸 5mL，加热溶解，加醋酐 10mL，甲苯 20mL，用 0.1mol/L 高氯酸滴定液滴定（电位法指示终点），空白试验校正。

2. 生物碱盐的测定

（1）有机酸盐和磷酸盐的测定　由于有机酸为弱酸，磷酸的酸性亦较弱，被高氯酸置换出的 HA 对滴定无干扰，可以直接滴定。

【例10-9】 磷酸可待因的含量测定（ChP）

取本品 0.25g，精密称定，加冰醋酸 10mL 溶解后，加结晶紫指示液 1 滴，用高氯酸滴定液

（0.1mol/L）滴定至溶液显绿色，并将滴定结果用空白试验校正。每 1mL 高氯酸滴定液（0.1mol/L）相当于 39.74mg 的 $C_{18}H_{21}NO_3 \cdot H_3PO_4$。

（2）氢卤酸盐的测定　生物碱类药物有很大一部分为氢卤酸盐，如盐酸麻黄碱、盐酸吗啡、氢溴酸东莨菪碱等。应该加入醋酸汞消除滴定过程中置换出的 HA 的干扰。

【例 10-10】盐酸麻黄碱的含量测定（ChP）

取本品约 0.15g，精密称定，加冰醋酸 10mL，加热溶解后，加醋酸汞试液 4mL 与结晶紫指示液 1 滴，用高氯酸滴定液（0.1mol/L）滴定至溶液显翠绿色，并将滴定的结果用空白试验校正。每 1mL 高氯酸滴定液（0.1mol/L）相当于 20.17mg 的 $C_{10}H_{15}NO \cdot HCl$。其结果计算公式如下：

$$含量 = \frac{(V-V_0) \times 20.17 \times F \times 10^{-3}}{W(1-样品的干燥失重)} \times 100\%$$

式中，V 和 V_0 分别为滴定和空白试液实验时消耗高氯酸滴定液的体积（mL）；C 为高氯酸滴定的浓度（mol/L）；F 为滴定液的浓度效正因子（$F=C/0.1$）；W 为取样量（g）。

（3）硫酸盐的测定　硫酸为二元强酸，在水溶液中可进行二级解离，但在冰醋酸介质中，只能解离出 HSO_4^-，故生物碱的硫酸盐在冰醋酸中只能滴定至硫酸氢盐。滴定反应式为：

$$(BH^+)_2 \cdot SO_4^{2-} + HClO_4 \Longleftrightarrow BH^+ \cdot ClO_4^- + BH^+ \cdot HSO_4^-$$

测定时还需注意生物碱分子中氮原子与硫酸成盐的情况，以正确判断反应的摩尔比，并准确计算出结果。

【例 10-11】硫酸阿托品的含量测定（ChP）

硫酸阿托品与高氯酸的滴定反应同上式，可依据 1mol 硫酸阿托品消耗 1mol 高氯酸的关系计算含量。

测定方法：取本品 0.5g，精密称定，加冰醋酸与酸酐各 10mL 溶解后，加结晶紫指示液 1~2 滴，用高氯酸滴定液（0.1mol/L）滴定至溶液显纯蓝色，并将滴定的结果用空白试验校正。每 1mL 高氯酸滴定液（0.1mol/L）相当于 67.68mg 的 $(C_{17}H_{23}NO_3)_2 \cdot H_2SO_4$。

【例 10-12】硫酸奎宁的含量测定（ChP）

在奎宁的分子结构中，由于奎核氮的碱性较强可与硫酸成盐，而喹啉环上的氮原子碱性较弱，不能与硫酸成盐，但其在冰醋酸介质中用高氯酸滴定时，却能与高氯酸成盐。反应方程式为：

因此，1mol 硫酸奎宁消耗 3mol 高氯酸滴定液。即 1mol 奎宁可以结合 4mol 质子，其中 1mol 质子是硫酸提供的，其他 3mol 质子是由高氯酸提供的。

测定方法：取本品 0.2g，精密称定，加冰醋酸 10mL 溶解后，加醋酐 5mL，与结晶紫指示液 1~2 滴，用高氯酸滴定液（0.1mol/L）滴定至溶液显蓝绿色，并将滴定的结果用空白试验校正。每 1mL 高氯酸滴定液（0.1mol/L）相当于 24.90mg 的 $(C_{20}H_{24}N_2O_2)_2 \cdot H_2SO_4$。

【例 10-13】硫酸奎宁片的测定方法（ChP）

取本品 20 片，除去包衣后，精密称定，研细，精密称取适量（约相当于硫酸奎宁 0.3g），置分液漏斗中。加氯化钠 0.5g 与 0.1mol/L 氢氧化钠溶液 10mL，混匀，精密加三氯甲烷 50mL，振摇 10 分钟，静置，分取三氯甲烷液，用干燥滤纸滤过，精密量取续滤液 25mL，加醋酐 5mL 与二甲基黄指示液 2 滴，用高氯酸滴定液（0.1mol/L）滴定至溶液显玫瑰红色，并将滴定结果用空白试验校正。每 1mL 高氯酸滴定液（0.1mol/L）相当于 19.75mg 的 $(C_{20}H_{24}N_2O_2)_2 \cdot H_2SO_4 \cdot 2H_2O$。

讨论：在上述含量测定操作中应考察共存物的干扰。片剂中如有较多辅料，如硬脂酸盐、苯甲酸盐、羟甲基纤维素钠等，也消耗高氯酸滴定液。故应先经提取分离后再测定。即先用强碱溶液碱化，使奎宁游离，再用高氯酸滴定液滴定。其中，1mol 硫酸奎宁可转化为 2mol 奎宁，每 1mol 奎宁消耗 2mol 高氯酸，故 1mol 硫酸奎宁消耗 4mol 高氯酸。反应式为：

$$(C_{20}H_{24}N_2O_2H^+)_2SO_4^{2-} + NaOH \Longrightarrow 2C_{20}H_{24}N_2O_2 + Na_2SO_4 + 2H_2O$$

$$2C_{20}H_{24}N_2O_2 + 4HClO_4 \Longrightarrow 2\left[(C_{20}H_{24}N_2O_22H^{2+}) \cdot (ClO_4^-)_2\right]$$

显然其片剂分析与原料药分析有所不同。

（4）硝酸盐的测定　因硝酸具有氧化性，易使指示剂变色，故一般采用电位法指示终点。

二、提取酸碱滴法

（一）基本原理与方法

1. 基本原理　生物碱盐大都溶解于水，游离生物碱则多不溶于水而溶于有机溶剂。药物中一些在游离状态下碱性较强（$pK_b 6~9$）的生物碱盐类成分，可经碱化游离，有机溶剂提取后，直接采用酸碱滴定法测定含量。

部分生物碱制剂，也可经过碱化、有机溶剂提取分离后，再用酸碱滴定法进行测定。

2. 测定方法　首先将供试品溶于水或稀酸溶液中，加入适当的碱性试剂使生物碱游离；然后用适当的有机溶剂分次振摇提取，合并提取液，用水洗涤，除去留存的碱性试剂和水溶性杂质，再用无水硫酸钠或植物胶（如西黄蓍胶）脱水，滤过，得供试品溶液。常用以下方法滴定：

（1）直接滴定法　将供试品溶液的有机溶剂蒸干，残渣用适量的中性乙醇溶解，然后用酸滴定液直接滴定。

（2）返滴定法　将供试品溶液的有机溶剂蒸干，于残渣中加入过量酸滴定液，使溶解后，再用碱滴定液滴定剩余的酸。对于具有挥发性或易分解的生物碱，应在蒸发近干时加入过量酸滴定液，使生物碱成盐后，再继续加热赶尽有机溶剂后依法滴定。也可于有机溶剂提取液中，加入过量的酸滴定液，使生物碱成盐而定量转提入酸水相，再用碱滴定液回滴。若生物碱盐溶于氯仿，会使结果偏低，此时宜选用硫酸滴定液或改用其他溶剂提取。

（二）测定条件及影响因素

1. 碱化试剂　常用的碱化试剂有氨水、碳酸钠、氢氧化钠、氢氧化钙和氧化镁等。氨水是常用较为理想的碱化试剂,其 pK_b 为 4.76,既可以使大多数生物碱(pK_b 为 6~9)游离,又不会因碱性过强而产生干扰,且具挥发性,易除去。

有时应避免使用强碱化试剂。①含酚羟基结构的药物,如吗啡、吐根碱等,与强碱形成酚性盐而溶于水,难以被有机溶剂提取。②含脂结构的药物,如阿托品、利血平等,遇强碱易水解。③亲脂性物质与生物碱共存时易发生乳化,提取不完全。应视具体情况加以选择。

2. 提取条件 提取溶剂的选择应遵循以下原则:①对生物碱有极大的溶解度,而对其他干扰组分不溶或几乎不溶。②对生物碱及碱化试剂具有良好的惰性。③与水不相混溶,易挥发。以三氯甲烷最为常用。但应注意,三氯甲烷与碱(强碱性生物碱和碱性试剂)共热或长时间接触,可使三氯甲烷分解成盐酸,而与生物碱成盐,使测定结果偏低。因此,一般需将三氯甲烷提取液蒸发至少量或近干,即加入滴定液,再继续加热使除尽。且不适宜用三氯甲烷提取强碱性生物碱,作为提取溶剂的还有二氯甲烷、乙醚等。

(1)提取溶剂用量和提取次数的确定 应以提取完全而定,一般提取 4 次以上,第一次用量至少应为水溶液体积的一半,若水溶液体积很小时,亦可等量,以后各次均为第一次的一半左右。

(2)提取终点的确定 一般取最后一次提取液约 0.5mL,于小试管中,加盐酸或硫酸(0.1mol/L)1mL,水浴上蒸去有机溶剂,放冷,滴加生物碱沉淀试剂 1 滴,无沉淀产生,说明已提取完全。

(3)乳化的预防与处理 对于易产生乳化的试样,宜选用弱碱性试剂碱化、不易乳化的溶剂提取,避免强烈震荡。已产生乳化的可选择适当方法处理:①旋转分液漏斗或加入数滴乙醇或用热毛巾外敷以加速分层。②用经有机溶剂浸润的少量脱脂棉过滤。③滴加少量酸液(碱提取液)或碱液(酸提取液)。④盐析。

3. 指示剂的选择 直接滴定法,终点呈酸性,宜选择在酸性范围变色的指示剂;剩余量滴定法,则终点近中性或弱碱性,可选择变色范围在近中性或弱碱性的指示剂。为了准确起见,可根据被测生物碱的 pK_b 值,计算化学计量点的 pH 值。以选择更为恰当的指示剂。

(三)应用示例

本法主要适合于 pK_b 为 6~9 的生物碱类药物分析,尤其是生物碱制剂及含生物碱的中药及其制剂。但对于易挥发或受热不稳定的生物碱不宜采用本法。对于较弱生物碱盐及其制剂亦可经碱化、有机溶剂提取、蒸干后采用非水溶液滴定法测定。

【例10-14】磷酸可待因糖浆的含量测定(ChP)

用内容量移液管精密量取本品 10mL,以水洗出移液管内的附着液,置分液漏斗中,加氨试液使成碱性,用三氯甲烷振摇提取至少 4 次,第一次 25mL,以后每次各 15mL 至可待因提尽为止,每次得到的三氯甲烷液均用同一份水 10mL 洗涤,洗液用三氯甲烷 5mL 振摇提取,合并三氯甲烷液,置水浴上蒸干,精密加硫酸滴定液(0.01mol/L)25mL,加热使溶解,放冷,加甲基红指示液 2 滴,用氢氧化钠滴定液(0.02mol/L)滴定。每 1mL 硫酸滴定液(0.01mol/L)相当于 8.488mg 的 $C_{18}H_{21}NO_3 \cdot H_3PO_4 \cdot 1\frac{1}{2}H_2O$。本品含磷酸可待因($C_{18}H_{21}NO_3 \cdot H_3PO_4 \cdot 1\frac{1}{2}H_2O$)应为 0.47%~0.54%(g/mL)。

三、紫外-可见分光光度法

紫外-可见分光光度法在生物碱类药物的含量测定中有着广泛的应用。其原理是依据 Lambert

-Beer 定律。常用的方法有：吸收系数法、对照品比较法、酸性染料比色法等。

（一）对照品比较法

对于在紫外-可见光区有特征吸收的生物碱类药物可直接采用本法，选择 λ_{max} 波长处测定。也可用于中药中干扰较小的单组分生物碱或一类总碱的测定。

【例 10-15】 盐酸吗啡片的含量测定，（ChP）

取本品 20 片（如为薄膜衣片，仔细去除薄膜衣），精密称定，研细，精密称取适量（约相当于盐酸吗啡 10mg），置 100mL 容量瓶中，加水 50mL 振摇，使盐酸吗啡溶解，再加水至刻度，摇匀，滤过，精密量取续滤液 15mL，置 50mL 容量瓶中，加 0.2mol/L 的氢氧化钠溶液 25mL，再加水稀释至刻度，作为供试品溶液；另取吗啡对照品适量，精密称定，用 0.1mol/L 的氢氧化钠溶液配制成每 1mL 约含 20μg 的溶液，作为对照品溶液。取上述两种溶液，照紫外-可见分光光度法（通则 0401），在 250nm 波长处测定吸收度。以下式计算，即得：

$$含量占标示量的百分质量分数 = \frac{A_x \times C_s \times 10^{-6} \times 50 \times 100 \times 1.317 \times \overline{W}}{A_s \times 15 \times W \times 标示量} \times 100\%$$

式中，A_x、A_s 为供试品溶液和对照品溶液的吸光度值；C_s 为对照品溶液的浓度（μg/mL）；$\overline{W}$ 为平均片重（g/片）；W 为样品称样量（g）；1.317 为换算因数，即盐酸吗啡与对照品吗啡分子量的比值（375.85/285.34）。标示量的单位为 g/片。

（二）酸性染料比色法

某些生物碱类药物也可经专属显色反应使吸收波长长移、强度增大，或除去共存组分干扰。如酸性染料比色法，即在一定 pH 值条件下，生物碱类成分可与磺酸酞类等酸性染料定量结合而显色，用比色法测定其含量。该法具有专属性强、准确度和灵敏度高、试样用量少等优点，适用于供试样品少、小剂量药物及其制剂、生物样品中生物碱类药物的定量分析。

1. 基本原理　生物碱类药物（B）在一定酸碱介质中，能与氢离子结合成阳离子（BH⁺），一些酸性染料可解离成阴离子（In⁻），此时，阳离子和阴离子又可以定量的结合成有机配合物，即离子对（BH⁺In⁻），再用有机溶剂提取，于一定波长处，测定其吸光度，即可计算出生物碱的含量。

$$BH^+ + In^- \longrightarrow [BH^+ \cdot In^-]_{水相} \longrightarrow [BH^+ \cdot In^-]_{有机相}$$

在这一过程中，存在以下平衡：

$$BH^+_{水相} + In^-_{有机相} \Longrightarrow [BH^+ \cdot In^-]_{有机相}$$

$$E = \frac{[BH^+ \cdot In^-]_{有机相}}{[BH^+]_{水相}[In^-]_{水相}}$$

式中，$[BH^+ \cdot In^-]_{有机相}$ 代表达到平衡时有机相中离子对的浓度；$[BH^+]_{水相}$ 和 $[In^-]_{水相}$ 分别代表达到平衡时水相中阴离子和阳离子的浓度；E 为提取常数。由此可见，E 越大，提取效率越高，测定结果越准确。其主要受介质的 pH 值、酸性染料的性质以及有机溶剂的性质等因素影响，故应注意相关条件的选择。

2. 测定条件与影响因素

（1）**酸性染料**　酸性染料的选择原则：①与生物碱定量地结合。②生成的离子对在有机溶剂中的溶解度要大。③紫外-可见光区有较强的特征吸收。④染料本身在有机相中不溶或很少溶解。

常用的酸性染料有溴麝香草酚蓝（BTB）、溴酚蓝（BPB）、溴甲酚紫（BCP）、溴甲酚绿（BCG）、甲基橙（MO）等。BTB 和 MO 与生物碱形成的离子对的 $\lg E$ 分别可以达到 8.0 和 5.47，BTB 是目前最为常用和理想的酸性染料。

生物碱与酸性染料形成离子对的灵敏度受其极性影响。一般极性小的生物碱与 BTB 和 BCP 形成离子对的灵敏度均较好，而极性大的生物碱仅与 BTB 形成离子对时的灵敏度较大，据此可用于不同极性生物碱混合物的分别测定，但不能用于混合碱的同时测定。通常酸性染料的浓度对测定结果影响不大，只要有足够量即可，过大易产生乳化现象。

（2）水相 pH 值　水相 pH 值的选择尤为重要。最佳 pH 值应是能同时满足生物碱完全解离形成阳离子（BH^+），酸性染料解离成足够的阴离子（In^-），且二者定量地结成离子对。如果 pH 值过小，便会抑制酸性染料解离；过高，则生物碱以游离状态存在。都会使离子对浓度降低，而影响测定结果。选择方法通常是根据生物碱和染料的 pK 值及其在两相中的分配系数而定。试验结果表明，BTB 与生物碱形成 1∶1 的离子对时，最好选择 pH 值在 5.2~6.4 时提取；与二元碱形成 1∶2 离子对时，则最好选择在较低的 pH 值 3.0~5.8 时提取。如测定麻黄碱时的最佳 pH 值为 5.2~6.4；测定士的宁为 3.0~4.6。

（3）有机溶剂　离子对提取常数还与有机溶剂的性质有关。故应选择对离子对提取效率高、不与或极少与水混溶、选择性好、有利于比色测定的有机试剂作为溶剂。若能与离子对形成氢键，则有利于提高萃取率。三氯甲烷、二氯乙烯、乙醚等都是较为常用的有机溶剂，其中以三氯甲烷与离子对形成氢键的能力最强，易除去微量水分，是常用的理想溶剂。

（4）水分的影响　在提取过程中必须严格防止水分的混入。由于微量水分的存在，会使有机溶剂发生混浊，影响比色。水分亦会带入过量的染料使测定结果偏高。因此提取后的溶液可用干燥滤纸滤过或加入干燥剂（如无水硫酸钠），以除去微量水分。

（5）共存物的影响　①酸性染料中的有色杂质一旦混入提取的有机相中，会干扰测定，可先将缓冲溶液与染料的混合液用有机溶剂处理，除去干扰杂质后，再加入供试品溶液，依法测定。②制剂中的赋形剂一般不会影响测定。③强酸性杂质的存在易使 pH 值发生变化，对测定有一定干扰。

3. 应用与示例　ChP 对硫酸阿托品片、氢溴酸东莨菪碱片、氢溴酸山莨菪碱片和其注射剂的含量测定均采用本法。

【例 10-16】硫酸阿托品片的含量测定（ChP）

取本品 20 片，精密称定，研细，精密称取适量（约相当于硫酸阿托品 2.5mg），置 50mL 容量瓶中，加水振摇使硫酸阿托品溶解，并稀释至刻度，用干燥滤纸过滤，收集续滤液，作为供试品溶液。另取硫酸阿托品对照品约 25mg，精密称定，置 25mL 容量瓶中，加水溶解并稀释至刻度，摇匀，精密量取 5mL，置 100mL 容量瓶中，加水稀释至刻度，摇匀，作为对照品溶液。

精密量取对照品溶液和供试品溶液各 2mL，分别置预先精密加入三氯甲烷 10mL 的分液漏斗中，各加溴甲酚绿 2.0mL，振摇提取 2 分钟后，静置使分层，分取澄清的三氯甲烷液，照紫外-可见分光光度法（通则 0401）在 420nm 波长处分别测定吸光度，计算，并将结果乘以 1.027，即得供试品中含有硫酸阿托品 [$(C_{17}H_{23}NO_3)_2 \cdot H_2SO_4 \cdot H_2O$] 的量。

计算式为：

$$含量占标示量的百分质量分数 = \frac{\dfrac{A_X}{A_S} \cdot C_S \times 50 \times 1.027 \times \overline{W}}{W \times 标示量} \times 100\%$$

式中，A_X、A_S 分别为供试品和对照品溶液的吸光度；C_S 为对照品溶液的浓度（mg/mL）；W 为样品质量（mg）；$\overline{W}$ 为每片平均质量（mg）。1.027 为 $(C_{17}H_{23}NO_3)_2 \cdot H_2SO_4 \cdot H_2O$ 与 $(C_{17}H_{23}NO_3)_2 \cdot H_2SO_4$ 的质量换算系数。

四、荧光分析法

某些生物碱或其化学反应产物，在紫外-可见光的激发下能产生荧光。当激发光强度、波长、所用溶剂及温度等条件一定时，其在一定波长范围内发射的荧光强度与溶液中该物质的浓度成正比，可用于定量分析。本法具有灵敏度高、选择性好等优点，适用于制剂和含有微量或痕量组分的体内药物分析。如 ChP 利血平片的含量测定即采用本法。

五、色谱法及其联用技术

色谱分析法常用于多组分生物碱、生物碱制剂和体内代谢产物等复杂样品的分析测定。主要有高效液相色谱法、气相色谱法、薄层色扫描法及色谱联用技术。

（一）高效液相色谱法

在生物碱类药物分析中，以反相高效液相色谱法最为常用，离子对色谱和离子抑制色谱也有较多应用。

在反相高效液相色谱法中，固定相常用十八烷基硅烷键合硅胶或辛烷基硅烷键合硅胶（C_8），流动相用水-甲醇或水-乙腈系统。若固定相覆盖度较小时，其裸露的硅羟基易与生物碱发生吸附或离子交换作用，而使分离能力降低，保留时间延长，峰形变宽，拖尾，甚至不能被洗脱。改进的方法主要有：

（1）改进流动相　①在流动相中加入硅羟基抑制剂（或称扫尾剂、改性剂），如二乙胺、三乙胺等，以抑制硅羟基的影响。但应注意流动相的 pH 不宜太高，一般 7~8 左右。②在合适的 pH 下，流动相中加入低浓度离子对试剂，通过与生物碱分子生成离子对而增加其在固定项中的溶解。常用离子对试剂为烷基磺酸盐，如辛烷磺酸钠（$PlCB_8$）、癸烷磺酸钠（$PlCB_{10}$）、十二烷基硫酸钠（$PlCB_{12}$）等。③在流动相中加入季铵盐等掩蔽试剂，如在水-甲醇的流动相中加入 0.01mol/L 的溴化四甲基胺，可在较短的保留时间内获得良好的分离效果，重现性好，且流动相比例和 pH 值的变化都不影响峰形的对称性，机理主要是通过季铵盐［A］与固定相表面的硅羟基［R_3SiOH］生成复合物而起到掩蔽作用。反应式如下：

$$[A] + [R_3SiOH] \Longleftrightarrow [R_3SiOH \cdot A]$$

pH 只要在填料允许的范围内可以自由选择，不受限制。④在流动相中加入一定浓度的电解质缓冲盐类，通过改变流动相的离子强度，稳定 pH 值，促进离子对的形成，改善分离效果。

（2）固定相改进　①选择覆盖度大的填料。②采用封尾技术，即在键合反应结束后，用三甲基氯硅烷等进行后续处理。

对于弱碱性生物碱及其盐的分析，往往采用离子抑制色谱法。通过向流动相中加入少量弱酸（常用醋酸）、弱碱（常用氨水）或缓冲盐（常用磷酸盐及醋酸盐），调节流动相 pH 值，抑制样品组分的解离，增加组分在固定相中的溶解度，改善峰形。与离子对色谱法相比，更经济适用。但重复性易受干扰因素影响，其适用于 $3.0 \leqslant pK_a \leqslant 7.0$ 的弱酸、$7.0 \leqslant pK_a \leqslant 8.0$ 的弱碱和两性化合物以及它们与分子型化合物共存时的分离。流动相的 pH 值一般控制为 2~8。

有些生物碱的分离也可以采用正相色谱或吸附色谱法。正相色谱常用氨丙基硅烷键合硅胶、氰基键合硅胶等固定相，此时流动相的选择尤为重要，常以碱性的高比例极性有机溶剂为流动相，使处于游离状态的生物碱分子中的含氮基团与填料上的硅羟基、氨丙基或氰基产生偶极、氢键或离子交换作用，从而实现分离。

吸附色谱法采用原型硅胶为固定相，其分离机制主要是利用生物碱的碱性不同，与生物碱的 pK_a 有关，而其亲脂性的大小不影响在硅胶柱上的色谱行为。且所用流动相的组成比较简单，如甲醇-醋酸盐缓冲液等。还可以排除共存的酸性和中性杂质的干扰，使这些杂质在较短时间内被洗脱出来。

离子交换色谱法也可用于生物碱成分的分析，其是以阳离子交换树脂为固定相，利用质子化的生物碱阳离子与离子交换剂交换能力的差异而达到分离生物碱的目的。

（二）气相色谱法

一些挥发性的生物碱类药物可以采用气相色谱法测定。游离生物碱可以直接进行气相色谱分析，盐类一般需要在约 325℃ 的急速加热器中解离成游离碱后再进行分析。所以注入的样品无论是游离碱还是其盐类，都只能得到一个游离碱的色谱峰。但应注意，生物碱盐类解离后所生成的酸对色谱柱和检测器都会产生不良影响，故一般先将生物碱盐碱化游离，用有机溶剂提取后再进行测定。例如阿托品类颠茄生物碱，可直接进行分析。

（三）应用与示例

【例 10-17】磷酸可待因片的含量测定（ChP）

色谱条件与系统适应性试验：用十八烷基硅烷键合硅胶为固定相；以 0.03mol/L 醋酸钠溶液（用冰醋酸调节 pH 值至 3.5）-甲醇（25：10）为流动相；检测波长为 280nm，理论板数按磷酸可待因峰计不低于 2000，磷酸可待因与相邻杂质峰的分离度应符合要求。

测定方法：取本品 20 片，精密称定，研细，精密称取适量（约相当于磷酸可待因 30mg）置 100mL 容量瓶中，加水溶解并稀释至刻度，摇匀，滤过，精密量取续滤液 10μL 注入液相色谱仪，记录色谱图；另取磷酸可待因对照品适量，精密称定，加水溶解并定量稀释成每 1mL 含 0.3mg 的溶液，同法测定。按外标法以峰面积计算含量，并将结果乘以 1.068，即得。1.068 为化学因数，即磷酸可待因（$C_{18}H_{21}NO_3 \cdot H_3PO_4 \cdot 1\frac{1}{2}H_2O$）与其对照品（无水）的比值。

第四节 生物样品中生物碱类成分分析

生物碱的临床药学、临床药理学的研究与应用，需要建立生物样本中微量药物及其代谢物的分离、分析方法，以便进行临床药物监测，指导合理用药，评价新药及生物利用度、生物等效性研究，阐明药物作用机制及毒副反应等。

一、吗啡的药动学分析

吗啡为阿片类生物碱，属具有依赖性的一类麻醉药品，临床上主要用于缓解外科手术引起的短期疼痛和肿瘤患者的长期疼痛。建立其体内药物分析方法，对寻找合适的给药途径、研究相应的药物动力学特点具有重要意义。高效液相色谱法是最基本和常用的方法。如吗啡药动学的高效液相色谱法研究。

色谱条件：流动相为 0.2%三乙胺水溶液（磷酸调 pH6.89）−甲醇（78∶22），流速 1mL/min；柱温 30℃；UVD 检测器，检测波长 215nm；进样量 20μL。

样品处理：取血浆 0.2mL，加入内标溶液（对乙酰氨基酚甲醇溶液，10μg/mL）5μL，混匀，加入 0.2mol/L 磷酸盐缓冲液（pH 值 8.6）50μL，涡旋混合 10 秒钟，加入乙酸乙酯 1.2mL，涡旋混合 3 分钟，于 4000r/min 离心 10 分钟，取上层清液 20μL 进样分析。

方法验证：线性范围为 5~2000ng/mL；低中高三种浓度（15、100 和 1000ng/mL）的血浆样品提取回收率分别为 74.9%、89.3% 和 84.1%（$n=5$），方法准确度分别为 84.3%，103.3% 和 106.4%（$n=5$）。

方法应用：采用犬通过雾化吸入和恒速静脉泵分别给予吗啡 0.66mg/kg，给药时间为 10 分钟，经股静脉留置针于不同时间点采血样，分离血浆并按上述方法测定。其结果显示：通过恒定静脉泵途径给予吗啡后，其代谢动力学符合二房室模型，主要药动学参数：消除半衰期 $t_{1/2\beta}$ 为 24.4 分钟，$AUC_{0\to\infty}$ 为 17.05μg/mL·min，C_{max} 为 0.851μg/mL，t_{max} 为 6 分钟。而经雾化吸入途径给药后，其药动学符合一房室模型，主要药动学参数：消除半衰期 $t_{1/2\beta}$ 为 51.2 分钟，$AUC_{0\to\infty}$ 为 10.33μg/mL·min，C_{max} 为 0.209μg/mL，t_{max} 为 25 分钟。

二、磷酸可待因缓释片体内分析

磷酸可待因为临床上常用的中枢镇痛药，常用于缓解轻度至中度疼痛，是 WHO 对肿瘤患者止痛三阶梯治疗方案中二级阶梯的最主要药品。其药物动力学及生物利用度的研究受到广泛关注。以下为磷酸可待因缓释片人体多剂量药动学及生物利用度的高效液相色谱法研究。

（一）血药浓度测定方法

色谱条件：色谱柱为 Hypersil BDS C_{18}（4.6mm×200mm，10μm）；柱温：40℃；流动相：乙腈−0.25%醋酸胺溶液（pH 值 7.0）（65∶35），流速：1.5mL/min；UVD 检测器，检测波长：212nm。

血浆样品处理：取血浆 2mL，置 10mL 具塞离心管中，加内标溶液（依维菌素 3.86μg/mL）50μL，旋涡混合 30 秒钟后，用 0.1mol/L 氢氧化钠溶液调节 pH 值至 9.5±0.2，加入醋酸乙酯 4mL，旋涡混匀，离心 20 分钟（2000r/min），分取醋酸乙酯层，以氮气吹干。残渣用 100μL 流动相溶解，离心，取上清液 50μL 进样。

（二）药动学试验

肿瘤志愿患者（年龄 52.7±7.3 岁）10 名，随机分为 A、B 两组。A 组先口服磷酸可待因缓释片，每日 7∶00 和 19∶00 时各服 90mg，连服至第 6 日晨，于第 4~6 日晨 7∶00 时服药前及第 6 日服药后 0.5、1.0、1.5、2.0、2.5、3.0、4.0、5.0、6.0、8.0 和 12.0 小时由肘静脉采血 5mL。B 组先口服磷酸可待因片，每日 7∶00、13∶00 和 19∶00 及次日凌晨 1∶00 时各用 45mg，连服至第 6 日晨，于第 4~6 日晨 7∶00 时服药前及第 6 日服药后 0.25、0.5、0.75、1.0、1.5、2.0、2.5、3.0、4.0、5.0、6.0 小时由肘静脉采血 5mL。间隔 1 周后交叉服药，同样时间点静脉采血。血样置肝素化离心管中，离心，分离血浆，−40℃冷冻保存备用。

（三）实验结果

方法学考察：可待因血药浓度的线性范围为 5~140ng/mL；高、中、低 3 种浓度的可待因平均回收率为 97.5%±5.4%（$n=15$）；日内 $RSD \leqslant 6.4\%$，10 天内 5 次测定的日间 $RSD \leqslant 7.5\%$。

药动学与生物利用度：对口服多剂量磷酸可待因缓释片与磷酸可待因片达到稳态后血药峰浓度（C_{max}）、血药谷浓度（C_{min}）、血药浓度达峰时间（t_{max}）、血药浓度波动度（$DF\%$）、有效血药维持时间（t_{eff}）和平均稳态血药浓度（C_{av}）进行配对 t 检验和双单侧 t 检验，除 C_{max} 外，各项药动参数的差异均有显著意义（$P<0.01$），磷酸可待因缓释片在多剂量给药时具有显著的缓释特性。同时磷酸可待因缓释片的相对生物利用度为 123.6%±8.1%，表明两者生物不等效。

第十一章
抗生素类药物分析

扫一扫，查阅本章数字资源，含 PPT、音视频、图片等

第一节 概　述

一、抗生素类药物的分类

抗生素（antibiotics）是某些微生物（细菌、真菌、放线菌等）产生的具有抗病原体或其他活性的一类物质。自 1940 年青霉素应用于临床以来，现抗生素种类已达千种。

此类药物种类繁多，用途各异，性质复杂。有按来源、生物合成途径、作用机制、化学结构等多种分类方法。本章采用化学结构分类法，以便质量分析研究。

抗生素类药物按其化学结构可分为：①β-内酰胺类，主要包括青霉素类和头孢菌素类，其分子结构中含有 β-内酰胺环。②氨基糖苷类，包括链霉素、庆大霉素、卡那霉素、妥布霉素、丁胺卡那霉素、新霉素、核糖霉素、小诺霉素、阿斯霉素等。③四环素类，包括四环素、金霉素、土霉素及强力霉素等。④大环内酯类，常用的有红霉素、乙酰螺旋霉素、麦迪霉素、阿奇霉素等；另外还包括多烯大环类、多肽类、苯烃胺类、蒽环类和其他类抗生素。本章将主要讨论前四类抗生素类药物的分析方法。

二、抗生素类药物的特点

抗生素类药物主要由微生物发酵，经化学纯化、精制和化学修饰等过程，最后制成适当的制剂。其特点主要表现为化学纯度低，稳定性差，且活性组分易发生变异；同系物多、异构体多、降解物多，如庆大霉素含有多个组分，β-内酰胺类、氨基糖苷类抗生素均含有手性中心，存在光学异构体，四环素类抗生素存在脱水、差向异构体；药物中可能存在降解产物或聚合物，不仅降低疗效，还可能引起过敏等反应。

因此，研究此类药物的质量控制方法对其研发、生产及应用尤为重要。

三、抗生素类药物的质量分析

抗生素类药物的分析方法，主要有理化方法和生物学方法两大类。通过鉴别、检查、含量测定等控制其质量。

（一）鉴别

鉴别方法主要有官能团的显色反应、光谱法、色谱法、生物学法及各种盐的鉴别反应等。

（二）检查

检查主要包括：①影响药品稳定性的检查项目，如结晶性、酸碱度、水分或干燥失重等；②控制杂质的检查项目，如重金属、有关物质、溶液的澄清度与颜色、残留溶剂、炽灼残渣等。③与临床安全性有关的检查项目，如异常毒性、热原或细菌内毒素、降压物质、无菌等。④特殊检查项目，如规定的"悬浮时间与抽针试验"、聚合物的检查等。⑤对于多组分抗生素还要进行组分分析，如硫酸庆大霉素 C 组分的测定等。⑥制剂通则中的检查项目，各药物制剂均应符合剂型方面的有关要求。

（三）含量测定或效价测定

抗生素类药物的有效性分析方法有两大类，即生物学方法和理化方法。

1. 抗生素活性的表示方法　抗生素的活性以效价单位表示，即指每毫升或每毫克中含有某种抗生素的有效成分的多少。效价是以抗菌效能（活性部分）作为衡量的标准，因此，效价的高低是衡量抗生素质量的相对标准。效价用单位（U）或微克（μg）表示。经由国际协商规定的标准单位，称为"国际单位"（IU）。各种抗生素的效价基准是人们为了生产科研方便而规定的，如，如 1mg 青霉素钠定为 1670U，1mg 庆大霉素定为 590U。一种抗生素对应有一个效价基准，同一种抗生素的各种盐类的效价可根据其分子量与标准盐类进行换算。如 1mg 青霉素钾的单位（U）＝ 1670×356.4/372.5 ＝ 1598U/mg。以上为抗生素的理论效价，实际样品往往低于该理论效价。

2. 微生物检定法　ChP（通则 1201）收载的"抗生素微生物检定法"属生物学方法。本法系在适宜条件下，根据量反应平行线原理设计，通过检测抗生素对微生物的抑制作用，计算抗生素活性（效价）的方法。

目前应用的方法包括管碟法和浊度法。

（1）管碟法　是利用抗生素在琼脂培养基内的扩散作用，通过比较标准品和供试品两者对接种试验菌产生的抑菌圈的大小，来测定供试品效价的方法。

（2）浊度法　是利用抗生素在液体培养基内对试验菌生长的抑制作用，通过测定培养后细菌浊度值的大小，比较标准品和供试品对试验菌生长的抑制程度，以测定供试品效价的方法。

抗生素微生物检定法的特点是：①方法合理，测定结果与临床应用的要求一致，可直观、特异地反映出抗生素品种的抗菌活性，确定抗生素的医疗价值。②灵敏度高，所需样品量少，测定结果较直观。③适用范围广，纯度高的精制品、纯度较差的制品、已知的和新发现的抗生素均适用。④同一类型抗生素不需分离，可直接测定其总效价。但该方法操作较繁琐、测定时间长、误差较大。

3. 理化测定法　根据抗生素的分子结构特点及理化性质而采用化学或物理化学方法进行测定，主要方法有容量分析法、紫外-可见分光光度法、高效液相色谱法等。理化测定法迅速、准确、专属性强。缺点是对纯度要求高，对含有相同母核杂质的样品不适用，或需采取适当的方法加以校正。否则所得结果只能代表药物总的含量，不一定代表生物效价。但随现代仪器分析方法和技术的发展，准确性和专属性不断提高，样品用量少，操作简便，使得世界各国药典收载的理化方法不断增加，尤其 HPLC 法应用更为广泛。

第二节 β-内酰胺类抗生素的分析

β-内酰胺类抗生素可分为青霉素类、头孢菌素类以及非典型的 β-内酰胺抗生素类。ChP 收载的青霉素类药物主要有青霉素钾（钠）、普鲁卡因青霉素、苄星青霉素、青霉素 V 钾、氨苄西林（钠）、阿莫西林（钠）、磺苄西林钠、苯唑西林钠等；头孢菌素类药物有头孢氨苄、头孢羟氨苄、头孢噻吩钠、头孢噻肟钠、头孢拉定、头孢克洛、头孢哌酮等。

本节主要讨论青霉素族和头孢菌素族抗生素的结构性质以及质量分析方法。

一、结构与性质

（一）化学结构

青霉素族和头孢菌素族抗生素的结构中均含有 β-内酰胺环。青霉素的母核是由 β-内酰胺环与氢化噻唑环骈合的双杂环，称为 6-氨基青霉烷酸（6-amino penicillanic acid，简称 6-APA）；头孢菌素的母核是由 β-内酰胺环与氢化噻嗪环骈合的双杂环，称为 7-氨基头孢烷酸（7-amino cephalosporanic acid，简称 7-ACA）。青霉素和头孢菌素的基本结构如下，

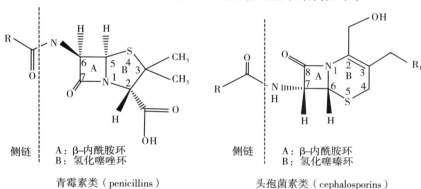

青霉素类（penicillins）　　　　　头孢菌素类（cephalosporins）

（二）性质

1. 酸碱性与溶解度　本类药物通常为白色结晶或结晶性粉末。青霉素和头孢菌素分子中的游离羧基具有相当强的酸性，大多数青霉素类药物的 pK_a 在 2.5~2.8 之间，能与无机碱或某些有机碱成盐，如青霉素钠（钾）、氨苄西林钠、普鲁卡因青霉素以及头孢噻吩钠等。其碱金属盐易溶于水；有机碱盐难溶于水，易溶于有机溶剂；青霉素的碱金属盐遇酸则析出游离基的白色沉淀。

2. 旋光性　青霉素分子的母核结构中含有三个手性碳原子（C_2、C_5、C_6），头孢菌素分子母核结构中含有两个手性碳原子（C_6、C_7），具有旋光性，可用于该类药物定性定量分析。

3. 光谱特征

（1）紫外吸收光谱（UV）　青霉素族药物分子中的母核部分无紫外吸收，但其侧链酰胺基上 R 取代基若有苯环等共轭系统，则有紫外吸收特征。如青霉素钾（钠）的水溶液在 264nm 具有较强的紫外吸收。头孢菌素族母核部分具有 O=C—N—C=C 结构，R 取代基常具有苯环等共轭系统，有紫外吸收。

（2）红外吸收光谱（IR） β-内酰胺环羰基的伸缩振动（1750~1800cm^{-1}），酰亚胺的氨基、羰基的伸缩振动（3300cm^{-1}，1525cm^{-1}，1680cm^{-1}），羧基离子的伸缩振动（1600cm^{-1}、1410cm^{-1}）是此类抗生素共有的红外特征吸收。

4. β-内酰胺环的不稳定性 β-内酰胺环为四元环，具有较大张力，是本类药物的不稳定结构，在水溶液中易发生水解反应，所以其稳定性与含水量和纯度有很大关系。水解程度受溶液的pH值和其他条件影响，在酸、碱及某些金属盐（如氯化汞）的催化作用下，易发生水解和分子重排，生成系列降解产物。如青霉素降解反应如下：

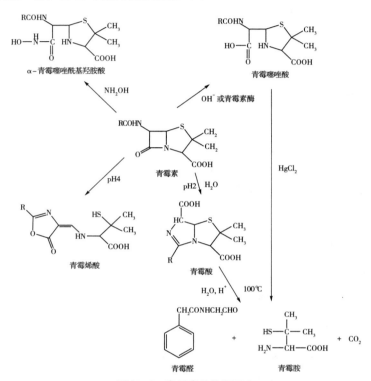

图11-1 青霉素的降解反应

二、鉴别试验

（一）呈色反应

1. 羟肟酸铁反应 青霉素及头孢菌素在碱性溶液中与羟胺作用，β-内酰胺环开环生成羟肟酸，在稀酸中与高铁离子呈现不同的颜色。其反应如下：

不同结构化合物生成产物的颜色不同，可用于本类药物的鉴别。如磺苄西林钠呈赤褐色，头孢哌酮呈红棕色。ChP 采用本反应鉴别哌拉西林钠、磺苄西林钠及头孢哌酮等。

【例 11-1】哌拉西林的鉴别（ChP）

取本品 10mg，加水 2mL 与盐酸羟胺溶液［取 34.8% 盐酸羟胺溶液 1 份，醋酸钠-氢氧化钠溶液（取醋酸钠 10.3g 与氢氧化钠 86.5g，加水溶解使成 1000mL）1 份与乙醇 4 份，混匀］3mL，振摇溶解后，放置 5 分钟，加酸性硫酸铁铵试液 1mL，摇匀，显红棕色。

2. 茚三酮反应 本类药物结构中含有 α-氨基结构，常具有 α-氨基酸的性质，可与茚三酮反应显蓝紫色。

3. 三氯化铁反应 本类药物中取代基苯环上直接连有羟基的药物可与三氯化铁试液反应显色，如头孢羟氨苄的鉴别，方法：取本品适量，用水适量超声使溶解并稀释制成每 1mL 中约含 12.5mg 的溶液，取溶液 1mL，加三氯化铁试液 3 滴，即显棕黄色。

（二）盐的反应

1. 焰色反应 青霉素类药物常以盐的形式存在，常为钠盐或钾盐，显钠盐的火焰反应或钾盐的火焰反应。如青霉素钾，火焰反应显紫色；青霉素钠，火焰反应显鲜黄色。

2. 有机盐的特殊反应 青霉素的有机盐类药物主要有苄基青霉素和普鲁卡因青霉素。

苄基青霉素即青霉素与二苄基乙二胺形成的盐，二苄基乙二胺可与重铬酸钾反应生产沉淀。

普鲁卡因青霉素即青霉素与普鲁卡因成盐，结构中含有芳伯胺基，显芳香第一胺类的鉴别反应。

（三）光谱法

1. 红外分光光度法 各国药典均采用本法鉴别 β-内酰胺类抗生素。所得的红外光吸收图谱应与对照图谱一致。如阿莫西林的红外标准图谱如图 11-2 所示，阿莫西林红外图谱的主要特征吸收与解析见表 11-1。

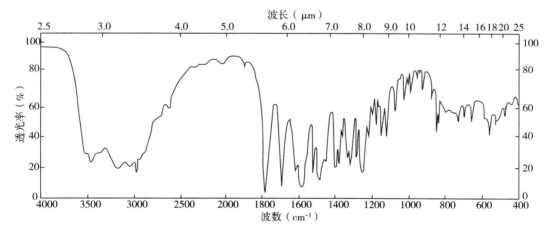

图 11-2 阿莫西林的红外吸收光谱图（KBr 压片法）

2. 紫外分光光度法 本类药物在紫外光区有特征吸收，各国药典均采用紫外吸收光谱特征鉴别。如 ChP 中头孢替唑钠的鉴别：取本品，精密称定，加水溶解并定量稀释制成每 1mL 中约含 16μg 的溶液，照紫外-可见分光光度法，在 272nm 波长处测定吸光度，吸收系数（$E_{1cm}^{1\%}$）为 270～300。

表 11-1 阿莫西林的红外吸收图谱的主要特征吸收与解析

峰位（cm^{-1}）	归属峰位（cm^{-1}）	归属	峰位（cm^{-1}）	归属峰位（cm^{-1}）	归属
3470，3180	$\nu_{OH,NH}$	酚羟基和酰胺	1620	$\nu_{C=C}$	苯环
1780	$\nu_{C=O}$	β-内酰胺	1585，1400	ν_{COO-}	羧酸离子
1690	$\nu_{C=O}$	仲酰胺	1250	ν_{C-O}	酚羟基

3. 核磁共振光谱法 是利用构成分子的原子核本身性质的差异进行鉴别，专属性强，被某些国家的药典所收载。

【例 11-2】头孢氨苄的鉴别

取本品，溶于重水（1/200），以 3-三甲基硅烷基丙烷磺酸钠（sodium 3-trimethylsilylpropane sulfonate）为内参比物，测定核磁共振光谱（^{1}H）。在 δ1.8ppm 附近应显示单一信号 A，δ7.5ppm 附近应显示单一或尖锐的多重信号 B。各信号的积分强度比（A∶B）约为 3∶5。头孢羟氨苄的核磁共振光谱（^{1}H），在 δ2.1ppm 附近应显示单一信号 A，δ7.0ppm 附近应显示双单一信号 B，δ7.5ppm 附近应显示双单一信号 C。各信号的积分强度比（A∶B∶C）约为 3∶2∶2。其中，A 为母核 C3 上甲基氢的信号；B 和 C 为侧链的苯环上氢的信号。

（四）色谱法

本类药物常用高效液相色谱法和薄层色谱法鉴别。HPLC 法鉴别一般规定"在含量测定项下记录的色谱图中，供试品溶液主峰的保留时间应与对照品溶液主峰的保留时间一致"。

TLC 法应选择适宜的展开剂和显色剂。

【例 11-3】头孢硫脒的鉴别（ChP）

取本品与头孢硫脒对照品适量，分别加水溶解并制成每 1mL 中约含 20mg 的溶液，作为供试品溶液与对照品溶液，取对照品溶液和供试品溶液等量混合，作为混合溶液。照薄层色谱法试验，吸取上述三种溶液各 1μL，分别点于同一硅胶 G 薄层板［取硅胶 G2.5g，加含 1% 羧甲基纤维素钠的磷酸盐缓冲液（pH5.8）适量，调浆制板，经 105℃活化 1 小时，放入干燥器中备用］上，以新鲜制备的甲醇-异丙醇-磷酸盐缓冲液（pH5.8）（7∶2∶1）滤过后为展开剂，展开，晾干，100℃加热 30 分钟，置碘蒸气中显色检视。供试品溶液所显主斑点的颜色与位置应与对照品溶液主斑点的位置与颜色相同，混合溶液应显单一斑点。

三、特殊杂质检查

β-内酰胺类抗生素除需进行酸碱度、溶液的澄清度与颜色、水分等项检查外，还要进行以下特殊杂质的检查，如有关物质、异构体、高分子聚合物等。这些杂质可以引起药物的不良反应，须严格控制。一般采用 HPLC 法进行杂质的限量检查。

（一）青霉素钠的青霉素聚合物检查

ChP 收载的青霉素钠检查项目有结晶性、酸碱度、溶液的澄清度与颜色、吸光度、有关物质、青霉素聚合物、干燥失重、可见异物、不溶性微粒、细菌内毒素、无菌等。下面主要介绍青霉素聚合物的检查。

在 β-内酰胺类抗生素所致的速发型过敏反应中，药物分子本身只是半抗原，药物中存在的高分子聚合物才是引发速发型过敏反应的真正过敏原，因此严格控制抗生素中高分子聚合物的含量有着重要的意义。聚合物的分析常采用分子排阻色谱法。

【例11-4】青霉素聚合物的检查

ChP 采用分子排阻色谱法（通则0514）测定。

色谱条件与系统适用性试验：用葡聚糖凝胶 G-10（40~120μm）为填充剂，以 pH7.0 的 0.1mol/L 磷酸盐缓冲液［0.1mol/L 磷酸氢二钠溶液-0.1mol/L 磷酸二氢钠溶液（61：39）］为流动相 A，以水为流动相 B；流速为每分钟 1.5mL；测定波长为 254nm。分别以流动相 A、B 为流动相，取 0.1mg/mL 蓝色葡聚糖 2000 溶液 100~200μL，注入色谱仪，理论板数按蓝色葡聚糖 2000 峰计算均不低于 400。拖尾因子均应小于 2.0。在两种流动相系统中蓝色葡聚糖 2000 峰保留时间的比值应为 0.93~1.07，对照溶液主峰和供试品溶液中聚合物峰与相应色谱系统中蓝色葡聚糖 2000 峰的保留时间的比值均应为 0.93~1.07。另以流动相 B 为流动相，精密量取对照溶液 100~200μL，连续进样 5 次，峰面积的相对标准偏差应不大于 5.0%。

对照溶液的制备：取青霉素对照品适量，精密称定，加水溶解并定量稀释制成每 1mL 中约含 0.1mg 的溶液。

测定方法：取本品约 0.4g，精密称定，置 10mL 量瓶中。加水使溶解并稀释至刻度，摇匀，立即精密量取 100~200μL 注入色谱仪，以流动相 A 为流动相进行测定，记录色谱图；另精密量取对照溶液 100~200μL 注入色谱仪，以流动相 B 为流动相，同法测定。按外标法以峰面积计算，含青霉素聚合物以青霉素计不得过 0.08%。

讨论：结构不同的高分子杂质常具有相似的生物学特性，所以在药品质量控制中只需控制高分子杂质的总量，就能达到控制致敏物质的目的。因此，根据分子量差异进行分离的凝胶色谱是分离此类杂质简便易行的模式。

高分子杂质具有高度不均匀性，分子量一般在 1000~5000Da，无法制备杂质对照品，故不能采用杂质对照法定量。但在葡聚糖凝胶 G-10 凝胶色谱系统中，由于葡聚糖凝胶 G-10 的排阻分子量为 1000Da，因此，除部分寡聚物外，β-内酰胺类抗生素中的高分子杂质在色谱过程中均不保留，即所有的高分子杂质表现为单一的色谱峰，其 K_{av}（有效分配系数）为 0。在特定条件下，β-内酰胺类抗生素由于分子间的氢键、静电、疏水等次级相互作用，可以形成缔合物，导致其表观分子量增大。此时在葡萄糖凝胶（Sephadex）G-10 凝胶色谱系统中和高分子杂质具有相似的色谱行为，即在 $K_{av}=0$ 处表现为单一的色谱峰。

利用此原理，在葡聚糖凝胶 G-10 凝胶色谱系统中，以药物自身为对照品，测定其在特定条件下缔合时的峰的响应指标；再改变色谱条件，测定样品中高分子杂质和药物分离后在 $K_{av}=0$ 时的峰的响应指标；按外标法计算，即得药物中的高分子杂质相当于药物本身的相对含量。

用蓝色葡聚糖 2000 溶液作为参比溶液，目的是测定在流动相 A、流动相 B 中 $K_{av}=0$ 的保留时间，并计算出理论板数及拖尾因子。对照溶液采用自身对照品配制，连续进样 5 次，测定，计算峰面积的相对标准偏差，考察色谱系统的重复性。

由于高分子聚合物对照品难以制备，ChP 收载的自身对照外标法定量测定 β-内酰胺类抗生素中高聚物的检测方法，通过两种流动相的转换，以药品自身对照品取代高分子杂质对照品对 β-内酰胺类抗生素中的高聚物进行检测，在一定程度上解决了国外对此类药品检测无法解决的问题，在某种意义上填补了一项空白，为高分子聚合物的检测提出了一个新的方向。

（二）头孢呋辛酯的异构体和有关物质检查

头孢呋辛酯为口服头孢菌素的前体药物，系由头孢呋辛与（1RS）-1-乙酰氧基乙醇生成的酯，在体内经非特异性酯酶水解生成头孢呋辛发挥抗菌作用。ChP 除检查结晶性、水分、炽灼残渣、重金属外，尚要求检查异构体与有关物质。

1. 异构体（isomer） 头孢呋辛酯是分子结构中 1-乙酰氧基乙基（ ![结构式] ）上不对称碳的 R-和 S-异构体接近等摩尔比时的混合物，其生物利用度高于任何一种异构体，各国药典均采用 HPLC 检查异构体的相对含量。

在含量测定项下记录的供试品溶液色谱图中，头孢呋辛酯 A 异构体峰面积与头孢呋辛酯 A、B 异构体峰面积和之比应为 0.48~0.55。

2. 有关物质 头孢呋辛酯在合成工艺中或在贮存期间产生的有关物质主要包括：母核 7-ACA 上的 Δ^3-异构体（热降解产生）、7-位侧链肟的甲氧基转为顺式构型的两种 E 异构体即 1-乙酰氧基乙基手性碳的 R 和 S 两种构型（光解产生）等副产物，以及未反应或脱去 1-乙酰氧基乙基的头孢呋辛等。结构如下：

头孢呋辛酯 A、B异构体　　　　　　　Δ^3-异构体

E-异构体

各国药典均采用 HPLC 法检查其有关物质。

【例 11-5】头孢呋辛酯中有关物质的检查（ChP）

色谱条件与系统适用性试验：以十八烷基硅烷键合硅胶为填充剂；以 0.2mol/L 磷酸二氢铵溶液-甲醇（62：38）为流动相；检测波长为 278nm。取头孢呋辛酯对照品适量，用流动相溶解并制成每 1mL 中约含 0.2mg 的溶液，取此溶液在 60℃ 水浴中加热至少 1 小时，冷却，得含头孢呋辛酯 Δ^3-异构体的溶液；另取本品适量，加用流动相溶解并制成每 1mL 中约含 0.2mg 的溶液，经紫外光照射 24 小时，得含头孢呋辛酯两个 E 异构体的溶液。取上述两种溶液各 20μL，分别注入液相色谱仪。头孢呋辛酯 A、B 异构体、Δ^3-异构体及两个 E 异构体峰的相对保留时间分别约为 1.0、0.9、1.2、1.7 和 2.1。头孢呋辛酯 A、B 异构体峰之间，头孢呋辛酯 A 异构体峰与 Δ^3-异构体峰之间的分离度均应符合要求。

测定方法：取本品适量，精密称定（约相当于头孢呋辛 50mg），置 100mL 量瓶中，加甲醇 10mL，强力振摇使溶解，再用流动相稀释至刻度，摇匀，作为供试品溶液；精密量取 1mL，置 100mL 量瓶中，用流动相稀释至刻度，摇匀，作为对照溶液。取对照溶液 20μL 注入液相色谱仪。调节检测灵敏度，使两主成分中任一主成分色谱峰的峰高为满量程的 20%~25%，立即精密量取

供试品溶液与对照溶液各 20μL，分别注入液相色谱仪，记录色谱图至头孢呋辛酯 A 异构体峰保留时间的 3.5 倍。供试品溶液色谱图中如有杂质峰，两个 E 异构体峰面积之和不得大于对照溶液两个主峰面积之和（1.0%），Δ^3-异构体峰面积不得大于对照溶液两个主峰面积之和的 1.5 倍（1.5%），其他单个杂质峰面积不得大于对照溶液两个主峰面积之和的 0.5 倍（0.5%），各杂质峰面积的和不得大于对照溶液两个主峰面积之和的 3 倍（3.0%），供试品溶液中任何小于对照溶液两个主峰面积之和 0.05 倍的峰可忽略不计。色谱图见 17-3。

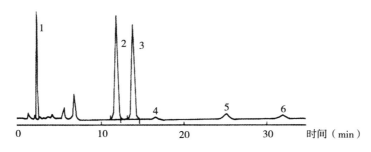

图 11-3 头孢呋辛酯及其有关物质 HPLC 色谱图

1. 头孢呋辛酯；2. 异构体 B；3. 异构体 A；4. Δ^3-异构体；5. E-异构体 B；6. E-异构体 A

四、含量测定

β-内酰胺类抗生素含量测定的方法主要有碘量法、电位配位滴定法、紫外-可见分光光谱法和高效液相色谱法。ChP 收载的青霉素钾（钠）、阿莫西林（钠）、头孢羟氨苄及其制剂等的含量测定均采用 HPLC 法。

【例 11-6】阿莫西林的含量测定（ChP）

色谱条件与系统适用性试验：用十八烷基硅烷键合硅胶为填充剂；以 0.05mol/L 磷酸二氢钾溶液（用 2mol/L 氢氧化钾溶液调节 pH 值至 5.0）-乙腈（97.5:2.5）为流动相；流速为每分钟约 1mL；检测波长为 254nm。取阿莫西林杂质混合对照品和阿莫西林对照品各约 25mg，置 50mL 量瓶中，用流动相溶解并稀释至刻度，摇匀，取 20μL 注入液相色谱仪，记录的色谱图应与标准图谱一致。

测定方法：取本品约 25mg，精密称定，置 50mL 量瓶中，加流动相溶解并定量稀释至刻度，摇匀，精密量取 20μL 注入液相色谱仪，记录色谱图；另取阿莫西林对照品适量，同法测定。按外标法以峰面积计算出供试品中 $C_{16}H_{19}N_3O_5S$ 的含量。规定本品按无水物计算，含 $C_{16}H_{17}N_2NaO_4S$ 不得少于 96.0%。

【例 11-7】青霉素钠的含量测定（ChP）

色谱条件与系统性试验：用十八烷基硅烷键合硅胶为填充剂；以磷酸盐缓冲液（取磷酸二氢钾 10.6g，加水至 1000mL，用磷酸调节 pH 值至 3.4）-甲醇（72:14）为流动相 A，乙腈为流动相 B；检测波长为 225nm；流速为每分钟 1mL。以流动相 A-流动相 B（85:15）等度洗脱；取青霉素对照品适量，加水溶解并稀释制成每 1mL 中各含约 1mg 的溶液，取 20μL 注入液相色谱仪，记录色谱图应与标准图谱一致。

测定方法：取本品适量，精密称定，加水溶解并定量稀释成每 1mL 中约含 1mg 的溶液，精密量取 20μL 注入液相色谱仪，记录色谱图；另取青霉素对照品适量，同法测定。按外标法以峰面积计算，其结果乘以 1.0658，即为供试品中 $C_{16}H_{17}N_2NaO_4S$ 的含量。每 1mg 的 $C_{16}H_{17}N_2NaO_4S$ 相当于 1670 青霉素单位。按无水物计算，含 $C_{16}H_{17}N_2NaO_4S$ 不得少于 96.0%。

第三节　氨基糖苷类抗生素的分析

氨基糖苷类抗生素是以碱性环己多元醇为苷元，与氨基糖缩合而成的苷类抗生素。主要有链霉素、庆大霉素、卡那霉素、新霉素、阿米卡星、巴龙霉素、小诺霉素、硫酸核糖霉素等，其抗菌谱和化学性质都有共同之处。

一、结构与性质

（一）化学结构

链霉素（streptomycin，即链霉素 A）结构为一分子链霉胍和一分子链霉双糖胺结合而成的碱性苷。其中，链霉双糖胺由链霉糖与 N-甲基-L-葡萄糖胺组成。链霉双糖胺与链霉胍（苷元）间的苷键结合弱于其内部双糖间的苷键，故链霉素易水解为链霉胍与链霉双糖胺。其结构如下，

链霉胍　　　　　链霉糖　　　　N-甲基-L-葡萄糖胺

链霉双糖胺

链霉素

庆大霉素（gentamycin）是由绛红糖胺、2-脱氧链霉胺和加洛糖胺缩合而成的碱性糖苷。庆大霉素主要成分是庆大霉素 C（GMC）组成的混合物（庆大霉素 C_1、C_2、C_{1a}、C_{2a}），此外还有少量其他成分（庆大霉素 A_1、A_2、A_3、A_4、B、B_1、X…）。庆大霉素 C 结构如下，

绛红糖胺　　　　2-脱氧链霉胺　　　　加洛糖胺

庆大霉素

表 11-2　庆大霉素 C 的结构

药物名称	分子式	R_1	R_2	R_3
庆大霉素 C_1	$C_{21}H_{43}N_5O_7$	CH_3	CH_3	H
庆大霉素 C_2	$C_{20}H_{41}N_5O_7$	H	CH_3	H
庆大霉素 C_{1a}	$C_{19}H_{39}N_5O_7$	H	H	H
庆大霉素 C_{2a}	$C_{20}H_{41}N_5O_7$	H	H	CH_3

（二）性质

氨基糖苷类抗生素分子中，有共同或相近的结构，性质也相似。

1. 酸碱性与溶解度　本品多为白色或类白色粉末。分子结构中含有多个羟基和碱性基团（结构式中以＊标注），同属碱性、水溶性抗生素，可与矿酸或有机酸成盐。临床上主要应用其硫酸盐，为弱酸性。其硫酸盐具有引湿性，易溶于水，右甲醇、丙酮、乙酸乙酯及三氯甲烷中几乎不溶。

2. 旋光性　本类药物分子结构中具有多个氨基糖，具有旋光性，《中国药典》中性状项下规定其比旋度。如硫酸庆大霉素比旋度为+107°~+121°，硫酸巴龙霉素比旋度为+50°~+55°（水）。

3. 苷的稳定性　含有二糖胺结构的抗生素（如链霉素、巴龙霉素、新霉素），分子结构中氨基葡萄糖与链霉糖或 D-核糖之间的苷键较强，而链霉胍与链霉双糖胺间的苷键结合较弱。

链霉素的硫酸盐水溶液，一般以 pH5~7.5 最为稳定，过酸或过碱条件下易水解失效。在酸性条件下，链霉素水解为链霉胍和链霉双糖胺，进一步水解得 N-甲基-L-葡萄糖胺；碱性条件下也能使链霉素水解为链霉胍及链霉双糖胺，并能使链霉糖部分发生分子重排，生成麦芽酚，这一性质可用于链霉素的分析。

4. 光谱特征　链霉素在 230nm 处有紫外吸收。庆大霉素、奈替米星等无紫外吸收。

二、鉴别试验

（一）呈色反应

1. 茚三酮反应　本类抗生素结构中有氨基糖苷结构，具有羟基胺类和 α-氨基酸的性质，可与茚三酮缩合成蓝紫色化合物，反应式如下：

$$\text{氨基酸} + \text{水合茚三酮} \xrightarrow{\triangle} \text{蓝紫色缩合物} + CO_2 + 3H_2O$$

【例 11-8】硫酸小诺霉素的鉴别（ChP）

取本品约 5mg，加水 1mL 溶解后，加 0.1%茚三酮的水饱和正丁醇溶液 1mL 与吡啶 0.5mL，在水浴中加热 5 分钟，即显紫蓝色。

2. Molish 反应　本类抗生素在硫酸作用下，经水解、脱水生成糠醛（五碳糖）或羟甲基糠醛（六碳糖），遇 α-萘酚或蒽酮呈色。其反应式如下：

羟甲基糠醛　　　　　　　　　　　　　蓝紫色缩合物
（含六碳糖结构的氨基糖苷类酸性水解产物）

【例 11-9】硫酸卡那霉素的鉴别（ChP）

取本品约 1mg，加 2mL 溶解后，加 0.2%蒽酮的硫酸溶液 4mL，在水浴中加热 15 分钟，冷却，即显蓝紫色。

3. N-甲基葡萄糖胺反应（Elson-Morgan 反应）　本类药物经水解产生葡萄糖胺衍生物，如硫酸链霉素的 N-甲基-L-葡萄糖胺，硫酸新霉素、硫酸巴龙霉素中的 D-葡萄糖胺，在碱性溶液中与乙酰丙酮缩合成吡咯衍生物（Ⅰ），再与对二甲氨基苯甲醛的酸性醇溶液（Ehrlich 试剂）反应，生成樱桃红色缩合物（Ⅱ）。其反应过程如下：

（Ⅰ）　　　　　　　　　　　　　　　　　（Ⅱ）

【例 11-10】 硫酸新霉素的鉴别（ChP）

取本品约 10mg，加水 1mL 溶解后，加盐酸溶液（9→100）2mL，在水浴中加热 10 分钟，加 8%氢氧化钠溶液 2mL 与 2%乙酰丙酮水溶液 1mL，置水浴中加热 5 分钟，冷却后，加对二甲氨基苯甲醛试液 1mL，即显樱桃红色。

4. 麦芽酚（Maltol）反应　此反应为链霉素的特征反应。

链霉素在碱性溶液中，链霉糖经分子重排形成六元环后，消除 N-甲基-L-葡萄糖胺及链霉胍生成麦芽酚（α-甲基-β-羟基-γ-吡喃酮），麦芽酚与 Fe^{3+} 在微酸性溶液中形成紫红色配位化合物。反应如下：

链霉素　　　　　　　　麦芽酚　　　　　　　　紫红色配位化合物

ChP 硫酸链霉素的鉴别方法：取本品约 20mg，加水 5mL 溶解后，加氢氧化钠试液 0.3mL，置水浴上加热 5 分钟，加硫酸铁铵溶液（取硫酸铁铵 0.1g，加 0.5mol/L 硫酸溶液 5mL 使溶解）0.5mL，即呈紫红色。

5. 坂口反应（Sakaguchi 反应）　此反应为链霉素水解产物链霉胍的特有反应。

链霉素水溶液在强碱性条件下，水解生成链霉胍。链霉胍和 8-羟基喹啉（或 α-萘酚）分别同次溴酸钠反应，其各自产物再相互作用生成橙红色化合物。反应如下：

链霉胍

8-羟基喹啉　　　　　　　　　　　　　　　　橙红色化合物

ChP 硫酸链霉素的鉴别方法：取本品约 0.5mg，加水 4mL 溶解后，加氢氧化钠试液 2.5mL 与

0.1%8-羟基喹啉的乙醇溶液 1mL，放冷至约 15℃，加次溴酸钠试液 3 滴，即显橙红色。

（二）硫酸盐反应

本类抗生素的应用形式多为其硫酸盐，其水溶液显硫酸盐的鉴别反应（通则 0301）。

（三）光谱法

ChP 中本类药物，如硫酸链霉素、硫酸庆大霉素、硫酸卡那霉素、硫酸阿米卡星等均采用红外吸收光谱法鉴别。规定本品的红外光吸收图谱应与对照的图谱一致。

（四）色谱法

色谱法主要为 TLC 和 HPLC 法。如 ChP 对硫酸庆大霉素、硫酸依替米星鉴别方法为 TLC 法；BP 采用 HPLC 法鉴别庆大霉素，根据组分分析所得色谱图，供试品溶液谱图中庆大霉素 C_1、C_{1a}、C_2、C_{2a} 和 C_{2b} 五组分的色谱峰保留时间应与对照品溶液的色谱峰保留时间一致。

【例 11-11】硫酸依替米星鉴别（ChP）

取本品与依替米星对照品适量，分别加水制成每 1mL 中含依替米星 50mg 的溶液，作为供试品溶液和对照品溶液；再取庆大霉素 C_{1a} 适量，用供试品溶液溶解并制成每 1mL 中含庆大霉素 C_{1a} 约 2.0mg 的溶液，作为混合溶液。取上述三种溶液，照有关物质项下的薄层色谱条件试验。混合溶液中依替米星斑点和庆大霉素 C_{1a} 斑点应清晰分离，供试品溶液所显主斑点的颜色和位置应与对照品溶液主斑点相同。

三、特殊杂质检查及组分分析

本类抗生素多为同系物组成的混合物，各同系物间效价、毒性有差异，为保证药品质量，须控制各组分的相对含量。ChP 中硫酸链霉素检查项目有酸度、溶液的澄清度和颜色、硫酸盐、有关物质、干燥失重、可见异物、不溶性微粒、异常毒性、细菌内毒素、无菌等；硫酸小诺霉素规定了小诺霉素组分检查项目。

（一）硫酸链霉素中有关物质的检查

链霉素的杂质是在生产过程引入的相关杂质，影响链霉素的疗效。如链霉素 B 在链霉素发酵过程中产生，由链霉素分子中 N-甲基-L-葡萄糖胺的 $C_{4''}$ 位上的羟基连接一个 D-甘露糖组成，为甘露糖链霉素，其生物活性仅为链霉素的 20%~25%。

【例 11-12】硫酸链霉素中有关物质的检查（ChP）

色谱条件与系统适用性试验：用十八烷基硅烷键合硅胶为填充剂，以 0.15mol/L 的三氟醋酸溶液为流动相，流速为每分钟 0.5mL，用蒸发光散射检测器检测（漂移管温度 110℃，载气流速 2.8L/min）。

取链霉素标准品适量，用水溶解并稀释制成每 1mL 中约含链霉素 3.5mg 的溶液，置日光灯（3000lx）下照射 24 小时，作为分离度试验用溶液。取妥布霉素标准品适量，用分离度试验用溶液溶解并稀释制成每 1mL 中约含妥布霉素 0.06mg 的混合溶液，量取 10μL 注入液相色谱仪，记录色谱图。链霉素峰保留时间为 10~12 分钟，链霉素峰（相对保留时间为 1.0）与相对保留时间为 0.9 处的杂质峰的分离度和链霉素峰与妥布霉素峰的分离度分别应不小于 1.2 和 1.5。连续进样 5 次，链霉素峰面积的相对标准偏差应不大于 2.0%。

取本品适量，精密称定，加水溶解并定量稀释制成每 1mL 中约含链霉素 3.5mg 的溶液，作为供试品溶液。精密量取适量，加水稀释制成每 1mL 中约含链霉素 35μg、70μg 和 140μg 的溶液，作为对照溶液 (1)、(2)、(3)。精密量取对照溶液 (1)、(2)、(3) 各 10μL，分别注入液相色谱仪，记录色谱图。以对照溶液浓度的对数值与相应峰面积的对数值计算回归方程，相关系数 (r) 应不小于 0.99。另取供试品溶液，同法测定，记录色谱图至主成分峰保留时间的 2 倍，供试品溶液色谱图中如有杂质峰（硫酸峰除外），用线性回归方程计算，单个杂质不得过 2.0%，杂质总量不得过 5.0%。

(二) 硫酸庆大霉素中庆大霉素 C 组分的测定

各国药典对硫酸庆大霉素中庆大霉素 C 组分的测定大都采用高效液相色谱法，但检测方式及分离效果不同。庆大霉素无紫外吸收，所以不能直接采用紫外检测器检测，需衍生化处理或采用其他检测方式。ChP 采用 HPLC 法 ELSD 检测器检测。

【例 11-13】硫酸庆大霉素中庆大霉素 C 组分的测定（ChP）

色谱条件与系统适应性试验：用十八烷基键合硅胶为填充剂（pH 值适应范围 0.8~8.0）；以 0.2mol/L 三氟醋酸-甲醇 (96∶4) 为流动相；流速为每分钟 0.6~0.8mL；蒸发光散射检测器（高温型不分流模式：漂移管温度为 105~110℃，载气流量为每分钟 2.5L；低温型分流模式：漂移管温度为 45~55℃，载气压力为 350kPa）测定。取庆大霉素标准品、小诺霉素标准品和西索米星对照品各适量，分别加流动相溶解并稀释制成每 1mL 中约含庆大霉素 C 总组分 2.5mg、小诺霉素 0.1mg 和西索米星 25μg 的溶液，分别量取 20μL 注入液相色谱仪，记录色谱图，庆大霉素标准溶液色谱图应与标准图谱一致，西索米星峰和庆大霉素 C_{1a} 峰之间、庆大霉素 C_2、小诺霉素和庆大霉素 C_{2a} 峰之间的分离度均符合规定；西索米星对照品溶液色谱图中主成分峰峰高的信噪比应大于 20；精密量取小诺霉素标准溶液 20μL，连续进样 5 次，峰面积的相对标准偏差应符合要求。

测定方法：取庆大霉素适量，精密称定，用流动相制成每 1mL 中约含庆大霉素 C 总组分 1.0mg、2.5mg 和 5.0mg 的溶液作为标准品溶液 (1)、(2)、(3)。精密量取上述三种溶液各 20μL，分别注入液相色谱仪，记录色谱图，计算标准品溶液各组分浓度的对数值与相应的主峰面积对数值的回归方程，相关系数 (r) 应不小于 0.99；另取本品适量，精密称定，用流动相制成每 1mL 中约含庆大霉素 2.5mg 的溶液，同法测定，用庆大霉素各组分的回归方程分别计算供试品中对应组分的量 (C_tc_x)，并按下面公式计算出各组分的含量 (%，mg/mg)，C_1 应为 14%~22%，C_{1a} 应为 10%~23%，$C_{2a}+C_2$ 应为 17%~36%，四个组分总含量不得低于 50.0%。

$$C_x(\%) = \frac{C_tC_x}{\dfrac{m_t}{V_t}} \times 100\%$$

式中，C_x 为庆大霉素各组分的含量 (%，mg/mg)；C_tc_x 为由回归方程计算出的各组分的含量 (mg/mL)；m_t 为供试品重量 (mg)；V_t 为体积 (mL)。

根据所得组分的含量，按下面公式计算出庆大霉素各组分的相对比例。C_1 应为 25%~50%，C_{1a} 应为 15%~40%，$C_{2a}+C_2$ 应为 20%~50%。

$$C_x'(\%) = \frac{C_x}{C_1 + C_{1a} + C_2 + C_{2a}} \times 100\%$$

式中，C_x' 为庆大霉素各组分的相对比例。

庆大霉素 C 组分的测定，USP 利用庆大霉素 C 组分结构中的氨基与邻苯二醛（OPA）、巯基醋酸在 pH 值 10.4 的硼酸盐缓冲液中反应，生成 1-烷基-2-烷基硫代异吲哚衍生物，在 330nm 波长处有吸收。BP 采用电化学检测器测定庆大霉素 C 组分，其检测器为脉冲安培检测器，采用峰面积归一化法测定庆大霉素 C_1、C_{1a}、C_2、C_{2a} 和 C_{2b} 的含量。

目前，还有报道利用核磁共振氢谱（^{1}H-NMR）峰面积积分法测定庆大霉素 C 组分比率，可以通过计算准确、快速地得到 C_1、C_{1a} 和 C_2 各组分的比率。C_1、C_{1a} 和 C_2 的相对标准偏差分别为 0.58%，0.51% 和 0.50%。

四、含量测定

本类抗生素的含量（效价）测定主要有微生物检定法和 HPLC 法。如 ChP 采用微生物检定法测定硫酸链霉素、硫酸庆大霉素及硫酸新霉素的效价。由于本类抗生素多无紫外吸收，采用 HPLC 法时不能直接用紫外或荧光检测器，需进行衍生化，或采用电化学检测器、蒸发光散射检测器检测。如 ChP 采用 HPLC-蒸发光散射法测定硫酸卡那霉素和硫酸依替米星的含量。USP 采用离子交换 HPLC-电化学检测法测定硫酸链霉素、硫酸卡那霉素和硫酸阿米卡星的含量。此外，尚有报道用浊度法或弹性共振散射法测定硫酸庆大霉素含量。其原理是在一定条件下，带负电荷的十二烷基苯磺酸钠（SDBS）与硫酸庆大霉素通过静电引力结合为离子缔合物，使浊度改变，通过比浊法测定；或者使 $\lambda_{ex} = \lambda_{em} = 400nm$ 波长的弹性共振散射信号加强，由光强度信号求得含量。

【例 11-14】微生物检定法测定硫酸庆大霉素效价（ChP）

硫酸庆大霉素为庆大霉素 C_1、C_{1a}、C_2、C_{2a} 等组分（其结构见前）为主混合物的硫酸盐。按无水物计算，每 1mg 的效价不得少于 590 庆大霉素单位。

测定方法：精密称取本品适量，加灭菌水定量制成每 1mL 中含 1000 单位的溶液，照抗生素微生物检定法（通则 1201）测定。可信限率不得大于 7%。1000 庆大霉素单位相当于 1mg 庆大霉素。本品按无水物计算，每 1mg 的效价不得少于 590 庆大霉素单位。

【例 11-15】HPLC-ELSD 法测定硫酸卡那霉素含量（ChP）

色谱条件与系统适用性试验：用十八烷基硅烷键合硅胶为填充剂；以 0.2mol/L 三氟醋酸溶液-甲醇（95∶5）为流动相；用蒸发光散射检测器检测（参考条件：漂移管温度 110℃，载气流量为每分钟 3.0L）。分别称取卡那霉素对照品与卡那霉素 B 对照品适量，用水溶解并制成每 1mL 中各约含 80μg 的混合溶液，取 20μL 注入液相色谱仪，卡那霉素峰与卡那霉素 B 峰的分离度应不小于 5.0。

测定方法：取卡那霉素对照品适量，精密称定，用水溶解并制成每 1mL 中约含卡那霉素 0.10、0.15、0.20mg 的溶液。精密量取各 20μL，注入液相色谱仪，记录色谱图，以对照品溶液浓度的对数值与相应的峰面积对数值计算回归方程，相关系数（r）应不小于 0.99；另取本品适量，精密称定，用水溶解并定量稀释制成每 1mL 中约含卡那霉素 0.15mg 的溶液，同法测定。由回归方程计算供试品中 $C_{18}H_{36}N_4O_{11}$ 的含量。按干燥品计算，含卡那霉素（$C_{18}H_{36}N_4O_{11}$）不得少于 67.0%。

第四节 四环素类抗生素的分析

四环素类抗生素主要包括四环素、土霉素、金霉素，另外临床应用的还有地美环素、多西环素、美他环素、米诺环素等。此类抗生素分子具有四并苯环结构，故称为四环素类抗生素。

一、结构与性质

（一）化学结构

四环素类抗生素，可以看作四并苯或萘并萘的衍生物，基本结构如下，

结构中各取代基 R、R′、R″、R‴的不同，构成各种四环类抗生素，见表 11-3。

表 11-3　典型四环素类抗生素的结构

药物名称	取代基 R	取代基 R′	取代基 R″	取代基 R‴
四环素	H	OH	CH_3	H
金霉素	Cl	OH	CH_3	H
土霉素	H	OH	CH_3	OH
多西环素	H	H	CH_3	OH
美他环素	H	$=CH_2$		OH
米诺环素	N（CH_3）$_2$	H	H	H

（二）性质

1. 酸碱性与溶解度　此类抗生素的母核上 C_4 位上的二甲氨基［—N（CH_3）$_2$］为弱碱性基团，C_{10} 位上的酚羟基（—OH）以及两个含有酮基和烯醇基的共轭双键系统（结构式中虚线内部分）显弱酸性，故四环素类药物为两性化合物。遇酸或碱均能生成相应的盐，临床上多用其盐酸盐。

本类抗生素药物多为结晶性粉末，有引湿性，其盐酸盐在水中易溶，在乙醇中略溶，在三氯甲烷或乙醚等有机溶剂中不溶。四环素类药物的游离碱在水中的溶解度很小，其溶解度和溶液的pH 值有关。在 pH4.5~7.2 时难溶于水；当 pH 高于 8 或低于 4 时，水中溶解度增加。其盐在水溶液中会水解，溶液浓度较大时，会析出游离碱。

2. 旋光性　此类抗生素分子结构中有多个手性碳原子，具有旋光性，可用于定性、定量分析。各国药典均规定了比旋度的限度要求。如 ChP 规定：盐酸四环素（0.01mol/L 盐酸溶液）比旋度为-240°~-258°；盐酸土霉素［盐酸溶液（9→1000）］比旋度为-188°~-200°；盐酸多西环素［盐酸（9→1000）的甲醇溶液（1→100）］比旋度为-105°~-120°。

3. 光谱特征　此类抗生素分子结构中有苯环和其他共轭系统，有特征的紫外吸收，可用于鉴别或定量分析。

本类抗生素及其降解产物在紫外光照射下能产生荧光，可用于鉴别。如四环素碱性降解后在紫外光下呈黄色荧光；金霉素碱性降解后呈蓝色荧光；土霉素碱性降解后呈绿色荧光，加热，荧

光变为蓝色。

4. 稳定性 四环素类抗生素对酸、碱、光照及各种氧化剂（如空气中的氧）均不稳定。四环素类游离碱和他们的盐类在干燥、避光条件下保存较稳定。但其水溶液会发生差向异构化及酸碱降解等反应，其碱性水溶液易被氧化变色，活性下降。

（1）**差向异构化性质** 在弱酸性（pH 值 2.0~6.0）溶液中，A 环上的 C_4 构型易改变，发生差向异构化，形成 4-差向四环素（ETC）。其反应式如下：

四环素类   差向四环素类

四环素和金霉素很容易差向异构化，其抗菌性能变弱或消失。而土霉素、多西环素、美他环素由于 C_5 上的羟基和 C_4 上的二甲氨基形成氢键，相对稳定，C_4 不易发生差向异构化。

（2）**降解性质**

1）酸性降解：在酸性（pH<2）环境，尤其在加热的条件下，四环素类抗生素（如四环素、金霉素、土霉素）C_6 上的羟基和 C_{5a} 上的氢可发生消除反应生成脱水四环素（ATC）。反应式如下：

四环素类   脱水四环素类

脱水四环素也可发生差向异构化反应，生成差向脱水四环素（EATC）。

2）碱性降解：在碱性溶液中，由于氢氧根离子（OH^-）的作用，C_6 上的羟基形成氧负离子，向 C_{11} 发生分子内亲核进攻，经电子转移，C 环破裂，生成具有内酯结构的异四环素（ITC）。反应式如下：

四环素类   异四环素类

二、鉴别试验

（一）化学反应法

1. 与硫酸反应 四环素类抗生素遇硫酸立即变色，不同四环素类抗生素产生颜色不同，稀释后变为黄色。如 ChP 中盐酸金霉素的鉴别为：取本品约 0.5mg，加硫酸 2mL 即显蓝色，渐变为橄榄绿色；加水 1mL 后，显金黄色或棕黄色。

2. 与三氯化铁呈色反应 本类抗生素分子结构中含有酚羟基，遇三氯化铁呈色。如 ChP 中盐酸四环素的鉴别为：取本品约 0.5mg，加硫酸 2mL，即显深紫色，再加三氯化铁试液 1 滴，溶液变为红棕色。

不同四环素类药物的呈色反应现象如表 11-4。

表 11-4 四环素类抗生素的呈色反应

药物名称	与浓硫酸呈色	与三氯化铁呈色
盐酸四环素	紫红色→黄色	红棕色
盐酸金霉素	蓝色，橄榄绿色→金黄色或棕黄色	深褐色
盐酸土霉素	深朱红色→黄色	橙褐色
盐酸多西环素	黄色	褐色
盐酸美他环素	橙红色	
盐酸米诺环素	亮黄色→淡黄色	

3. 氯化物的鉴别反应 四环素类抗生素的盐酸盐，其水溶液显氯化物的鉴别反应（通则 0301）。

（二）光谱法

1. 红外分光光度法 ChP 收载的四环素类抗生素，除土霉素外，均采用红外吸收光谱法鉴别。

2. 紫外分光光度法 如 ChP 收载的盐酸美他环素鉴别方法为：取本品适量，用水溶解并稀释制成每 1mL 中约含 10μg 的溶液，照紫外－可见分光光度法（通则 0401）测定，在 345nm、282nm 和 241nm 波长处有最大吸收，在 264nm 和 222nm 波长处有最小吸收。

（三）色谱法

本类药物的色谱法鉴别多采用高效液相色谱法和薄层色谱法。在 TLC 法中，多采用硅藻土为载体，并在黏合剂中加入中性 EDTA 缓冲液，以消除因微量金属离子与四环素类反应而引起的斑点拖尾现象。本类抗生素及其降解产物可在紫外光（365nm）照射下产生荧光，可用于斑点的检识。

【例 11-16】盐酸土霉素的鉴别（ChP）

取本品与土霉素对照品，分别用甲醇溶解并稀释制成每 1mL 中约含 1mg 的溶液，作为供试品溶液与对照品溶液；另取土霉素与盐酸四环素对照品，用甲醇制成每 1mL 中各约含 1mg 的混合溶液作为系统适用性溶液，吸取上述三种溶液各 1μL，分别点于同一硅胶 G(H)F$_{254}$ 薄层板上，以水-甲醇-二氯甲烷（6：35：59）作为展开剂，展开，晾干，置紫外光灯（365nm）下检视，系统适用性溶液应显示两个完全分离的斑点，供试品溶液所显主斑点的位置和荧光应与对照品溶液主斑点的位置和荧光相同。

三、特殊杂质检查

本类抗生素的杂质检查主要是酸度、有关物质、杂质吸光度和水分或干燥失重等。

（一）色谱法

四环素类药物中有关物质系指在生产和贮藏过程中引入的异构体、降解产物（ETC、ATC、

EATC）等。各国药典均采用 HPLC 法进行检查。

【例 11-17】 盐酸四环素中有关物质的检查

临用新制。取本品适量，精密称定，加 0.01mol/L 盐酸溶液溶解并定量稀释制成每 1mL 中约含 0.8mg 的溶液，作为供试品溶液；精密量取 2mL，置 100mL 量瓶中，用 0.01mol/L 盐酸溶液稀释至刻度，摇匀，作为对照溶液。取对照品溶液 2mL，置 100mL 量瓶中，用 0.01mol/L 盐酸溶液稀释至刻度，摇匀，作为灵敏度溶液。照含量测定项下【例 17-19】的色谱条件，量取系统适用性溶液和灵敏度溶液各 10μL，注入液相色谱仪，记录色谱图，主成分色谱峰峰高的信噪比应大于 10，再精密量取供试品溶液与对照溶液各 10μL，分别注入液相色谱仪，记录色谱图至主成分峰保留时间的 2.5 倍，供试品溶液色谱图中如有杂质峰，按校正后的峰面积计算（盐酸四环素、土霉素、4-差向四环素、盐酸金霉素、脱水四环素和差向脱水四环素的校正因子分别为 1.0、1.0、1.42、1.39、0.48 和 0.62），土霉素、4-差向四环素、盐酸金霉素、脱水四环素、差向脱水四环素的峰面积分别不得大于对照溶液主峰面积的 0.25 倍（0.5%）、1.5 倍（3.0%）、0.5 倍（1.0%）、0.25 倍（0.5%）、0.25 倍（0.5%），其他各杂质峰峰面积的和不得大于对照溶液主峰面积的 0.5 倍（1.0%）。

（二）分光光度法

四环素类抗生素多为黄色结晶性粉末，其有关物质颜色较深。ChP 要求，用规定溶剂制成一定浓度后，在规定波长下测定吸光度，以控制有色杂质的量。

【例 11-18】 盐酸四环素中杂质吸光度测定（ChP）

取本品，在 20~25℃ 时，加 0.8% 氢氧化钠溶液制成每 1mL 中含 10mg 的溶液，照紫外-可见分光光度法（通则 0401），置 4cm 的吸收池中，自加 0.8% 氢氧化钠溶液起 5 分钟时，在 530nm 波长处测定，吸光度不得过 0.12（供注射用）。

四、含量测定

四环素类抗生素及其制剂的含量测定，目前各国药典多采用 HPLC 法。

【例 11-19】 盐酸四环素的含量测定（ChP）

色谱条件与系统适用性试验：用十八烷基硅烷键合硅胶为填充剂；醋酸铵溶液［0.15mol/L 醋酸铵溶液-0.01mol/L 乙二胺四醋酸二钠溶液-三乙胺（100∶10∶1），用醋酸调节 pH 值至 8.5］-乙腈（83∶17）为流动相；检测波长为 280nm，进样体积的 10μL。取 4-差向四环素、土霉素、差向脱水四环素、盐酸金霉素及脱水四环素对照品各约 3mg 与盐酸四环素对照品约 48mg，置 100mL 量瓶中，加 0.1mol/L 盐酸溶液 10mL 使溶解后，用水稀释至刻度，摇匀，作为系统适用性溶液，取 10μL 注入液相色谱仪，记录色谱图，出峰顺序为 4-差向四环素、土霉素、差向脱水四环素、盐酸四环素、盐酸金霉素、脱水四环素，四环素的保留时间约为 14 分钟。4-差向四环素、土霉素、差向脱水四环素、盐酸四环素、盐酸金霉素各峰间的分离度均应符合要求，盐酸金霉素及脱水四环素峰间的分离度应不小于 1.0。

测定方法：取本品约 25mg，精密称定，置 50mL 量瓶中，用 0.01mol/L 盐酸溶液溶解并稀释至刻度，摇匀，精密量取 5mL，置 25mL 量瓶中，加 0.01mol/L 盐酸溶液稀释至刻度，摇匀，精密量取 10μL 注入液相色谱仪，记录色谱图；另取盐酸四环素对照品适量，同法测定。按外标法以峰面积计算出供试品中 $C_{22}H_{24}N_2O_8 \cdot HCl$ 的含量。按干燥品计算，含盐酸四环素（$C_{22}H_{24}N_2O_8 \cdot HCl$）不得少于 95.0%。

第五节 大环内酯类抗生素的分析

大环内酯类抗生素是一类具有 14~16 碳内酯环结构的抗生素。临床常用的有红霉素、罗红霉素、克拉霉素、阿奇霉素等。

一、结构与性质

大环内酯类抗生素是以一个大环内酯环（亦称糖苷配基）为母核，通过糖苷键与 1~3 个糖基（中性糖或氨基糖）相连接而构成的。大环内酯类抗生素一般均为无色的碱性化合物，易溶于有机溶剂，可与酸成盐，其盐易溶于水。大环内酯类抗生素化学性质不稳定，在酸性溶液中易发生苷键水解，碱性溶液中内酯环易破坏。

罗红霉素（roxithromycin）

红霉素（erythromycin）

Erythromycin A	R = −OH	R' = −CH$_3$
Erythromycin B	R = −H	R' = −CH$_3$
Erythromycin C	R = −OH	R' = −H

· x H$_2$O

阿奇霉素（azithromycin）

红霉素（erythromycin）是由红色链丝菌产生的抗生素，包括 erythromycin A、B 和 C。临床所用的红霉素主要是 erythromycin A，其他两个组分 B 和 C 被视为杂质。常用其各种酯的衍生物，如硬脂酸红霉素和琥乙红霉素。本品为白色的结晶或粉末，无臭，微有引湿性，在甲醇、乙醇或丙酮中易溶，在水中极微溶解，有旋光性，加无水乙醇溶解并定量稀释制成每 1mL 中约含 20mg 的溶液，比旋度为 −71°~−78°。

罗红霉素（roxithromycin）为红霉素 C-9 肟的衍生物，是红霉素衍生物中活性最好的一种，其具有较好的化学稳定性，抗菌活性强于红霉素，被广泛应用。本品无臭，味苦；略有引湿性，在乙醇或丙酮中易溶，在甲醇中溶解，在乙腈中略溶，在水中几乎不溶；有旋光性，加无水乙醇溶解并定量稀释成每 1mL 中约含 20mg 的溶液，比旋度为 −82°~−87°。

阿奇霉素（azithromycin）是第一个结构为氮杂内酯类的抗生素，是用化学方法在红霉素 A 内酯环上插入一个氮原子衍生得到的。为白色或类白色结晶性粉末；无臭，味苦；微有引湿性。本品在甲醇、丙酮、三氯甲烷、无水乙醇或稀盐酸中易溶，在水中几乎不溶。加无水乙醇溶解并定量稀释制成每 1mL 中含 20mg 的溶液，比旋度应为 −45° 至 −49°。在酸中稳定性增强。

二、鉴别试验

本类抗生素鉴别方法主要有呈色反应、红外光谱法及色谱法。

（一）呈色反应

1. 硫酸反应 该类抗生素遇硫酸显红棕色。

2. Molish 反应 在酸性条件下，该类抗生素的糖类脱水形成糠醛，与 α-萘酚反应生成紫色化合物。

3. 其他显色反应 如 ChP 琥乙红霉素的鉴别方法为：取本品约 5mg，加盐酸羟胺的饱和甲醇溶液与氢氧化钠的饱和甲醇溶液各 3~5 滴，在水浴上加热发生气泡，放冷，加盐酸溶液（4.5 →100）使成酸性，加三氯化铁试液 0.5mL，溶液显紫红色。

（二）光谱法

IR 法广泛用于该类抗生素的鉴别，方法为与标准图谱对照的方法。

ChP 罗红霉素的鉴别：本品的红外光吸收图谱应与对照图谱（光谱集 786 图）一致。如不一致时，取本品 1g 置 10mL 具塞试管中，加入 80% 丙酮溶液 2mL，加热振摇使溶解，自然或冰浴降温结晶，如结晶为糊状或絮状，重新加热溶解后再结晶，抽滤，取残渣置 60℃ 下减压干燥后测定。

（三）色谱法

常用薄层色谱法和高效液相色谱法。

【例 11-20】罗红霉素片的薄层色谱鉴别（ChP）

取本品的细粉适量，用无水乙醇溶解并稀释制成每 1mL 中约含罗红霉素 25mg 的溶液，滤过，取续滤液作为供试品溶液；另取罗红霉素对照品适量，用无水乙醇溶解并稀释制成每 1mL 中约含 25mg 的溶液，作为对照品溶液。取上述两种溶液等量混合，作为混合溶液。照薄层色谱法试验，吸取上述三种溶液各 2μL，分别点于同一硅胶 G 薄层板上，以甲苯-二氯甲烷-二乙胺（50：40：7）为展开剂，展开，晾干，喷以显色剂（取磷钼酸 2.5g，加冰醋酸 50mL、硫酸 2.5mL 使溶解，摇匀），再置 105℃ 加热数分钟。混合溶液所显主斑点应为单一斑点，供试品溶液所显主斑点的位置和颜色应与对照品溶液或混合溶液主斑点的位置和颜色相同。

三、特殊杂质检查

大环内酯类抗生素除检查水分、重金属、酸碱度、炽灼残渣等，还要检查有关物质，另外硬脂酸红霉素检查项下包括游离硬脂酸、硬脂酸红霉素、硬脂酸钠的检查。

【例 11-21】罗红霉素有关物质的检查（ChP）

取本品适量，精密称定，用流动相溶解并稀释制成每 1mL 中约含 1.0mg 的溶液，作为供试品溶液；取罗红霉素对照品和红霉素标准品适量，加流动相溶解并稀释制成每1mL中各约含1mg的混合溶液，作为系统适用性溶液。

色谱条件和系统适用性：用十八烷基硅烷键合硅胶为填充剂；以0.067mol/L磷酸二氢铵溶液（用三乙胺调节pH值至6.5）-乙腈（65：35）为流动相；检测波长为210nm；进样体积为20μL。在系统适用性溶液色谱图中，罗红霉素峰的保留时间约为14分钟，其与红霉素峰间的分离度应不小于15.0，罗红霉素峰与相对保留时间约为0.95处杂质峰之间的分离度应不小于1.0，与相对保留时间约为1.2处杂质峰之间的分离度应不小于2.0。

测定方法和限度要求：精密量取供试品溶液与对照溶液各20μL，分别注入液相色谱仪，记录色谱图至主成分峰保留时间的4倍。供试品溶液色谱图中如有杂质峰，除二甲基甲酰胺峰（用流动相制成0.001%的二甲基甲酰胺溶液同法测定，按保留时间定位）外，单个杂质峰面积不得大于对照溶液主峰面积（1.0%），各杂质峰面积的和不得大于对照溶液主峰面积的4倍（4.0%），供试品溶液中小于对照溶液主峰面积0.1倍的峰忽略不计。

四、含量测定

对本类抗生素，药典主要采用抗生素微生物检定法和HPLC法测定。如琥乙红霉素采用抗生素微生物检定法测定。罗红霉素、阿奇霉素（原料与制剂）和克拉霉素采用HPLC法测定。体内样品中阿奇霉素测定可采用上述两种方法，也可以采用HPLC-MS法、HPLC-MS/MS法测定。

【例11-22】抗生素微生物检定法测定琥乙红霉素的含量（ChP）

精密称取本品适量，加乙醇（按琥乙红霉素每10mg加乙醇4mL）溶解后，用磷酸盐缓冲液（pH值7.8）定量稀释制成每1mL中约含500单位的溶液，室温放置16小时或40℃放置6小时，使水解完全；另取红霉素标准品约25mg，精密称定，加乙醇12.5mL使溶解后，用磷酸盐缓冲液（pH值7.8）稀释制成每1mL中含500单位的溶液，照抗生素微生物检定法（通则1201）红霉素项下要求测定。1000红霉素单位相当于1mg $C_{37}H_{67}NO_{13}$。本品为红霉素琥珀酸乙酯，按无水物计算，每1mg的效价不得少于765红霉素单位。

【例11-23】HPLC法测定阿奇霉素含量（ChP）

色谱条件与系统适用性试验：用十八烷基硅烷键合硅胶为填充剂；以磷酸盐缓冲液（取0.05mol/L磷酸氢二钾溶液，用20%的磷酸溶液调节pH值至8.2）-乙腈（45：55）为流动相；检测波长为210nm。取阿奇霉素系统适用性试验对照品适量，加乙腈溶解并稀释制成每1mL中含10mg的溶液，取50μL注入液相色谱仪，记录的色谱图应与标准图谱一致。

测定方法：取本品适量，精密称定，加乙腈溶解并定量稀释制成每1mL中含1mg的溶液，作为供试品溶液，精密量取50μL注入液相色谱仪，记录色谱图；另取阿奇霉素对照品适量，同法测定。按外标法以峰面积计算供试品中 $C_{38}H_{72}N_2O_{12}$ 的含量。

第六节 抗生素类药物中高分子杂质的检查

抗生素类药物是临床最常用的药物，也是易发生不良反应的药物之一，其不良反应主要是药物所致的过敏反应，尤其以β-内酰胺类抗生素最为严重。β-内酰胺类抗生素中的高分子杂质是引起过敏反应的过敏原，也是该类药物分析研究的重点。本节以β-内酰胺类抗生素为例，对高分子杂质的杂质分类、来源、聚合特性、结构特点和分离分析方法做简要介绍。

一、高分子杂质的分类和来源

药物杂质中相对分子质量比药物分子相对分子量大的杂质称为高分子杂质，这些杂质通常相对分子质量为 1000~5000D，个别可至 10000D，有外源性和内源性两种来源。外源性高分子杂质源于发酵工艺，为蛋白、多肽、多糖等及其与抗生素结合的杂质。内源性高分子杂质源于自身的分降解与聚合。聚合物既可来自于生产过程，又可在贮藏过程中形成，甚至在用药时产生。抗生素聚合物的免疫原性通常较弱，但作为多价半抗原可引发速发型过敏反应。

随着药物生产工艺的不断改进和提高，目前 β-内酰胺类抗生素药物成品中外源性杂质日趋减少，而内源性聚合物杂质的控制是当前抗生素高分子杂质控制的主要对象。

二、高分子杂质的基本结构与特点

（一）杂质的基本结构

β-内酰胺类抗生素中的高分子杂质有多肽类杂质和聚合物类杂质两大类。

多肽类高分子杂质由 β-内酰胺环和多肽上的伯氨基缩合而成，主要在发酵工艺中形成。在样品贮存过程中，多肽类杂质残留的自由氨基仍能与 β-内酰胺环反应，直至被饱和。如青霉噻唑多肽，性质比较稳定，分子量为 2400~3500D。其结构如下：

β-内酰胺类的聚合反应有两种方式：母核参与反应（N 型聚合反应）和侧链参与反应（L 型聚合反应）。N 型聚合反应是指 7 位侧链中的活性基团亲核攻击 β-内酰胺环中的羰基碳原子，形成的聚合物。L 型聚合反应是指 β-内酰胺环一定条件下开环，形成亲核的仲氨基团，然后与另一头的羰基发生亲核加成反应形成的聚合物。侧链上含有氨基的青霉素类，如氨苄西林等，可按两种方式聚合，有多种聚合物存在（表 11-5）。侧链上无氨基等活泼基团的青霉素，如羧苄西林，只按第一种方式聚合。两种聚合方式所得的聚合物结构如下：

N 型聚合物的结构
（羟苄西林聚合物）
$n=0$ 二聚物，$n=1$ 三聚体

L 型聚合物的结构
氨苄西林聚合物
$n=0$ 二聚物，$n=1$ 三聚体

头孢菌素中的高分子杂质类型与青霉素一样，有与母核有关的 N 型聚合反应和侧链参与的 L 型聚合反应两种类型。不同之处在于不能形成类似于青霉噻唑基（penicilloyl group）的头孢噻嗪基（cephalosporeyl group）结构，而是进一步裂解成以 7 位侧链为主的衍生物。

（二）高分子杂质的特点

1. 生产工艺中产生的杂质　发酵中产生的任何蛋白及蛋白碎片均可带入产品中，相同的蛋白或蛋白碎片上可以结合不同数目的药物分子，形成青霉噻唑多肽类杂质。

2. 可降解　形成的聚合物可发生不同程度的降解作用。

3. 以异构体存在的样品，同聚和异聚反应可同时发生　如羧苄西林，有 L 和 D 型两种异构体，二聚体中发现有 L-L、D-D 和 L-D 三种聚合物。

4. 种类和数量与生产工艺密切相关　如氨苄西林的溶媒结晶工艺和喷雾干燥工艺所得样品中的高分子杂质，在引发豚鼠被动皮肤过敏（passive cutaneous anaphylaxis，PCA）反应时具有不同的特异性，两者的二聚物含量也明显不同。

三、高分子杂质的分离分析方法

高分子杂质可以通过反相高效液相色谱、凝胶色谱和离子交换色谱等进行控制。结构不同的高分子杂质通常具有相似的生物学特性，如均为过敏性杂质。因此，在药物质量控制中一般不需分别控制不同结构的高分子杂质含量，而只需控制药品中高分子杂质的总量。故根据分子量差异进行分离的凝胶色谱法，是简便易行的分离模式。

（一）凝胶色谱法分离原理及特点

凝胶色谱法又称分子排阻色谱法，是 20 世纪 60 年代初发展发起来的一种分离技术，设备简单、操作方便、不需要有机溶剂、对高分子物质有很高的分离效果。它是利用某些凝胶对混合物各组分因分子量不同，其阻滞作用也不同而进行分离、分析的方法。利用凝胶色谱的分子筛机制，让药物分子自由进入凝胶颗粒内部，而所有的高分子杂质被排阻，进而实现让所有高分子杂质具有相同保留时间的设想。

任何一种被分离的化合物被凝胶筛孔阻滞的程度可以用分配系数 Kav（被分离化合物在水和外水体积中的比例关系）表示，分配系数 Kav 越大意味着色谱柱对该成分的保留越强。实验证明，葡聚糖凝胶 Sephadex G-10 可基本保证所有的 β-内酰胺类抗生素中的高分子杂质被排阻，即 $Kav = 0$。

$$Kav = (Ve - Vo)/(Vt - Vo)$$

式中：Kav 为分配系数；Ve 为洗脱体积，将样品中某一组分洗脱下来所需洗脱液的体积；Vo 为外水体积，柱内凝胶床中颗粒间自由空间所占体积；Vt 为柱床体积，柱内凝胶颗粒占有体积与外水体积之和。

（二）影响药物色谱行为的因素

在 Sephadex G-10 凝胶色谱系统中，理论上 β-内酰胺类抗生素三聚体以上的高分子杂质均集中在 $Kav = 0$ 的色谱峰中。此外，由于溶质分子和凝胶介质间存在多种次级相互作用，如吸附作用。凝胶颗粒内部具有较大的比表面积和较小的自由空间，溶质分子在凝胶内部较凝胶颗粒外部更易被吸附，因此，色谱过程中除分子排阻作用外，凝胶对药物分子的吸附作用大于对高分子杂质的吸附作用。在深入研究溶质和葡聚糖凝胶相互作用及流动相对该作用的影响因素，通过调节流动相组成、浓度、pH 值和流速等参数，有目的地利用药物分子和凝胶颗粒间的相互作用，从而调节高分子杂质和药物分子间的分离度，也可使 β-内酰胺类抗生素的寡聚物（如二聚物等）与其他高分子杂质分离，也可使两者合一，用于不同的分析目的。

1. 离子强度的影响 一般说来，流动相中离子强度越大，β-内酰胺类抗生素的 Kav 值越大。研究表明，在流动相中添加中性盐或增加缓冲溶液浓度后，可使 β-内酰胺类抗生素和高分子杂质得到有效分离，尤其在被测物浓度较高时，流动相中应含有足量的缓冲盐以改善色谱峰形和分离效果。

2. 流动相种类的影响 常用的流动相有柠檬酸缓冲液、硫酸铵缓冲液、磷酸缓冲液、醋酸缓冲液等。改变流动中缓冲液的种类，可以改变药物的色谱行为和峰形。但这种变化的决定因素是缓冲液中的阴离子种类，阴离子所带的负电荷越多，药物的 Kav 值相对越大，色谱峰越容易发生拖尾。

3. 流动相 pH 值得影响 当流动相中有多元酸/盐存在时，pH 值通过影响多元酸的解离，改变缓冲液中的阴离子类型，从而改变药物的保留行为。对于酸性溶质，在一定 pH 范围内，流动相的 pH 值越小，组分的 Kav 值越大。

4. 洗脱速度的影响 流速越大，溶质分子进入凝胶颗粒内部的概率越小，其与葡聚糖凝胶相互作用的概率越小，溶质保留值减小。

（三）自身对照外标法定量

1. 原理 在 Sephadex G-10 凝胶色谱系统中，由于 Sephadez G-10 的排阻分子量仅为 700D，因此，除部分寡聚物外，β-内酰胺类抗生素中的高分子杂质在色谱过程中均不保留，即所有高分子杂质表现为单一的色谱峰，其 $Kav=0$。在特定条件下，β-内酰胺类抗生素由于分子间的氢键、静电、疏水等次级相互作用，可以形成缔合物，导致其表观分子量增大，在 Sephadex G-10 凝胶色谱系统中和高分子杂质具有相似的色谱行为，即在 $Kav=0$ 处表现为单一色谱峰。利用以上特性，在 Sephadex G-10 凝胶色谱系统进样药物对照品溶液，测定其在特定条件下缔合时色谱峰的响应指标，再改变色谱条件，测定供试品高分子杂质与待测成分分离后 $Kav=0$ 处高分子杂质峰的峰面积，按照外标法计算，即得药物中高分子杂质相当于药品本身的相对含量。

2.【例 11-24】头孢曲松聚合物

照分子排阻色谱法（通则 0514）测定，临用新制。

溶液的配制：取本品约 0.2g，精密称定，置 10mL 量瓶中，加水溶解并稀释至刻度，摇匀，作为供试品溶液；取头孢曲松对照品适量，精密称定，加水溶解并定量稀释制成每 1mL 中约含 0.1mg 的溶液，作为对照溶液；取蓝色葡聚糖 2000 适量，加水溶解并稀释制成每 1mL 中约含 0.4mg 的溶液，作为系统适用性溶液（1）；称取头孢曲松钠约 0.2g，置 10mL 量瓶中，用系统适用性溶液（1）溶解并稀释至刻度，摇匀，作为系统适用性溶液（2）。

色谱条件和系统适用性要求：用葡聚糖凝胶 G-10（40~120μm）为填充剂；玻璃柱内径 1.0~1.4cm，柱长 30~40cm；以 pH7.0 的 0.1mol/L 磷酸盐缓冲液［0.1mol/L 磷酸氢二钠溶液-0.1mol/L 磷酸二氢钠溶液（61:39）］为流动相 A，以水为流动相 B；流速为每分钟 1.5mL；检测波长为 254nm；进样体积 100~200μL。系统适用性溶液（1）分别在以流动相 A 与流动相 B 为流动相记录的色谱图中，按蓝色葡聚糖 2000 峰计算，理论板数均不低于 400，拖尾因子均应小于 2.0，蓝色葡聚糖 2000 的保留时间比值应为 0.93~1.07。系统适用性溶液（2）在以流动相 A 为

流动相记录的色谱图中，高聚体的峰高与单体和高聚体之间的谷高比应大于 2.0（药物分子的单体与其二聚体不能达到基线分离时分离度的计算公式）。对照溶液色谱图中主峰和供试品溶液色谱图中聚合物峰，与相应色谱系统中蓝色葡聚糖 2000 的保留时间的比值均应为 0.93～1.07。以流动相 B 为流动相，精密量取对照溶液连续进样 5 次，峰面积的相对标准偏差应不大于 5.0%。

测方法和限度要求：以流动相 A 为流动相，精密量取供试品溶液注入液相色谱仪，记录色谱图；以流动相 B 为流动相，精密量取对照溶液注入液相色谱仪，记录色谱图。

按外标法以头孢曲松峰面积计算，含头孢曲松聚合物的量不得过 0.5%。

【案例分析】

（1）通常选用蓝色葡聚糖 2000 作为处测定外水体积的物质。该物质分子量大（约为 200 万），呈蓝色，在各种型号的葡聚糖凝胶中都被完全排阻。

（2）在纯水环境下测定，各种 β-内酰胺类抗生素均可缔合，在 Sephadex G-10 凝胶色谱系统中 Kav<0.1，所以纯水可以作为缔合峰测定的基本洗脱液。但以纯水为流动相时，缔合峰严重拖尾，故需在流动相中加入适当的缓冲盐，以改善峰拖尾。经研究，除常用的缓冲溶液外，一定浓度的葡萄糖溶液或甘氨酸溶液作为流动相，可明显改善峰拖尾现象。这是因为葡萄糖与葡聚糖凝胶有相同的化学性质，葡萄糖与缔合物的相互作用抑制了缔合物与葡聚糖凝胶间的相互作用；而甘氨酸分子中含有氨基和羧基，可封闭葡聚糖凝胶中的羟基等极性作用点，从而抑制了缔合物与葡聚糖凝胶间的相互作用。

（3）由于 β-内酰胺类抗生素高分子聚合物不稳定，不同批次制备的对照品不同质等原因，其对照品较难制备，因而无法采用外标法定量。由于其含量和药物含量相差较大，采用峰面积归一化法计算则会产生较大误差。故设计自身对照外标法进行定量检查。

（四）高分子聚合物控制现状

目前仍有部分 β-内酰胺类抗生素未进行聚合物控制，主要原因是一些 β-内酰胺类抗生素在特定条件下不能完全缔合，无法采用"自身"对照外标法定量；一些系统适用性试验不符合要求，如对照溶液与蓝色葡聚糖 2000 峰的保留时间不一致、对照溶液峰不能重叠或峰面积的相对标准偏差>5.0%、分离度不符合要求等。

（五）高分子杂质和质量控制研究过程中的思考

由于 β-内酰胺类抗生素高分子杂质的含量与制备工艺、贮藏条件和使用方法有关，因此在质量控制研究过程中需全面衡量以下几个方面：

1. 首先要从产品的制备工艺和分子结构特点分析可能产生的高分子杂质，并研究温度、光照、水分及溶液 pH 等对高分子杂质含量的影响，以明确高分子杂质产生的影响因素，用于指导优化制备工艺、选择适宜的贮藏条件、制定有效的质量控制指标和限度，以及确定合适的临床使用方法。

2. 高分子聚合物的检查方法重点考察系统适用性（包括理论板数、拖尾因子、分离度、重复性），并要进行方法学验证。

3. 如果某些 β-内酰胺类抗生素在特定条件下不能完全缔合，无法采用"自身"对照外标法定量时，可以用结构类似且能够完全缔合的其他药物制备对照，进行"自身"对照外标法定量，但要注意计算结果时应考虑两者分子量的差异。

第一节　基本结构与分类

　　甾体激素类（steroid hormones）药物是一类具有环戊烷并多氢菲母核的激素类药物，包括天然激素类和人工合成品，目前临床应用的主要是后者。根据其生理和药理作用，甾体激素类药物分为肾上腺皮质激素（adrenocortical hormones）和性激素（sex hormones）两大类，其中性激素又可分为雌激素（estrogen）、雄激素和蛋白同化激素（protein anabolic hormone）、孕激素（progestin），是临床上很重要的一类药物。其母核（甾烷）基本结构如下：

一、肾上腺皮质激素

　　肾上腺皮质激素简称皮质激素。按其作用分为糖皮质激素和盐皮质激素，在临床上应用广泛。代表性药物有氢化可的松、醋酸地塞米松、醋酸去氧皮质酮、醋酸曲安奈德等。

氢化可的松（hydrocortisone）

醋酸地塞米松（dexameth asoneacetate）

醋酸去氧皮质酮（desoxycor toneacetate）

醋酸曲安奈德（triamcinoloneace tonideacetate）

本类药物的母核共有 21 个碳原子，具有以下结构特征：

1. A 环有 Δ^4-3-酮基，为共轭体系，在波长 240nm 附近有吸收，若 C_6 与 C_7 之间为双键，吸收波长红移。

2. C_{17} 位上为 α-醇酮基，具有还原性。多数药物有 C_{17}-α-羟基，如氢化可的松、地塞米松磷酸钠；部分药物 α-醇酮基上的醇羟基与酸成酯，如醋酸地塞米松、醋酸去氧皮质酮、醋酸曲安奈德。

3. 一些药物 C_6 或 C_9 的 α 位有卤素取代，如丙酸倍氯米松（beclomethasone dipropionate，C_9 -Cl）、地塞米松（dexamethasone，C_9-F）、醋酸氟轻松（fluocinonide，C_6-F，C_9-F），显有机氟化物或氯化物反应。

4. 一些药物的 C_1、C_2 之间或 C_6、C_7 之间为双键；C_{11} 位上有羟基或酮基，C_{16} 引入了甲基或羟基等。

上述结构特征是皮质激素类药物定性、定量分析的主要依据。

二、雄性激素及蛋白同化激素

天然雄激素（androgens）主要是睾酮（testosterone），人工合成的有甲睾酮、丙酸睾酮、十一酸睾酮（testosterone undecanoate）等。雄激素具有维持男性生理、促进蛋白合成等广泛的活性，对雄激素结构改造，可降低其雄性激素作用，但保留或增强同化作用，成为蛋白同化激素类（anabolic steroid）药物，如苯丙酸诺龙、司坦唑醇（stanozolol）等。结构如下：

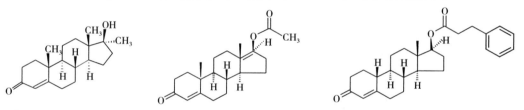

甲睾酮（methyl testosterone）　　丙酸睾酮（testosterone propionate）　　苯丙酸诺龙（nandrolone phenylpropionate）

雄性激素的母核有 19 个碳原子，蛋白同化激素在 C_{10} 位上一般无角甲基，母核只有 18 个碳原子。结构特点如下：

1. A 环有 Δ^4-3-酮基，有紫外吸收。

2. C_{17} 位上为羟基，部分药物的羟基被酯化，如苯丙酸诺龙。

三、孕激素

代表性药物有黄体酮、醋酸甲地孕酮、左炔诺孕酮（levonorgestrel）、炔诺酮等。黄体酮又称孕酮，是天然孕激素，在临床上应用广泛。但黄体酮口服后可被迅速代谢失效，只能注射给药。醋酸甲地孕酮是经结构改造的孕激素药物，在 C_{17} 上引入乙酰氧基使其具有口服的活性，在 C_6 上引入双键使孕激素活性增强。黄体酮和醋酸甲地孕酮的结构如下：

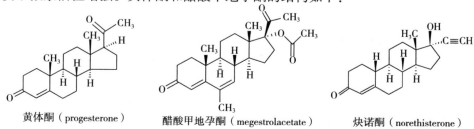

黄体酮（progesterone）　　醋酸甲地孕酮（megestrolacetate）　　炔诺酮（norethisterone）

本类药物的结构特点如下：

1. A 环有 Δ^4-3-酮基。

2. C_{17} 位上有甲酮基或乙炔基，如黄体酮、醋酸甲地孕酮、炔诺酮等。

3. 多数药物在 C_{17} 位上有羟基，部分药物的羟基被酯化，如己酸羟孕酮。

另外，ChP 收载的米非司酮为抗孕激素药物，具有甾体母核结构，C_{11} 位上有对二甲氨基苯基取代，除具有甾体的性质外，二甲氨基还具有碱性。

四、雌性激素

天然的雌激素有雌二醇、雌酮（estrone）和雌三醇（estriol），人工合成的有炔雌醇、苯甲酸雌二醇（estradiol benzoate）等。代表性药物有雌二醇、炔雌醇。

雌二醇（estradiol）　　　　　　　　炔雌醇（ethinylestradiol）

本类药物的母核共有 18 个碳原子，结构特点如下：

1. A 环为苯环，C_3 位上有酚羟基，有的药物 C_3 位上的酚羟基成酯，如苯甲酸雌二醇或成醚、炔雌醚。

2. C_{17} 位上有羟基，有些药物 C_{17} 位上羟基成了酯，如戊酸雌二醇；有些药物在 C_{17} 位上有乙炔基，如炔雌醇、炔雌醚。

第二节　理化性质与鉴别试验

一、性状特征及物理常数的测定

本类药物均为具有甾体母核的弱极性有机化合物，均具有旋光性、脂溶性和紫外特征吸收。在本类药物的性状项下多收载有熔点、比旋度、吸收系数等物理常数的测定项目，用于鉴别。

（一）性状与溶解度

本类药物为白色至微黄色粉末或结晶性粉末。除钠盐外，多数在三氯甲烷中微溶至易溶，在甲醇或乙醇中微溶至溶解，在乙醚或植物油中微溶至略溶，在水中不溶或几乎不溶。

（二）熔点

测定药物的熔点不仅具有鉴定意义，还可以反映药物的纯度。本类药物的熔点，肾上腺皮质激素类药物大多为 200~270℃，熔融同时分解；孕激素类药物的熔点多为 200~240℃；雌激素类药物的熔点一般为 100~200℃；雄激素类药物的熔点为 60~170℃。部分甾体激素类药物可通过制备衍生物再测定其熔点来进行鉴别。本法虽较繁琐费时，但专属性强。

如 ChP 规定：丙酸睾酮的熔点为 118~123℃；黄体酮的熔点为 128~131℃；雌二醇的熔点为 175~180℃。

（三）比旋度

测定比旋度是鉴别不同种甾体激素药物的重要依据。

如 ChP 中醋酸地塞米松比旋度的测定：取本品，精密称定，加二氧六环溶解并定量稀释制成每 1mL 中约含 10mg 的溶液，依法（通则 6021）测定，比旋度为+82°至+88°；同法测得丙酸睾酮比旋度为+84°至+90°；黄体酮比旋度为+186°至+198°；雌二醇的比旋度为+76°至+83°。

（四）吸收系数

吸收系数（$E_{1cm}^{1\%}$）可以反映药物的紫外吸收特征，可用于鉴别。

如 ChP 中醋酸地塞米松的吸收系数的测定：取本品，精密称定，加乙醇溶解并定量稀释制成每 1mL 中约含 15μg 的溶液，照紫外-可见分光光度法（通则 0401），在 240nm 波长处测定吸光度，吸收系数（$E_{1cm}^{1\%}$）为 343～371。

二、化学鉴别法

（一）甾体母核的呈色反应

多数甾体激素药物能与硫酸、盐酸、磷酸、高氯酸等酸反应呈色，其中与硫酸的呈色反应操作简便，反应灵敏，且不同药物可形成不同的颜色或荧光而相互区别，目前为各国药典所应用。一些甾体激素与硫酸呈色反应的结果列于表 12-1。

表 12-1 甾体激素与硫酸的呈色反应

药物名称	颜色	加水稀释后
醋酸可的松	黄或微带橙色	颜色消失溶液澄清
氢化可的松	棕黄至红色并显绿色荧光	黄至橙黄，微带绿色荧光，有少量絮状沉淀
醋酸地塞米松注射液	水浴加热，下层有棕红色的环出现	棕红色消失
醋酸泼尼松	橙色	黄色渐变蓝绿色
泼尼松龙	渐显深红色	红色褪去，有灰色絮状沉淀
醋酸泼尼松龙	玫瑰红色	颜色消失，有灰色絮状沉淀
地塞米松	淡红棕色	颜色消失
炔雌醇	橙红色并显黄绿色荧光	玫瑰红色絮状沉淀
炔雌醚	橙红色，UV 下显黄绿色荧光	红色沉淀
雌二醇	黄绿色荧光，加 $FeCl_3$ 试液呈草绿色	红色
己酸羟孕酮	微黄色	由绿色经红色至带蓝色荧光的红紫色

（二）官能团的反应

1. C_{17}-α-醇酮基的还原反应　肾上腺皮质激素类药物的 C_{17}-α-醇酮基，具有还原性。能与四氮唑试液、碱性酒石酸铜试液（斐林试液）和氨制硝酸银试液（多伦试液）反应呈色，广泛用于皮质激素类药物的鉴别试验。与四氮唑显色反应时，C_{17}-α-醇酮基被氧化，四氮唑在碱性条件下被还原为有色的甲𝔐（formazan）；碱性酒石酸铜被还原为砖红色氧化亚铜；氨制硝酸银被还原为黑色的金属银。

在上述呈色反应中，四氮唑显色反应还用于皮质激素类药物薄层色谱显色和比色法的含量测定。

【例 12-1】醋酸地塞米松的鉴别（ChP）

取本品约 10mg，加甲醇 1mL，微温溶解后，加热的碱性酒石酸铜试液 1mL，即生成砖红色沉淀。

【例 12-2】醋酸泼尼松的鉴别（ChP）

取本品约 1mg，加乙醇 2mL 使溶解，加 10%氢氧化钠溶液 2 滴与氯化三苯四氮唑试液 1mL，即显红色。

【例 12-3】醋酸去氧皮质酮的鉴别（ChP）

取本品约 5mg，加乙醇 0.5mL 溶解后，加氨制硝酸银试液 0.5mL，即生成黑色沉淀。

2. 酮基与羰基试剂的呈色反应 皮质激素、孕激素、雄激素和同化激素类药物分子结构中含有 C_3-酮基和 C_{20}-酮基，可与羰基试剂，如异烟肼、硫酸苯肼及 2,4-二硝基苯肼等反应，形成黄色的腙，用于鉴别，该反应条件控制得当，也可以用于定量分析。

其中硫酸苯肼法是 C_{17}，C_{21}-二羟基-C_{20}-酮基的专属反应，该法在强酸性条件下，反应式如下：

腙（黄色）

【例 12-4】黄体酮的鉴别（ChP）

取本品约 0.5mg，加异烟肼约 1mg 与甲醇 1mL 溶解后，加稀盐酸 1 滴，显黄色。

【例 12-5】氢化可的松的鉴别（ChP）

取本品约 0.1mg，加乙醇 1mL 溶解后，加临用新制的硫酸苯肼试液 8mL，在 70℃加热 15 分钟，即显黄色。

3. C_{17}-甲酮基的呈色反应 甾体激素药物分子结构中含有甲酮基以及活泼亚甲基时，能与亚硝基铁氰化钠［$Na_2Fe(CN)_5NO$］、间二硝基酚、芳香醛类反应呈色。其中亚硝基铁氰化钠反应被认为是黄体酮的专属、灵敏的鉴别方法，在一定条件下，黄体酮显示蓝紫色，其他常用甾体激素均不显蓝紫色，而呈现淡橙色或不显色。

【例 12-6】黄体酮的鉴别（ChP）

取本品约 5mg，加甲醇 0.2mL 溶解后，加亚硝基铁氰化钠细粉约 3mg、碳酸钠和醋酸铵各约 50mg，摇匀，放置 10~30 分钟，显蓝紫色。

4. 酚羟基的呈色反应 雌激素 C_3 位上的酚羟基，可与重氮苯磺酸反应生成红色偶氮染料进行鉴别。

5. 其他官能团的反应 在甾体激素类药物中有部分药物结构中含有有机氟或氯，可用氧瓶燃烧法或回流水解法将有机卤素转变为氟离子或氯离子，然后再进行氟化物或氯化物的鉴别试验。一些孕激素和雌激素药物结构中含有乙炔基，可与硝酸银形成白色的炔银沉淀加以鉴别。一些含酯结构的甾体激素药物可先行水解，然后采用适当方法鉴别相应的羧酸，如醋酸酯水解后产生醋酸，在硫酸存在下与乙醇形成乙酸乙酯，具有香气。此外，对于一些钠盐，还可利用钠离子的反应进行鉴别。

【例12-7】 炔雌醇的鉴别（ChP）

取本品 10mg，加乙醇 1mL 溶解后，加硝酸银试液 5~6 滴，即生成白色沉淀。

【例12-8】 醋酸地塞米松的鉴别（ChP）

取本品 50mg，加乙醇制氢氧化钠试液 2mL，置水浴中加热 5 分钟，放冷，加硫酸溶液（1→2）2mL，缓缓煮沸 1 分钟，即发生乙酸乙酯的香气。

三、光谱法

（一）紫外-可见分光光度法

甾体激素类药物的紫外光区吸收是基于分子中的 A 环及 B 环，而 C 环和 D 环一般不影响。具 Δ^4-3-酮结构的甾体激素药物在波长 240nm 附近有最大吸收，C_1 位引入第二个双键，对吸收带位置的影响不显著，但 C_6 位双键的引入，则使吸收带红移约 40nm，并且增色效应显著。如醋酸甲羟孕酮（medroxyprogesterone acetate）的无水乙醇溶液在波长 240nm 处有最大吸收，$E_{1cm}^{1\%}$ 值为 408，而 C_6 位增加一个双键的醋酸甲地孕酮的无水乙醇溶液的最大吸收波长位移至 287nm，$E_{1cm}^{1\%}$ 值增至 630，三种甾体类药物的紫外光谱如图 12-1 所示。

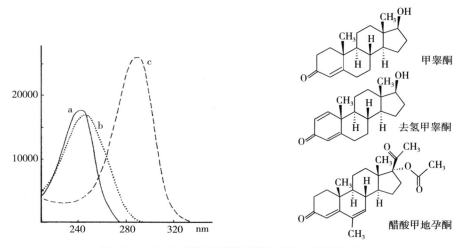

图 12-1　C_3 位不饱和酮甾体的紫外光谱（甲醇溶液）

a. Δ^4-3-酮型（甲睾酮）；b. $\Delta^{1,4}$-3-酮型（去氢甲睾酮）；c. $\Delta^{4,6}$-3-酮型（醋酸甲地孕酮）

当 A 环具有酚羟基取代时，最大吸收波长出现在 280nm 附近。若在强碱性溶液中，酚羟基电离，吸收带红移约 20nm，且吸收强度增加；酚羟基成为烷氧基衍生物后吸收带裂分，但碱化时不发生吸收带位移。如 C_3 位连接环戊基氧基的尼尔雌醇，在 280nm、288nm 波长处出现两个最大吸收；而酚羟基成为酚酯后光谱发生蓝移，吸光度明显下降。利用这些光谱特性，可进行该类药物的鉴别。

【例12-9】 丙酸倍氯米松（beclometasone dipropionate）的鉴别（ChP）

取本品，精密称定，加乙醇溶解并定量稀释制成每 1mL 中约含 20μg 的溶液，照紫外-可见分光光度法（通则 0401）测定，在 239nm 波长处有最大吸收，吸光度为 0.57~0.60；在 239nm 与 263nm 波长处的吸光度比值应为 2.25~2.45。

【例12-10】 氢化可的松的鉴别［USP（32）］

取本品适量，加甲醇溶解制成每 1mL 含 10μg 的溶液，同法制备标准溶液，照 UV 法测定。

以干燥品计算，在 242nm 处的吸收系数（浓度单位为 g/100mL）差异不得超过 2.5%。

（二）红外分光光度法

各国药典均收载了利用红外吸收光谱法对甾体激素药物原料药的鉴别项目。如各类甾体激素的代表性药物氢化可的松、甲睾酮、黄体酮、炔雌醇的 IR 光谱图见图 12-2~图 12-5。

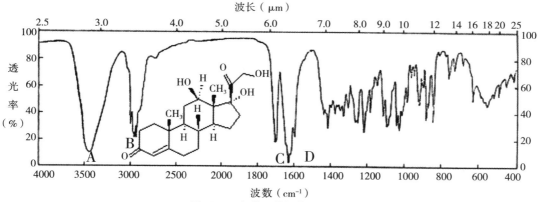

图 12-2　氢化可的松的 IR 图谱

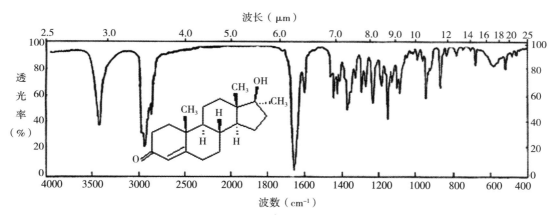

图 12-3　甲睾酮的 IR 图谱

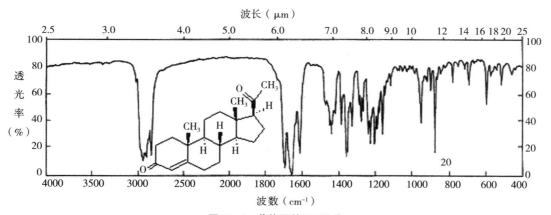

图 12-4　黄体酮的 IR 图谱

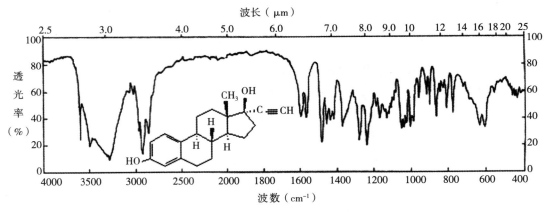

图 12-5　炔雌醇的 IR 图谱

本类药物的结构特征是具有羰基、羟基、乙炔基及甾体骨架上的甲基、次甲基等，在 IR 图谱上，这些基团显示强吸收峰，如在 $3600 \sim 3300 cm^{-1}$ 的 A 区域是羟基的 ν_{O-H} 吸收带；$2900 cm^{-1}$ 左右的 B 区域是甾体骨架中甲基、次甲基的 ν_{C-H} 吸收带；$1750 \sim 1700 cm^{-1}$ 的 C 区域是饱和酮和酯的 $\nu_{C=O}$ 吸收带；$1700 \sim 1500 cm^{-1}$ 之间的 D 区域是不饱和酮 $\nu_{C=O}$ 及双键 $\nu_{C=C}$ 吸收带；$3300 cm^{-1}$ 的 E 区域是炔基的 $\nu_{\equiv C-H}$ 吸收带等。据此可以进行该类药物的鉴别。

四、色谱鉴别法

（一）薄层色谱法

表 12-2 是 ChP 收载的部分甾体激素药物制剂的 TLC 鉴别试验及条件。

表 12-2　甾体激素药物的 TLC 鉴别条件

制剂	供试品溶液	薄层板（硅胶）	展开剂	显色方法
苯丙酸诺龙注射液	石油醚提取后丙酮溶解	G	正庚烷-丙酮（2:1）	硫酸-乙醇
十一酸睾酮注射液	正己烷溶解	G	正己烷-丙酮（6:1）	2,4-二硝基苯肼
丙酸睾酮注射液	无水乙醇提取	GF254	二氯甲烷-甲醇（19:0.5）	254nmUV 灯下观察
苯甲酸雌二醇注射液	无水乙醇提取	G	苯-乙醚-冰醋酸（50:30:0.5）	硫酸-无水乙醇，365nmUV 灯下观察
雌二醇缓释贴片	甲醇溶解	G	甲苯-丙酮（4:1）	硫酸-无水乙醇
己酸羟孕酮注射液	三氯甲烷溶解	HF254	环己烷-乙酸乙酯（1:1）	254nmUV 灯下观察
醋酸泼尼松眼膏	石油醚提取后三氯甲烷溶解	G	二氯甲烷-乙醚-甲醇-水（385:60:15:2）	碱性四氮唑蓝
醋酸地塞米松乳膏	无水乙醇提取	G	三氯甲烷-丙酮（4:1）	硫酸-无水乙醇
炔诺孕酮炔雌醚片	三氯甲烷提取	G	三氯甲烷-甲醇（9:1）	硫酸-无水乙醇
倍他米松磷酸钠	甲醇溶解	G	稀盐酸饱和的丁醇溶液	硫酸-甲醇-硝酸
醋酸氯地孕酮	三氯甲烷溶解	G	苯-无水乙醇（95:5）	硫酸-无水乙醇
醋酸甲羟孕酮片	三氯甲烷提取	G	三氯甲烷-乙酸乙酯（10:1）	硫酸-无水乙醇，365nmUV 灯下观察

（二）高效液相色谱法

ChP 中采用高效液相色谱法鉴别的甾体激素类药物很多，如醋酸地塞米松、甲睾酮、丙酸睾酮、黄体酮、炔雌醇和炔诺孕酮等。多用高效液相色谱法测定含量，并同时进行鉴别。如丙酸睾酮的鉴别项下规定：在含量测定项下记录的色谱图中，供试品溶液主峰的保留时间应与对照品溶液主峰的保留时间一致。

第三节　特殊杂质检查

甾体激素药物多由其他甾体化合物经结构改造而来，有关物质主要是药物中存在的合成的起始物、中间体、副产物以及降解产物等。由于这些杂质一般具有甾体母核，与药物的结构相似，因此，采用色谱法进行限度检查。此外，根据药物在生产和贮存过程中可能引入的杂质，有的药物还需作"游离磷酸盐""硒""残留溶剂"检查等。

此外根据不同生产工艺和药物的稳定性，应分别进行游离磷酸盐、硒、杂质吸光度、残留溶剂等限度检查。一些含氟、乙炔基的甾体激素类药物还应进行氟、乙炔基含量的有效性检查。

一、有关物质的检查

（一）薄层色谱法

由于该类药物的多数杂质是未知结构的"其他甾体"，所以各国药典多采用自身稀释对照法进行检查。

【例 12-11】醋酸去氧皮质酮中有关物质的检查（ChP）

取本品，加三氯甲烷-甲醇（9∶1）溶解并稀释制成每 1mL 中含 10mg 的溶液，作为供试品溶液；精密量取适量，分别加上述溶剂稀释制成每 1mL 中约含 0.1mg 的对照溶液（1）和每 1mL 中含 0.2mg 的对照溶液（2）。照薄层色谱法试验，吸取上述三种溶液各 5μL，分别点于同一硅胶 GF₂₅₄ 薄层板上，以二氯甲烷-乙醚-甲醇-水（77∶15∶8∶1.2）为展开剂，展开，晾干，在紫外光灯（254nm）下检视。供试品溶液如显杂质斑点，与对照溶液（1）所显的主斑点比较，不得更深，如有 1 个斑点深于对照溶液（1）的主斑点，与对照溶液（2）所显的主斑点比较，不得更深。

（二）高效液相色谱法

高效液相色谱法是 ChP 中甾体激素药物有关物质检查中应用最广泛的方法。如醋酸地塞米松、黄体酮、丙酸睾酮和雌二醇等，一般可在含量测定相同的条件下进行。检查的方法多为主成分自身对照法。

【例 12-12】黄体酮中有关物质的检查（ChP）

取本品适量，加甲醇溶解并稀释制成每 1mL 中约含 1mg 的溶液，作为供试品溶液；精密量取 1mL，置 100mL 量瓶中，用甲醇稀释至刻度，摇匀，作为对照品溶液。照含量测定项下的色谱条件，取对照品溶液 10μL 注入液相色谱仪，记录色谱图至主成分峰保留时间的 2 倍，供试品溶液色谱图中如有杂质峰，单个杂质峰面积不得大于对照品溶液主峰面积的 0.5 倍（0.5%），各杂质峰面积的和不得大于对照品溶液主峰面积（1.0%）。供试品溶液色谱图中任何小于对照品溶液主峰面积 0.05 倍的色谱峰可忽略不计。

二、杂质吸光度检查

如前所述本类药物的 Δ^4-3-酮结构在 240nm 波长附近有最大吸收，C_6 位有双键使吸收带红移约 40nm，其纯品在此两波长处吸光度比值为一定值，当混有一定量杂质后，该吸光度比值将发生改变。利用这一原理，建立有关杂质的限度检查方法。

【例 12-13】醋酸甲地孕酮的检查（ChP）

取本品，精密称定，加无水乙醇溶解并定量稀释制成每 1mL 中约含 10μg 的溶液，照紫外-可见分光光度法（通则 0401），在 287nm 波长处有最大吸收，在 240nm 与 287nm 波长处的吸光度比值不得大于 0.17。

三、硒的检查

有的甾体激素类药物，如醋酸地塞米松、曲安奈德、醋酸曲安奈德等，在生产工艺中需使用二氧化硒脱氢，在药物中可能引入杂质硒。所以需进行检查并严格控制其含量。ChP（通则 0804）收载有"硒检查法"，有机药物经氧瓶燃烧破坏后，用二氨基萘比色法测定硒的含量。本类药物中硒的限量为 0.005%~0.01%。

四、残留溶剂的检查

在制备过程中使用了有机溶剂的药物一般需检查残留溶剂。地塞米松磷酸钠在制备过程中使用了甲醇、乙醇和丙酮，需进行检查。其检查方法如下：

取本品约 1.0g，精密称定，置 10mL 量瓶中，加内标溶液［取正丙醇，用水稀释制成 0.02%（mL/mL）的溶液］溶解并稀释至刻度，摇匀，精密量取 5mL，置顶空瓶中，密封，作为供试品溶液；另取甲醇约 0.3g、乙醇约 0.5g 与丙酮约 0.5g，精密称定，置 100mL 量瓶中，用上述内标溶液加水稀释至刻度，摇匀，精密量取 5mL，置顶空瓶中，密封，作为对照品溶液。照残留溶剂测定法（通则 0861 第一法）试验，用 6% 氰丙基苯基-94% 二甲基聚硅氧烷毛细管色谱柱，起始温度为 40℃，以每分钟 5℃ 的速率升温至 120℃，维持 1 分钟，顶空瓶平衡温度为 90℃，平衡时间为 60 分钟，理论板数按正丙醇峰计算不低于 10000，各成分间的分离度均应符合要求。分别量取供试品溶液与对照品溶液顶空瓶上层气体 1mL，注入气相色谱仪，记录色谱图。按内标法以峰面积计算，应符合规定。

按照 ChP "残留溶剂测定法"（通则 0861），甲醇为第二类溶剂，其限量为 0.3%，丙酮为第三类溶剂，其限量为 0.5%。用内标法加校正因子法测定样品中甲醇和丙酮的含量，应符合规定。

五、游离磷酸盐的检查

地塞米松磷酸钠及倍他米松磷酸钠为其母核的 C_{21} 位上的羟基与磷酸形成的磷酸酯二钠盐。在生产过程中有可能残留游离的磷酸盐，同时药物在贮存过程中酯键发生水解也可能产生游离磷酸盐，因此，应控制游离磷酸盐的量。

【例 12-14】地塞米松磷酸钠中游离磷酸盐的检查（ChP）

ChP 采用的检查方法是磷钼酸比色法。以一定浓度的磷酸二氢钾溶液作为标准磷酸盐对照溶液，利用磷酸盐在酸性条件下与钼酸铵 ［$(NH_4)MoO_4$］ 反应，生成磷钼酸铵 ｛$(NH_4)_3$

〔P（Mo₃O₁₀）₄〕｝，再经 1-氨基-2-萘酚-4-磺酸溶液还原形成磷钼酸蓝（钼蓝），在 740nm 波长处有最大吸收，通过比较供试品溶液和对照品溶液的吸光度来控制药物中游离磷酸盐的量。

检查方法：精密称取本品 20mg，置 25mL 量瓶中，加水 15mL 使溶解；另取标准磷酸盐溶液〔精密称取经 105℃ 干燥 2 小时的磷酸二氢钾 0.35g，置 1000mL 量瓶中，加硫酸溶液（3→10）10mL 与水适量使溶解，用水稀释至刻度，摇匀；临用时再稀释 10 倍〕4.0mL，置另一 25mL 量瓶中，加水 11mL；各精密加钼酸铵硫酸试液 2.5mL 与 1-氨基-2-萘酚-4-磺酸溶液（取无水亚硫酸钠 5g、亚硫酸氢钠 94.3g 与 1-氨基-2-萘酚-4-磺酸 0.7g，充分混合，临用时取此混合物 1.5g 加水 10mL 使溶解，必要时滤过）1mL，加水至刻度，摇匀，在 20℃ 放置 30~50 分钟。照紫外-可见分光光度法（通则 0401），在 740nm 波长处测定吸光度。供试品溶液的吸光度不得大于对照溶液的吸光度。

第四节　含量测定

各国药典收载的甾体激素类原料药和制剂的含量测定方法多采用高效液相色谱法、紫外-可见分光光度法，其中高效液相色谱法的应用更为广泛。

一、高效液相色谱法

【例 12-15】黄体酮的含量测定（ChP）

色谱条件与系统适用性试验：用辛烷基硅烷键合硅胶为填充剂；以甲醇-乙腈-水（25∶35∶40）为流动相；检测波长为 241nm。取本品 25mg，置 25mL 量瓶中，加 0.1mol/L 氢氧化钠甲醇溶液 10mL 使溶解，置 60℃ 水浴中保温 4 小时，放冷，用 1mol/L 盐酸溶液调节至中性，用甲醇稀释至刻度，摇匀，取 10μL 注入液相色谱仪，调节流速使黄体酮峰的保留时间约为 12 分钟，黄体酮峰与相对保留时间约为 1.1 的降解产物峰的分离度应大于 4.0。

测定方法：取本品，精密称定，加甲醇溶解并定量稀释制成每 1mL 中约含 0.2mg 的溶液，作为供试品溶液，精密量取 10μL 注入液相色谱仪，记录色谱图；另取黄体酮对照品，同法测定。按外标法以峰面积计算，即得。

二、紫外-可见分光光度法

甾体激素药物中的皮质激素、雄性激素、孕激素以及口服避孕药，具有 Δ^4-3-酮基结构，在 240nm 附近有最大吸收，雌激素具有苯环，在 280nm 附近有最大吸收，这些特征吸收可用于本类药物的含量测定。但因其专属性不强，有些已被高效液相色谱法所取代。

（一）吸收系数法

【例 12-16】氢化可的松片的含量测定（ChP）

氢化可的松在 242nm 处有最大吸收，ChP 采用吸收系数法测定其片剂的含量。

方法：取本品 20 片，精密称定，研细，精密称取适量（约相当于氢化可的松 20mg），置 100mL 量瓶中，加无水乙醇约 75mL，振摇 1 小时使氢化可的松溶解，用无水乙醇稀释至刻度，摇匀，滤过，精密量取续滤液 5mL，置 100mL 量瓶中，用无水乙醇稀释至刻度，摇匀，照紫外-可见分光光度法，在 242nm 波长处测定吸光度，按氢化可的松（$C_{21}H_{30}O_5$）的吸收系数（$E_{1cm}^{1\%}$）为 435，按下式计算，即得。本品含氢化可的松（$C_{21}H_{30}O_5$）应为标示量的 90.0%~110.0%。

$$标示量（\%）=\frac{A\times100\times\overline{W}\times10^3}{E_{1cm}^{1\%}\times5\times W\times标示量}\times100\%$$

式中，A 为测得的吸光度，W 为供试品的称样量（g），$\overline{W}$ 为平均片重（g/片），标示量的单位为 mg/片。

（二）比色法

1. 四氮唑比色法　皮质激素类药物的 $C_{17}-\alpha-$醇酮基有还原性，可以还原四氮唑盐成有色甲䐶，此显色反应可用于皮质激素类药物的含量测定。

（1）常用的四氮唑盐有两种　①氯化三苯四氮唑：即2,3-三苯基氯化四氮唑（2,3,5-triphenyl tetrazolium chlorid，TTC），其还原产物为不溶于水的深红色三苯甲䐶，λ_{max} 在 480~490nm，也称红四氮唑（redtetrazoline）。②蓝四氮唑（blue tetrazoline，BT）即3,3'-二甲氧苯基-双-4,4'-（3,5-二苯基）氯化四氮唑，其还原产物为暗蓝色的双甲䐶，λ_{max} 在 525nm 左右。TTC 和 BT 的结构式如下：

TTC

BT

（2）反应原理　皮质激素 $C_{17}-\alpha-$醇酮基具有还原性，在强碱性溶液中能将四氮唑盐定量地还原为有色甲䐶（formazan），而自身失去2个电子被氧化为20-酮-21-醛基，生成的颜色随所用试剂和条件的不同而不同。以 TTC 为例，反应式如下：

（3）测定方法　以 ChP 中醋酸地塞米松注射液的含量测定为例，叙述如下：

1）对照品溶液的制备：取醋酸地塞米松对照品约25mg，精密称定，置100mL量瓶中，加无水乙醇溶解并稀释至刻度，摇匀，即得。

2）供试品溶液的制备：取本品，摇匀，精密量取5mL（相当于醋酸地塞米松25mg），称定，置100mL量瓶中，加无水乙醇适量，振摇使醋酸地塞米松溶解并稀释至刻度，摇匀，滤过，取续滤液，即得。

3）测定法：精密量取供试品溶液与对照品溶液各 1mL，分别置干燥具塞试管中，各精密加无水乙醇 9mL 与氯化三苯四氮唑试液 1mL，摇匀，再各精密加氢氧化四甲基铵试液 1mL，摇匀，在 25℃的暗处放置 40~45 分钟，照紫外-可见分光光度法，在 485nm 波长处分别测定吸光度，计算，即得。

$$标示量（\%）= \frac{A_X \times W_R}{A_R \times V \times 标示量} \times 100\%$$

式中，A_X 和 A_R 分别为供试品溶液和对照品溶液的吸光度；W_R 为对照品的称样量（mg）；V 为取样量（mL），标示量的单位为 mg/mL。本法中，由于对照品溶液和供试品溶液稀释的倍数相同，所以在计算时稀释的倍数可以不考虑。

（4）影响因素及显色条件的选择 测定时的相关因素如皮质激素的结构、溶剂、反应温度和时间、水分、碱的浓度、空气中的氧等，对甲䐂形成的速度、呈色强度和稳定性都有影响。

1）皮质激素结构的影响：一般认为，C_{11}-酮基取代的甾体反应速度快于 C_{11}-羟基取代的甾体；C_{21}-羟基酯化后其反应速度减慢；当酯化的基团为三甲基醋酸酯、磷酸酯或琥珀酸酯时，反应速度更慢。

2）溶剂和水分的影响：含水量不超过 5%时，对结果几乎无影响，但含水量大时会使呈色速度减慢；一般采用无水、无醛乙醇作溶剂。因醛具一定还原性，会使吸光度值偏高。

3）碱的种类及加入顺序的影响：在各种碱性试剂中，采用氢氧化四甲基铵能得到满意结果，故最为常用。且以先加四氮唑盐溶液再加碱液为好。

4）空气中氧及光线的影响：反应产物对光敏感，因此，须使用避光容器并置于暗处显色，当达到最大呈色时间时，立即测定吸光度。TTC 形成的甲䐂对空气中的氧敏感，氧可影响颜色强度和稳定性，故 BP 曾规定在加入试剂后要向容器中充入氮气。

5）温度与时间的影响：呈色反应速度随温度增高而加快。一般在室温或 30℃恒温条件下显色，结果的重现性较好，ChP 的反应条件是在 25℃的暗处反应 40~45 分钟。

本法虽然存在以上干扰因素，因样品降解最易发生在 C_{17} 位侧链上，而氧化产物和降解产物并不与四氮唑反应。故本法能选择性地用于 C_{17} 位未被氧化或降解药物的主成分含量测定。

2. 柯柏反应比色法 柯柏反应（Kober）是指雌激素与硫酸-乙醇反应呈色，在 515nm 附近有最大吸收。此反应可用于雌性激素类药物的比色法测定。

一般认为其反应机理是雌激素分子的质子化、重排、氧化形成共轭系统发色团的结果。测定时应注意控制条件，注意平行试验，以减少误差。各国药典都有应用。ChP 采用本法测定复方炔诺孕酮滴丸中炔雌醇的含量。方法如下：

（1）供试品和对照品溶液的制备：取本品 10 丸除去包衣后，置 20mL 量瓶中，加乙醇约 12mL，微温使炔诺孕酮与炔雌醇溶解，放冷，用乙醇稀释至刻度，摇匀，滤过，取续滤液作为供试品溶液；另取炔诺孕酮与炔雌醇对照品，精密称定，加乙腈溶解并定量稀释制成每 1mL 中约含炔诺孕酮 0.15mg 与炔雌醇 15μg 的溶液，作为对照品溶液。

（2）测定法：精密量取供试品溶液和对照品溶液各 2mL，分置具塞锥形瓶中，置冰浴中冷却 30 秒钟后，各精密加硫酸-乙醇（4∶1）8mL（速度必须一致），随加随振摇，加完后继续冷却 30 秒钟，取出，在室温放置 20 分钟，照紫外-可见分光光度法，在 530nm 波长处分别测定吸光度，计算，即得。

本品为糖衣丸。采用 Kober 反应比色法测定其中炔雌醇的含量，炔诺孕酮不干扰测定。

应注意的是，用比色法测定时，由于显色时影响的因素较多，应取供试品和对照品同时操作。比色法所用的空白通常用试剂空白。

三、生物样品中甾体激素的分析

甾体激素类药物的药动学、生物利用度和滥用药物的检测，均需对其生物样品进行分析。由于甾体激素类药物给药剂量小，体内药物浓度很低，存在多种代谢产物，同时生物体内还有内源性甾体激素，因此要求分析方法灵敏度高、专属性强、准确度好。常用方法有气相色谱法、高效液相色谱法，以及各种色谱-质谱联用技术，如 GC-MS、GC-MS/MS、HPLC-MS 和 HPLC-MS/MS。近几年免疫学方法也有应用，常见的有放射免疫法（RIA）和酶标记免疫法（EIA），具有检测灵敏度高，前处理方法简便，但准确度较差的特点。

【例 12-17】 HPLC-MS 联用技术快速测定大鼠血清雌二醇的研究

1. 材料 仪器：HPLC-MS 联用仪，动物：选用 3 月龄健康雌性 Wistar 大鼠 3 只，体重（197±12）g。经大鼠眼眶取血，分离获得血清，-20℃ 保存。

2. 方法和结果

（1）色谱条件 色谱柱：C_{18} 柱（4.6mm×250.0mm，5μm）；流动相：甲醇-10mmol/L 醋酸铵溶液-醋酸（97：3：1）；流速：1mL/min；柱温：30℃；进样量：20μL。

（2）质谱条件 离子源：大气压化学电离离子源（APCI）；监测模式：正离子；干燥气流速：7L/min；干燥气温度：350℃；雾化室压力：344.5kPa；选择性离子监测：雌二醇衍生物 $[M+H]^+$（$m/z=506.3$），内标衍生物 $[M+H]^+$（$m/z=404.3$）。

（3）溶液配制 取雌二醇加甲醇制成 1mg/mL 储备液，并逐步稀释，得到 160、80、40、20、10ng/mL 的系列对照品溶液。取对羟基联苯加甲醇制成 1mg/mL 储备液，并稀释得到 20ng/mL 的内标溶液。

（4）样品处理 取血清样品 2.0mL 加入 20ng/mL 内标溶液 50μL，混匀，再加入乙酸乙酯 5mL，涡旋 5 分钟，3500r/min 离心 10 分钟，取有机层至离心管中，于 60℃ 水浴，氮气吹干，残渣用于衍生化反应。

（5）衍生化反应 处理后的样品残渣加 100mmol/L 碳酸钠溶液 90μL 和 300mg/mL 丹酰氯溶液 10μL，混匀，于 60℃ 水浴衍生 40 分钟后，将反应液 10000rpm 离心 5 分钟，取上清液进样分析。

（6）线性关系考察 以对照品峰面积与内标峰面积的比值为纵坐标（Y），对照品浓度与内标浓度的比值为横坐标（X），建立回归方程：$Y = 3.462X + 1.721$（$r = 0.9769$），线性范围：10.17～203.4pg/mL。

（7）精密度试验 在血清样品中分别加入 160、40、10ng/mL 的雌二醇对照品溶液和等量的内标溶液，进行样品处理和测定，在 1 天之内连续进样 3 次，连续 3 天分别进样，以峰面积的比值计算日内精密度和日间精密度的 RSD，分别为 7.56% 和 11.86%，7.05% 和 9.67%，8.24% 和 13.26%。

（8）定量限 将雌二醇的色谱峰峰高与相邻噪声进行比较，确定能被定量检测出的最低浓度为 10.17pg/mL。

（9）回收试验 取同一只大鼠血清 2 份，各 2mL，其中 1 份血清直接测定雌二醇浓度，另 1 份血清加入一定量雌二醇对照品溶液后再测定雌二醇浓度，利用两种血清中雌二醇含量的差值，计算回收率为 92.43%（$RSD=5.9\%$），见图 12-6。

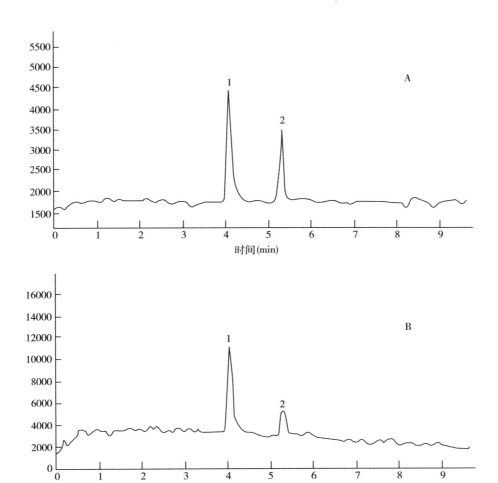

图 12-6　对照品和样品血清的雌二醇总离子流图

A. 对照品，B. 血清样品；1. 雌二醇，2. 对羟基联苯

（10）**样品测定**　将 3 只大鼠血清按照前述方法进行样品处理和衍生化反应，经分析测定其中雌二醇含量为（14.44±1.68）pg/mL。

3. 讨论

（1）**衍生化试剂的选择**　丹酰氯是应用较广的荧光衍生化试剂，常用于含氨基药物的测定，同伯胺和仲胺都能发生反应，还可用于含酚羟基药物如雌激素的测定。本研究采用丹酰氯作为衍生化试剂，其磺酰氯基能与雌二醇酚羟基发生反应，并且丹酰氯分子中的叔氮原子使雌二醇离子化效率提高，从而增强质谱响应，可以满足定量分析的需要。

（2）**衍生化温度、时间的选择**　于 60℃进行衍生化，可以较快达到完全反应，且衍生物稳定，后处理简单。雌二醇和内标对羟基联苯的衍生化反应趋势大致相同，均随时间增加质谱响应增大，但反应时间过长则会使质谱响应降低，所以本研究选择衍生化时间为 40 分钟。

（3）**流动相体系的选择**　比较甲醇和乙腈不同流动相体系进行分析，发现它们对衍生物在色谱中的保留影响不大。但使用甲醇时，雌二醇衍生物的 APCI-MS 响应大于乙腈，所以此研究选择甲醇流动相体系。

第十三章

维生素类药物的分析

维生素（vitamins）多为醇、酯、酸、胺、酚和醛类等有机化合物，各自具有不同的理化性质和生理作用。按其溶解度分为脂溶性维生素（如维生素 A、D、E、K 等）和水溶性维生素（维生素 B_1、B_2、C 及烟酸、泛酸、叶酸等）两大类。ChP 收载有维生素 A、B_1、B_2、B_6、B_{12}、C、D_2、D_3、E、K_1 及叶酸、烟酸、烟酰胺等原料药及制剂约 40 多个品种。

第一节 维生素 A 的分析

维生素 A（vitamin A）通常指维生素 A_1，是一种不饱和脂肪醇，在自然界主要来自鲛类无毒海鱼肝脏中提取的脂肪油（即鱼肝油），目前主要采用人工合成方法制取。ChP 收载的维生素 A 是指用每 1g 含 270 万单位以上的维生素 A 醋酸酯结晶加精制植物油制成的油溶液，还收载维生素 A 软胶囊、维生素 AD 软胶囊和维生素 AD 滴剂等。

一、结构与性质

（一）结构

维生素 A 的结构为具有一个共轭多烯醇侧链的环己烯，具多种立体异构体。天然维生素 A 主要是全反式维生素 A，还有多种其他异构体。侧链 R 为 H 时，称维生素 A 醇，R 为—$COCH_3$ 时，称维生素 A 醋酸酯。

鱼肝油中还含有去氢维生素 A（dehydroretinol，维生素 A_2）、去水维生素 A（anhydroretinol，维生素 A_3）、鲸醇（kitol 系维生素 A 醇的二聚体）等，无生物活性。

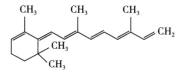

去氢维生素A（A_2, dehydroretinol）   去水维生素A（A_3, anhydroretinol）

（二）性质

1. 性状 维生素 A 为淡黄色油溶液或结晶与油的混合物（加热至 60℃ 应为澄清溶液）；无臭；在空气中易氧化，遇光易变质。

2. 溶解性 维生素 A 与三氯甲烷、乙醚、环己烷或石油醚能任意混合，在乙醇中微溶，在水中不溶。

3. 稳定性 维生素 A 中有多个不饱和键，易被空气中氧或氧化剂氧化，易被紫外光裂解。在加热和金属离子存在时，更易氧化降解，生成无生物活性的环氧化合物、维生素 A 醛或维生素 A 酸等。其对酸不稳定，遇 Lewis 酸或无水氯化氢乙醇液时，可发生脱水反应。因此，其包装贮藏时应注意置于铝制或其他适宜的容器内，充氮气，密封，在凉暗处保存。

4. 光谱特征 维生素 A 分子中具有共轭多烯醇的侧链结构，在 325~328nm 范围内有最大吸收，可用于鉴别和含量测定。

5. 与三氯化锑呈色反应 维生素 A 在三氯甲烷中能与三氯化锑试剂作用，产生不稳定的蓝色。可以用此进行鉴别或比色法测定含量。

二、鉴别试验

（一）三氯化锑反应（Carr-Price 反应）

1. 原理 维生素 A 在饱和无水三氯化锑的无醇三氯甲烷溶液中显蓝色，渐变成紫红色。其反应机理为维生素 A 能与氯化锑（Ⅲ）中存在的亲电试剂氯化高锑（Ⅴ）反应，形成不稳定的蓝色共轭碳正离子。反应式如下：

$$CH_2-O-\overset{\overset{O}{\|}}{C}-R \xrightarrow{SbCl_5}$$

$$[SbCl_5 \cdot RCOO]^-$$

2. 方法 取维生素 A 油溶液 1 滴，加三氯甲烷 10mL 振摇使溶解，取 2 滴，加三氯甲烷 2mL 与 25% 三氯化锑的三氯甲烷溶液 0.5mL，即显蓝色，渐变成紫红色。

3. 注意事项 由于水可使三氯化锑水解成氯化氧锑（SbOCl），而乙醇可以和碳正离子作用使其正电荷消失。因此，反应必须在无水、无醇条件下进行。

（二）紫外-可见分光光度法

维生素 A 分子中含有 5 个共轭双键，其无水乙醇溶液在 326nm 波长处有最大吸收峰。当在盐酸催化下加热，则发生脱水反应而生成去水维生素 A。后者比维生素 A 多一个共轭双键，故其最大吸收峰红移，同时在 350~390nm 波长范围之内出现 3 个吸收峰，见图 13-1，可以此鉴别维生素 A。

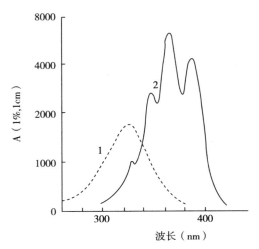

图 13-1　维生素 A 和去水维生素 A 的紫外吸收光谱图
1. 维生素 A，2. 去水维生素 A

BP 采用该法鉴别天然维生素 A 酯浓缩物。方法为：取约相当于 10IU 维生素 A 的供试品，加无水乙醇-盐酸（100：1）溶液溶解，立即用紫外分光光度计在 300～400nm 波长范围内进行扫描，应在 326nm 波长处有单一的吸收峰。将此溶液置水浴上加热 30 秒钟，迅速冷却，照上法进行扫描，则应在 348nm、367nm 和 389nm 波长处有三个尖锐的吸收峰，且在 332nm 波长处有较低的吸收峰或拐点。

（三）薄层色谱法

1. BP 鉴别浓缩合成品维生素 A（油剂）的各种酯类　以硅胶 GF_{254} 为吸附剂；以环己烷-乙醚（80：20）为展开剂。分别取供试品与对照品（不同维生素 A 酯类）的环己烷溶液（3.3IU/μL）各 3μL，点于薄层板上，不必挥散溶剂，立即展开。取出薄层板后，置空气中挥干，在紫外灯下（254nm）检视，比较供试品和对照品溶液所显斑点颜色和位置，即可鉴别。

2. USP 维生素 A 的鉴别方法　以硅胶为吸附剂，以环己烷-乙醚（80：20）为展开剂，以维生素 A 的三氯甲烷溶液（约 1500IU/μL）点样 10μL，展开 10cm，空气中挥干，以磷钼酸为显色剂显色。维生素 A 醇及其醋酸酯、棕榈酸酯均显蓝绿色，其 R_f 值分别为 0.1、0.45 和 0.7。

三、杂质检查

1. 酸值　取乙醇与乙醚各 15mL，置锥形瓶中，加酚酞指示液 5 滴，滴加氢氧化钠滴定液（0.1mol/L）至微显粉红色，再加本品 2.0g，振摇使溶解，用氢氧化钠滴定液（0.1mol/L）滴定，酸值应不大于 2.0（通则 0713）。

2. 过氧化值　取本品 1.0g，加冰醋酸-三氯甲烷（6：4）30mL，振摇使溶解，加碘化钾的饱和溶液 1mL，振摇 1 分钟，加水 100mL 与淀粉指示液 1mL，用硫代硫酸钠滴定液（0.01mol/L）滴定至紫蓝色消失，并将滴定的结果用空白试验校正。消耗硫代硫酸钠滴定液（0.01mol/L）不得过 1.5mL。

四、含量测定

维生素 A 及其制剂含量测定的方法，最初采用生物学方法测定其生物活性，后采用三氯化锑比色法。ChP 收载的有紫外-可见分光光度法和高效液相色谱法两种方法（通则 0721）。

（一）紫外-可见分光光度法

由于维生素 A 制剂中含稀释剂油，且维生素 A 原料药中常混有其他杂质，采用紫外-可见分光光度法测得的吸光度不是维生素 A 独有的吸收。在下列规定的条件下，非维生素 A 物质的无关吸收所引入的误差可以用校正公式校正，以便得到正确的结果。

校正公式采用三点法，除其中一点是在吸收峰波长处测得外，其他两点分别在吸收峰两侧的波长处测定，要求仪器波长准确，故在测定前，应对仪器波长进行校正。

测定法：取供试品适量，精密称定，加环己烷溶解并定量稀释制成每 1mL 含 9~15 单位的溶液，照紫外-可见分光光度法，测定其吸收峰的波长，并在表 13-1 所列各波长处测定吸光度，计算各吸光度与波长 328nm 处吸光度的比值和波长 328nm 处的 $E_{1cm}^{1\%}$ 值。

表 13-1　各波长处测定吸光度

波长/nm	吸光度比值	波长/nm	吸光度比值
300	0.555	340	0.811
316	0.907	360	0.299
328	1.000		

如果吸收峰波长为 326~329nm，且所测得各波长吸光度比值不超过表中规定的 ±0.02，可用下式计算含量：

$$每 1g 供试品中含有的维生素 A 的单位 = E_{1cm(328nm)}^{1\%} \times 1900$$

如果吸收峰波长为 326~329nm，但所测得各波长吸光度比值超过表中规定值的 ±0.02，应按下式求出校正后的吸光度，然后再计算含量：

$$A_{328}（校正） = 3.52（2A_{328} - A_{316} - A_{340}）$$

如果在 328nm 处的校正吸光度与未校正吸光度相差不超过 ±3.0%，则不用校正吸光度，可直接计算含量。

如果校正吸光度与未校正吸光度相差在 -15% 至 -3% 范围间，则以校正的吸光度计算含量。

如果校正吸光度超出未校正的吸光度的 -15% 至 -3%，或者吸收峰波长不在 326~329nm 之间，则供试品须按下述方法测定。

另精密称取供试品适量（约相当于维生素 A 总量 500IU 以上，重量不多于 2g），置皂化瓶中，加乙醇 30mL 与 50% 氢氧化钾溶液 3mL，置水浴中煮沸回流 30 分钟，冷却后，自冷凝管顶端加水 10mL 冲洗冷凝管内部管壁，将皂化液移至分液漏斗中（分液漏斗活塞涂以甘油淀粉润滑剂），皂化瓶用水 60~100mL 分数次洗涤，洗液并入分液漏斗中，用不含过氧化物的乙醚振摇提取 4 次，每次振摇约 5 分钟，第一次 60mL，以后各次 40mL，合并乙醚液，用水洗涤数次，每次约 100mL，洗涤应缓缓旋动，避免乳化，直至水层遇酚酞指示液不再显红色，乙醚液用铺有脱脂棉与无水硫酸钠的滤器滤过，滤器用乙醚洗涤，洗液与乙醚液合并，置 250mL 量瓶中，用乙醚稀释至刻度，摇匀；精密量取适量，置蒸发皿内，微温挥去乙醚，迅速加异丙醇溶解并定量稀释制成每 1mL 中含维生素 A 9~15IU 的溶液，照紫外-可见分光光度法（通则 0401），在 300nm、

310nm、325nm 与 334nm 四个波长处测定吸光度，并测定吸收峰的波长。吸收峰的波长应在 323~327nm 之间，且 300nm 波长处的吸光度与 325nm 波长处的吸光度的比值应不超过 0.73，用下式计算校正吸光度：

$$A_{325}（校正）= 6.815A_{325} - 2.555A_{310} - 4.260A_{334}$$

$$每 1g 供试品中含有的维生素 A 的单位 = E_{1cm}^{1\%}（328nm，校正）\times 1830$$

如果校正吸光度在未校正吸光度的 97%~103% 之间，则仍以未经校正的吸光度计算含量。

如果峰的波长不在 323~327nm 之间，或 300nm 波长处的吸光度与 325nm 波长处的吸光度的比值超过 0.73，则自上述皂化后的乙醚提取液 250mL 中，另精密量取适量（相当于维生素 A300~400 单位），微温挥去乙醚至约剩 5mL，再在氮气流下吹干，立即精密加入甲醇 3mL，溶解后采用维生素 D 测定法（通则 0722）第二法项下的净化用色谱系统，精密量取溶解后溶液 500μL，注入液相色谱仪，分离并准确收集含有维生素 A 的流出液，在氮气流下吹干，而后照上述方法自"迅速加异丙醇溶解"起，依法操作并计算含量。

ChP 收载的维生素 A、维生素 A 软胶囊均采用本法测定含量（通则 0721，第一法）。

（二）高效液相色谱法

维生素 A 醋酸酯原料及其制剂中维生素 A 的含量测定采用 HPLC 法（通则 0721，第二法）。

1. 色谱条件与系统适用性试验　用硅胶为填充剂，以正己烷-异丙醇（997:3）为流动相，检测波长为 325nm。取系统适用性试验溶液 10μL，注入液相色谱仪，维生素 A 醋酸酯主峰与其顺式异构体峰的分离度应大于 3.0。精密量取对照品溶液 10μL，注入液相色谱仪，连续进样 5 次，主成分峰面积的相对标准偏差不得过 3.0%。

2. 系统适用性试验溶液的制备　取维生素 A 对照品适量（约相当于维生素 A 醋酸酯 300mg），置烧杯中，加入碘试液 0.2mL，混匀，放置约 10 分钟，定量转移至 200mL 量瓶中，用正己烷稀释至刻度，摇匀，精密量取 1mL，置 100mL 量瓶中，用正己烷稀释至刻度，摇匀。

3. 测定法　精密称取供试品适量（约相当于 15mg 维生素 A 醋酸酯），置 100mL 量瓶中，用正己烷稀释至刻度，摇匀，精密量取 5mL，置 50mL 量瓶中，用正己烷稀释至刻度，摇匀，作为供试品溶液。另精密称取维生素 A 对照品适量（约相当于 15mg 维生素 A 醋酸酯），同法制成对照品溶液。精密量取供试品溶液与对照品溶液各 10μL，分别注入液相色谱仪，记录色谱图，按外标法以峰面积计算，含量应符合规定。

《中国药典》（2020 年版）收载的维生素 AD 软胶囊、维生素 AD 滴剂均采用本法测定含量。

第二节　维生素 B₁ 的分析

维生素 B₁（vitamin B₁）具有维持正常糖代谢、神经传导和消化的功能，主要用于治疗维生素 B₁ 缺乏病、多发性神经炎和胃肠道疾病。其广泛存在于米糠、麦麸和酵母中，此外来源于人工合成。ChP 收载有维生素 B₁ 及其片剂和注射剂。

一、结构与性质

（一）结构

维生素 B₁（亦称盐酸硫胺，thiamine hydrochloride）化学名称为氯化 4-甲基-3〔（2-甲基-4-

氨基-5-嘧啶基）甲基〕-5-（2-羟基乙基）噻唑鎓盐酸盐。

その为氨基嘧啶环和噻唑环通过亚甲基连接而成的季铵类化合物，嘧啶环上氨基及噻唑环上季铵，为两个碱性基团，可与酸成盐。

（二）性质

1. 溶解性　本品在水中易溶，水溶液显酸性。在乙醇中微溶，在乙醚中不溶。

2. 硫色素反应　噻唑环在碱性介质中可开环，再与嘧啶环上的氨基环合，经铁氰化钾等氧化剂氧化成具有荧光的硫色素，后者溶于正丁醇（或异丁醇等）中呈蓝色荧光。

3. 光谱特征　本品的 $12.5\mu g/mL$ 盐酸溶液（9→1000），在 246nm 波长处测定吸光度，吸收系数（ $E_{1cm}^{1\%}$ ）为 406~436。

4. 与生物碱沉淀试剂反应　分子中的嘧啶环和噻唑环，可与某些生物碱沉淀试剂（如碘化汞钾、三硝基苯酚、碘溶液和硅钨酸等）反应生成组成恒定的沉淀，可用于鉴别和含量测定。

5. 氯化物的特性　维生素 B_1 为盐酸盐，其水溶液显氯化物的鉴别反应。

二、鉴别试验

（一）硫色素反应

1. 原理　维生素 B_1 在碱性溶液中，可被铁氰化钾氧化生成硫色素。硫色素溶于正丁醇（或异丁醇等）中，显蓝色荧光。该反应为维生素 B_1 的专属性鉴别反应。反应式如下：

2. 方法　ChP 的鉴别方法：取本品约 5mg，加氢氧化钠试液 2.5mL 溶解后，加铁氰化钾试液 0.5mL 与正丁醇 5mL，强力振摇 2 分钟，放置使分层，上面的醇层显强烈的蓝色荧光；加酸使成酸性，荧光即消失；再加碱使成碱性，荧光又显出。

（二）沉淀反应

维生素 B_1 结构中含有氮杂环，可与生物碱沉淀试剂反应生成沉淀，用于鉴别。

1. 维生素 B_1 与碘化汞钾生成淡黄色沉淀〔B〕· H_2HgI_4 。
2. 维生素 B_1 与碘生成红色沉淀〔B〕·HI· I_2 。

3. 维生素 B_1 与硅钨酸生成白色沉淀 $[B]_2 \cdot SiO_2(OH)_2 \cdot 12WO_3 \cdot 4H_2O$。

4. 维生素 B_1 与苦酮酸生成扇形白色结晶。

$$[B] \cdot 2O_2N - C_6H_4 - $$

（三）硝酸铅反应

维生素 B_1 与氢氧化钠共热，分解产生硫化钠，可与硝酸铅反应生成黑色沉淀，用于鉴别。

（四）氯化物反应

本品的水溶液显氯化物的鉴别反应（通则 0301），用于鉴别。

（五）红外光谱法

取本品适量，加水溶解，水浴蒸干，在 105℃干燥 2 小时测定，本品的红外光吸收图谱应与对照图谱一致。

三、杂质检查

维生素 B_1 的检查项目有酸度、溶液的澄清度与颜色、硫酸盐、硝酸盐、有关物质、干燥失重、炽灼残渣、铁盐、重金属、总氯量等。

1. 硝酸盐的检查　维生素 B_1 在合成工艺中使用硝酸盐，因此采用靛胭法检查其限量。方法为：取本品 1.0g，加水溶解并稀释至 100mL，取 1.0mL，加水 4.0mL 与 10%氯化钠溶液 0.5mL，摇匀，精密加稀靛胭脂试液 [取靛胭脂试液，加等量的水稀释。临用前，量取本液 1.0mL，用水稀释至 50mL，照紫外-可见分光光度法，在 610nm 波长处测定，吸光度应为 0.3~0.4] 1mL，摇匀，沿管壁缓缓加硫酸 5.0mL，立即缓缓振摇 1 分钟，放置 10 分钟，与标准硝酸钾溶液（精密称取在 105℃干燥至恒重的硝酸钾 81.5mg，置 50mL 量瓶中，加水溶解并稀释至刻度，摇匀，精密量取 5mL，置 100mL 量瓶中，用水稀释至刻度，摇匀。每 1mL 相当于 50μg 的 NO_3）0.50mL 用同法制成的对照液比较，不得更浅（0.25%）。

2. 有关物质的检查　方法为：取本品，精密称定，用流动相溶解并稀释制成每 1mL 中约含 1mg 的溶液，作为供试品溶液；精密量取 1mL，置 100mL 量瓶中，用流动相稀释至刻度，摇匀，作为对照溶液。照高效液相色谱法试验，用十八烷基硅烷键合硅胶为填充剂，以甲醇-乙腈-0.02mol/L 庚烷磺酸钠溶液（含 1%三乙胺，用磷酸调节 pH 值至 5.5）（9∶9∶82）为流动相，检测波长为 254nm，理论板数按维生素峰计算不低于 2000，维生素 B_1 峰与相邻峰的分离度均应符合要求。精密量取供试品溶液与对照溶液各 20μL，分别注入液相色谱仪，记录色谱图至主峰保留时间的 3 倍。供试品溶液色谱图中如有杂质峰，各杂质峰面积的和不得大于对照溶液主峰面积的 0.5 倍（0.5%）。

3. 总氯量的检查　方法为：取本品约 0.2g，精密称定，加水 20mL 溶解后，加稀醋酸 2mL 与溴酚蓝指示液 8~10 滴，用硝酸银滴定液（0.1mol/L）滴定至显蓝紫色。每 1mL 硝酸银滴定液

（0.1mol/L）相当于 3.54mg 的氯（Cl）。按干燥品计算，含总氯量应为 20.6%～21.2%。

四、含量测定

维生素 B_1 及其制剂常用的含量测定方法有非水滴定法、紫外-可见分光光度法、硫色素荧光法、高效液相色谱法等。ChP 原料药的含量测定采用非水溶液滴定法；片剂和注射剂采用紫外-可见分光光度法。

（一）非水溶液滴定法

1. 原理　维生素 B_1 分子中含有两个碱性的已成盐的伯胺和季铵基团，在非水溶液中均可与高氯酸作用。根据消耗高氯酸的量即可计算维生素 B_1 的含量。

2. 方法　取本品约 0.12g，精密称定，加冰醋酸 20mL 微热使溶解，放冷，加醋酐 30mL，照电位滴定法（通则 0701），用高氯酸滴定液（0.1mol/L）滴定，并将滴定的结果用空白试验校正。每 1mL 高氯酸滴定液（0.1mol/L）相当于 16.86mg 的 $C_{12}H_{17}ClN_4OS \cdot HCl$。

维生素 B_1 具有两个碱性基团，故与高氯酸反应的摩尔比为 1:2。维生素 B_1 分子量为 337.27，所以滴定度为 16.86mg/mL。

BP 亦采用非水溶液滴定法，以无水甲醇-冰醋酸（5:65）为溶剂，用电位法指示终点。

（二）紫外-可见分光光度法

维生素 B_1 分子中具有共轭双键结构，在紫外光区有吸收，根据其最大吸收波长的吸光度即可计算含量。ChP 收载的维生素 B_1 片剂和注射剂均采用本法测定。

【例 13-1】维生素 B_1 片的含量测定（ChP）

取本品 20 片，精密称定，研细，精密称取适量（约相当于维生素 $B_1$25mg），置 100mL 量瓶中，加盐酸溶液（9→1000）约 70mL，振摇 15 分钟使维生素 B_1 溶解，加盐酸溶液（9→1000）稀释至刻度，摇匀，用干燥滤纸滤过，精密量取续滤液 5mL，置另一 100mL 量瓶中，再加盐酸溶液（9→1000）稀释至刻度，摇匀，照紫外-可见分光光度法，在 246nm 波长处测定吸光度，按 $C_{12}H_{17}ClN_4OS \cdot HCl$ 的吸收系数（$E_{1cm}^{1\%}$）为 421，按下式计算，即得。本品含维生素 B_1（$C_{12}H_{17}ClN_4OS \cdot HCl$）应为标示量的 90.0%～110.0%。

$$标示量（\%）= \frac{A \times D \times \overline{W}}{E_{1cm}^{1\%} \times 100 \times W \times 标示量} \times 100\%$$

式中，A 为供试品在 246nm 波长处测得的吸光度；D 为供试品的稀释倍数；$\overline{W}$ 为维生素 B_1 片的平均片重；W 为称取维生素 B_1 片粉的质量。

（三）硫色素荧光法

1. 原理　维生素 B_1 在碱性溶液中被铁氰化钾氧化成硫色素，用异丁醇提取后，在紫外光（λ_{ex}365nm）照射下呈现蓝色荧光（λ_{ex}435nm），通过与对照品荧光强度比较，即可测得供试品含量。USP 采用本法测定维生素 B_1 及其制剂的含量。

2. 方法

（1）氧化试剂的制备　取新鲜配制的 1.0% 铁氰化钾溶液 4.0mL，加 3.5mol/L 氢氧化钠溶液制成 100mL，于 4 小时内使用。

（2）对照品溶液的制备　取维生素 B_1 对照品约 25mg，精密称定，溶于 300mL 的稀醇溶液（1→5），用 3mol/L 盐酸溶液调节至 pH4.0，加稀醇稀释成 1000mL，作为贮备液，避光冷藏，每月配制一次。取贮备液适量，用 0.2mol/L 盐酸溶液逐步定量稀释至 0.2μg/mL 的溶液。

（3）供试品溶液的制备　取供试品适量，用 0.2mol/L 盐酸液溶解，制成 100μg/mL 的溶液（若供试品难溶，可在水浴上加热使溶解），精密量取 5mL，逐步定量稀释至 0.2μg/mL 的溶液。

（4）测定方法　取 40mL 具塞试管 3 支或 3 支以上，各精密加入对照品溶液 5mL，于其中 2 支（或 2 支以上）试管中迅速（1～2 秒内）加入氧化试剂各 3.0mL，在 30 秒内再加入异丁醇 20.0mL，密塞，剧烈振摇 90 秒。于另 1 支试管中加 3.5mol/L 氢氧化钠溶液 3.0mL 以代替氧化试剂，并照上述方法操作，作为空白。

另取 3 支或 3 支以上的相同试管，各精密加入供试品溶液 5mL，照上述对照品溶液管的方法处理。

于上述 6 支或 6 支以上试管中，各加入无水乙醇 2mL，旋摇数秒，待分层后，取上层澄清的异丁醇液约 10mL，置荧光计测定池内，测定其荧光强度（激发波长和发射波长分别为 365nm 和 435nm）。

$$5mL 供试品溶液中维生素 B_1 的微克数 = \frac{(A-b)}{(S-d)} \times 0.2 \times 5$$

式中，A 和 S 分别为供试品溶液和对照品溶液测得的平均荧光读数；b 和 d 则分别为其相应的空白读数；0.2 为对照品溶液的浓度（μg/mL）；5 为测定时对照品溶液的取样体积（mL）。

3. 讨论

（1）本法以维生素 B_1 特有的硫色素反应为原理，故不受氧化破坏产物的干扰，测定结果较为准确。但操作繁琐，且荧光测定受干扰因素较多。

（2）本法中使用的氧化剂，除铁氰化钾外，尚可用氯化汞或溴化氰。溴化氰能将维生素 B_1 完全定量地氧化为硫色素，在一定浓度范围内与荧光强度成正比，适用于临床体液分析。

第三节　维生素 C 的分析

维生素 C（vitamin C）又称 L-抗坏血酸（L-ascorbic acid）。20 世纪 80 年代中期，中国科学院微生物研究所和北京制药厂联合发明了用于生产维生素 C 的"二步发酵法"，打破了当时国际社会"维 C 联盟"的技术垄断，由于该工艺具有巨大的经济效益和社会效益，使我国一跃成为世界上最大的维生素 C 生产国，体现了老一辈科技工作者勇攀科学高峰的勇气和科技报国的家国情怀。ChP 收载有维生素 C 原料药及其片剂、泡腾片、颗粒剂、泡腾颗粒、注射液、颗粒，以及维生素 C 钙和维生素 C 钠等。

一、结构与性质

（一）结构

维生素 C 分子结构中具有烯二醇结构和内酯环，有 2 个手性碳原子（C_4、C_5），具有四种光学异构体，其中以 L-构型右旋体的生物活性最强。因此，维生素 C 性质极为活跃。其化学结构与糖类十分相似，结构式如下：

（二）性质

1. 性状　本品为白色结晶或结晶性粉末；无臭，味酸；久置色渐变微黄；熔点为 190～192℃，熔融时分解。

2. 溶解性　维生素 C 分子在水中易溶，水溶液呈酸性；在乙醇中略溶，在三氯甲烷或乙醚中不溶。

3. 酸性　维生素 C 分子结构中的烯二醇基，尤其是 C_3-OH 的酸性较强（$pK_1 = 4.17$），C_2-OH 的酸性极弱（$pK_2 = 11.57$），故维生素 C 一般表现为一元酸，可与碳酸氢钠作用生成钠盐。

4. 旋光性　取本品，精密称定，加水溶解并定量稀释制成每 1mL 中约含 0.10g 的溶液，依法测定（通则 0621），比旋度为 +20.5°～+21.5°。

5. 还原性　分子中的烯二醇基具极强的还原性，易被氧化为二酮基而成为去氢抗坏血酸，加氢又可还原为抗坏血酸。在碱性溶液或酸性溶液中能进一步水解为二酮古洛糖酸而失去活性，此反应为不可逆反应。

L-抗坏血酸(有生物活性)　　L-去氧抗坏血酸(有生物活性)　　L-二酮古洛糖酸（无生物活性）

6. 水解性　维生素 C 和碳酸钠作用可生成单钠盐，不发生水解，因其双键使内酯环变得比较稳定；但在强碱中，内酯环可水解，生成酮酸盐。反应式如下：

7. 糖类的性质　维生素 C 的化学结构与糖类相似，具有糖类的性质和反应。

8. 光谱特征   维生素 C 具有共轭双键，其稀盐酸溶液在 243nm 波长处有最大吸收，$E_{1cm}^{1\%}$ 为 560，可用于鉴别和含量测定。若在中性或碱性的条件下，则红移至 265nm 处。

二、鉴别试验

（一）与硝酸银反应

1. 原理   维生素 C 分子中的烯二醇基，可被硝酸银氧化为去氢抗坏血酸，同时产生黑色金属银沉淀。反应式如下：

$$\text{维生素C} + 2AgNO_3 \longrightarrow \text{去氢抗坏血酸} + 2HNO_3 + 2Ag$$

2. 方法   取本品 0.2g，加水 10mL 溶解。取该溶液 5mL，加硝酸银试液 0.5mL，即生成金属银的黑色沉淀。ChP 采用该法鉴别。

（二）与 2,6-二氯靛酚反应

1. 原理   2,6-二氯靛酚为一染料，其氧化型在酸性介质中为玫瑰红色，碱性介质中为蓝色。与维生素 C 作用后生成还原型无色的酚亚胺。反应如下：

玫瑰红色

无色

2. 方法   取本品 0.2g，加水 10mL 溶解。取该溶液 5mL，加二氯靛酚钠试液 1~2 滴，试液的颜色消失。ChP 采用该法进行鉴别。

（三）与其他氧化剂反应

维生素 C 还可被亚甲蓝、高锰酸钾、碱性酒石酸铜试液、磷钼酸等氧化剂氧化使其试剂褪色，产生沉淀或呈现颜色变化，用于鉴别。

（四）糖类的反应

维生素 C 可在三氯醋酸或盐酸存在下水解、脱羧、生成戊糖，再失水，转化为糠醛，加入吡咯，加热至 50℃产生蓝色，以供鉴别。

（化学反应结构式图）

（五）紫外-可见分光光度法

维生素 C 在 0.01mol/L 盐酸溶液中，在 243nm 波长处有唯一的最大吸收，可利用此特征进行鉴别。BP 2022 采用本法，规定其吸收系数（$E_{1cm}^{1\%}$）应为 545~585。

（六）红外吸收分光光度法

维生素 C 分子结构中有羟基、酯基等，可利用红外吸收光谱进行鉴别。

（七）色谱法

维生素 C 制剂多采用色谱法鉴别。如 ChP 采用薄层色谱法对维生素 C 片、颗粒、泡腾片、泡腾颗粒及注射液进行鉴别。薄层板为硅胶 GF$_{254}$；展开剂为乙酸乙酯-乙醇-水（5∶4∶1）；紫外灯下（254nm）检视。

三、杂质检查

ChP 中收载的维生素 C 的检查项目主要有溶液的澄清度与颜色、草酸、炽灼残渣、重金属、铁、铜、细菌内毒素；其片剂检查溶液的颜色；注射剂主要检查 pH 值、颜色、草酸、细菌内毒素等。

（一）溶液颜色与澄清度检查

维生素 C 在贮存期间易变色，且颜色随贮存时间的延长而逐渐加深。这是由于维生素 C 的水溶液在高于或低于 pH 值 5~6 时，受空气、光线和温度的影响，分子中的内酯环发生水解，并且进一步脱羧生成糠醛聚合物而呈色，因而须控制其有色杂质。

1. 原料药物的检查 取维生素 C 供试品 3.0g，加水 15mL，振摇使溶解，溶液应澄清无色；如显色，将溶液经 4 号垂熔漏斗滤过，取滤液，照紫外-可见分光光度法（通则 0401），在 420nm 波长处测定吸光度，不得超过 0.03。

2. 片剂的检查 取本品的细粉适量（约相当于维生素 C 1.0g），加水 20mL，振摇使其溶解，滤过，滤液照紫外-可见分光光度法，在 440nm 波长处测定吸光度，不得过 0.07。

3. 注射剂的检查 取本品适量，加水稀释成 1mL 中含维生素 C 50mg 的溶液，照紫外-可见分光光度法，在 420nm 波长处测定吸光度，不得过 0.06。

维生素 C 制剂加工过程中有色杂质增加，故限量比原料药宽一些。片剂和注射剂中所含有色杂质的吸收峰略有不同，故测定限量时，所用的波长也不同。

（二）铁、铜离子的检查

1. 铁的检查 取本品 5.0g 两份，精密称定，分别置 25mL 的量瓶中，一份中加 0.1mol/L 硝酸溶液溶解并稀释至刻度，摇匀，作为供试品溶液（B）；另一份中加标准铁溶液（精密称取硫酸铁铵 863mg，置 1000mL 量瓶中，加 1mol/L 硫酸溶液 25mL，加水稀释至刻度，摇匀，精密量取 10mL，置 100mL 量瓶中，加水稀释至刻度，摇匀）1.0mL，加 0.1mol/L 硝酸溶液溶解并稀释至刻度，摇匀，作为对照品溶液（A）。照原子吸收分光光度法，在 248.3nm 波长处分别测定，应符合规定［若 A 和 B 溶液测得吸光度分别为 a 和 b，则要求 $b < (a-b)$］。

2. 铜的检查 取本品 2.0g 两份，精密称定，分别置 25mL 量瓶中，一份中加 0.1mol/L 硝酸溶液溶解并稀释至刻度，摇匀，作为供试品溶液（B）；另一份中加标准铜溶液（精密称取硫酸铜 393mg，置 1000mL 量瓶中，加水稀释至刻度，摇匀，精密量取 10mL，置 100mL 量瓶中，加水稀释至刻度，摇匀）1.0mL，加 0.1mol/L 硝酸溶液溶解并稀释至刻度，摇匀，作为对照溶液（A）。照原子吸收分光光度法，在 324.8nm 波长处分别测定，应符合规定，计算方法同上。

四、含量测定

利用维生素 C 具有强还原性，可采用碘量法、2,6-二氯靛酚法、碘酸钾法、铈量法、溴酸钾法、铁氰化钾法等进行含量测定。对于制剂也可采用紫外-可见分光光度法或高效液相色谱法等。ChP 收载的维生素 C 原料药、片剂、泡腾片、颗粒剂、泡腾颗粒、注射液及维生素 C 钙和维生素 C 钠均采用碘量法测定含量。

（一）碘量法

1. 原理 维生素 C 在醋酸酸性条件下，可被碘定量氧化。根据消耗碘定液的体积即可计算维生素 C 的含量。反应式如下：

2. 方法 取本品约 0.2g，精密称定，加新沸过的冷水 100mL 与稀醋酸 10mL 使溶解，加淀粉指示液 1mL，立即用碘滴定液（0.05mol/L）滴定，至溶液显蓝色并在 30 秒内不褪。每 1mL 碘滴定液（0.05mol/L）相当于 8.806mg 的 $C_6H_8O_6$。

3. 注意事项

（1）滴定在酸性溶液中进行。可使维生素 C 受空气中氧的氧化速度减慢，但样品溶于稀醋酸后必须立即进行滴定。

（2）加新沸过的冷水目的是为减少水中溶解的氧对测定有影响。

（3）为消除制剂中辅料对测定的干扰，对于制剂滴定前要进行必要的处理。如片剂溶解后应滤过，取续滤液测定；注射剂测定前加丙酮 2mL，以消除注射剂中抗氧剂亚硫酸氢钠对测定的影响。

（二）2,6-二氯靛酚滴定法

1. 原理 2,6-二氯靛酚为一种染料，其氧化型在酸性溶液中显红色，碱性溶液中为蓝色。当与维生素 C 反应后，即转变为无色的酚亚胺（还原型）。因此，维生素 C 在酸性溶液中，可用 2,6-二氯靛酚标准液滴定至溶液显玫瑰红色为终点，无需另加指示剂。

2. 方法 如 USP 维生素 C 口服液的含量测定。精密量取本品适量（约相当于维生素 C 50mg），置 100mL 量瓶中，加偏磷酸-醋酸试液 20mL，用水稀释至刻度，摇匀；精密量取稀释液适量（约相当于维生素 C 2mg）置 50mL 锥形瓶中，加偏磷酸-醋酸试液 5mL，用 2,6-二氯靛酚滴定液滴定至显玫瑰红色，并持续 5 秒不褪色；另取偏磷酸-醋酸试液 5.5mL，加水 15mL，用 2,6-二氯靛酚滴定液滴定，做空白试验校正。以 2,6-二氯靛酚滴定液对维生素 C 滴定度计算，即可。

3. 注意事项

（1）本法并非维生素 C 的专一反应，其他还原性物质对测定也有干扰。但由于维生素 C 的氧化速度远比其他干扰物质快速，因此须快速滴定。

（2）据此原理，也可用 2,6-二氯靛酚进行剩余比色测定。即在 2,6-二氯靛酚溶液中加入维生素 C 后，在很短的时间内，测定剩余染料的吸收强度，或利用醋酸乙酯或醋酸丁酯提取剩余染料后进行比色测定。

（3）由于 2,6-二氯靛酚滴定液不够稳定，贮存时易缓缓分解，故需经常标定，贮备液不宜超过 1 周。

（三）高效液相色谱法

【例 13-2】 HPLC 法测定人血浆中维生素 C 的浓度

1. 色谱条件 色谱柱为十八烷基键合硅胶（4.6mm×200mm，5μm）；流动相为 5mmol/L NaH_2PO_4 溶液（磷酸调 pH 至 2.5）；流速为 1.0mL/min；检测波长 245nm；柱温 20℃。测定时进样 20μL，采用外标法，以峰高计算含量。

2. 对照品溶液制备 取维生素 C 对照品约 25mg，精密称定，置 25mL 量瓶中，加 10%偏磷酸稀释至刻度，得维生素 C 贮备液浓度为 1mg/mL，置冰箱中 2℃保存，三日内可用。分别精密吸取贮备液 0.1、0.2、0.5、1、2、5mL，置 100mL 量瓶中，加偏磷酸稀释至刻度。

3. 血浆样品预处理 取受试者静脉血，立即置肝素化的离心试管中，3000r/min 离心 5 分钟；取血浆 0.5mL，加入 0.5mL 10%偏磷酸溶液，涡旋混合 0.5 分钟，以 3000r/min 离心 10 分钟，分取上清液，置冰箱 2℃贮存，直至测定。

4. 样品测定　每天抽取的血样当日测定，每天建立一条标准曲线，并随行测定高、中、低 3 个浓度的双样本质控样品。

5. 注意事项　专属性考察：维生素 C 在血浆中不稳定，在 5%偏磷酸溶液中也难以保持长期稳定，因此，应尽可能缩短血浆分离和处理时间。经考察未加偏磷酸处理，冷冻贮存 2 周以上的血浆中已检测不到维生素 C 色谱峰，可用作空白。在上述色谱条件下，维生素 C 与空白血浆的色谱图比较，血浆中其他内源性物质不干扰测定。其色谱图如图 13-2。

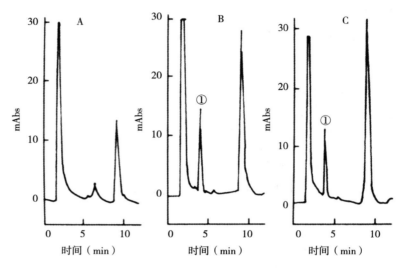

图 13-2　高效液相色谱图

A. 空白血浆色谱图；B. 空白血浆添加维生素 C；C. 血浆样品色谱图

第四节　维生素 D 的分析

维生素 D（vitamin D）是一类抗佝偻病维生素的总称。均为甾醇的衍生物。ChP 收载有维生素 D_2、D_3 原料药；维生素 D_2 软胶囊和注射液；维生素 D_3 注射剂等。

一、结构与性质

（一）结构

维生素 D_2 和维生素 D_3 的结构如下：

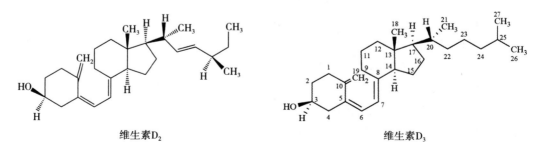

维生素 D_2 为 9,10-开环麦角甾-5,7,10（19），22-四烯-3β-醇，又名骨化醇（calciferol）或

麦角骨化醇（ergocalciferol）；维生素 D_3 为 9,10-开环胆甾-5,7,10（19）-三烯-3β-醇，又名胆骨化醇（colecalciferol）。两者都是甾醇衍生物，维生素 D_2 与维生素 D_3 结构上的区别仅在于侧链多一个双键和 C_{24} 上多一个甲基。

（二）性质

1. 性状　维生素 D_2、D_3 均为无色针状结晶或者白色结晶性粉末；无臭、无味；遇光或者空气均易变质。

2. 溶解性　维生素 D_2 在三氯甲烷中极易溶解，在乙醇、丙酮或乙醚中易溶，在植物油中略溶，在水中不溶；维生素 D_3 在乙醇、丙酮、三氯甲烷或乙醚中极易溶解，在植物油中略溶，在水中不溶。

3. 稳定性　维生素 D_2、D_3 均含多个烯键，所以极不稳定，遇光、空气及其他氧化剂均发生氧化而变质，使效价变低，毒性增强；对酸也不稳定。

4. 旋光性　维生素 D_2 具有 6 个手性碳原子，而维生素 D_3 有 5 个手性碳原子，因此两者均具有旋光性。维生素 D_2 的比旋度为+102.5°至+107.5°；维生素 D_3 的比旋度为+105°至+112°。

5. 甾类显色反应　本品用氯仿溶解后，加醋酐和硫酸，初显黄色，渐变红色，迅速变为紫色，最后变为绿色。此反应为甾体化合物的共有反应。

6. 光谱特征　取本品，加无水乙醇溶解并定量稀释至每 1mL 中约含 10μg 的溶液。照紫外分光光度法，在 265nm 波长处测定吸光度，维生素 D_2 的吸收系数（$E_{1cm}^{1\%}$）为 460~490；维生素 D_3 的吸收系数（$E_{1cm}^{1\%}$）为 465~495。

二、鉴别试验

（一）显色反应

1. 与醋酐-浓硫酸反应　取维生素 D_2 或 D_3 约 0.5mg，加氯仿 5mL 溶解后，加醋酐 0.3mL 与硫酸 0.1mL，振摇，维生素 D_2 初显黄色，渐变红色，迅速变为紫色，最后成绿色。维生素 D_3 初显黄色，逐渐变红色，迅速变为紫色、蓝绿色，最后变成绿色。

2. 与三氯化锑反应　取本品适量（约 1000IU），加 1,2-二氯乙烷 1mL 溶解，加三氯化锑试液 4mL，溶液即显橙红色，逐渐变为粉红色。

3. 其他显色反应　维生素 D 与三氯化铁反应呈橙黄色，与二氯丙醇和乙酰氯试剂反应显绿色，均可用于鉴别，但专属性不强。

（二）光谱法

1. 紫外-可见分光光度法　利用本法可以区分维生素 D_2、D_3。方法为：取维生素 D 10mg，溶于 96% 乙醇 10mL 中。取此液 0.1mL，加乙醇 1mL 和 85% 硫酸 5mL。维生素 D_2 显红色，在 570nm 波长处有最大吸收；维生素 D_3 显黄色，在 495nm 波长处有最大吸收。此反应也可用于维生素 D_2、D_3 的含量测定。

2. 红外分光光度法　本品的 IR 吸收图谱应与对照图谱一致。

（三）色谱法

通常要求在含量测定项下记录的色谱图中，供试品溶液主峰的保留时间应与对照品溶液主峰的保留时间一致。

三、杂质检查

ChP 规定维生素 D_2 原料药应检查麦角甾醇及有关物质；D_3 原料药应检查有关物质。

如维生素 D_2 中麦角甾醇的检查方法为：取本品 10mg，加 90%乙醇 2mL 溶解后，加洋地黄皂苷溶液（取洋地黄皂苷 20mg，加 90%乙醇 2mL，加热溶解制成）2mL，混合，放置 18 小时，不得发生浑浊或沉淀。

四、含量测定

维生素 D 的含量测定方法有化学法、色谱法、光谱法和微生物法，ChP（通则 0722）采用高效液相色谱法测定。

（一）维生素 D 测定法

本法用高效液相色谱法测定维生素 D（包括维生素 D_2、D_3，以下同）及其制剂、维生素 AD 制剂或鱼肝油中所含维生素 D 及前维生素 D 经折算成维生素 D 的总量，以单位表示，每单位相当于维生素 D 0.025μg。测定应在半暗室中及避免氧化的情况下进行。

无维生素 A 醇及其他杂质干扰的供试品可用第一法测定，否则应按第二法处理后测定；如果照第二法处理后，前维生素 D 峰仍受杂质干扰，仅有维生素 D 峰可以分离时，则应按第三法测定。

1. 第一法

（1）对照品贮备溶液的制备　根据各制剂中所含维生素 D 的成分，精密称取相应的维生素 D_2 或 D_3 对照品 25mg，置 100mL 棕色量瓶中，加异辛烷 80mL，避免加热，超声处理 1 分钟使完全溶解，用异辛烷稀释至刻度，摇匀，作为贮备溶液①；精密量取 5mL，置 50mL 棕色量瓶中，用异辛烷稀释至刻度，摇匀，充氮密塞，避光，0℃以下保存，作为贮备溶液②。

测定维生素 D_2 时，应另取维生素 D_3 对照品 25mg，同法制成维生素 D_3 对照品贮备溶液，供系统适用性试验用。

（2）色谱条件与系统适用性试验　用硅胶为填充剂，正己烷-正戊醇（997：3）为流动相，检测波长为 254nm。量取维生素 D_3 对照品贮备液①5mL，置具塞玻璃容器中，通氮后密塞，置 90℃水浴中加热 1 小时，取出，迅速冷却，加正己烷 5mL，摇匀，置 1cm 具塞石英比色皿中，在 2 支 8W 主波长分别为 254nm 和 365nm 的紫外光灯下，将石英比色皿斜放 45°，并距灯管 5~6cm，照射 5 分钟，使溶液中含有前维生素 D_3、反式维生素 D_3、维生素 D_3 和速甾醇 D_3；量取该溶液注入液相色谱仪，进样 5 次，记录色谱图，维生素 D_3 峰的相对标准偏差应不大于 2.0%，前维生素 D_3 峰（与维生素 D_3 的相对保留时间约为 0.5）与反式维生素 D_3 峰（与维生素 D_3 的相对保留时间约为 0.6），以及维生素 D_3 峰与速甾醇 D_3 峰（与维生素 D_3 的相对保留时间约为 1.1）的分离度均应大于 1.0。

（3）校正因子测定　精密量取对照品贮备溶液② 5mL，置 50mL 量瓶中，用正己烷稀释至刻度，摇匀；作为对照品溶液。取 10μL 注入液相色谱仪，记录色谱图，计算维生素 D 的校正因子 f_1。

$$f_1 = c_1 / A_1$$

式中，c_1 为维生素 D 对照品溶液的浓度（μg/mL）；A_1 为对照品溶液色谱图中维生素 D 峰的峰面积。

另精密量取对照品贮备溶液①5mL，置 50mL 量瓶中，加入 2,6-二叔丁基对甲酚结晶 1 粒，通氮排除空气后，密塞，置 90℃ 水浴中加热 1.5 小时，取出迅速冷却，补充正己烷至刻度，摇匀，作为混合对照品溶液；取 10μL 注入液相色谱仪，记录色谱图，计算前维生素 D 的校正因子 f_2。

$$f_2 = (c_1 - f_1 A_1) / A_2$$

式中，c_1 为 f_1 测定项下维生素 D 对照品溶液的浓度（μg/mL）；f_1 为维生素 D 的响应因子；A_1 为混合对照品溶液色谱图中维生素 D 峰的峰面积，A_2 为混合对照品溶液色谱图中前维生素 D 峰的峰面积。

（4）测定法　取该制剂项下制备的供试品溶液进行测定，按下列公式计算维生素 D 及前维生素 D 折算成维生素 D 的总量（c_i）。

$$c_i = f_1 A_{i1} + f_2 A_{i2}$$

式中，A_{i1} 为维生素 D 的峰面积；A_{i2} 为前维生素 D 的峰面积。

2. 第二法

（1）供试品溶液 A 的制备　精密称取供试品适量（相当于维生素 D 总量 600 单位以上，重量不超过 2.0g），置皂化瓶中，加乙醇 30mL、维生素 C 0.2g 与 50%氢氧化钾溶液 3mL［若供试品为 3g，则加 50%氢氧化钾溶液 4mL］，置水浴上加热回流 30 分钟，冷却后，自冷凝管顶端加水 10mL 冲洗冷凝管内壁，将皂化液移至分液漏斗中，皂化瓶用水 60~100mL 分数次洗涤，洗液并入分液漏斗中，用不含过氧化物的乙醚振摇提取 3 次，第一次 60mL，以后每次 40mL，合并乙醚液，用水洗涤数次，每次约 100mL，洗涤时应缓缓旋动，避免乳化，直至水层遇酚酞指示液不再显红色，静置，分取乙醚提取液，加入干燥滤纸条少许振摇除去乙醚提取液中残留的水分，分液漏斗及滤纸条再用少量乙醚洗涤，洗液与提取液合并，置具塞圆底烧瓶中，在水浴上低温蒸发至约 5mL，再用氮气流吹干，迅速精密加入甲醇 3mL，密塞，超声处理助溶后，移入离心管中，离心，取上清液作为供试品溶液 A。

（2）净化用色谱柱系统分离　收集维生素 D 精密量取上述供试品溶液 A500μL，注入以十八烷基硅烷键合硅胶为填充剂的液相色谱柱，以甲醇-乙腈-水（50∶50∶2）为流动相进行分离，检测波长为 254nm，记录色谱图，维生素 D 与前维生素 D 为重叠峰，并能与维生素 A 及其他干扰含量测定的杂质分开；准确收集含有维生素 D 及前维生素 D 混合物的全部流出液，置具塞圆底烧瓶中，用氮气流迅速吹干，精密加入正己烷溶液适量，使每 1mL 中含维生素 D 为 50~140 单位，密塞，超声处理使溶解，即为供试品溶液 B。

（3）测定法　取供试品溶液 B，按第一法进行含量测定，进样量为 100~200μL。

3. 第三法

（1）供试品溶液的制备　取该制剂项下制备的供试品溶液 A，按上述第二法净化用色谱柱系统分离维生素 D 项下的方法处理，至"用氮气流迅速吹干"后，加入异辛烷 2mL 溶解，通氮排除空气后，密塞，置 90℃ 水浴中，加热 1.5 小时后，立即通氮在 2 分钟内吹干，迅速精密加入正己烷 2mL，溶解后，即为供试品溶液 C。

（2）对照品溶液的制备　精密量取对照品贮备溶液①适量，加异辛烷定量稀释制成每 1mL 中约含维生素 D50 单位，精密量取 2mL 置具塞圆底烧瓶中，照供试品溶液制备项下的方法，自"通氮排除空气后"起，依法操作，得对照品溶液。

（3）测定法　照第一法项下的色谱条件下，精密量取对照品溶液与供试品溶液 C 各 200μL，注入液相色谱仪，记录色谱图，按外标法以峰面积计算维生素 D 的含量。

4. 第四法

（1）校正因子测定　取第一法的对照品贮备溶液（1）制成的校正因子 f_1 对照品溶液和校正因子 f_2 混合对照品溶液各 2mL，分别置 100mL 量瓶中，用正己烷稀释至刻度，摇匀，制成校正因子 f_1 对照品溶液（1）和校正因子 f_2 混合对照品溶液（1），取 100μL 注入液相色谱仪，记录色谱图，按第一法项下的方法计算，即得校正因子 f_1 和校正因子 f_2。

供试品溶液制备　取供试品适量（相当于维生素 D 总量 500 单位），精密称定，置 25mL 棕色量瓶中，加正己烷溶解并稀释至刻度，摇匀，作为供试品溶液。

（2）色谱条件与系统适用性实验　检测波长 265nm，柱温 40℃，流速为每分钟 0.5mL。收集管为聚醚醚酮（peek）管，内径 0.0762cm（0.03 英寸），20m，容积约 9mL。

第一维液相色谱：以脲基键合硅胶为填充剂（Ureagroup，2.1mm×150mm，3μm，或其功能类似填料的色谱柱）；以正己烷为流动相 A，以正己烷-正戊醇-异丙醇（98∶1∶1）为流动相 B，按表 13-2 程序进行梯度洗脱。

表 13-2　梯度洗脱程序

时间（min）	流动相 A（%）	流动相 B（%）
0	95	5
30	95	5
35	0	100
60	0	100
65	95	5
80	95	5

第二维液相色谱：以硅胶（3mm×100mm，1.8μm）为填充剂；以正己烷-正戊醇-异丙醇（996∶2∶2）为流动相。取校正因子 f_2 混合对照品溶液（1）100μL 注入第一维液相色谱仪，对前维生素 D 峰和维生素 D 峰进行定位。调节第一维液相色谱流动相 A 和流动相 B 的初始比例使维生素 D 主峰的保留时间约 25 分钟，第一维液相色谱中前维生素 D 切换时间设为保留时间的前后各约 1.5 分钟；第一维液相色谱中维生素 D 切换时间设为维生素 D 出峰开始时间前和出峰完毕时间后各约 1.5 分钟；取校正因子 f_2 混合对照品溶液和供试品溶液各 5ml 混匀，作为系统适用性溶液；取 100μL 注入液相色谱仪，第一维液相色谱系统中前维生素 D 峰与维生素 D 的分离度应不小于 5，理论板数按维生素 D 峰计算应不低于 2300；第二维液相色谱系统中维生素 D 峰与相邻峰的分离度以及前维生素 D 峰和相邻峰的分离度均应符合规定。

（3）测定法　取供试品溶液 100μL，注入液相色谱仪，记录色谱图，按第一法的计算方法计算，即得。

（二）讨论

1. 由于维生素 D 易受光照而发生变化，测定应在半暗室中及避免氧化的情况下进行，必要时可通惰性气体和使用棕色玻璃容器。贮备液及药品溶液应使用棕色瓶，并应充氮排除瓶内空气，密塞保存。

2. 皂化及提取过程极为复杂，振摇不剧烈及水浴温度大于 40℃ 时，测定结果偏低。提取溶剂以苯为最好，苯对维生素 D 的溶解度较大；但苯的毒性较大，因此多采用己烷或戊烷。由于维生素 D 树脂状样品含有 20%~40%其他物质，因此以乙醚、己烷或戊烷-乙醚提取，用 3%氢氧化钾洗涤提取液，除去某些干扰物；也可加入马来酸酐，消除反式异构体。提取物经浓缩至干的残渣，用甲醇或乙腈-乙醇的混合溶剂溶解，以适合于净化色谱系统。残渣难溶时，可以超声助溶。

3. 若供试品中有维生素 A 醇及其他杂质干扰，供试品必须进行皂化提取，净化，用色谱系统分离收集维生素 D，以排除干扰。否则可直接进样测定。

第五节　维生素 E 的分析

维生素 E（vitamin E）又称 α-生育酚（α-tocopherol）。生育酚主要具有 α、β、γ 和 δ 四种异构体，其中以 α-异构体的生理作用最强。其天然品为右旋体（d-α），合成品为消旋体（dl-α），右旋体与消旋体的效价比为 1.4∶10。一般药品为合成品，即消旋体。ChP 收载的维生素 E 是人工合成的消旋 α-生育酚醋酸酯（dl-α-tocopheryl lacetate），包括粉剂、片剂、软胶囊和注射液等。

一、结构与性质

（一）结构

维生素 E 为苯并二氢吡喃醇衍生物，苯环上有一个乙酰化的酚羟基，故又称生育酚。合成型为（±）-2,5,7,8-四甲基-2-（4,8,12-三甲基十二烷基）-6-苯并二氢吡喃醇醋酸酯或 dl-α-生育酚醋酸酯。天然型为（+）-2,5,7,8-四甲基-2-［4,8,12-三甲基十二烷（十三烷）基］-6-苯并二氢吡喃醇醋酸酯或 d-α-生育酚醋酸酯。化学结构如下：

合成型

天然型

（二）性质

1. 性状　本品为微黄色至黄色或黄绿色澄清的黏稠液体；几乎无臭；遇光色渐变深。天然型放置会固化，25℃左右熔化。

2. 溶解性　维生素 E 在无水乙醇、丙酮、乙醚或植物油中易溶，在水中不溶。

3. 水解性　维生素 E 苯环上有乙酰化的酚羟基，在酸性或碱性溶液中加热可水解生成游离生育酚，故常作为特殊杂质进行检查。

4. 氧化性 维生素 E 在无氧条件下对热稳定，加热 200℃ 不破坏，但对氧十分敏感，遇光、空气可被氧化。其氧化产物为 α-生育醌（α-tocopherol quinine）和 α-生育酚二聚体。

5. 光敏性 维生素 E 的水解产物游离生育酚，在有氧或其他氧化剂存在时，则进一步氧化生成有色的醌型化合物，尤其在碱性条件下，氧化反应更易发生。所以游离生育酚暴露于空气或日光中，极易被氧化变色，故应避光保存。

6. 光谱特征 本品结构中苯环上有酚羟基，其无水乙醇溶液在 284nm 波长处有最大吸收，吸收系数（$E_{1cm}^{1\%}$）为 41.0~45.0。

7. 折光率 本品的折光率（通则 0622）为 1.494~1.499。

8. 旋光性 天然型维生素 E 具有旋光性，其比旋度按右旋 α-生育酚计，不得低于 +24°。

二、鉴别试验

（一）硝酸反应

1. 原理 维生素 E 在硝酸酸性条件下，水解生成生育酚，生育酚被硝酸氧化为邻醌结构的生育红而显橙红色。

维生素E   生育红（橙红色）

2. 方法 取本品约 30mg，加无水乙醇 10mL 溶解后，加硝酸 2mL，摇匀，在 75℃ 加热约 15 分钟，溶液应显橙红色。

本法显色反应明显、简便、快速。ChP 收载的维生素 E 原料药及其粉剂、片剂、软胶囊和注射液均采用本法进行鉴别。

（二）三氯化铁反应

维生素 E 在碱性条件下，水解生成游离的生育酚，生育酚经乙醚提取后，可被 $FeCl_3$ 氧化成对生育醌；同时 Fe^{3+} 被还原为 Fe^{2+}，Fe^{2+} 与联吡啶生成红色的配位离子。由于本法操作繁琐，且专属性不强，现已少用。

（三）光谱法

1. 紫外-可见分光光度法 维生素 E 的 0.01% 无水乙醇液，在 284nm 波长处有最大吸收，且吸收系数（$E_{1cm}^{1\%}$）为 41.0~45.0；在 254nm 波长处有最小吸收，可供鉴别。

2. 红外分光光度法 ChP 收载了红外吸收光谱法鉴别维生素 E，本品的红外吸收图谱应与对照图谱一致。

（四）色谱法

1. 薄层色谱法 鉴别方法：将维生素 E 供试品点于硅胶 G 薄层板上，以环己烷-乙醚（4：1）

为展开剂，展开 10~15cm 后，取出，于空气中晾干，喷以浓硫酸，在 105℃ 加热 5 分钟，α-生育酚、α-生育酚醋酸酯和 α-生育醌的 R_f 值分别为 0.5、0.7 和 0.9。

2. 气相色谱法　ChP 采用 GC 法鉴别维生素 E 片剂、软胶囊、注射液和粉剂，按含量测定项下的方法试验，供试品主峰的保留时间与维生素 E 对照品的保留时间一致。

三、杂质检查

ChP 收载的维生素 E 检查项有酸度、游离生育酚、有关物质（合成型）、残留溶剂。

（一）酸度

检查维生素 E 制备过程中引入的游离醋酸。方法如下：取乙醇与乙醚各 15mL，置锥形瓶中，加酚酞指示液 0.5mL，滴加氢氧化钠滴定液（0.1mol/L）至微显粉红色，加本品 1.0g，溶解后，用氢氧化钠滴定液（0.1mol/L）滴定，不得超过 0.5mL。

（二）生育酚

天然型维生素 E 在制备过程中未酯化及贮藏过程中水解产生生育酚，ChP 采用硫酸铈滴定法检查。

1. 原理　利用游离生育酚具有还原性，可被硫酸铈定量氧化，在一定条件下以消耗硫酸铈滴定液（0.01mol/L）的体积来控制游离生育酚的限量。游离生育酚被氧化成生育醌后失去两个电子，滴定反应的物质的量比为 1:2，生育酚的分子量为 430.7，即 1mol 的硫酸铈相当于 1/2 摩尔的生育酚。

2. 方法　取本品 0.10g，加无水乙醇 5mL 溶解后，加二苯胺试液 1 滴，用硫酸铈滴定液（0.01mol/L）滴定，消耗硫酸铈滴定液（0.01mol/L）不得过 1.0mL。

3. 计算　1mL 硫酸铈滴定液（0.01mol/L）相当于 0.002154g 游离生育酚。ChP 规定维生素 E 中所含游离生育酚的限量为 2.15%，因此，滴定中消耗的硫酸铈滴定液（0.01mol/L）不得过 1.0mL。

$$L（\%）= \frac{T×V}{S}×100\% = \frac{0.002154×1.0}{0.10}×100\% = 2.15\%$$

四、含量测定

维生素 E 的含量测定方法有多种，主要是利用维生素 E 水解产物游离生育酚的易氧化性质，用硫酸铈滴定液直接滴定；或将 Fe^{3+} 还原为 Fe^{2+} 后，再与不同试剂反应生成配位化合物进行比色测定；也可直接硝酸氧化，邻苯二胺缩合后用荧光法测定。近年来各国药典多采用 GC、HPLC 法测定，专属性强，简便快速。ChP 采用 GC 法进行维生素 E 及其制剂的含量测定。

（一）气相色谱法

【例 13-3】ChP 中维生素 E 的含量测定（ChP）

维生素 E 的沸点虽高达 350℃，但仍可不需经衍生化直接用气相色谱法测定含量，由于气相色谱法选择性好，可分离维生素 E 及其异构体。本法采用内标法定量。

（1）色谱条件与系统适用性试验　以硅酮（OV-17）为固定液，涂布浓度为 2% 的填充柱；或用 100% 二甲基聚硅氧烷为固定液的毛细管柱；柱温为 265℃。理论板数按维生素 E 峰计算不低于 500（填充柱）或 5000（毛细管柱），维生素 E 峰与内标物质峰的分离度应符合要求。

（2）校正因子测定　取正三十二烷适量，加正己烷溶解并稀释成 1mL 中含 1.0mg 的溶液，作为内标溶液。另取维生素 E 对照品 20mg，精密称定，置棕色具塞锥形瓶中，精密加入内标溶液 10mL，密塞，振摇使溶解，取 1～3μL 注入气相色谱仪，计算校正因子。

（3）测定方法　取本品约 20mg，精密称定，置棕色具塞锥形瓶中，精密加入内标溶液 10mL，密塞，振摇使溶解，取 1～3μL 注入气相色谱仪，测定，按下式计算，即得。本品含 $C_{31}H_{52}O_3$ 应为 96.0%～102.0%。

（二）高效液相色谱法

【例 13-4】高效液相色谱法测定维生素 E（dl-α-生育酚）的含量（JP）

（1）色谱条件　色谱柱为内径 4mm，长 15～30cm 的不锈钢柱，填充粒径 5～10μm 的十八烷基硅烷键合硅胶为固定相，流动相为甲醇-水（49：1）；紫外检测器，检测波长为 292nm。生育酚和醋酸生育酚两峰的分离度应大于 2.6，生育酚先出峰。峰高的 RSD 应小于 0.8%。

（2）测定方法　取维生素 E 供试品和生育酚对照品各约 0.05g，精密称定，分别溶于无水乙醇中，并准确稀释至 50.0mL，即得供试品溶液和对照品溶液；精密吸取两种溶液各 20μL 注入高效液相色谱仪，记录色谱图，分别测定维生素 E 的峰高 H_x 和 H_r，按下列公式计算含量（mg）：

$$供试品中生育酚的量（mg） = M_r \times (H_x/H_r)$$

式中，M_r 为生育酚对照品的量（mg）；H_x 和 H_r 分别为供试品和对照品中生育酚的峰高。

第六节　维生素 K_1 的分析

维生素 K_1（vitamin K_1）是由 2-甲萘醌为起始原料合成，为脂溶性维生素，吸收需要胆汁协助，有耐热性。ChP 收载有维生素 K_1 原料药及其注射液。

一、结构与性质

（一）结构

维生素 K_1 为 2-甲基-3-（3,7,11,15-四甲基-2-十六碳烯基）-1,4-萘二酮反式和顺式异构体的混合物。

维生素K_1

（二）性质

1. 性状　维生素 K_1 为黄色至橙色透明的黏稠液体；无臭或几乎无臭；遇光易分解，需要避光保存。

2. 溶解性　维生素 K_1 在三氯甲烷、乙醚或植物油中易溶，在乙醇中略溶，在水中不溶。

3. 折光率　维生素 K_1 的折光率为 1.525~1.528（通则 0622）。

4. 光谱特征　维生素 K_1 具有共轭双键，在紫外光区有特征吸收，可用于鉴别。

二、鉴别试验

（一）呈色反应

取本品 1 滴，加甲醇 10mL 与 5%氢氧化钾的甲醇溶液 1mL，振摇，溶液显绿色；置热水浴中即变成深紫色；放置后，显红棕色。

（二）光谱法

1. 紫外-可见分光光度法　取维生素 K_1，加三甲基戊烷溶解并稀释制成每 1mL 中约含 10μg 的溶液，照紫外–可见分光光度法测定，在 243nm、249nm、261nm 与 270nm 波长处有最大吸收；在 228nm、246nm、254nm 与 266nm 波长处有最小吸收；254nm 波长处的吸光度与 249nm 波长处的吸光度的比值应为 0.70~0.75。

2. 红外分光光度法　维生素 K_1 的红外光吸收图谱应与对照图谱一致。

（三）色谱法

可采用高效液相色谱法，通常在含量测定项下记录的色谱图中，供试品溶液主峰的保留时间应与对照品溶液主峰的保留时间一致。

三、杂质检查

ChP 规定维生素 K_1 原料应检查甲萘醌和维生素 K_1 的顺式异构体，维生素 K_1 注射液中应检查有关物质和细菌内毒素。

（一）维生素 K_1 原料药物的检查

1. 甲萘醌　取本品 20mg，加三甲基戊烷 2mL 使溶解，加氨试液–乙醇（1∶1）1mL 与氰基乙酸乙酯 2 滴，缓缓振摇，放置后，如下层溶液显蓝色，与甲萘醌的三甲基戊烷溶液（每 1mL 中含甲萘醌对照品 20μg）2mL，用同法制成的对照液比较，不得更深（0.2%）。

2. 顺式异构体　照含量测定项下的方法，按峰面积归一化法计算，顺式异构体的含量不得过 21.0%。

（二）维生素 K_1 注射液的检查

1. 有关物质　避光操作。精密量取本品 2mL，置 20mL 量瓶中，用流动相稀释至刻度，摇匀，作为供试品溶液；精密量取 1mL，置 100mL 量瓶中，用流动相稀释至刻度，摇匀，作为对照溶液；照含量测定项下的色谱条件试验，检测波长为270nm。精密量取供试品溶液与对照溶液各10μL，分别注入液相色谱仪，记录色谱图至主峰保留时间的2倍。供试品溶液色谱图中如有杂质峰，扣除相对保留时间小于0.3的峰，单个杂质峰面积不得大于对照溶液主峰面积（1.0%），各杂质峰面积的和不得大于对照溶液主峰面积的2倍（2.0%）。

2. 细菌内毒素　取本品，依法（通则1143）检查，每1mg维生素K_1中含内毒素的量应小于7.5EU。

四、含量测定

ChP收载的维生素K_1原料药和注射液，均采用高效液相色谱法测定含量。维生素K_1原料药含量测定采用吸附色谱法，硅胶为填充剂，石油醚-正戊醇为流动相，苯甲酸胆甾酯为内标物质，维生素K_1顺反异构体可以分离。维生素K_1注射液含量测定采用反相色谱法，十八烷基硅烷键合硅胶为固定相，无水乙醇－乙醚为流动相，外标法测定，维生素K_1顺反异构体不能分离。

（一）维生素K_1原料药物的含量测定

1. 色谱条件与系统适用性试验　用硅胶为填充剂，以石油醚（60~90℃）-正戊醇（2000：2.5）为流动相，检测波长为254nm。维生素K_1的顺、反式异构体峰之间及顺式异构体峰与内标物质峰之间的分离度应符合要求。

2. 内标溶液的制备　取苯甲酸胆甾酯约37.5mg，置25mL量瓶中，用流动相溶解并稀释至刻度，摇匀，即得。

3. 测定法　取本品约20mg，精密称定，置50mL量瓶中，加流动相溶解并稀释至刻度，摇匀，精密量取5mL与内标溶液1mL，置10mL量瓶中，用流动相稀释至刻度，摇匀。取10μL注入液相色谱仪，记录色谱图；另取维生素K_1对照品，同法测定，按内标法以顺、反式异构体峰面积的和计算，即得。

注意避光操作。

（二）维生素K_1注射液的含量测定

1. 色谱条件与系统适用性试验　用十八烷基硅烷键合硅胶为填充剂，以无水乙醇-水（90：10）为流动相；检测波长为254nm。调节色谱条件使主成分色谱峰的保留时间约为12分钟，理论板数按维生素K_1峰计算不低于3000。维生素K_1峰与相邻杂质峰的分离度应符合要求。

2. 测定法　精密量取本品2mL，置20mL量瓶中，用流动相稀释至刻度，摇匀，精密量取5mL，置50mL量瓶中，用流动相稀释至刻度，摇匀，精密量取10μL注入液相色谱仪，记录色谱图；另取维生素K_1对照品约10mg，精密称定，置10mL量瓶中，加无水乙醇适量，强烈振摇使溶解并稀释至刻度，摇匀。精密量取5mL，置50mL量瓶中，用流动相稀释至刻度，摇匀，同法测定，按外标法以峰面积计算，即得。

注意避光操作。

第七节　复方制剂中多种维生素的分析

一、离子对色谱法测定多种维生素含量

【例13-5】多维元素胶囊中B族维生素的含量测定

色谱条件色谱柱：色谱柱（150mm×4.6mm，5μm）：十八烷基键合硅胶为填充剂；流动相：以甲醇-庚烷磺酸钠溶液（取0.2g庚烷磺酸钠加水溶解并稀释至500mL，加1.5mL三乙胺，用磷酸调节pH2.3）（25∶75）；检测波长：275nm。

对照品溶液的制备：精密称取维生素 B_1、维生素 B_2、维生素 B_6 和烟酰胺对照品24.03mg、10.26mg、10.05mg、99.75mg 置同一50mL棕色量瓶中，加流动相适量，于 $60\sim65℃$ 超声溶解，立即冷却至室温，加流动相稀释至刻度，摇匀，作为对照品储备液；精密量取对照品储备液2mL，置10mL棕色量瓶中，用流动相稀释至刻度，摇匀，作为对照品溶液。

供试品溶液的制备：取供试品20粒，选取内容物中黄色颗粒适量，精密称定，研细，精密称取适量（约相当于1粒的量），置50mL棕色量瓶中，加流动相40mL，$60\sim65℃$ 避光超声提取30分钟，取出，立即冷却至室温，用流动相稀释至刻度，摇匀，用干燥滤纸滤过，取续滤液经0.45μm滤膜滤过，即得。

测定法：分别取对照品溶液和供试品溶液各10μL，注入液相色谱仪，记录色谱图，按外标法以峰面积计算，即得。

二、高效液相色谱法测定多种水溶性维生素含量

【例13-6】 HPLC 法同时测定庆大维 B 胶囊中维生素 B_1、B_2、B_6 和 B_{12} 的含量

庆大维 B 胶囊用于治疗急慢性胃炎，其处方组成为庆大霉素及维生素 B_1、B_2、B_6 和 B_{12}，本法采用 HPLC 法对庆大维 B 胶囊中维生素 B_1、B_2、B_6 和 B_{12} 四组分同时进行含量测定。

色谱条件：色谱柱（4.6mm×150mm，5μm）：十八烷基键合硅胶为填充剂；流动相 A,：乙腈，流动相 B：10mmol/L 磷酸二氢钾缓冲液（pH3.2），梯度洗脱：0~5分钟，5%流动相 A，95%流动相 B；5~25分钟，5%→45%流动相 A，95%→55%流动相 B；检测波长：280nm。

对照品溶液的制备：取维生素 B_1、B_2、B_6 和 B_{12} 对照品适量，加水溶解并稀释制得混合对照品溶液。其中维生素 B_1、B_2、B_6 和 B_{12} 的浓度分别为100、40、40 和1μg/mL。

供试品溶液的制备：取庆大维 B 胶囊内容物，研细，精密称取适量（约含维生素 B_1、B_2、B_6 和 B_{12} 分别为5mg、2mg、2mg 和50μg），置25mL量瓶中，加水溶解并定容，过滤。取续滤液5mL 置10mL量瓶中，加水稀释至刻度，摇匀，作为供试品溶液。

测定法：分别取对照品溶液和供试品溶液各5μL，注入液相色谱仪，记录色谱图，按外标法以峰面积计算，即得。

糖（saccharides）是多羟基醛或多羟基酮及其衍生物、聚合物的总称。糖类物质又可以分为单糖（monosaccharide）、低聚糖（oligosaccharide）、多糖（polysaccharide）和苷类等。葡萄糖属单糖，是人体能量的主要来源之一。苷（glycosides）又称配糖体，是由糖及其衍生物的半缩醛或半缩酮羟基与非糖物质脱水形成的一类化合物，其中非糖部分称为苷元（genin）或配基（aglycone）。在临床有广泛的应用。本章着重讨论葡萄糖及其制剂、右旋糖酐 20、40 及其制剂、强心苷、黄酮苷等药物的分析。

第一节　葡萄糖及其制剂的分析

一、结构与性质

ChP 收载有葡萄糖及无水葡萄糖，其中葡萄糖为 D-（+）-吡喃葡萄糖一水合物，其结构为：

$$\text{OH} \cdots \text{O} \cdots \text{OH} \cdot H_2O$$

葡萄糖为醛糖，具有还原性，葡萄糖有多个不对称碳原子，具有旋光性，为右旋体；无色结晶或白色结晶性或颗粒性粉末；无臭，味甜；在水中易溶，在乙醇中微溶。

二、鉴别试验

（一）比旋度测定

葡萄糖具有旋光性，比旋度是其重要的物理常数，测定比旋度可以对其鉴别，也可以反映其纯杂程度。

ChP 中系用钠光谱的 D 线（589.3nm）测定旋光度，除另有规定外，测定管长度为 1dm（如使用其他管长，应进行换算），测定温度为 20℃。

测定前应采用标准石英旋光管对旋光计进行检定。测定时先将测定管用供试液体冲洗数次，再缓缓注入供试液体适量（注意勿使发生气泡），置于旋光计内检测读数。若偏振光向右旋转者（顺时针方向）为右旋，以"+"符号表示；若偏振光向左旋转者（反时针方向）为左旋，以"−"符号表示。用同法读取旋光度 3 次，取 3 次的平均数，即得供试品的旋光度。为保证测定结果的准确度，每次测定前应以溶剂作空白校正。

旋光性物质的旋光度不仅与其化学结构有关，而且和测定时溶液的浓度、液层的厚度以及测定时的温度有关。浓度越大，液层越厚，则偏振面的旋转角度也越大，旋光度（α）与浓度（C）、液层厚度（L）及该物质的比旋度（[α]）三者呈正比：

$$A = [\alpha] \times C \times L$$

如果测量时温度为 25℃，所用光源为钠光 D 线，$L=1\text{dm}$，物质浓度以 C（g/mL）表示，则：

$$[\alpha]_D^{25} = \frac{a}{c \times L}$$

若物质浓度用百分浓度（g/100mL）表示，则 C 以 $\frac{c}{100}$ 代入，则：

$$[\alpha]_D^{25} = \frac{a \times 100}{c \times L} \text{即：} C = \frac{a \times 100}{[\alpha]_D^{25} \times L} \text{（}L\text{ 以 dm 为单位）}$$

如果已知被测物质的比旋度，根据测量观察所得旋光度数，由上式可计算出被测物质的百分浓度。

ChP 在葡萄糖的性状下收载有比旋度的测定，其方法为：取本品约 10g，精密称定，置 100mL 量瓶中，加水适量与氨试液 0.2mL，溶解后，用水稀释至刻度，摇匀，放置 10 分钟，在 25℃时，依法（通则 0621）测定，比旋度为+52.6°～+53.2°。

测定时加氨试液 0.2mL，并放置 10 分钟是为了达到变旋平衡后再测定，详见葡萄糖注射液含量测定项下。

（二）与斐林（Fehling）试液反应

葡萄糖的醛基具有还原性，可将斐林（Fehling）试液（即碱性酒石酸铜试液）中铜离子还原，生成红色的氧化亚铜沉淀，可供鉴别。

$$Cu_2(OH)_2 \xrightarrow{\triangle} Cu_2O \downarrow + H_2O$$

方法：取本品约 0.2g，加水 5mL 溶解后，缓缓滴入微温的碱性酒石酸铜试液（斐林试液）中，即生成氧化亚铜的红色沉淀。

（三）红外分光光度法

葡萄糖的红外光吸收光谱应与对照图谱一致。

三、检查

（一）葡萄糖及无水葡萄糖的检查

药用葡萄糖一般是由淀粉经酸水解或酶水解制得。水解后，加入碱中和，去除蛋白质及脂肪，并脱色、除杂、结晶而得。由于淀粉水解的反应很复杂，水解程度不同，所得产物亦不相同。一般是先水解为糊精，再转化为麦芽糖，最后才得到葡萄糖。

葡萄糖的质量要求严格，ChP 规定葡萄糖应检查项目包括酸度、溶液的澄清度与颜色、乙醇溶液的澄清度、氯化物、硫酸盐、铁盐、钡盐、钙盐、重金属、砷盐、干燥失重及炽灼残渣、蛋白质、微生物限度等。下面介绍部分有关检查方法。

1. 酸度　为控制本品的酸性杂质，需进行酸度的检查。检查方法：取本品 2.0g，加水 20mL溶解后，加酚酞指示液 3 滴与氢氧化钠滴定液（0.02mol/L）0.20mL，应显粉红色。即要求样品中的酸性杂质可被 0.2mL（0.02mol/L）的氢氧化钠滴定液所中和。

2. 溶液的澄清度与颜色　用于检查水中不溶性物质和有色杂质。检查方法：取本品 5.0g，加热水溶解后，放冷，用水稀释至 10mL，溶液应澄清无色；如显浑浊，与 1 号浊度标准液（通则 0902 第一法）比较，不得更浓；如显色，与对照液（取比色用氯化钴液 3.0mL、比色用重铬酸钾液 3.0mL 与比色用硫酸铜 6.0mL，加水稀释成 50mL）1.0mL 加水稀释至 10mL 比较，不得更深。

3. 乙醇溶液的澄清度检查　检查醇不溶性杂质，如淀粉水解不完全，葡萄糖中可引入淀粉、糊精等杂质。利用糊精不溶于乙醇进行检查。检查方法：取样品 1.0g，加乙醇 20mL，置水浴上加热回流约 40 分钟，溶液应澄清。

4. 亚硫酸盐与可溶性淀粉　亚硫酸盐是在硫酸水解淀粉制备葡萄糖的过程中，部分硫酸被还原引入的。可溶性淀粉是未反应完的原料。检查方法：取本品 1.0g，加水 10mL 溶解后，加碘试液 1 滴，应即显黄色。如有亚硫酸盐存在应褪色；如有可溶性淀粉存在应显蓝色。

$$SO_3^{2-} + I_2 + H_2O \rightarrow SO_4^{2-} + 2I^- + 2H^+$$

5. 钡盐　取本品 2.0g，加水 20mL 溶解后，溶液分成两等份，一份中加稀硫酸 1mL，另一份中加水 1mL，摇匀，放置 15 分钟，两液均应澄清。

6. 钙盐　取本品 1.0g，加水 10mL 溶解后，加氨试液 1mL 与草酸铵试液 5mL，摇匀，放置 1 小时，如发生浑浊，与标准钙溶液［精密称取碳酸钙 0.1250g，置 500mL 量瓶中，加水 5mL 与盐酸 0.5mL 使溶解，用水稀释至刻度，摇匀。每 1mL 相当于 0.1mg 的钙（Ca）］1.0mL 制成的对照液比较，不得更浓（0.01%）。

7. 蛋白质　制备葡萄糖的原料多为淀粉，它来自于植物的根、茎或种子，因而在提取过程中常有蛋白质被同时提取。利用蛋白质类杂质遇酸产生沉淀的性质可对其进行检查。

检查方法：取本品 1.0g，加水 10mL 溶解后，加磺基水杨酸溶液（1→5）3mL，不得发生沉淀。

8. 微生物限度　取本品 10g，用 pH7.0 无菌氯化钠-蛋白胨缓冲液制成 1：10 的供试液。需氧菌总数、霉菌和酵母菌总数取供试液 1mL，依法（通则 1105 平皿法）检查，1g 供试品中需氧菌总数不得过 1000cfu，霉菌和酵母菌总数不得过 100cfu。

（二）葡萄糖注射液的检查

葡萄糖注射液的检查项目有 pH 值、5-羟甲基糠醛、重金属、无菌、细菌内毒素和注射剂的相关规定（通则0102）。

1. pH值　取本品或本品适量，用水稀释制成含葡萄糖为5%的溶液，每100mL加饱和氯化钾溶液0.3mL，依法（通则0631）检查，pH值应为3.2~6.5。

2. 重金属　取本品适量（约相当于葡萄糖3g），必要时，蒸发至约20mL，放冷，加醋酸盐缓冲液（pH3.5）2mL与水适量使成25mL，依法检查（通则0821第一法），按葡萄糖含量计算，含重金属不得过百万分之五。

3. 无菌　取本品，采用薄膜过滤法，以金黄色葡萄球菌为阳性对照菌，依法（通则1101）检查，应符合规定。

4. 细菌内毒素　取本品，依法（通则1143）检查，每1mL中含内毒素的量应少于0.50EU。

5. 5-羟甲基糠醛的检查　葡萄糖水溶液在弱酸性时较稳定，但葡萄糖注射液在高温加热灭菌时，可脱水分解产生5-羟甲基糠醛，其可进一步分解为乙酰丙酸和甲酸或聚合生成有色物等。这是导致葡萄糖溶液变黄，产生浑浊或细微絮状沉淀以及pH值降低的主要原因。

5-羟甲基糠醛对人体横纹肌及内脏有损害，它的量也可以反映葡萄糖分解的情况。ChP规定对其进行检查。检查原理是利用5-羟甲基糠醛分子具共轭双烯结构，在284nm波长处有最大吸收，采用紫外-可见分光光度法进行检查。

检查方法：精密量取本品适量（约相当于葡萄糖1.0g），置100mL量瓶中，用水稀释至刻度，摇匀，照紫外-可见分光光度法（通则0401），在284nm波长处测定，吸收度不得大于0.32。

四、含量测定

依据葡萄糖的理化特性，各国药典较普遍地采用旋光法测定含量，其简便、准确。此外也有碘量法、折光法及高碘酸盐氧化法等。

（一）旋光法

ChP采用旋光法测定葡萄糖注射液的含量。

测定方法：精密量取本品适量（约相当于葡萄糖10g），置100mL量瓶中，加氨试液0.2mL（10%或10%以下规格的本品可直接取样测定），用水稀释至刻度，摇匀，静置10分钟，在25℃时，依法测定旋光度（通则0621），与2.0852相乘，即得供试品中含$C_6H_{12}O_6 \cdot H_2O$的重量（g）。本品含（$C_6H_{12}O_6 \cdot H_2O$）应为标示量的95.0%~105.0%。

葡萄糖的水溶液具有右旋性，由于葡萄糖在水中有三种互变异构体存在，故有变旋现象。须放置6小时以上或加热、加酸、加弱碱，使变旋反应达到平衡。用旋光法测定葡萄糖含量时，常加入少量碱液（如氨试液）可加速变旋反应，促进达到平衡。平衡时，葡萄糖水溶液的比旋度为+52.5°至+53.0°（25℃）。变旋平衡反应如下：

α-D-葡萄糖醛式-D-葡萄糖 $\qquad$ β-D-葡萄糖

$[a]_D^{20} = +113.4°$ $\qquad$ $[a]_D^{20} = +52.75°$ $\qquad$ $[a]_D^{20} = +19.7°$

（占36%） $\qquad$ （占0.024%） $\qquad$ （占64%）

含量测定结果计算：按上法测定的旋光度（α）与 2.0852 相乘，即得供试品中含一分子结晶水的葡萄糖（$C_6H_{12}O_6 \cdot H_2O$）的质量（g）。

换算因数 2.0852 的由来：已知 α = 1°，无水葡萄糖的 $[\alpha]_D^{25} = +52.75°$，测定管长度为 1dm，则

$$C = \frac{100\alpha}{[\alpha]_D^{25}L} = \frac{100 \times 1}{52.75 \times 1} = 1.8957$$

即旋光度为 1°时，相当于被测溶液每 100mL 中无水葡萄糖的克数。

因此，$C = \alpha \times 1.8957$（无水葡萄糖）

再换算成含 1 分子结晶水葡萄糖的克数：

$$\alpha \times 1.8957 \times \frac{C_6H_{12}O_6 \cdot H_2O}{C_6H_{12}O_6} = 1 \times 1.8957 \times \frac{198.17}{180.16} = 2.0852$$

2.0852 则是当测定管为 1dm 时，每 1°旋光度相当于待测溶液 100mL 中含 $C_6H_{12}O_6 \cdot H_2O$ 的克数。

（二）剩余碘量法

在碱性条件下，以过量的标准碘溶液将葡萄糖氧化成葡萄糖酸，剩余的碘再以硫代硫酸钠滴定液回滴定，并计算含量。

$$I_2 + 2NaOH \rightarrow NaIO + NaI + H_2O$$

$$CH_2OH（CHOH)_4CHO + I_2 + 3NaOH \rightarrow CH_2OH（CHOH)_4COONa + 2NaI + 2H_2O$$

$$2Na_2S_2O_3 + I_2 \rightarrow Na_2S_4O_6 + 2NaI$$

方法：精密量取供试品溶液适量（约相当于葡萄糖 0.1g），置 250mL 碘瓶中，精密加入碘溶液（0.05mol/L）25mL，摇匀，逐滴加入氢氧化钠（1mol/L）4mL，边加边剧烈振摇，加完后密塞，在室温置暗处放置 10~15 分钟。加稀硫酸 4mL 酸化，即用硫代硫酸钠液（0.1mol/L）将剩余的碘滴定。每 1mL 碘液（0.05mol/L）相当于 90.08mg 的葡萄糖（$C_6H_{12}O_6$）或 99.08mg 含水葡萄糖（$C_6H_{12}O_6 \cdot H_2O$）。

本法简单易行，而且不受精密仪器条件的限制。但在操作时必须注意先加碘液，然后缓缓滴加氢氧化钠试液并需充分振摇，否则所得结果将会偏低。因为碘在少量氢氧化钠存在时首先生成具有强氧化性的次碘酸钠（NaIO），后者再对葡萄糖进行氧化，如果一次加入过多氢氧化钠或添

加速度过快，则 NaIO 来不及氧化葡萄糖而成为在碱性或中性中不具氧化性的碘酸钠（$NaIO_3$），因而消耗的碘就少，但当酸化后，碘又能游离出来，被硫代硫酸钠滴定。

$$3NaIO \rightarrow NaIO_3 + 2NaI$$

$$NaIO_3 + 5NaI + 3H_2SO_4 \rightarrow 3I_2 + 3Na_2SO_4 + 3H_2O$$

操作时，以 15~30℃ 为最适温度，温度过高，往往测得结果偏高。

【例 14-1】 葡萄糖氯化钠注射液的含量测定（ChP）

葡萄糖氯化钠注射液为葡萄糖或无水葡萄糖与氯化钠的灭菌水溶液。ChP 规定，本品含葡萄糖（$C_6H_{12}O_6 \cdot H_2O$）与氯化钠（NaCl），均应为标示量的 95.0%~105.0%。

1. 葡萄糖的含量测定 取本品，在 25℃ 依法（通则 0621）测定旋光度，与 2.0852 相乘，即得供试品中含 $C_6H_{12}O_6 \cdot H_2O$ 的重量（g）。

2. 氯化钠的含量测定 精密量取本品 10mL（含氯化钠 0.9%），加水 40mL 或精密量取本品 50mL（含氯化钠 0.18%），加 2% 糊精溶液 5mL、2.5% 硼砂溶液 2mL 与荧光黄指示液 5~8 滴，用硝酸银滴定液（0.1mol/L）滴定。每 1mL 硝酸银滴定液（0.1mol/L）相当于 5.844mg 的 NaCl。

氯化钠的含量测定采用的是银量法，测定中加糊精溶液的作用是形成保护胶体，使氯化银沉淀呈胶体状态，具有较大的表面积，有利于对指示剂的吸附，有利于滴定终点的观察。加硼砂的作用是提高溶液的 pH（约为 7），促使荧光黄电离，以增大荧光黄阴离子的有效浓度，使终点变化敏锐。

第二节 右旋糖酐 20、40 及其制剂的分析

右旋糖酐属血浆代用品。因其在血液液循环中可保留一定时间，维持的胶体渗透压略高于血浆，故可发挥补充血容量，升高血压并具有抗失血性休克的作用。ChP 收载右旋糖酐及其剂型有右旋糖酐 20、右旋糖酐 20 葡萄糖注射液、右旋糖酐 20 氯化钠注射液；右旋糖酐 40、右旋糖酐 40 葡萄糖注射液、右旋糖酐 40 氯化钠注射液；右旋糖酐 70、右旋糖酐 70 葡萄糖注射液、右旋糖酐 70 氯化钠注射液；右旋糖酐铁、右旋糖酐铁片、右旋糖酐铁注射液等。本节主要论述右旋糖酐 20、40 及其制剂的分析。

右旋糖酐系蔗糖经肠膜状明串珠菌 L.-M-1226 号菌（*Leuconostoc mesenteroides*）发酵后生成的高分子葡萄糖聚合物，经处理精制而得。右旋糖酐 20 的重均分子量（M_w）应为 16000~24000；右旋糖酐 40 的重均分子量（M_w）应为 32000~42000。

右旋糖酐 20、右旋糖酐 40 均为白色粉末；无臭，无味。在热水中易溶，在乙醇中不溶。

一、鉴别试验

1. 比旋度的测定 右旋糖酐 20 为旋光性物质，具有旋光性，依法（通则 0621）测定，比旋度为 +190° 至 +200°。右旋糖酐 40、右旋糖酐 40 氯化钠注射液的比旋度测定，照右旋糖酐 20 测定方法测定，应符合规定。

2. 化学反应法

（1）右旋糖酐 20 的鉴别 其具有还原性，在碱性条件下与酒石酸铜试液反应，能将碱性酒石酸铜试液中的铜离子还原成氧化亚铜，据此进行鉴别。鉴别方法：取本品 0.2g，加水 5mL 溶解后，加氢氧化钠试液 2mL 与硫酸铜试液数滴，即生成淡蓝色沉淀；加热后变为棕色沉淀。

（2）右旋糖酐 40 鉴别　照右旋糖酐 20 的方法鉴别，显相同反应。

（3）右旋糖酐 20 氯化钠注射液的鉴别

1）取本品 1mL，加氢氧化钠试液 2mL 与硫酸铜试液数滴，即生成淡蓝色沉淀，加热后变为棕色沉淀。

2）取本品 1mL，缓缓滴入温热的碱性酒石酸铜试液中，即生成氧化亚铜的红色沉淀。

（4）右旋糖酐 40 氯化钠注射液的鉴别　照右旋糖酐 20 氯化钠注射液的方法鉴别，显相同反应。

二、检查

（一）右旋糖酐 20

右旋糖酐 20 的检查项目有分子量与分子量分布、氯化物、氮、干燥失重、炽灼残渣与重金属。

1. 分子量与分子量分布　聚合物的分子量及其分布是其最基本的参数之一。聚合物的分子量有两个特点：一是分子量大；二是除了有限的几种蛋白质外，无论是天然的还是合成的聚合物，分子量都不是均一的，具有多分散性。因此，聚合物的分子量只具有统计意义，即用实验方法测定的分子量只有某种统计的平均值。若要确切地描述聚合物试样的分子量，除给出分子量的统计平均值外，还应给出试样的分子量分布。

右旋糖酐 20 为生物大分子聚合物，具有分子大小不均一的特点，控制其分子量与分子量分布是质量控制的关键指标。

ChP 的检查方法为分子排阻色谱法。即取本品适量，加流动相溶解并稀释制成每 1mL 中约含 10mg 的溶液，振摇，室温放置过夜，作为供试品溶液；另取 4~5 个已知分子量的右旋糖酐对照品，同法制成每 1mL 中各含 10mg 的溶液，作为对照品溶液。照分子排阻色谱法（通则 0514），以亲水性球型高聚物为填充剂（如 TSKGPWXL 柱、Shodex OHpak SBHQ 柱或其他适宜色谱柱）；以 0.71%硫酸钠溶液（内含 0.02%叠氮化钠）为流动相；柱温 35℃；流速为每分钟 0.5mL；示差折光检测器检测。

称取葡萄糖和蓝色葡聚糖 2000 适量，分别加流动相溶解并稀释制成每 1mL 中约含 10mg 的溶液，取 20μL 注入液相色谱仪，测得保留时间 t_T 和 t_0，供试品溶液和对照品溶液色谱图中的保留时间 t_R 均应在 t_T 和 t_0 之间。理论板数按葡萄糖峰计算不少于 5000。

取上述各对照品溶液 20μL，分别注入液相色谱仪，记录色谱图，由 GPC 软件计算回归方程。取供试品溶液 20μL，同法测定，用 GPC 软件算出供试品的重均分子量及分子量分布。

重均分子量（M_W）是表示大分子聚合物分子量的常用指标之一，定义为：

$$M_W = \sum Y_i M_i$$

式中，Y_i 是分子量为 M_i 组分（又称级分）在整个样品所占的重量分数。

分子量和分子量分布的测定，应采用分子量对照品和适宜的 GPC 软件，以对照品重均分子量（M_W）的对数值对相应的保留时间（t_R），制得标准曲线得线性回归方程 $\lg M_W = a + b t_R$，供试品采用适宜的 GPC 软件处理结果，并按下列公式计算出供试品的分子量与分子量分布：

$$M_W = \sum (RI_i M_i) / \sum RI_i$$

式中，M_W 为重均分子量；D 为分布系数；RI_i 为供试品在保留时间 i 时的峰高；M_i 为供试品在保留时间 i 时的分子量。

ChP 规定，本品的重均分子量（M_W）应为 16000~24000，10% 大分子部分重均分子量不得大于 70000，10% 小分子部分重均分子量不得小于 3500。

2. 氮 本品为细菌发酵产物，测定氮含量可以反映供试品中异性蛋白的多少，这对于控制药品的质量，避免副作用和过敏反应发生具有重要意义。ChP 采用比色法测定。

（1）原理 供试品先经硫酸消化，使有机氮全部转化为硫酸铵，再用碱中和使氨游离，游离出的氨立即与碱性碘化汞钾试液反应显色，与硫酸铵对照品在相同条件下所产生的颜色进行比较。

$$2K_2HgI_4+2NH_3 \rightarrow NH_2Hg_2I_3+4KI+NH_4I$$

（2）测定方法 取本品 0.2g，置 50mL 凯氏烧瓶中，加硫酸 1mL，加热消化至供试品成黑色油状物，放冷，加 30% 过氧化氢溶液 2mL，加热消化至溶液澄清（如不澄清，可再加上述过氧化氢溶液 0.5~1.0mL，继续加热），冷却至 20℃ 以下，加水 10mL，滴加 5% 氢氧化钠溶液使成碱性，移至 50mL 比色管中，加水洗涤烧瓶，洗液并入比色管中，再用水稀释至刻度，缓缓加碱性碘化汞钾试液 2mL，随加随摇匀（溶液温度保持在 20℃ 以下）；如显色，与标准硫酸铵溶液（精密称取经 105℃ 干燥至恒重的硫酸铵 0.4715g，置 100mL 量瓶中，加水溶解并稀释至刻度，混匀，作为贮备液。临用时精密量取贮备液 1mL，置 100mL 量瓶中，加水稀释至刻度，摇匀。每 1mL 相当于 10μg 的氮）1.4mL 加硫酸 0.5mL 用同法处理后的颜色比较，不得更深（0.007%）。经试验，消化时的剩余硫酸量，中和时用的氢氧化钠溶液浓度及溶液保持温度，均对显色有影响，应严格控制。

3. 干燥失重 取本品，在 105℃ 干燥 6 小时，减失重量不得过 5.0%（通则 0831）。本品极易吸潮，常经多次干燥，亦不易恒重，尤其空气湿度较大时，恒重更为困难。

4. 炽灼残渣 取本品 1.5g，依法（通则 0841）检查，遗留残渣不得过 0.5%。

5. 重金属 取炽灼残渣项下遗留的残渣，依法（通则 0821 第二法）检查，含重金属不得过百万分之八。

（二）右旋糖酐 40

右旋糖酐 40 的检查项目有分子量与分子量分布、氯化物、氮、干燥失重、炽灼残渣与重金属。

分子量与分子量分布的检查：取本品照右旋糖酐 20 的方法测定，ChP 规定，本品的重均分子量（M_W）应为 32000~42000，10% 大分子部分重均分子量不得大于 120000，10% 小分子部分重均分子量不得小于 5000。

氯化物、氮、干燥失重、炽灼残渣与重金属检查，照右旋糖酐 20 项下的方法检查，均应符合规定。

（三）右旋糖酐 40 氯化钠注射液

右旋糖酐 40 氯化钠注射液的检查项目有 pH 值、分子量与分子量分布、重金属、渗透压摩尔浓度、异常毒性、细菌内毒素、过敏性和注射剂的相关规定。

pH 值应为 4.0~7.0（通则 0631）；重金属不得过千万分之十五；渗透压摩尔浓度应为 265~325mOsmol/kg；分子量与分子量分布与右旋糖酐 40 相同。异常毒性、细菌内毒素、过敏性和注射剂的检查应符合相关的规定。

三、右旋糖酐 20、40 氯化钠注射液含量测定

（一）右旋糖酐 20 氯化钠注射液含量测定

右旋糖酐 20 氯化钠注射液为右旋糖酐 20 与氯化钠的灭菌水溶液。ChP 规定本品含右旋糖酐 20 与氯化钠（NaCl）均应为标示量的 95.0%～105.0%。

1. 右旋糖酐的测定　本品为复方制剂，利用制剂中右旋糖酐 20 有旋光性，而氯化钠无旋光性，不干扰测定的原理，用旋光度法测定右旋糖酐 20 的含量。

测定方法：精密量取本品 10mL，置 25mL（6%规格）或 50mL（10%规格）量瓶中，用水稀释至刻度，摇匀，照旋光度测定法（通则 0621）测定，按下式计算右旋糖酐的含量。

$$C = 0.5128\alpha$$

式中，C 为每 100mL 注射液中含右旋糖酐 20 的重量（g）；α 为测得的旋光度×稀释倍数 2.5（6%规格）或 5.0（10%规格）。

已知右旋糖酐 20 的比旋度为+195°，代入浓度计算公式：

$$C = \frac{100a}{[\alpha]_D^{20} \times l} = \frac{100}{195 \times l}a = 0.5128\alpha$$

2. 氯化钠的测定　用铬酸钾法测定氯化钠，右旋糖酐 20 不干扰，可直接测定。方法为：精密量取本品 10mL，置锥形瓶中，加铬酸钾指示液数滴，用硝酸银滴定液（0.1mol/L）滴定。每 1mL 硝酸银滴定液（0.1mol/L）相当于 5.844mg 的 NaCl。

（二）右旋糖酐 40 氯化钠注射液含量测定

右旋糖酐 40 氯化钠注射液为右旋糖酐 40 与氯化钠的灭菌水溶液。含右旋糖酐 40 与氯化钠（NaCl）均应为标示量的 95.0%～105.0%。其含量测定方法与右旋糖酐 20 氯化钠注射液含量测定方法相同。

第三节　苷类药物的分析

绝大多数苷类是糖的半缩醛羟基与苷元上的羟基脱水缩合，成为具有缩醛结构的物质。连接糖和苷元的化学键叫做苷键，在稀酸或酶作用下可断裂，水解成苷元和糖，苷类化合物都具有旋光性。苷类化合物有很多分类方法，按苷键原子不同可分为氧苷（包括醇苷、酚苷、酯苷、氰苷）、硫苷、氮苷和碳苷；按苷元的化学结构不同可以分为强心苷、黄酮苷等；按苷中糖链数目可分为单糖链苷、双糖链苷和三糖链苷等；按来源可分为人参皂苷、洋地黄毒苷等。

ChP 收载的药物主要有甾体强心苷类，代表性药物有地高辛、甲地高辛、去乙酰毛花苷等；黄酮苷类，代表性药物有芦丁、曲克芦丁、灯盏花素等。本节主要介绍强心苷类药物。

一、结构与性质

强心苷（cardiac glycosides）是一类生物界中存在的对心脏有选择性强心作用的甾体苷类药物。临床上主要用以治疗慢性心功能不全，此外也可治疗某些心律失常，尤其是室上性心律失常。自 19 世纪初发现洋地黄苷类强心成分以来，已从自然界得到的强心苷类化合物千余种。

强心苷元是甾体的衍生物，在 C_{17} 上连有不饱和的内酯侧链，地高辛等药物均连有五元不饱

和内酯环，基本结构如下：

各种甾体强心苷类药物之间的差别仅在于羟基数目与位置的不同、C_{10} 上的 R 基不同以及 C_3 上羟基结合的糖的种类与数目的不同，结构特点见表 20-1。

表 14-1　甾体强心苷类药物的结构

药物	苷元上有关碳位的取代基								糖部分（C_3 位）
	1	5	7	10	11	12	14	16	
地高辛（digoxin）	H	H	H	CH_3	H	CH_3	OH	H	洋地黄毒糖
甲地高辛（metildigoxin）	H	H	H	CH_3	CH_3	CH_3	OH	H	磁麻糖
去乙酰毛花苷（deslanoside）	H	H	H	CH_3	H	CH_3	OH	H	洋地黄毒糖-葡萄糖

在 C_{17} 上连有不饱和的内酯环具有互变异构性质，很多反应是基于内酯环上活化的 $\Delta^{\alpha,\beta}$ 和 $\Delta^{\beta,\gamma}$ 的氢原子进行的。构成强心苷的糖有 20 多种，根据 C_2 位上有无-OH 分为 α-OH（2-OH）糖及 α-去氧糖（2-去氧糖）两类。后者主要见于强心苷，是区别于其他苷类成分的一个重要特征。

本类药物多为白色结晶或结晶性粉末；无臭。C_{17} 位为 β 构型者味苦，α-构型者不苦，但无强心作用。可溶于极性溶剂，但其溶解性与其糖基的数目和种类、苷元部分的羟基数目和位置有关。地高辛在吡啶中易溶，在稀醇中微溶，在三氯甲烷中极微溶解，在水或乙醚中不溶，比旋度为+9.5°～+12.0°。甲地高辛在三氯甲烷中略溶，在甲醇、乙醇中极微溶解，在水中几乎不溶。去乙酰毛花苷有引湿性；在甲醇中微溶，在乙醇中极微溶解，在水或三氯甲烷中几乎不溶；比旋度应为+7°至+9°。

二、鉴别试验

（一）化学反应鉴别法

1. Keller-Kiliani 反应鉴别　为 α-去氧甲基五碳糖的反应。ChP 收载的甾体强心苷类药物及制剂均采用此方法进行鉴别。

【例 14-2】地高辛的鉴别（ChP）

取本品约 1mg，置小试管中，加含三氯化铁的冰醋酸（取冰醋酸 10mL，加三氯化铁试液 1 滴制成）1mL 溶解后，沿管壁缓缓加硫酸 1mL，使成两液层，接界处即显棕色；放置后，上层显靛蓝色。

2. Kedde 反应　此为苷元的不饱和内酯侧链反应。甾体强心苷的 C_{17} 上 α，β 或 β，γ 的不饱和内酯，即丁烯内酯，在碱性水溶液中易与芳香硝基化合物形成有色配合阴离子。本法用于去乙酰毛花苷的鉴别。方法为：取本品约 2mg，置试管中，加乙醇 2mL 溶解后，加二硝基苯甲酸试液与乙醇制氢氧化钾试液各 10 滴，摇匀，溶液即显红紫色。

（二）红外分光光度法

ChP 收载的本类药物均采用红外分光光度法进行鉴别，并规定图谱应与对照图谱一致。

（三）色谱法

1. 薄层色谱法 ChP 中去乙酰毛花苷的鉴别。方法为：取本品与去乙酰毛花苷对照品，加甲醇制成每 1mL 中含 0.2mg 的溶液。照薄层色谱法（通则 0502），吸取上述两种溶液各 10μL，分别点于同一硅胶 G 薄层板上，以二氯甲烷-甲醇-水（84：15：1）为展开剂，展开，晾干，喷以硫酸-乙醇（1：9），在 140℃加热 15 分钟，置紫外光灯（365nm）下检视。供试品溶液所显主斑点的位置和荧光应与对照品溶液的主斑点相同。

2. 高效液相色谱法 在含量测定项下记录的色谱图中，供试品溶液主峰的保留时间应与对照品溶液主峰的保留时间一致。

三、特殊杂质检查

甾体强心苷类药物系由玄参科植物紫花洋地黄叶或毛花洋地黄叶中提取而制得，在提取分离过程中会引入特殊杂质。故 ChP 规定采用高效液相色谱法进行有关物质检查。

【例 14-3】甲地高辛中有关物质的检查（ChP）

取本品，加溶剂［乙腈-水（34：66）］溶解并稀释制成每 1mL 中约含 0.25μg 的溶液，作为供试品溶液；精密量取适量，用溶剂定量稀释制成每 1mL 中含 12.5μg 的溶液，作为对照溶液。除流动相为乙腈-水（34：66）外，照含量测定项下的色谱条件，精密量取供试品溶液与对照溶液各 20μL，分别注入液相色谱仪，记录色谱图至主成分峰保留时间的 3 倍。供试品溶液的色谱图中如有杂质峰，各杂质峰面积的和不得大于对照溶液的主峰面积（5.0%）。

四、含量测定

ChP 收载的本类药物及其制剂均采用高效液相色谱法测定含量。甲地高辛片溶出度的测定采用荧光分析法。

【例 14-4】高效液相色谱法内标法测定甲地高辛的含量（ChP）

（1）**色谱条件与系统适用性试验** 用十八烷基硅烷键合硅胶为填充剂；以乙腈-水（40：60）为流动相；检测波长为 218nm。理论板数按甲地高辛峰计算不低于 1000，甲地高辛峰与内标物质峰的分离度应符合要求。

（2）**内标溶液的制备** 取洋地黄毒苷对照品适量，精密称定，加流动相制成每 1mL 中含 0.1mg 的溶液，摇匀。

（3）**测定法** 取本品适量，精密称定，加流动相溶解并定量稀释制成每 1mL 中约含甲地高辛 0.1mg 的溶液，精密量取 2mL 与内标溶液 2mL，置 10mL 量瓶中，用流动相稀释至刻度，摇匀，作为供试品溶液，精密量取 20μL，注入液相色谱仪，记录色谱图；另取甲地高辛对照品适量，同法测定。按内标法以峰面积计算，即得。

【例 14-5】荧光分析法测定甲地高辛片的溶出度（ChP）

取本品，照溶出度与释放度测定法（通则 0931 第三法），以 0.1mol/L 盐酸溶液 100mL 为溶出介质，转速为 60rpm/min，依法操作，经 60 分钟时，取溶出液经滤膜（孔径小于 0.45μm）滤过，取续滤液作为供试品溶液；另取甲地高辛对照品适量，精密称定，加 0.1mol/L 盐酸溶液制成每 1mL 中含 1μg 的溶液作为对照品溶液，精密量取供试品溶液与对照溶液各 1mL，分别置 10mL 量瓶中，各加 0.1%抗坏血酸的甲醇溶液 3.0mL 与 0.009mol/L 过氧化氢溶液 0.2mL，摇匀，加 0.1mol/L 盐酸溶液稀释至刻度，在 30℃下放置 90 分钟，取出，放至室温，照荧光分析法在激发波长 356nm 与发射波长 485nm 处分别测定荧光强度，计算甲地高辛片的溶量。限度为标示量的 65%，应符合规定。

扫一扫，查阅本章数字资源，含PPT、音视频、图片等

第十五章
药物制剂分析

第一节 概 述

药物制剂（finished pharmaceutical product，FPP）是用原料药物或与适宜的辅料（excipient）制成的供临床使用的剂型。化学原料药物系指化学合成，或来源于天然物质或采用生物技术获得的用以制备药物的物质；中药原料药物系指中药材及其饮片、植物油脂、提取物、有效成分或有效部位；生物制品原料药物指生物制品原液及其干燥物质。根据制剂中所含有原料药的种类可分为单方制剂和复方制剂。含有一种药物的制剂称为单方制剂；含有两种或两种以上药物的制剂称为复方制剂。药物制剂分析是利用化学、物理学、物理化学以及生物学等方法对不同剂型的药物制剂进行质量规律及评价方法研究。

制剂质量的优劣直接影响预防和治疗疾病的效果，密切关系到人类的身体健康和生命安全。

一、药物制剂分析的特点

药物制剂可以分为多种制剂类型，即剂型。ChP 四部（制剂通则 0100）中收载 38 种剂型，在每种剂型项下还收载了若干种亚剂型。

与原料药分析相比，药物制剂分析有以下的特点：

1. 药物制剂分析较原料药的分析复杂 药物制剂与原料药不同，除主药外，在生产过程中，通常要加入相应的辅料，如赋形剂、稀释剂、稳定剂、防腐剂、着色剂、抗氧化剂等。这些附加成分的存在，使制剂分析更具复杂性。如果是复方制剂，还要考虑其他成分的干扰。因此，一般在制剂分析之前需要对样品进行相应的预处理，如过滤、萃取、色谱分离等。

2. 药物制剂与原料药分析的项目和要求不同 药物制剂的检查项目包括：按照药典"制剂通则"项目要求进行的检查、杂质检查及其附加成分的检查等。由于制剂是采用已合格的原料药进行投料，故不需要逐一进行相应的原料药中的杂质检查项目。而主要检查制剂在制备和贮存过程中可能产生的杂质和有关物质。

药物制剂含量测定应尽可能选用与原料药相同的测定方法。但由于制剂的组分比较复杂，其含量测定方法常常和原料药不同，并且专属性和灵敏度要求更高。当共存药物、辅料有干扰时，可考虑增加预处理或改进方法，排除干扰后可用原料药的测定方法，或选用专属性较高的其他方法，尤其主药含量很小的制剂更应选用灵敏度较高的方法。

药物复方制剂的分析不但应当考虑附加剂的影响，还要考虑各药物之间的相互影响。

3. 药物制剂含量测定表示方法和限度要求与原料药不同 原料药的测定结果以百分含量来

表示；药物制剂含量测定结果以标示量的百分含量来表示。

原料药的含量限度要求较为严格，因为原料药都是较纯的物质，如含量远离100%，则说明其杂质多。药物制剂相对于原料药含量限度宽一些。

二、药物制剂稳定性和相容性

1. 药物制剂稳定性（drug stability）　是指有效期内，在一定的温度、湿度、光照等条件下，药物保持物理、化学、生物化学、药理学及毒理学特性的能力。用上述特性的变化率度量，变化率愈小愈稳定。ChP（通则9001）原料药物与制剂稳定性试验指导原则规定：药物稳定性试验包括影响因素试验（在激烈条件下考察药物的固有稳定性，了解影响稳定性的因素及可能的降解途径与产物，以评价生产工艺、包装、贮存条件及建立降解产物分析方法）、加速试验（在加速药物的理化变化条件下考察药物的稳定性）与长期试验（在接近药物的实际贮存条件下考察药物的稳定性，制定有效期）。详见第十九章第四节药品的稳定性研究。

2. 药物的相容性（drug compatibility）　是指组成药物的各部分之间相互兼容，不发生物理、化学或微生物学相互作用的能力，是药物稳定性的主要组成部分。药物的相容性试验可参照影响因素试验或其他适宜的试验。根据药品包装材料与药物相容性试验指导原则，原料药物及部分制剂的相容性重点考察项目表见15-1。

表15-1　原料药及部分制剂相容性重点考察项目

剂型	相容性重点考察项目
原料药	性状、熔点、含量、有关物质、水分
片剂	性状、含量、有关物质、崩解时限/溶出度/释放度、脆碎度、水分、颜色
胶囊剂	性状、含量、有关物质、崩解时限/溶出度、水分（含囊材）、粘连、内容物色泽
散剂	性状、含量、粒度、有关物质、外观均匀度、水分、包装物吸附量
栓剂	性状、含量、融变时限、有关物质、包装物内表面性状
软膏剂	性状、含量、均匀性、结皮、失重、水分、有关物质（乳膏剂有无分层）、氧化值、碘值、酸败、包装物内表面性状
口服溶液	性状、含量、有关物质、澄清度、相对密度、失重、pH值、紫外吸收、包装物内表面性状
吸入（粉）气雾剂	容器严密性、含量、有关物质、每揿（吸）主药含量、有效部位药物沉积量、包装物内表面性状
注射剂	外观色泽、含量、pH值、澄清度、不溶性微粒、有关物质、紫外吸收、胶塞外观

三、药物制剂分析方法的选择与设计

为了更好地评价药物制剂的质量，选择和设计药物制剂的分析方法时，应注意以下问题：

1. 首先应消除共存药物与辅料的干扰。例如，维生素C注射剂中稳定剂焦亚硫酸钠对碘量法造成干扰，因此在注射剂含量测定时首先加入丙酮消除干扰，然后再采用碘量法测定含量。

2. 在设计和选择药物制剂分析方法时，通常要根据药物的性质、结构、存在剂型、含量多少以及共有成分的影响程度等方面综合考虑。除考虑方法的灵敏度、准确度、精密度外，还要重点考察方法的专属性。

例如，地西泮为有机碱类药物，原料药采用非水溶液滴定法测定含量，片剂由于含量很低（2.5mg/片、5mg/片），则采用HPLC法测定含量。

第二节 片剂分析

片剂（tablets）系指原料药物与适宜的辅料混匀压制而成的圆片或异形的片状固体制剂。其以口服普通片为主，另有含片、舌下片、口腔贴片、咀嚼片、分散片、可溶片、泡腾片、阴道片、阴道泡腾片、缓释片、控释片、肠溶片、口崩片等。常用的辅料有淀粉、糊精、蔗糖、乳糖、滑石粉、硬脂酸镁等，辅料的质量会直接影响片剂的质量。另外，药包材也会影响片剂的质量，应注意选择。

一、片剂的性状与鉴别分析

ChP 四部"制剂通则"规定，片剂外观应完整光洁，色泽均匀，有适宜的硬度和耐磨性。防止包装、运输过程中发生破碎或磨损。除另有规定外，对于非包衣片，应符合片剂脆碎度检查法（通则 0923）的要求。

片剂鉴别时，通常采用提取、过滤等前处理方法制备供试品溶液，以消除辅料等干扰，再参考其原料药物的性质及鉴别方法，选择 2~4 种不同原理的分析方法组成一组鉴别试验。

二、片剂的检查

ChP 四部"制剂通则"片剂项下规定，除另有规定外，口服普通片应进行两项常规的剂型检查，即重量差异和崩解时限。当原料药物与片剂辅料难以混合均匀时，应以含量均匀度代替重量差异；当片剂中的活性药物成分难溶于水时，应以溶出度代替崩解时限。

（一）重量差异与含量均匀度

1. 重量差异（weight variation） 系指采用规定称量方法测得的每片重量与平均片重之间的差异程度。在生产过程中，生产设备和工艺、颗粒的均匀度和流动性等因素都会使片剂产生重量差异，进而使各片间的主药含量产生差异。故此项检查的目的是通过控制各片重量的一致性，来控制片剂中药物含量的均匀程度，从而保证用药剂量的准确性。

检查方法：取供试品 20 片，精密称定总重量，求得平均片重后，再分别精密称定每片的重量，计算每片重量与平均片重差异的百分率，即得。片剂重量差异限度的规定（通则 0101）见表 15-2。

表 15-2 片剂重量差异限度

平均片重或标示片重	重量差异限度
0.30g 以下	±7.5%
0.30g 及 0.30g 以上	±5%

结果判定：每片重量与平均片重相比较（凡无含量测定的片剂，或有标示片重的中药片剂，每片重量应与标示片重比较），按表 15-2 的规定，超出重量差异限度的不得多于 2 片，并不得有 1 片超出限度 1 倍。

糖衣片的片芯应检查重量差异并符合规定，包糖衣后不再检查重量差异。薄膜衣片应在包薄膜衣后检查重量差异。

片剂中的原料药物与辅料难以混合均匀（按重量计算）时（如小剂量片剂），重量差异便不能准确反映药物片剂的剂量单位均匀度，此时应以含量均匀度替代重量差异。凡检查含量均匀度的片剂，一般不再检查重量差异。

2. 含量均匀度（content uniformity） 系指单剂量的固体制剂、半固体制剂和非均相液体制剂，其含量符合标示量的程度。除另有规定外，片剂、硬胶囊剂、颗粒剂或散剂等，每一个单剂标示量小于 25mg 或主药含量小于每一个单剂重量 25% 者；药物间或药物与辅料间采用混粉工艺制成的注射用无菌粉末；内充非均相溶液的软胶囊；单剂量包装的口服混悬液、透皮贴剂和栓剂等，均应检查含量均匀度。

检查方法（通则 0941）：取供试品 10 个，照各品种项下规定的方法，分别测定每个单剂以标示量为 100 的相对含量 X_i，求其均值 $\overline{X}$ 和标准差 S 以及标示量与均值之差的绝对值 A（$A = |100-\overline{X}|$）。

若 $A+2.2S \leq L$，则供试品的含量均匀度符合规定；

若 $A+S>L$，则不符合规定；

若 $A+2.2S>L$，且 $A+S \leq L$，则应另取 20 个复试。

根据初、复试结果，计算 30 个单剂的均值 $\overline{X}$、标准差 S 和标示量与均值之差的绝对值 A；再按下式计算并判定。

当 $A \leq 0.25L$ 时，若 $A^2+S^2 \leq 0.25L^2$，则供试品的含量均匀度符合规定；若 $A^2+S^2>0.25L^2$，则不符合规定。

当 $A>0.25L$ 时，若 $A+1.7S \leq L$，则供试品的含量均匀度符合规定；若 $A+1.7S>L$，则不符合规定。

上述 L 为规定值，除另有规定外，$L=15.0$。单剂量包装的口服混悬液，内充非均相溶液的软胶囊，胶囊型或泡囊型粉雾剂，单剂量包装的眼用、耳用、鼻用混悬剂，固体或半固体制剂，$L=20.0$；透皮贴剂、栓剂，$L=25.0$。如该品种项下规定含量均匀度的限度为 ±20% 或其他数值时，$L=20.0$ 或其他相应的数值。

（二）崩解时限、溶出度和释放度

1. 崩解时限 口服药物片剂在胃肠道中崩解是药物溶解、被机体吸收而发挥药效作用的前提。故口服片剂应进行崩解时限的检查。崩解时限（disintegration）系指口服固体制剂在规定条件下全部崩解溶散或成碎粒，除不溶性包衣材料或破碎的胶囊壳外，应全部通过筛网；如有少量不能通过筛网，但应软化或轻质上漂且无硬心。这一过程所需时间的限度即为崩解时限。

检查方法：仪器装置为升降式崩解仪，取供试品 6 片，分别置于崩解仪吊篮的 6 支玻璃管中，崩解介质为 37℃±1℃ 的水，调节水位高度使吊篮上升至最高点时筛网在水下面 15mm 处，吊篮顶部不可浸没于溶液中。启动崩解仪进行检查，各片均应在规定时间内全部崩解。如有 1 片不能完全崩解，应另取 6 片复试，均应符合规定。

各种片剂崩解时限的检查方法及规定见表 15-3。咀嚼片不检查崩解时限。凡规定检查溶出度、释放度和分散均匀性的制剂不再进行崩解时限的检查。

表 5-3 不同片剂的崩解时限检查

片剂种类	崩解介质	介质温度	判断依据
普通片	水	37±1℃	15 分钟内全部崩解
薄膜衣片	水，也可用盐酸溶液（9→1000）	37±1℃	30 分钟内全部崩解
糖衣片	水	37±1℃	1 小时内全部崩解
肠溶衣片	①先在盐酸溶液（9→1000）中检查；	37±1℃	2 小时内，不得有裂缝、崩解或软化
	②每管加入挡板 1 块，再在磷酸盐缓冲液（pH6.8）中检查	37±1℃	1 小时内全部崩解
含片	水	37±1℃	30 分钟内全部崩解或溶化
舌下片	水	37±1℃	5 分钟内全部崩解并溶化
可溶片	水	20±5℃	3 分钟内全部崩解或溶化
结肠定位肠溶片	盐酸溶液（9→1000）及 pH6.8 以下的磷酸盐缓冲液	37℃±1℃	均不得有裂缝、崩解或软化现象
	pH7.8~8.0 的磷酸盐缓冲液	37±1℃	1 小时内全部释放或崩解，片心亦应崩解
泡腾片	水 200mL，置 250mL 烧杯中	20±5℃	5 分钟内全部崩解（先有大量气泡放出，当气泡停止逸出时，片剂应溶解或分散在水中，无聚集颗粒剩留）

2. 溶出度（dissolution） 系指活性药物从片剂、胶囊剂或颗粒剂等普通制剂在规定条件下，溶出的速率和程度。在缓释制剂、控释制剂、肠溶制剂以及透皮贴剂等制剂中也称为释放度（release）。

口服固体制剂的吸收首先取决于制剂在胃肠道中崩解和溶出两个过程，且有些口服固体制剂往往没有崩解过程。所以，相对于崩解时限，溶出度能更好地衡量口服固体制剂的内在质量。同时溶出度可以在一定程度上反映药物的晶型、粒度、处方组成、生产工艺和设备、辅料性质、包衣材料等因素的差异，因此测定溶出度能较好地反映固体制剂的质量。另外，当药物的溶出速率等于或低于药物在体内的吸收速率时，溶出速率成为限速因素，此时溶出度与生物利用度之间可建立一定的相关性。因此，口服固体制剂的体内生物利用度亦可用其体外溶出度来评价。

药物溶出度的主要影响因素有药物的理化性质、表面积、制剂处方、工艺等。如通常无水药物比水合药物有更大的溶解度。因此，在药物研发和生产时，应注意优选和控制相关条件，改善药物的吸收，从而提高其生物利用度。

测定方法：ChP（通则 0931）收载溶出度与释放度测定有 7 种方法，即篮法、浆法、小杯法、浆碟法、转筒法、流池法、往复筒法。

（1）**篮法（ChP 第一法）** 用于普通制剂溶出度的测定。测定前，调整溶出度测定仪，使转篮或浆叶底部距溶出杯底部 25mm±2mm；转篮通过篮轴与电动机相连，电动机转速可调节，转篮置于盛有介质的溶出杯中。仪器一般配有 6 套测定装置，可一次测定供试品 6 份。测定时，分别量取经脱气处理的介质置各溶出杯中，加温至介质温度恒定在 37℃±0.5℃后，取供试品 6 片，分别投入 6 个干燥的转篮内，将转篮降入溶出杯中，注意供试品表面不得有气泡，按各品种项下规定的转速启动仪器，计时，在规定的取样时间和取样点取样，立即用适当的微孔滤膜滤过，自取样至滤过应在 30 秒内完成，照各品种项下规定的方法测定，计算每片的溶出度。

（2）**浆法（ChP 第二法）** 用于普通制剂溶出度测定时，除将转篮换成搅拌浆外，其他装置和要求与篮法相同。

（3）**小杯法（ChP 第三法）** 用于普通制剂溶出度测定时，小杯法的操作容器为硬质玻璃或其他惰性材料制成的透明或棕色的、底部为半球形的250mL的溶出杯，桨杆与电动机相连，转速可调。其他操作和要求同桨法。小杯法溶出介质的体积较小，适用于药物含量较低的片剂溶出度的测定。

（4）桨碟法（ChP 第四法） 用于测定透皮贴剂的溶出度。分别量取溶出介质置各溶出杯中，量取的体积与规定的体积偏差应在±1%范围内，待溶出介质预温至（32±0.5）℃时，将透皮贴剂固定于两层碟片之间或网碟上，使平整、溶出面朝上，再将网碟水平置于溶出杯下部，并使网碟与桨底旋转面平行，两者相距（25±2）mm，按各品种项下规定的转速启动装置。在规定取样时间点，吸取溶出液适量，及时补充相同体积的温度为（32±0.5）℃的溶出介质。其他操作与第一法和第二法项下的控释制剂或缓释制剂相同。

（5）转筒法（ChP 第五法） 用于测定透皮贴剂的溶出度。分别量取溶出介质置各溶出杯内，实际量取的体积与规定体积的偏差应在±1%范围之内，待溶出介质预温至（32±0.5）℃；除另有规定外，首先除去贴剂的保护套，将有黏性的一面置于一片铜纺上，铜纺的边比贴剂的边至少大1cm。将贴剂的铜纺覆盖面朝下放置于干净的表面，涂布适宜的胶黏剂于多余的铜纺边。如需要，可将胶黏剂涂布于贴剂背面。干燥1分钟，仔细将贴剂涂胶黏剂的一面安装于转筒外部，使贴剂的长轴通过转筒的圆心。挤压铜纺面除去引入的气泡。将转筒安装在仪器中，试验过程中保持转筒底部距溶出杯内底部（25±2）mm，立即按品种正文规定的转速启动仪器。在规定取样时间点，吸取溶出液适量，及时补充相同体积的温度为（32±0.5）℃的溶出介质。同法测定其他透皮贴剂。其他操作同第一法和第二法项下缓释制剂或控释制剂。

（6）流池法（ChP 第六法） 用于测定普通制剂与缓、控释制剂时，取玻璃珠置品种正文项下规定的流通池中。按品种正文项下规定，取片（粒）样品放在玻璃珠上，或置于支架上。装好滤头并将所有部件用夹子固定好 加热使溶出介质温度保持在（37±5）℃ 或正文规定的温度，并以品种正文项下规定的溶出介质与流速经流通池底部连续泵入池内，流速的测定应准确至5%。至规定的每一次取样时间，取溶出液适量，按各品种正文项下规定的方法测定，计算溶出量。重复试验其他样品。用于测定肠溶制剂时，使用各品种正文项下规定的溶出介质；除另有规定外，同第一法项下的肠溶制剂。

（7）往复筒法（ChP 第七法） 用于测定普通片剂时，量取各品种项下规定体积的溶出介质置于各溶出杯中，待溶出介质温度恒定在（37±5）℃，取供试品6片（粒）置于6个往复筒中，注意避免供试品表面产生气泡，立即按各品种正文项下规定的试验参数（如筛网孔径和材质、往复筒进入溶出杯之后开始往复运动前的停留时间、往复筒由上一列溶出杯出来进入下一列溶出杯之前的停留时间、单排管或多排管等）进行试验，计时；在向上和向下的运动过程中，往复筒移动的距离为10±0.1cm；至各品种项下规定的取样时间，吸取规定体积的溶出液，立即用适当的微孔滤膜过滤，自取样至滤过应在30秒内完成。照各品种项下规定的方法测定，计算每片（粒）的溶出量。用于测定肠溶制剂时，除另有规定外，按第一法与第二法中肠溶制剂的要求进行，采用各品种项下规定的体积，一列用作酸中溶出量的试验，另一列用作缓冲液中溶出量的试验。照各品种项下规定的方法测定，计算每片（粒）的溶出量。

以上7种测定法中，除第七种往复筒法外，当采用原位光纤实时测定时，辅料的干扰可以忽略，或可以通过设定参比波长等方法消除；原位光纤实时测定主要适用于溶出曲线和缓释制剂溶出度的测定。

结果判断：普通制剂符合下述条件之一者，可判为符合规定：①6片（粒、袋）中，每片（粒、袋）的溶出量按标示量计算，均不低于规定限度（Q）。②6片（粒、袋）中，如有1~2片

（粒、袋）低于 Q，但不低于 Q-10%，且其平均溶出量不低于 Q。③6 片（粒、袋）中，有 1~2 片（粒、袋）低于 Q，其中仅有 1 片（粒、袋）低于 Q-10%，但不低于 Q-20%，且其平均溶出量不低于 Q 时，应另取 6 片（粒、袋）复试；初、复试的 12 片（粒、袋）中有 1~3 片（粒、袋）低于 Q；其中仅有 1 片（粒、袋）低于 Q-10%，但不低于 Q-20%，且其平均溶出量不低于 Q。

以上结果判断中所示的 10%、20% 是指相对于标示量的百分率（%）。

缓释制剂或控释制剂可用篮法、桨法、小杯法和转筒法。但释放度要求至少采用三个采样时间点，在规定取样时间点，吸取溶液适量，立即经不大于 0.8μm 的微孔滤膜滤过，自取样至滤过应在 30 秒内完成。并及时补充所耗的溶剂。取滤液，照各品种项下规定的方法测定，计算每片的释放量。

肠溶制剂通常采用篮法和桨法。一般先以 0.1mol/L 的盐酸为释放介质，取 6 片分别投入溶出杯或转篮中，按各药品项下规定的方法，开动仪器运转 2 小时，立即取样测定，计算每片的"酸中释放量"；再以 0.2mol/L 磷酸盐缓冲溶液（pH 值 6.8）为介质，继续运转 45 分钟，计算每片的"缓冲液中释放量"。

（三）其他检查

1. 分散均匀性　是指片剂在水中能迅速崩解并均匀分散的程度。分散片需检查分散均匀性，按照崩解时限检查法（通则 0921）检查。不锈钢丝网的筛孔内径为 710μm，水温为 15~25℃，取供试品 6 片，应在 3 分钟内全部崩解并通过筛网。如有少量不能通过筛网，但已软化成轻质上漂且无硬心者，符合要求。

2. 发泡量　阴道泡腾片应检查发泡量。检查方法是：取 25mL 具塞刻度试管（内径 1.5cm）10 支，各精密加水 2mL，置 37℃±1℃ 水浴中 5 分钟后，各管中分别投入供试品 1 片，密塞，20 分钟内观察最大发泡量的体积，平均发泡体积应不少于 6mL，且少于 3mL 的不得超过 2 片。

3. 微生物限度检查　以动物、植物、矿物来源的非单体成分制成的片剂，生物制品片剂，以及黏膜或皮肤炎症或腔道等局部用片剂（如口腔贴片、外用可溶片、阴道片、阴道泡腾片等），照非无菌产品微生物限度检查：微生物计数法（通则 1105）、控制菌检查法（通则 1106）及非无菌药品微生物限度标准（通则 1107）检查，应符合规定。规定检查杂菌的生物制品片剂，可不进行微生物限度检查。

三、片剂的含量测定

（一）样品预处理

当片剂中主药含量较大或辅料影响很小时可以选用适宜的方法直接测定。如吡拉西坦片含量测定时直接加流动相溶解、定容、滤过即可。但多数情况下，辅料（如稀释剂、吸收剂、润滑剂、黏合剂、崩解剂等）对主药的测定会产生干扰，此时，应根据辅料的性质和特点，采取分离等必要措施消除其干扰后再进行测定。

1. 糖类　淀粉、糊精、蔗糖、乳糖等均是片剂常用的稀释剂。其中淀粉、糊精、蔗糖水解产生具有还原性的葡萄糖，可被氧化成葡萄糖酸；乳糖是还原糖，它们均可能干扰基于氧化还原反应原理的含量测定方法。因此，使用氧化还原滴定法测定含有上述辅料的还原性药物片剂含量时，应避免使用高锰酸钾法、溴酸钾法等以强氧化性物质为滴定剂的容量分析法；另外，应同时进行阴性（空白辅料）对照试验，若阴性对照液消耗滴定剂，则应另改他法测定。

2. 硬脂酸镁 硬脂酸镁是片剂常用的润滑剂。其中镁离子（Mg^{2+}）可能干扰基于配位反应原理的含量测定方法；而硬脂酸根离子（$C_{17}H_{35}COO^-$）则可能干扰基于酸碱反应原理的含量测定方法。因此，使用配位滴定法测定含有硬脂酸镁润滑剂的含金属药物片剂的含量时，在 pH 值为 10 左右，Mg^{2+} 与 EDTA 可形成稳定的配合物；若被测金属离子与 EDTA 能形成更稳定的配合物，则干扰可以忽略。否则会使结果偏高，应加掩蔽剂排除 Mg^{2+} 的干扰。使用非水溶液滴定法测定含有硬脂酸镁润滑剂的弱碱性药物片剂的含量时，$C_{17}H_{35}COO^-$ 消耗高氯酸滴定剂使测定结果偏高。若主药的含量显著高于硬脂酸镁的含量，则其干扰可以忽略；对于弱碱性有机药物，可用适当的有机溶剂提取药物后再进行测定，或改用其他方法测定。

3. 滑石粉 滑石粉是片剂常用的润滑剂和助流剂。因其在水中不易溶解，而使溶液混浊，所以当采用紫外-可见分光光度法等测定片剂的主药含量时会发生干扰，通常采用滤除法和提取分离法除去干扰。

4. 其他干扰 有的片剂中还可能添加苯甲酸盐、羧甲基纤维素钠及聚乙烯吡咯烷酮等，均可消耗高氯酸滴定液，使测定结果偏高，在选择分析方法时应注意排除。

（二）含量测结果计算

片剂在含量测定时，一般取 20 片或 10 片或按规定取样（糖衣片需去除糖衣），精密称定，并计算出平均片重，然后研细，混匀，精密称取适量（约相当于规定的主药含量），按规定的方法进行含量测定。

片剂的含量测定结果通常以相当于标示量的百分率表示。计算公式如下：

$$标示量（\%）=\frac{每片中药物的实际含量}{标示量}\times100\%$$

$$=\frac{\dfrac{测得量（g）}{供试品量（g）}\times平均片重（g/片）}{标示量（g/片）}\times100\%$$

（1）容量分析法

1）直接滴定法：计算公式：

$$标示量的百分含量（\%）=\frac{T\times F\times V\times \overline{W}}{W\times 标示量}\times100\%$$

2）直接滴定法：同时进行空白试验，计算公式：

$$标示量（\%）=\frac{T\times F\times (V-V_0)\times \overline{W}}{W\times 标示量}\times100\%$$

3）剩余滴定法：同时进行空白试验，计算公式：

$$标示量（\%）=\frac{T\times F\times (V_0-V)\times \overline{W}}{W\times 标示量}\times100\%$$

式中，T 为滴定度（mg/mL），每 1mL 规定浓度的滴定液相当于被测组分的毫克数；F 为滴定液校正因数；V 和 V_0 分别为样品和空白消耗滴定液的体积（mL）；W 为片粉的取样量（g）；$\overline{W}$ 为平均片重（g/片）。

（2）紫外-可见分光光度法

1）百分吸收系数法：计算公式：

$$标示量（\%）= \frac{A_X \times V \times D \times \overline{W}}{E_{1cm}^{1\%} \times 100 \times W \times 标示量} \times 100\%$$

2）对照品比较法：计算公式：

$$标示量（\%）= \frac{C_R \times A_X \times V \times D \times \overline{W}}{A_R \times W \times 标示量} \times 100\%$$

式中，A_x 为供试品溶液的吸收度；D 为稀释倍数；V 为片粉的溶解体积（mL）；$\overline{W}$ 为平均片重（g/片）；$E_{1cm}^{1\%}$ 为百分吸收系数，100 为浓度换算因数，系将 g/100mL 换算为 g/mL；W 为片粉的取样量（g），标示量的单位为 g/片；C_R、A_R 分别为对照溶液的浓度和吸收度。

（3）高效液相色谱法　计算公式：

$$标示量（\%）= \frac{S_X \times C_R \times D \times V \times \overline{W}}{S_R \times W \times 标示量} \times 100\%$$

式中，S_X 为供试品溶液的峰面积；D 为稀释倍数；V 为片粉的溶解体积（mL）；$\overline{W}$ 为平均片重；W 为片粉的取样量（g）；C_R、S_R 分别为对照溶液的浓度和峰面积。

（三）应用示例

【例 15-1】醋酸地塞米松片的含量测定（ChP）

色谱条件与系统性试验：用十八烷基硅烷键合硅胶为填充剂；以乙腈-水（40∶60）为流动相，检测波长为 240nm。取有关物质项下的对照溶液 20μL 注入液相色谱仪，出峰顺序依次为地塞米松与醋酸地塞米松，地塞米松峰与醋酸地塞米松峰的分离度应大于 20.0。

测定方法：取本品 20 片，精密称定，研细，精密称取适量（约相当于醋酸地塞米松 2.5mg），置 50mL 量瓶中，加甲醇适量，超声处理使醋酸地塞米松溶解，加甲醇稀释至刻度，摇匀，滤过，精密量取续滤液 20μL 注入液相色谱仪，记录色谱图（图 15-1）；另取醋酸地塞米松对照品，精密称定，加甲醇溶解并定量稀释制成每 1mL 中约含 50μg 的溶液，同法测定，按外标法以峰面积计算，即得。计算公式为：

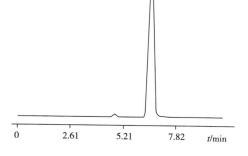

$$标示量（\%）= \frac{A_X \times C_R \times 50 \times 10^{-3} \times \overline{W}}{A_R \times W \times 标示量} \times 100\%$$

式中，A_x 和 A_R 分别为供试品溶液和对照品溶液中醋酸地塞米松的峰面积；C_R 为对照品溶液的浓度（μg/mL）；W 为片粉的取样量（g）；$\overline{W}$ 为平均片重（mg/片）。

图 15-1　醋酸地塞米松片的高效液相图谱

第三节　注射剂分析

注射剂（injection）系指原料药物与适宜的辅料制成的供注入体内的无菌制剂。注射剂可分为注射液、注射用无菌粉末与注射用浓溶液。

一、性状分析

注射剂的性状包括颜色、状态等，应符合各品种项下的有关规定。色泽可按 ChP 通则项下方法配制比色对照液，并进行比较，色差一般不超过规定色号±1 个色号。溶液型注射液应澄明；乳状液型注射液应稳定，不得出现相分离现象。

ChP 四部（制剂通则）注射剂项下规定：①溶液型注射液应澄清。②混悬型注射液不得用于静脉注射或椎管内注射，除另有规定外，其原料药物粒径应控制在 $15\,\mu m$ 以下，含 $15\sim20\,\mu m$（间有个别 $20\sim50\,\mu m$）者，不应超过 10%，若有可见沉淀，振摇时应容易分散均匀。③乳状液型注射液不得有相分离现象，静脉用乳状液型注射液中 90% 的乳滴粒径应在 $1\,\mu m$ 以下，不得有大于 $5\,\mu m$ 的乳滴，除另有规定外，输液应尽可能与血液等渗。此外，注射剂还应符合各品种项下的性状描述。

二、鉴别分析

溶液型注射液中的辅料一般不干扰药物成分的鉴别试验，可依据其结构、性质等参考原料药的鉴别方法。从化学法、光谱法、色谱法及其他方法中选择 $2\sim4$ 种不同原理的分析方法组成一组鉴别试验。其他注射剂若有辅料干扰时，可先进行必要的预处理后，再行分析。

三、检查

ChP 四部（制剂通则）注射剂项下规定，除另有规定外，注射液应进行装量、渗透压摩尔浓度、可见异物、不溶性微粒、无菌、细菌内毒素或热原等常规剂型检查及安全性检查。

（一）装量及装量差异

注射液及注射剂的浓溶液应进行装量检查，以保证其注射用量。

检查方法：供试品标示装量不大于 2mL 者，取供试品 5 支（瓶），2mL 以上至 50mL 者，取供试品 3 支（瓶）。开启，将内容物分别用相应体积的干燥注射器及注射针头抽尽，缓慢注入经标化的量入式量筒内，在室温下检视。测定油溶液、乳状液或混悬液的装量时，应先加温摇匀，再用干燥注射器抽尽，同前法操作，放冷（加温时），检视，每支（瓶）的装量均不得少于其标示装量。标示装量为 50mL 以上的注射液及注射用浓溶液照"最低装量检查法"检查，应符合规定。

注射用无菌粉末需检查装量差异，以保证药物含量的均匀性。检查方法为：取供试品 5 瓶（支），除去标签、铝盖，容器外壁用乙醇擦净，干燥，开启时注意避免玻璃屑等异物落入容器中，分别迅速精密称定；容器为玻璃瓶的注射用无菌粉末，首先小心开启内塞，使容器内外气压平滑，盖紧后精密称定，倾出内容物，容器用水或乙醇洗净，在适宜条件下干燥后，再分别精密称定每一容器的重量，求出每瓶（支）的装量与平均装量。每瓶（支）装量与平均装量相比较，应符合表 15-4 中的有关规定。如有 1 瓶（支）不符合规定，应另取 10 瓶（支）复试，应符合规定。

表 15-4　注射用无菌粉末装量差异限度

平均装量或标示装量	装量差异限度
0.05g 及 0.05g 以下	±15%
0.05g 以上至 0.15g	±10%
0.15g 以上至 0.50g	±7%
0.50g 以上	±5%

凡规定检查含量均匀度的注射用无菌粉末，一般不再进行装量差异检查。

（二）渗透压摩尔浓度

溶剂通过生物膜（半透膜）由低浓度溶液向高浓度溶液扩散的现象称为渗透，阻止渗透所需施加的压力，即为渗透压（osmotic pressure）。在涉及溶质的扩散或通过生物膜的液体转运过程中，渗透压都起着极其重要的作用。因此，在制备注射剂、眼用液体制剂等药物制剂时，必须关注其渗透压。ChP 规定，凡处方中添加了渗透压调节剂的制剂，均应控制其渗透压摩尔浓度（osmolality）。

渗透压摩尔浓度通常以每 1kg 溶剂中溶质的毫渗透压摩尔（mOsmol/kg）为单位，可按下式计：

$$毫渗透压摩尔浓度（mOsmol/L）= \frac{每千克溶剂中溶质的克数}{分子量} \times n \times 1000$$

式中，n 为一个溶质分子溶解或解离时形成的粒子数，在理想溶液中，如葡萄糖 $n=1$，氯化钠或硫酸镁 $n=2$，氯化钙 $n=3$，枸橼酸钠 $n=4$。

测定原理与方法：通常采用测量溶液的冰点下降来间接测定其渗透压摩尔浓度。测定仪器为渗透压摩尔浓度测定仪，由制冷系统、热敏探头和振荡器（或金属探针）组成。测定时将探头浸入供试溶液的中心，并降至仪器的冷却槽中。启动制冷系统，当供试溶液的温度降至凝固点以下时，仪器采用振荡器（或金属探针）诱导溶液结冰，自动记录冰点下降的温度。仪器显示的测定值可以是冰点下降的温度，也可以是渗透压摩尔浓度。

（三）可见异物

可见异物（visible foreign particulates）系指存在于注射剂、眼用液体制剂和无菌药物原料中，在规定条件下目视可以观测到的不溶性物质，其粒径或长度通常大于 50μm。注射液中若存在不溶性微粒，使用后可能引起静脉炎、过敏反应，较大微粒甚至可以堵塞毛细血管。因此，必须进行可见异物检查。

检查方法：ChP（通则 0904）收载有灯检法和光散射法两种方法，通常采用灯检法，灯检法不适用的品种（用深色透明容器包装或液体色泽较深的品种）可选用光散射法；混悬剂、乳状液型注射液和滴眼液不能使用光散射法。

1. 灯检法　在暗室中进行。检查装置为带有遮光板的日光灯光源，光照度可在 1000~4000lx 范围内调节。背景为不反光的黑色背景和白色背景（供检查有色异物）。检查人员的远距离和近距离视力均应在 4.9 及以上（矫正后视力应为 5.0 及以上），无色盲。溶液型、乳状液及混悬型制剂的检查，除另有规定外，取供试品 20 支（瓶），除去容器标签，擦净容器外壁，置于遮光板边缘处，在明视距离（指供试品至人眼的清晰观测距离，通常为 25cm），分别在黑色和白色背景下，手持供试品颈部轻轻旋转和翻转容器，使药液中可能存在的可见异物悬浮，注意应不产生气泡，用目检视，重复 3 次。总时限为 20 秒，供试品装量每支（瓶）在 10mL 及 10mL 以下的，每次检查可手持 2 支（瓶），50mL 或 50mL 以上大容量注射液按直、横、倒三步法旋转检视。无色供试品溶液，光照度应为 1000~1500lx；透明塑料容器或有色的供试品溶液，光照度应为 2000~3000lx；混悬型供试品溶液，光照度为 4000lx。注射用无菌粉末，取供试品 5 支（瓶），溶解后再按上述方法检查。

结果判定：供试品中不得检出金属屑、玻璃屑、长度超过 2mm 的纤维、最大粒径超过 2mm

的块状物以及静置一定时间后轻轻旋转时肉眼可见的烟雾状微粒沉积物、无法计数的微粒群或摇不散的沉淀，以及在规定时间内较难计数的蛋白质絮状物等明显可见异物。供试品中如检出点状物、2mm 以下的短纤维和块状物等微细可见异物，生化药品或生物制品若检出半透明的小于约1mm 的细小蛋白质絮状物或蛋白质颗粒等微细可见异物，除另有规定外，应分别符合 ChP 中的规定。例如溶液型静脉用注射液、注射用溶液，20 支（瓶）供试品中，均不得检出明显的外来可见异物，如有检出微细可见异物的供试品仅有 1 支（瓶），应另取 20 支（瓶）同法复试，均不得检出。溶液型非静脉用注射液，在供试品中，检出微细可见异物的供试品不得超过 2 支（瓶）。

2. 光散射法　当一束单色激光照射到溶液时，若溶液中存在不溶性物质即可使入射光发生散射，光散射能量与不溶性物质的大小有关。本方法系通过对光散射能量的测量，并与规定的阈值比较，以检查可见异物。仪器装置由激光光源、图像采集器、数据处理和终端显示系统组成。数据处理系统对采集的图像进行处理，然后根据预先设定的阈值自动判定超过一定大小的不溶性物质的有无，或在终端显示器上显示图像供人工判定，同时记录检测结果，自动分拣合格与不合格供试品。

（四）不溶性微粒

除另有规定外，用于静脉注射、静脉滴注、鞘内注射、椎管内注射的溶液型注射液、注射用无菌粉末及注射用浓溶液均应按照 ChP 不溶性微粒（subvisible particulates）检查法（通则 0903）检查，并符合规定。ChP 收载光阻法和显微计数法。一般首先用光阻法测定，当光阻法测定结果不符合规定或供试品不适于用光阻法测定时，应采用显微计数法进行测定，并以显微计数法的测定结果作为判定依据。

1. 光阻法　所用仪器包括取样器、传感器和数据处理器三部分。当液体通过一窄小的检测区时，由于液体中微粒的阻挡，与液体流向垂直的入射光被减弱，因此由传感器输出的信号降低，这种信号变化与微粒的截面积大小相关，由此检测微粒的大小和数量。检查时取供试品，小心翻转 20 次，使溶液混合均匀，立即小心开启容器，将供试品溶液倒入取样杯中，静置 2 分钟或适当时间脱气，置于取样器上，开启搅拌或以手缓缓转动，记录数据，即得。

2. 显微计数法　所用仪器包括洁净工作台、显微镜、微孔滤膜及滤器、平皿等。不同装置的检查方法各有差异。标示装量为 25mL 或 25mL 以上的静脉用注射液或注射用浓溶液检查方法为：除另有规定外，取供试品至少 4 个，用水将容器外壁洗净，在洁净工作台上小心翻转 20 次，使溶液混合均匀，立即小心开启容器，用适宜的方法抽取或量取供试品溶液 25mL，沿滤器内壁缓缓注入经预处理的滤器（滤膜直径为 25mm）中，静置 1 分钟，缓缓抽滤至滤膜近干，再用微粒检查用水 25mL，沿滤器内壁缓缓注入，洗涤并抽滤至滤膜近干，然后用平头镊子将滤膜移至平皿上（必要时，可涂抹一层极薄的甘油使滤膜平整），微启盖子使滤膜适当干燥后，将平皿闭合，置显微镜载物台上，调好入射光，放大 100 倍进行显微测量，分别测定有效滤过面积上最长粒径大于 10μm 和大于 25μm 的微粒数。计算 3 个供试品测定结果的平均值。

结果判定：标示装量为 100mL 或 100mL 以上的静脉用注射液，除另有规定外，每 1mL 中含10μm 及 10μm 以上的微粒不得过 25 粒（光阻法）、12 粒（显微计数法），含 25μm 及 25μm 以上的微粒不得过 3 粒（光阻法）、2 粒（显微计数法）；标示装量为 100mL 以下的静脉用注射液、注射用无菌粉末、注射用浓溶液及供注射用无菌原料药，除另有规定外，每个供试品容器中含10μm 及 10μm 以上的微粒不得过 6000 粒（光阻法）、3000 粒（显微计数法），含 25μm 及 25μm

以上的微粒不得过 600 粒（光阻法）、300 粒（显微计数法）。

（五）安全性检查

1. 无菌检查 注射剂应按照 ChP 无菌检查法检查，并符合规定。此时，仅表明供试品在该检查条件下未发现微生物污染。无菌检查应在无菌条件下进行，试验环境必须达到无菌检查的要求，检验全过程应严格遵守无菌操作，防止微生物污染，防止污染的措施不得影响供试品中微生物的检出。无菌检查法包括薄膜过滤法和直接接种法。

2. 热原检查 热原（pyrogen）系指能引起动物体温异常升高的物质，包括细菌内毒素。注射剂若热原超过限量，临床即可能发生热原反应而产生严重后果。

检查方法：ChP（通则 1142）采用家兔法。取适用的家兔 3 只，测定其正常体温后 15 分钟以内，自耳静脉缓缓注入规定剂量并温热至约 38℃ 的供试品溶液，然后每隔 30 分钟测量其体温 1 次，共测 6 次，以 6 次中最高的一次体温减去正常体温，即为该家兔体温的升高温度。

结果判断：如果在初试的 3 只家兔中，体温升高均低于 0.6℃，并且 3 只家兔体温升高总和低于 1.3℃；或在复试的 5 只家兔中，体温升高 0.6℃ 或 0.6℃ 以上的家兔不超过 1 只，并且初试、复试合并 8 只家兔的体温升高总和为 3.5℃ 或 3.5℃ 以下，均判为供试品的热原检查符合规定。如在初试的 3 只家兔中，体温升高 0.6℃ 或 0.6℃ 以上的家兔超过 1 只；或在复试的 5 只家兔中，体温升高 0.6℃ 或 0.6℃ 以上的家兔超过 1 只；或在初试、复试合并 8 只家兔的体温升高总和超过 3.5℃，均判为供试品的热原检查不符合规定。

3. 细菌内毒素 细菌内毒素（bacterial endotoxin）是革兰阴性菌细胞的脂多糖与蛋白的复合物，存在于细菌的细胞膜和固体膜之间，具有热原活性。内毒素的量用内毒素单位（EU）表示，1EU 与 1 个内毒素国际单位（IU）相当。一般利用鲎试剂来检查或量化由革兰阴性菌产生的细菌内毒素，以判断供试品中细菌内毒素的限量是否符合规定。

检查方法：ChP（通则 1143）有凝胶法和光度测定法。凝胶法凝胶法是利用鲎试剂和细菌内毒素产生凝集反应的原理来检测或半定量检测内毒素的方法。光度测定法分为浊度法和显色基质法。浊度法系利用检测鲎试剂与内毒素反应过程中的浊度变化而测定内毒素含量的方法。显色基质法系利用检测鲎试剂与内毒素反应过程中产生的凝固酶使特定底物释放出呈色团的多少而测定内毒素含量的方法。供试品检测时，可使用其中任何一种方法进行试验。当测定结果有争议时，除另有规定外，以凝胶法结果为准。

四、含量测定

（一）供试样品的预处理

注射剂在生产过程中常加入溶剂和其他辅料。溶剂主要包括水性溶剂（如注射用水）和非水性溶剂（如供注射用的大豆油）。其他辅料主要包括渗透压调节剂、pH 值调节剂、增溶剂、助溶剂、乳化剂、抑菌剂（多剂量包装的注射液）等。测定注射剂的含量时，若辅料不干扰，可直接采用其原料药物的含量测定方法；否则，经预处理排除辅料干扰后再测定。

1. 溶剂水的干扰及其排除 当采用非水溶液滴定法测定注射液的含量时，注射用水会干扰测定。对于碱性药物及其盐类，可经碱化、有机溶剂提取游离药物、挥干有机溶剂后再用非水溶液滴定法测定药物的含量。如 JP 中盐酸氯丙嗪注射液的含量测定即采用本处理方法。

2. 溶剂油的干扰及其排除 脂溶性药物的注射液常以注射用植物油（主要为大豆油）为溶

剂。其干扰以水为溶剂的分析方法（如容量法、反相高效液相色谱等）及其他有关分析方法。排除干扰的方法主要有以下几种：

（1）有机溶剂稀释法 当注射液中药物含量较高，而测定方法又要求供试品溶液浓度很低时，可用有机溶剂（如甲醇）稀释供试品，降低注射液中溶剂油的干扰后再进行测定。如 ChP 中己酸羟孕酮注射液测定含量（反相 HPLC 法），供试品即采用本处理方法。

（2）提取分离法 注射液中的药物可用适当的溶剂萃取，排除其溶剂油干扰后，再进行含量测定。如 ChP 中丙酸睾酮注射液的含量测定即采用本前处理方法。

（3）柱色谱法 注射液中的药物与溶剂油可经柱色谱分离，排除干扰后再进行含量测定。如 USP 庚酸睾酮注射液测定含量时，供试样品采用硅烷化硅藻土柱处理后，再用紫外-可见分光光度法测定其含量。

3. 抗氧剂的干扰及其排除 具有还原性药物的注射剂常需加入抗氧剂以增加其稳定性。常用的抗氧剂有亚硫酸钠、亚硫酸氢钠、焦亚硫酸钠、硫代硫酸钠以及维生素 C 等，一般浓度为 $0.1\% \sim 0.2\%$。由于这些抗氧剂具有还原性，若采用氧化还原滴定法等方法测定注射剂中还原性药物的含量时，会使结果偏高。排除干扰的方法有以下几种：

（1）加入掩蔽剂法 丙酮和甲醛是常用的掩蔽剂。其可与注射剂中的抗氧化剂亚硫酸氢钠等发生亲核加成反应，生成无还原性的磺酸盐，从而排除干扰。但应注意的是，甲醛具有较弱的还原性，滴定液的氧化性较强时不宜采用。

【例 15-2】碘量法测定维生素 C 注射液含量（ChP）

精密量取本品适量（约相当于维生素 C 0.2g），加水 15mL 与丙酮 2mL，摇匀，放置 5 分钟，加稀醋酸 4mL 与淀粉指示液 1mL，用碘滴定液（0.05mol/L）滴定，至溶液显蓝色并持续 30 秒钟不褪。

维生素 C 注射液制备时常需添加较维生素 C 还原性更强的抗氧剂亚硫酸氢钠。若直接采用碘量法测定注射液中维生素 C 含量时，亚硫酸氢钠将优先消耗碘滴定液，使含量测定结果偏高，故滴定前加入丙酮作为掩蔽剂。

（2）加入弱氧化剂氧化法 加入一种弱的氧化剂将抗氧剂（如 Na_2SO_3 或 $NaHSO_3$）氧化，但不影响被测组分和滴定剂，从而排除干扰。常用的弱氧化剂有过氧化氢和硝酸。反应原理如下：

$$Na_2SO_3 + H_2O_2 \rightarrow Na_2SO_4 + H_2O$$

$$NaHSO_3 + H_2O_2 \rightarrow NaHSO_4 + H_2O$$

$$Na_2SO_3 + 2HNO_3 \rightarrow Na_2SO_4 + H_2O + 2NO_2 \uparrow$$

$$2NaHSO_3 + 4HNO_3 \rightarrow Na_2SO_4 + 2H_2O + H_2SO_4 + 4NO_2 \uparrow$$

（3）加酸分解法 因亚硫酸钠、亚硫酸氢钠及焦亚硫酸钠均可被强酸分解，产生 SO_2 气体，经加热可全部逸出而除去。例如，采用亚硝酸钠滴定法测定磺胺嘧啶钠注射液的含量时，因其中加入了亚硫酸氢钠抗氧剂，消耗亚硝酸钠滴定溶液，若在滴定前加入一定量的盐酸，这既是亚硝酸钠滴定法所要求的条件，又可以使亚硫酸氢钠分解，从而排除干扰。其分解反应为：

$$NaHSO_3 + HCl \rightarrow NaCl + H_2O + SO_2 \uparrow$$

$$Na_2SO_3 + 2HCl \rightarrow 2NaCl + H_2O + SO_2 \uparrow$$

$$Na_2S_2O_3 + 2HCl \rightarrow 2NaCl + H_2O + S + SO_2 \uparrow$$

$$Na_2S_2O_5 + 2HCl \rightarrow 2NaCl + H_2O + 2SO_2 \uparrow$$

（4）提取分离法 利用溶解性的不同进行提取分离。例如，盐酸阿扑吗啡注射液中加入焦亚硫酸钠作抗氧剂，根据生物碱的溶解特性，采用乙醚提取碱化后游离的阿扑吗啡，然后再用间接酸碱滴定法测定。

2. pH 值调节剂 为了使注射剂保持一定的酸碱度，常需加入一定的 pH 值调节剂（缓冲盐）。测定时根据具体情况可加入一定的酸或碱来调节，如用盐酸调节酸度，不宜采用银量法。

3. 渗透压调节剂 一般以氯化钠调节渗透压，氯化钠的存在，可能干扰测定。必要时采用银量法测定氯化钠，然后从总量中减去。也可采用专属性强的高效液相色谱法测定而排除干扰。

（二）结果计算

由于注射剂一般处方比较简单，主药含量较大，添加剂不干扰测定，此时可选择适宜的溶剂溶解、稀释或经简单处理即可直接测定。但主药的含量比较小或添加剂干扰比较大时，应排除干扰后，再进行测定。

注射剂含量测定方法及结果计算：

$$标示量（\%）= \frac{供试品测得含量（g/mL）}{标示量（mg/mL）} \times 100\%$$

（三）应用示例

【例 15-3】盐酸肾上腺素注射液的含量（ChP）

本品为肾上腺素加盐酸适量，并加氯化钠适量使成等渗的灭菌水溶液。ChP 采用高效液相色谱法测定含量。

方法：精密量取本品适量，用流动相定量稀释制成每 1mL 中含肾上腺素 0.2mg 的溶液，作为供试品溶液；另取肾上腺素对照品适量，精密称定，加流动相适量，加冰醋酸 2~3 滴，振摇使肾上腺素溶解，用流动相定量稀释制成每 1mL 中含肾上腺素 0.2mg 的溶液，摇匀，作为对照品溶液。

用十八烷基硅烷键合硅胶为填充剂；以硫酸氢四甲基铵溶液（取硫酸氢四甲基铵 4.0g，庚烷磺酸钠 1.1g，0.1mol/L 乙二胺四醋酸二钠溶液 2mL，用水溶解并稀释至 950mL）-甲醇（95：5）（用 1mol/L 氢氧化钠溶液调节 pH 值至 3.5）为流动相；检测波长为 280nm，精密量取供试品溶液和对照品溶液各 20μL，分别注入液相色谱仪，记录色谱图，按外标法以峰面积计算，即得。本品为肾上腺素加盐酸适量，并加氯化钠适量使成等渗的灭菌水溶液。本品含肾上腺素（$C_9H_{13}O_3$）应为标示量的 85.0%~115.0%。含量测定结果的计算公式如下：

$$标示量的百分含量（\%）= \frac{A_X \times C_R}{A_R \times 标示量（mg/mL）} \times 100\%$$

式中，A_X 和 A_R 分别为供试品溶液和对照品溶液中肾上腺素的峰面积；C_R 为对照品溶液的浓度（mg/mL），标示量的单位为 mg/mL。

方法中，流动相加入庚烷磺酸钠作为反离子试剂，可与肾上腺素生成离子对化合物，以利于其在固定相上的保留和分离，克服了肾上腺素中碱性基团解离在色谱柱拖尾的缺陷。

【例 15-4】氨茶碱氯化钠注射液的含量测定（ChP）

本品为氨茶碱与氯化钠的灭菌水溶液，规格为 100mL。氨茶碱［按 $C_2H_8N_2(C_7H_8N_4O_2)_2 \cdot 2H_2O$ 计］0.25g 与氯化钠 0.9g。

（1）无水茶碱的测定 精密量取本品适量，用 0.01mol/L 氢氧化钠溶液定量稀释制成每 1mL 中约含氨茶碱 10μg 的溶液，照紫外-可见分光光度法，在 275nm 波长处测定吸光度，按

$C_7H_8N_4O_2$ 的吸收系数（$E_{1cm}^{1\%}$）为 650 计算，即得。

（2）乙二胺的测定 精密量取本品 50mL，加茜素磺酸钠指示液 8 滴，用盐酸滴定液（0.1mol/L）滴定至溶液显黄色。每 1mL 盐酸滴定液（0.1mol/L）相当于 3.005mg 的 $C_2H_8N_2$。

（3）氯化钠的测定 精密量取本品 10mL，加水 40mL，照电位滴定法，用硝酸银滴定液（0.1mol/L）滴定，所消耗硝酸银滴定液（0.1mol/L）的毫升数减去用上法测得的无水茶碱所消耗的硝酸银滴定液（0.1mol/L）的毫升数，计算。每 1mL 硝酸银滴定液（0.1mol/L）相当于 18.02mg 的 $C_7H_8N_4O_2$；每 1mL 硝酸银滴定液（0.1mol/L）相当于 5.844mg 的 NaCl。本品含无水茶碱（$C_7H_8N_4O_2$）应为氨茶碱标示量的 74.0%~84.0%，含乙二胺（$C_2H_8N_2$）应为氨茶碱标示量的 13.0%~20.0%，含氯化钠（NaCl）应为标示量的 95.0%~105.0%。

第四节 其他剂型分析

除片剂、注射剂外，临床常用的剂型亦越来越丰富，特别是缓释、控释和肠溶胶囊、透皮贴剂以及粉雾剂是近年来发展较快的新剂型和新的给药系统。本节将简单介绍一般常用剂型的质量控制方法。

一、常规质量检查

ChP 收载的常见剂型的一般检查项目要求见表 15-5。

表 15-5 常见剂型的一般检查项目要求

剂型	装量	装量或重量差异	无菌	微生物限度	其他项目
胶囊剂		+			崩解时限
丸剂		+			溶散时限
颗粒剂	+	+			粒度、干燥失重、溶化性
散剂	+	+	+	+	粒度、外观均匀度、干燥失重
栓剂		+		+	融变时限
膜剂		+		+	
植入剂		+	+		
凝胶剂	+		+	+	粒度
软膏剂、乳膏剂、糊剂	+		+	+	粒度
贴剂				+	含量均匀度、释放剂
糖浆剂	+			+	
口服溶液剂、口服混悬剂、口服乳剂	+	+		+	干燥失重、沉淀体积比 乙醇量、甲醇量
酊剂	+			+	
洗剂、冲洗剂、灌肠剂	+		+	+	细菌内毒素、热原
擦剂、涂剂、涂膜剂	+			+	
气雾剂		+		+	每瓶总揿次、递送剂量均一性、每揿主药含量、雾滴（粒）分布、喷射速率、喷出总量
粉雾剂		+		+	含量均匀度、排空率、每瓶总吸次、每吸主药含量、雾滴（粒）分布

续表

剂型	装量	装量或 重量差异	无菌	微生物 限度	其他项目
喷雾剂	+	+	+	+	每瓶总喷次、每喷喷量、每喷主药量、雾滴（粒）分布
眼用制剂	+	+	+	+	可见异物、粒度、沉降体积比、金属性异物
耳用制剂	+	+	+	+	沉降体积比
鼻用制剂	+	+	+	+	沉降体积比

二、含量测定

不同剂型由于制备方法和所添加辅料的不同，即使是同一种药物的不同剂型，所采用的前处理及含量测定方法也不尽相同。特别要注意辅料的影响和排除。例如软膏剂、乳膏剂和糊剂中含有大量油脂性基质或乳状液型基质，应先预处理后再进行测定。主要方法有加热使基质液化、加入有机溶剂使基质溶解、滤除、提取分离等。在测定方法的选择上除考虑灵敏度和专属性外，亦应考虑共存添加剂的影响。因而具有较好分离能力的各类色谱法在制剂分析中的应用愈加广泛。

三、应用示例

【例15-5】 高效液相色谱法测定雌二醇缓释贴剂的含量（ChP）

贴剂是将药物制成可贴于皮肤的控释剂型，药物经皮肤吸收而起全身治疗作用，该系统给药方便，不受胃肠道因素的影响，药物的吸收代谢个体差异较小，有利于设计给药剂量，并可随时终止给药。贴剂在制备过程中加入的辅料如透皮促进剂、膜聚合物与骨架材料、压敏胶等，往往会对主药的测定造成干扰，应根据它们的性质和特点设法排除。

ChP 收载的雌二醇原料药与缓释贴剂含量测定方法中前处理方法不同，原料药直接用甲醇溶解，而缓释贴片由于辅料的干扰，采用有机溶剂（乙酸乙酯）提取法制备供试品溶液。

色谱条件与系统适用性试验：用十八烷基硅烷键合硅胶为填充剂，以甲醇-水（75：25）为流动相，UV 检测器，检测波长为280nm。理论板数按雌二醇峰计算应不低于2000。

测定法：取本品10片，除去铝塑薄膜，分别置100mL量瓶中，各加醋酸乙酯5mL，浸泡30分钟，超声处理15分钟使雌二醇全部溶解，放冷，用甲醇稀释至刻度，摇匀，滤过，取续滤液作为供试品溶液；另精密称取雌二醇对照品，精密称定，加甲醇溶解并定量稀释制成每1mL中约含25μg的溶液，作为对照品溶液。精密量取上述两种溶液各20μL，分别注入液相色谱仪，记录色谱图。按外标法以峰面积计算，求得10片的平均含量。

第五节　复方制剂分析

一、复方制剂分析的特点

复方制剂分析时，不仅要考虑辅料对主药测定的影响，还要考虑处方中各药物之间对测定成分的干扰。因此，供试样品前处理和分析方法的选择十分重要，目前色谱法（HPLC法、GC法等）在复方制剂分析中应用较为广泛。

如果复方制剂中各有效成分之间不发生干扰，就可以不经分离直接测出各成分的含量；有些干扰不大也可以经简单提取分离后进行测定，如一些主药成分为无机元素或结构简单的有机物，也可以采用滴定分析法、重量分析法、原子吸收分光光度法等测定其含量。如 ChP 收载的复方铝酸铋片（胶囊）中的铋、铝、氧化镁测定，复方葡萄糖酸钙口服溶液中钙的测定，复方氢氧化铝片中氢氧化铝、氧化镁的测定，采用配位滴定法测定；复方乳酸钠葡萄糖注射液的测定，分别采用原子吸收分光光度法测定氯化钾、氯化钙、氯化钠的含量；采用滴定分析法测定乳酸钠的含量。复方氯化钠注射液中总氯量采用银量法测定，氯化钾采用重量分析法测定，氯化钙采用配位滴定法测定；如待测成分有旋光性，可采用旋光法测定；有紫外吸收，也可采用紫外-可见分光光度法测定。葡萄糖氯化钠注射液的含量测定，葡萄糖有旋光性，采用旋光法测定；采用银量法测定氯化钠的含量。复方炔诺孕酮滴丸中炔诺孕酮和炔雌醇的含量测定，采用紫外-可见分光光度法分别在 490nm、530nm 波长进行测定。复方制剂还可以根据药物的性质，如为生物样品可采用生物检定法进行测定。

二、复方制剂分析的应用示例

【例 15-6】复方氯化钠滴眼液的质量分析（ChP）

ChP 收载的复方氯化钠滴眼液由氯化钠 9.0g、氯化钾 0.14g、碳酸氢钠约 0.20g、羟丙甲基纤维素适量、防腐剂适量、注射用水适量，制成 1000mL。并规定本品含氯化钠（NaCl）与氯化钾（KCl）均应为标示量的 90.0%~110.0%。

1. 性状 本品为无色的微黏稠澄明液体。

2. 鉴别

（1）本品显钠盐、氯化物与钾盐的鉴别反应（详见第二章药物的鉴别分析）。

（2）取本品 2mL，加热即产生白色沉淀，冷却后复又澄明。

3. 检查

（1）pH 值 应为 6.5~8.5（通则 0631）。

（2）黏度 本品的运动黏度（通则 0633 第一法），在 20℃ 时（毛细管内径 0.8mm）为 4.5~8.5mm^2/s。

（3）渗透压摩尔浓度 照渗透压摩尔浓度测定法（通则 0632）测定，渗透压摩尔浓度比应为 0.9~1.1。

（4）其他 应符合眼用制剂项下有关的各项规定（通则 0105）。

4. 含量测定

（1）氯化钾含量测定

对照品溶液的制备：精密称取经 130℃ 干燥至恒重的基准氯化钾约 0.15g，根据使用仪器的灵敏度，用适量的水配制成合适浓度的对照品贮备液，精密量取 5mL、10mL 与 15mL，分别置 3 个 100mL 量瓶中，再分别各加 10% 氯化锶溶液 10mL，加水稀释至刻度，摇匀，作为对照品溶液①、②和③。对照品溶液②的吸光度值应在 0.5 左右。

供试品溶液的制备：用内容量移液管精密量取本品适量，加水配制成与上述对照品贮备液相当浓度的供试品贮备液；精密量取 10mL，置 100mL 量瓶中，加 10% 氯化锶溶液 10mL，加水稀释至刻度，摇匀，即得。

测定法：取对照品与供试品溶液，照原子吸收分光光度法（通则 0406 第一法），在 766.5nm 的波长处测定，计算，即得。

（2）氯化钠含量测定 用内容量移液管精密量取本品 10mL，置锥形瓶中，用水 50mL 分次洗出移液管内壁的附着液，洗液并入锥形瓶中，加铬酸钾指示液 10 滴，用硝酸银滴定液（0.1mol/L）滴定至淡红色。按下式计算，即得。

$$氯化钠标示量的百分含量（\%）= \frac{58.44}{9.0} \times \frac{1}{100} \times \left(10MV - \frac{A \times 0.14}{74.55} \right) \times 100\%$$

式中，V 为消耗硝酸银滴定液（0.1mol/L）的体积（mL）；M 为硝酸银滴定液（0.1mol/L）的实际浓度；A 为供试品中氯化钾（KCl）的标示量的百分含量（%）。

【例 15-7】 复方樟脑酊的质量分析（ChP）

ChP 收载的复方樟脑酊处方樟脑 3g、阿片酊 50mL、苯甲酸 5g、八角茴香油 3mL、乙醇（56%）适量，制成 1000mL。并规定每 1mL 含无水吗啡（$C_{17}H_{19}NO_3$）应为 0.425~0.575mg。

1. 性状 本品为黄棕色液体；有樟脑与八角茴香油的香气。

2. 鉴别 取本品 2mL，加氨试液调 pH 值约为 9；加三氯甲烷-异丙醇（3∶1）提取 2 次，每次用量 20mL，合并提取液，通过无水硫酸钠滤过，取滤液减压蒸干，残渣加甲醇 0.3mL 使溶解，作为供试品溶液；另取吗啡对照品适量，加甲醇溶解并稀释制成每 1mL 中约含 1mg 的溶液，作为对照品溶液。照薄层色谱法试验，取上述两种溶液各 10μL，分别点于同一硅胶 G 薄层板上，以乙酸乙酯-甲醇-浓氨溶液（17∶2∶1）为展开剂，展开，晾干，喷以稀碘化铋钾试液。供试品溶液所显斑点的位置和颜色应与吗啡对照品溶液斑点位置和颜色一致。

3. 检查

（1）乙醇量应为 52%~60%（通则 0711 气相色谱法）。

（2）其他应符合酊剂项下有关的各项规定（通则 0120）。

4. 含量测定

色谱条件与系统适用性试验：用辛烷基硅烷键合硅胶为填充剂；0.05mol/L 磷酸二氢钾溶液-0.0025mol/L 庚烷磺酸钠水溶液-乙腈（2∶2∶1）为流动相，检测波长为 220nm。理论板数按吗啡峰计算不低于 1000，吗啡峰与相邻杂质峰之间的分离度应符合要求。

固相萃取柱系统适用性试验：用十八烷基硅烷键合硅胶为填充物；以测定法中相同的处理条件和洗脱条件试验。精密量取浓度为每 1mL 中含 0.25mg 吗啡对照品的 5% 醋酸溶液 1mL，置处理后的固相萃取柱上，同法洗脱，用 5mL 量瓶收集洗脱液至刻度，摇匀，作为系统适用性溶液。分别精密量取系统适用性溶液与含量测定项下的对照品溶液各 10μL，依次注入液相色谱仪，记录色谱图。按下列公式计算，系统适用性结果（f_S）应为 0.97~1.03。

$$系统适用性试验结果（f_S）= \frac{A_X/C_X}{A_R/C_R}$$

式中，A_X 为系统适用性溶液中吗啡峰面积；A_R 为对照品溶液中吗啡峰面积；C_X 为系统适用性溶液浓度；C_R 为对照品溶液浓度。

测定法：取固相萃取柱一支，依次用甲醇-水（3∶1）15mL 与水 5mL 冲洗，再用 pH 值约为 9 的氨水溶液（取水适量滴加氨试液至 pH 值约为 9）冲洗至流出液 pH 值约为 9，待用。取本品一瓶，超声处理 10 分钟，取出摇匀；精密量取 5mL，置磨口锥形瓶中，蒸干，精密加 5% 醋酸溶液 10mL，超声处理 10 分钟使吗啡溶解，取出，放至室温，滤过；精密量取续滤液 1mL，置上述固相柱上，滴加氨试液适量至柱内溶液的 pH 值约为 9（上样前应取同体积续滤液预先调试，以确定滴加氨试液的量），摇匀，待溶剂滴尽后，用水 20mL 冲洗，用含 20% 甲醇的 5% 醋酸溶液洗脱，用 5mL 量瓶收集洗脱液至刻度，摇匀，精密量取 10μL 注入液相色谱仪，记录色谱图；另取吗啡对照品适量，精密称定，用含 20% 甲醇的 5% 醋酸溶液溶解并定量稀释制成每 1mL 中约含吗啡 0.05mg 的溶液，同法测定。按外标法以峰面积计算，即得。

【例 15-8】复方对乙酰氨基酚片的含量测定

复方对乙酰氨基酚片是一种常用的解热镇痛药，主要成分为对乙酰氨基酚、咖啡因、阿司匹林，收载于《卫生部药品标准·化学药品及制剂》第一分册。其含量测定方法均为化学分析法，操作繁琐、费时，并易造成阿司匹林水解，从而使测得值偏低。为此，改用高效液相色谱法测定，可以缩短分析时间，简便易行。

色谱条件：色谱柱：ODS（150mm×4.0mm，4.6μm）；流动相：甲醇-4.2%的冰醋酸溶液（3：7）；流速：1.0mL/min；柱温：25℃；进样量：20μL；检测波长：275nm。

对照品溶液制备：分别称取对乙酰氨基酚、阿司匹林对照品 25mg、23mg，分别置于 50mL、25mL 的容量瓶中，各以甲醇约 15mL 溶解，并加流动相稀释至刻度，摇匀，即分别得对乙酰氨基酚、阿司匹林对照品储备液。另称取咖啡因对照品 12mg，置于 100mL 容量瓶中，以流动相溶解并稀释至刻度，摇匀，即得咖啡对照品储备液，再分别精密吸取上述储备液 5.0mL，置于 25mL 容量瓶中，用流动相稀释至刻度，摇匀，即得。

供试品溶液制备：取复方对乙酰氨基酚片 10 片，精密称定，研细，精密称取适量（约相对于对乙酰氨基酚 50mg），置于 100mL 容量瓶中，加甲醇约 30mL，超声溶解。再加流动相约 20mL，超声溶解，并加流动相稀释至刻度，摇匀，滤过，弃去滤液，精密量取续滤液 5mL，置 25mL 容量瓶中，用流动相稀释至刻度，摇匀，备用。

阴性对照品溶液制备：按处方比例制备不含对乙酰氨基酚、咖啡因、阿司匹林的样品。按供试品溶液制备方法制备阴性对照品溶液，备用。

系统适用性试验：分别精密吸取供试品溶液和阴性对照品溶液各 20μL，按色谱条件进样。测定结果，对乙酰氨基酚、咖啡因、阿司匹林、水杨酸的对称因子分别为 0.86、0.92、0.99、0.97，理论塔板数分别为 1750、2430、5380、8520，分离度分别为 4.5、13.8、11.0；且样品中其他辅料成分对 3 组分的测定无干扰，色谱图见图 15-2。

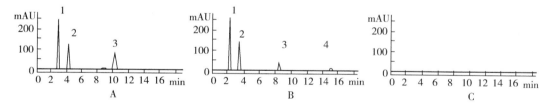

图 15-2 高效液相色谱

注：A. 供试品；B. 供试品+水杨酸；C. 阴性对照品；

1. 对乙酰氨基酚；2. 咖啡因；3. 阿司匹林；4. 水杨酸

峰纯度检测结果：对乙酰氨基酚、咖啡因、阿司匹林、水杨酸的峰纯度均为 99.9%，表明色谱中的各主峰均为纯物质峰。

样品含量测定：分别精密吸取对照品溶液和供试品溶液各 20μL，按色谱条件进样测定，并按外标法以峰面积计算含量，即得。

第六节　药用辅料与包装材料分析

药用辅料系指生产药品和调配处方时使用的赋形剂和附加剂；是除活性药物成分或前体以

外，在安全性方面已进行合理的评估，且包含在药物制剂（处方）中的物质。药用辅料的质量直接影响药物制剂的质量。同一药用辅料可用于不同给药途径、不同剂型、不同功能的制剂中。因此，必须建立严格的质量标准并加以控制。我国用药辅料收载于 ChP 四部。

药包材系指药品生产企业生产的药品和医疗机构配制的制剂所使用的直接与药品接触的包装材料和容器，由一种或多种材料制成的包装组件组合而成，在药品的包装、贮藏、运输和使用中起到保护药品、方便用药或实现给药（如气雾剂）的作用。药包材的质量也在很大程度上影响药物及其制剂的质量。因此，药包材的质量标准是为了保证所包装药品在有效期（或使用期）内质量稳定，按照所用材料的性质、产品的结构特性、所包装药物的要求和临床使用要求所制定的药包材的检验方法及技术要求。国家药包材标准由药包材标准和产品注册标准组成。收载于 ChP 四部。

一、药用辅料分析

（一）分析特点

药用辅料可从来源、用途、剂型、给药途径进行分类。如按来源可分为天然物、半合成物和全合成物；按用途可分为抛射剂、增溶剂、助溶剂、乳化剂、着色剂、黏合剂、崩解剂、填充剂、润滑剂、润湿剂、渗透压调节剂、稳定剂、助流剂等。同一药用辅料可用于不同给药途径、不同剂型，且有不同的用途。

药用辅料应在使用途径和使用量下经合理评估后，对人体无毒害作用；化学性质稳定，不易受温度、pH 值、光线、保存时间等的影响；与主药无配伍禁忌，一般情况下不影响主药的剂量、疗效和制剂主成分的检验，尤其不影响安全性；且应选择功能性符合要求的辅料，经筛选尽可能用较小的用量发挥较大的作用。

药用辅料在生产、贮存和应用中应符合有关标准的规定。ChP 在药用辅料的正文中针对其特定的用途设置适宜的功能性指标（functionality-related characteristics，FRCs）。药用辅料用于不同的给药途径或用于不同的用途对质量的要求不同。在制定辅料标准时既要考虑辅料自身的安全性，也要考虑药物-辅料相互作用及其安全性，还要考虑影响制剂生产、质量、安全性和有效性的性质。药用辅料的质量控制标准主要包括两部分内容：①与生产工艺及安全性有关的常规试验，如性状、鉴别、检查、含量测定等项目。②影响制剂性能的功能性指标，如黏度、粒度等。药用辅料的残留溶剂、微生物限度、热原、细菌内毒素、无菌等应符合所应用制剂的相应要求。

下面介绍几种常用辅料及其功能指标。

1. 稀释剂　又称填充剂，指制剂中用来增加体积或重量的成分。常用的稀释剂包括淀粉、蔗糖、乳糖、预胶化淀粉、微晶纤维素、无机盐、糖醇等。

稀释剂功能性指标包括粒度和粒度分布、粒子形态、松密度/振实密度/真密度、比表面积、结晶性、水分、流动相、溶解度、压缩性、引湿性（通则 9103）等。

2. 黏合剂　是指一类使无黏性或黏性不足的物料粉末聚集成颗粒，或压缩成型的具黏性的固体粉末或溶液。黏合剂可以分为天然高分子材料、合成聚合物、糖类等。

黏合剂的功能性指标包括表面张力、粒度和粒度分布、溶解度、黏度、堆密度和振实密度、比表面积等。

3. 崩解剂　是加入到处方中促使制剂迅速崩解成小单元并使药物更快溶解的成分。崩解剂包括天然的、合成的或化学改造的天然聚合物。常用崩解剂包括干淀粉、羧甲基淀粉钠、低取代羟丙基纤维素、交联羧甲纤维素钠、交联聚维酮、泡腾崩解剂等。

与崩解剂功能性相关的性质包括粒径及其分布、水吸速率、膨胀率或膨胀指数、粉体流动性、水分、泡腾量等。

4. 润滑剂 其作用为减小颗粒间、颗粒和固体制剂制造设备之间的摩擦力。常用润滑剂包括硬脂酸镁、微粉硅胶、滑石粉、氢化植物油、月桂醇硫酸钠、聚乙二醇类等。

润滑剂的主要功能性指标包括粒度和粒度分布、比表面积、水分、多晶型、纯度（如硬脂酸盐与棕榈酸盐比率）、粉体流动性、熔点或熔程等。

5. 助流剂和抗结块剂 两者的作用是提高粉末流速和减少粉末聚集结块。常用助流剂和抗结块剂包括滑石粉、微粉硅胶等无机物质细粉。

助流剂和抗结块剂的功能性指标包括粒度及粒度分布、表面积、粉体流动性、吸收率等。

6. 表面活性剂 是指含有固定的亲水亲油基团，由于其两亲性而倾向于集中在溶液表面、两种不相混溶液体的界面或者集中在液体和固体的界面，能降低表面张力或者界面张力的一类化合物。由于界面现象普遍存在于制剂的研制和生产过程中，表面活性剂在多类剂型中均有广泛应用，可作为增溶剂、润湿剂、助悬剂、絮凝和反絮凝剂、起泡剂、消泡剂、抑菌剂、稳定剂（如蛋白稳定剂）等。与润湿剂、增溶剂有关的功能性指标，包括 HLB 值、黏度、临界胶束浓度、表面张力等。

7. 栓剂基质 主要指制造直肠栓剂和阴道栓剂的基质。常用栓剂基质包括油脂性基质，如可可豆脂、半合成椰油酯、半合成或全合成脂肪酸甘油酯等；水溶性基质，如甘油明胶、聚乙二醇、泊洛沙姆等。

栓剂基质的功能性指标包括熔点、凝点等。

8. 助悬剂和（或）增稠剂 在药物制剂中，助悬剂和（或）增稠剂用于稳定分散系统（如混悬剂或乳剂），其机制为减少溶质或颗粒运动的速率或降低液体制剂的流动性。

助悬剂和（或）增稠剂主要包括甘油、糖浆、阿拉伯胶、卡波姆、单硬脂酸铝等。其主要的功能性指标为黏度等。

9. 软膏基质 软膏基质是软膏剂的主要组成成分并决定其物理性质。软膏基质分为油性基质、吸收性软膏基质、乳剂型基质、水溶性软膏基质。被选择的软膏基质应惰性、化学稳定。黏度和熔程是乳膏基质的重要功能性指标。

10. 空心胶囊 胶囊作为药物粉末和液体的载体可以保证剂量的准确和运输的便利。空心胶囊应与内容物相容。空心胶囊的主要原料有明胶、纤维素、多糖等。胶囊帽和胶囊体紧密结合以闭合胶囊，软胶囊是由沿轴缝合或无缝合线的单片构成。

胶囊壳的功能性指标包括：①水分。②透气性。③崩解性。④脆碎度。⑤韧性。⑥冻力强度。⑦松紧度等。

11. 包衣材料 包衣可以掩盖药物异味、改善外观、保护活性成分、调节药物释放包衣材料有天然、半合成和合成材料。其可能是粉末或者胶体分散体系（胶乳或伪胶乳），通常制成溶液或者水相及非水相体系的分散液。蜡类和脂类在其熔化状态时可直接用于包衣，而不使用任何溶剂。

包衣材料的功能性研究应针对：①溶解性，如肠溶包衣材料不溶于酸性介质而溶于中性介质。②成膜性。③黏度。④取代基及取代度。⑤抗拉强度。⑥透气性。⑦粒度等。

（二）应用示例

【例 15-9】 可溶性淀粉的质量分析（ChP）

本品系淀粉通过酶或酸水解等方法加工而制得。

1. 性状　本品为白色或类白色粉末，在沸水中溶解，在冷水或乙醇中均不溶。

2. 鉴别　取本品约 1g，加水 15mL，煮沸，放冷，加碘试液 3 滴，即显蓝色或蓝紫色或蓝黑色。

3. 检查

（1）对碘灵敏度　取澄清度检查项下的供试品溶液 2.5mL，加水 97.5mL，加碘滴定液（0.005mol/L）0.50mL，摇匀，溶液应呈纯蓝色或紫红色，加硫代硫酸钠滴定液（0.01mol/L）0.50mL 后，溶液蓝色应消失。

（2）酸碱度　取澄清度检查项下放冷后的供试品溶液，依法（通则 0631）测定，pH 值应为 6.0~7.5。

（3）溶液的澄清度　马铃薯或木薯淀粉来源：取本品 1.0g，加水 5mL，搅拌均匀，加热水 95ml，煮沸 2 分钟，立即依法检查，溶液应澄清；如显浑浊，立即与 3 号浊度标准液（通则 0902）比较，不得更浓。

玉米淀粉来源：取本品 0.5g，加水 5.0mL，搅拌均匀，加热水 95mL，煮沸 2 分钟，立即与 4 号浊度标准液（通则 0902）比较，不得更浓。

（4）还原糖　取本品 10.0g，加水 100.0mL，振摇 15 分钟，放置 12 小时，用 G4 玻璃垂熔坩埚滤过，取续滤液 50.0mL，加碱性酒石酸铜试液 50mL 煮沸 2 钟，用 105℃恒重的 G4 玻璃垂熔坩埚滤过，沉淀物用水洗涤直至洗液呈中性，再分别用乙醇和乙醚各 60mL 洗涤，在 105℃干燥至恒重。

马铃薯淀粉来源：遗留残渣不得过 0.15g；其他淀粉来源：遗留残渣不得过 0.25g。

（5）氧化物质　取本品 4.0g，置具塞锥形瓶中，加水 50.0mL，密塞，振摇 5 分钟，转入 50mL 具塞离心管中，离心至澄清，取上清液 30.0mL，置碘量瓶中，加冰醋酸 1mL 与碘化钾 1.0g，密塞，摇匀，置暗处放置 30 分钟，用硫代硫酸钠滴定液（0.002mol/L）滴定至蓝色或紫红色消失，并将滴定的结果用空白试验校正（空白试验应在放置 30 分钟后，加淀粉指示液 1mL 后测定）。每 1mL 硫代硫酸钠滴定液（0.002mol/L）相当于 34μg 的氧化物质（以过氧化氢 H_2O_2 计），消耗的硫代硫酸钠滴定液（0.002mol/L）不得过 1.4mL（0.002%）。

（6）干燥失重　取本品，在 130℃干燥 90 分钟，减失重量不得过 13.0%（通则 0831）。

（7）炽灼残渣　取本品 1.0g，依法（通则 2302）检查，遗留残渣不得过 0.5%。

（8）铁盐　取本品 1.0g，置于具塞锥形瓶中，加稀盐酸 4mL 与水 16mL，强力振摇 5 分钟，滤过，用适量水洗涤，合并滤液与洗液至 50mL 纳氏比色管中，加过硫酸铵 50mg，用水稀释成 35mL 后，依法（通则 0807）检查，与标准铁溶液 1.0mL 制成的对照液比较，不得更深（0.001%）。

（9）重金属　取炽灼残渣项下遗留的残渣，依法（通则 0821 第二法）检查，含重金属不得过百万分之二十。

（10）砷盐　取本品 1.0g，加水 21mL，煮沸，放冷，加盐酸 5mL，依法（通则 0822 第一法）检查，应符合规定（0.0002%）。

4. 类别　药用辅料包括稀释剂和崩解剂等。

5. 贮藏　密封保存。

二、包装材料分析

（一）药包材

1. 药包材分类　药包材可以按材质、形制和用途进行分类。

（1）**按材质分类**　可分为塑料类、金属类、玻璃类、陶瓷类、橡胶类和其他类（如纸、干燥剂）等，也可以由两种或两种以上的材料复合或组合而成（如复合膜、铝塑组合盖等）。常用的塑料类药包材有药用低密度聚乙烯滴眼剂瓶、口服固体药用高密度聚乙烯瓶、聚丙烯输液瓶等；常用的玻璃类药包材有钠钙玻璃输液瓶、低硼硅玻璃安瓿、中硼硅管制注射剂瓶等；常用的橡胶类药包材有注射液用氯化丁基橡胶塞、药用合成聚异戊二烯垫片、口服液体药用硅橡胶垫片等；常用的金属类药包材有药用铝箔、铁制的清凉油盒等。

（2）**按用途和形制分类**　可分为输液瓶（袋、膜及配件）、安瓿、药用（注射剂、口服或者外用剂型）瓶（管、盖）、药用胶塞、药用滴眼（鼻、耳）剂瓶、药用铝箔、药用软膏管（盒）、药用喷（气）雾剂泵（阀门、罐、筒）、药用干燥剂等。

2. 药包材质量要求　药包材在生产和应用中应符合下列要求。

（1）**药包材的原料**　需经过物理、化学性能和生物安全评估，应具有一定的机械强度、化学性质稳定、对人体无生物学意义上的毒害。药包材的生产条件应与所包装制剂的生产条件相适应；药包材生产环境和工艺流程应按照所要求的空气洁净度级别进行合理布局，生产不洗即用的药包材，从产品成型及以后各工序其洁净度要求应与所包装的药品生产洁净度相同。根据不同的生产工艺及用途，药包材的微生物限度或无菌应符合要求；注射剂用药包材的热原或细菌内毒素、无菌等应符合所包装制剂的要求。

（2）**药品生产企业**　生产的药品及医疗机构配制的制剂应使用国家批准的、符合生产质量规范的药包材，药包材的使用范围应与所包装的药品给药途径和制剂类型相适。药品应使用有质量保证的药包材，药包材在所包装药物的有效期内应保证质量稳定，多剂量包装的药包材应保证药品在使用期内质量稳定。不得使用不能确保药品质量和国家公布淘汰的药包材，以及可能存在安全隐患的药包材。

（3）**药包材与药物的相容性研究**　是选择药包材的基础，药物制剂在选择药包材时必须进行药包材与药物的相容性研究。

药包材与药物的相容性试验应考虑剂型的风险水平和药物与药包材相互作用的可能性，一般应包括以下几部分内容：①药包材对药物质量影响的研究，包括药包材（如黏合物、添加剂、残留单体、小分子化合物以及加工和使用过程中产生的分解物等）的提取，迁移研究及提取、迁移研究结果的毒理学评估，药物与药包材之间发生反应的可能性，药物活性成分或功能性辅料被药包材吸附或吸收的情况和内容物的逸出以及外来物的渗透等。②药物对药包材影响的研究，考察经包装药物后药包材的完整性、功能性及质量的变化情况，如玻璃容器的脱片、胶塞变形等。③包装制剂后药物的质量变化（药物稳定性），包括加速试验和长期试验药品质量的变化情况。

（4）**药包材标准**　是为保证所包装药品的质量而制定的技术要求。国家药包材标准由国家颁布的药包材标准（YBB标准）和产品注册标准组成。药包材质量标准分为方法标准和产品标准，药包材的质量标准应建立在经主管部门确认的生产条件、生产工艺以及原材料牌号、来源等基础上，按照所用材料的性质、产品结构特性、所包装药物要求和临床使用要求制定试验方法和设置技术指标。上述因素如发生变化，均应重新制定药包材质量标准，并确认药包材质量标准的适用性，以确保药包材质量的可控性；制定药包材标准应满足对药品的安全性、适应性、稳定性、功能性、保护性和便利性的要求。

不同给药途径的药包材，其规格和质量标准要求亦不相同，应根据实际情况在制剂规格范围内确定药包材的规格，并根据制剂要求、使用方式制定相应的质量控制项目。在制定药包材质量标准时既要考虑药包材自身的安全性，也要考虑药包材的配合性和影响药物的贮藏、运输、质量、安全性和有效性的要求。药包材产品应使用国家颁布的 YBB 标准，如需制定产品注册标准的，其项目设定和技术要求不得低于同类产品的 YBB 标准。

（5）药包材产品标准的内容　主要包括三部分：①物理性能：主要考察影响产品使用的物理参数、机械性能及功能性指标，如橡胶类制品的穿刺力、穿刺落屑，塑料及复合膜类制品的密封性、阻隔性能等，物理性能的检测项目应根据标准的检验规则确定抽样方案，并对检测结果进行判断。②化学性能：考察影响产品性能、质量和使用的化学指标，如溶出物试验、溶剂残留量等。③生物性能：考察项目应根据所包装药物制剂的要求制定，如注射剂类药包材的检验项目，包括细胞毒性、急性全身毒性试验和溶血试验等；滴眼剂瓶应考察异常毒性、眼刺激试验等。

药包材的包装上应注明包装使用范围、规格及贮藏要求，并注明使用期限。

（二）药用玻璃材料与容器

药用玻璃材料和容器用于直接接触各类药物制剂的包装，是药品的组成部分。玻璃是经高温熔融、冷却而得到的非晶态透明固体，是化学性能最稳定的材料之一。其不仅具有良好的耐水性、耐酸性和一般的耐碱性，还具有良好的热稳定性、一定的机械强度、光洁、透明、易清洗消毒、高阻隔性、易于密封等诸多优点，可广泛用于各类药物制剂的包装。

1. 药用玻璃材料和容器分类　药用玻璃材料和容器可以从化学成分和性能、耐水性、成型方法等进行分类。

（1）按化学成分和性能分类　药用玻璃国家药包材标准根据线热膨胀系数和三氧化二硼含量的不同，结合玻璃性能要求将药用玻璃分为高硼硅玻璃、中硼硅玻璃、低硼玻璃和钠钙玻璃四类。

（2）按耐水性能分类　药用玻璃材料按颗粒耐水性的不同分为 I 类玻璃和Ⅲ类玻璃。 I 类玻璃即为硼硅类玻璃，具有高的耐水性；Ⅲ类玻璃即为钠钙类玻璃，具有中等耐水性。Ⅲ类玻璃制成容器的内表面经过中性化处理后，可达到高的内表面耐水性，称为Ⅱ类玻璃。

（3）按成型方法分类　药用玻璃容器根据成型工艺的不同可分为模制瓶和管制瓶。

2. 药用玻璃材料和容器质量要求

（1）药用玻璃材料和容器的成分设计应满足产品性能的要求，生产中应严格控制玻璃配方，保证玻璃成分的稳定，控制有毒有害物质的引入，对生产中必须使用的有毒有害物质应符合国家规定，且不得影响药品的安全性。

（2）药用玻璃材料和容器的生产工艺应与产品的质量要求相一致。一般药物应选用无色玻璃，当药物有避光要求时，可选择棕色透明玻璃，不宜选择其他颜色的玻璃；应具有较好的热稳定性，保证高温灭菌或冷冻干燥中不破裂；应有足够的机械强度，能耐受热压灭菌时产生的较高压力差，并避免在生产、运输和贮存过程中所造成的破损；应具有良好的临床使用性，如安瓿折断力应符合标准规定。

（3）药用玻璃材料和容器应有一定的化学稳定性。不与药品发生影响药品质量的物质交换，如不发生玻璃脱片、不引起药液的 pH 值变化等。药品生产企业应根据药物的物理、化学性质以及相容性试验研究结果选择适合的药用玻璃容器。对生物制品、偏酸偏碱及对 pH 值敏感的注射剂，应选择 121℃颗粒法耐水性为 1 级及内表面耐水性为 HCl 级的药用玻璃容器或其他适宜的包装材料。

（4）对于玻璃容器与药物的相容性研究，应主要关注玻璃成分中金属离子向药液中的迁移，容器中有害物质的浸出量不得超过安全值，各种离子的浸出量不得影响药品的质量，如碱金属离子的浸出应不导致药液的 pH 值变化；药物对玻璃包装的作用应考察玻璃表面的侵蚀程度以及药液中玻璃屑和玻璃脱片等，评估玻璃脱片及非肉眼可见和肉眼可见玻璃颗粒可能产生的危险程度，玻璃容器应能承受所包装药物的作用，药品贮藏过程中玻璃容器的内表面结构不被破坏。

（5）影响玻璃容器内表面耐受性的因素有很多，包括玻璃化学组成、管制瓶成型加工的温度和加工速度、玻璃容器内表面处理的方式（如硫化处理）、贮藏的温度和湿度、终端灭菌条件等；此外药物原料以及配方中的缓冲液（如醋酸盐缓冲液等）、有机酸盐（如酒石酸盐等）、高离子强度的碱金属盐、配合剂乙二胺四乙酸二钠等也会对玻璃容器内表面的耐受性产生不良影响。因此在相容性研究中应综合考察上述因素对玻璃容器内表面耐受性造成的影响。

第十六章
中药分析概论

扫一扫，查阅本章数字资源，含PPT、音视频、图片等

第一节　概　述

一、中药分析的有关概念

中药（Chinese medicines）是指在中医药学理论指导下，用于预防、治疗、诊断疾病并具有康复与保健作用的物质。中药的物质表现形式包括中药材（Chinese medicinal materials）、中药饮片（decoction pieces）、中药提取物（Chinese medicinal extracts）和中药制剂（Chinese medicinal preparations）。

中药材制备是饮片、提取物的原料，指采收后未经加工或只经简单产地加工（净选、干燥等）的原料药材，按其基原可分为生物类药材（植物类、动物类）和矿物类药材两大类。中药饮片指中药材经过炮制（净制、切制、炮炙）后可直接应用于中医临床或制剂生产使用的处方药品。中药提取物是对中药材的深度加工，指从植、动物中制得的挥发油、油脂、有效部位和有效成分，是中药制剂及其他制品的原料。中药制剂，是指在中医药理论指导下，以中药饮片或中药提取物等为原料，按一定的处方经制剂加工制成各种不同剂型的中药制品。

中药分析学（analysis science of Chinese medicines）是以中医药理论为指导，综合运用化学、物理学、生物学和信息学等现代科学理论和技术，研究中药质量规律及其评价与控制方法的学科。中药的质量是指中药所固有的一组用以达到中药临床用药需求的特性，包括真实性、有效性、安全性、整体性和均一性。

二、中药分析的特点

中药是一个复杂体系，与化学药品相比具有以下特点：化学药品为成分已知、分子结构清楚、构效关系明确，多在现代医学理论指导下应用的药物；性能和药效可用其理化性质及相应的生理、病理、生化等指标和术语来表示；临床上以单一成分制剂为主，少为复方，药物联合使用时，通常考虑的是药物间的物理化学变化；通常鉴别、检查、含量测定可以直接作为疗效评价的指标。中药是在中医药理论指导下，以中医药理论体系和术语表述其性能、功效和使用规律的药物，如药性表述有性味、归经、升降浮沉，药物功效表述为解表、清热解毒、活血化瘀等；应用以复方为主，少为单行，组方时按"君、臣、佐、使"及"七情"等配伍关系，由多味药共同构成一个功效整体而起作用；目前，大多数中药药效物质基础还不甚明确，有效成分含量多为微量，检测其中一种或少数几种成分难以体现其整体疗效；加之原料来源广泛、复杂，中药材本身

的质量受生长环境、采收季节、炮制、加工及贮藏条件等多种因素的影响，不同产地间的药材质量差别很大，进而影响中药制剂的质量和临床疗效。

　　基于上述中药组成成分的多样性和有效成分非单一性、作用的整体性、作用靶点和机制的复杂性，成分间相互作用的难以预测性、被测物质含量低、干扰因素多等特点，建立符合中医药理论、体现现代科技成果，能够从整体上有效反映中药安全性、有效性、质量均一稳定等特性的中药质量控制模式和可追溯的质量标准体系，是中药分析学的重要任务。

三、中药分析学的发展趋势

　　中药分析的发展经历了三次重大变革，从基于感官的"性状分析"阶段，如《神农本草经》载："药有酸、咸、甘、苦、辛五味，又有寒、热、温、凉四气，及有毒、无毒，阴干、暴干，采造时月，生熟，土地所出，真伪陈新，并各有法。药性有宜丸者，宜散者，宜水煮者，宜酒渍者，宜膏煎者，亦有一物兼宜者，亦有不可入汤酒者，并随药性，不得违越。"此论述奠定了后世中药质量控制的思想基础；到基于中药微观组织结构的"显微分析"阶段，再到基于中药化学成分的"理化分析"阶段。

　　随着科学技术的不断发展，现代生命科学、信息学以及中药临床应用等诸多学科、领域的交叉渗透，人们对中药化学成分的复杂性、药理作用的多样性的认识日益深刻。中药不同于化学药品，要求有与其自身特点相符合的质量评价模式来表达，反映在中药内在质量的评价方法上，即是中药质量控制模式逐步由检测单一指标性成分向有效成分、中药质量标志物等多个成分综合检测、多维信息分析、指纹或特征图谱整体质量控制模式、生物效应分析等转变。因此，以化学成分为基础的中药整体质量分析模式不断完善，如"一测多评"法（quantitative analysis of multi-components by single-marker，QAMS），即通过成分间存在的内在函数关系，以一个简单且对照品易得的中药成分为基准，实现其他多个成分同步测定的方法，已在 ChP、USP、EP 中应用，ChP一部中采用指纹图谱或特征图谱进行质量控制的品种逐渐增多。以中药有毒害物质分析为重点的安全性评价不断加强，如 ChP 对有害残留物的分析检测系统不断完善，品种大幅增加，同时，逐渐增加了对有毒中药品种有毒成分的检测并规定了其限量，以降低可能的药物不良反应和用药风险。以生物分析技术为手段的中药质量研究将不断深入，ChP2010 起收录了"中药生物活性测定指导原则"，中药生物活性测定具有整体可控、药效相关等优势，作为符合中医药特点的质量控制模式及方法之一，将逐渐在多学科深入研究的基础上得到应用。在分析手段上，以高灵敏度、高选择性为特征的自动化、智能化和联用技术的应用日益广泛。为了从全过程对中药质量进行控制，以中药生产过程质量控制为目的的中药标准化体系建设将是今后一段时期国家的重点任务。

　　综上，中药分析学的快速发展，不仅使学科自身体系日臻成熟，同时也为中药的现代研究提供方法技术手段的支撑，推动了中药农业、中药工业、中药商业和中药临床应用等领域的学术创新和发展，提高了中药质量控制科学化、规范化、标准化水平。

第二节　中药分析样品的制备

　　根据中药成分组成复杂、有效成分含量相对较低的特点，在分析之前，大都需要对样品进行提取、纯化、富集等预处理，制备成适宜的供试品形式后才能进行分析测定。处理的原则是最大限度地保留待测组分，并尽可能除去干扰物质，以提高分析结果的准确性。

一、粉碎

对于中药材、饮片和制剂等固体样品，应视情况进行粉碎，并通过规定筛目。粉碎的目的是：保证测定所取样品均匀性和代表性；使样品中的被测成分能更快、更充分提取出来。粉碎不宜过细，以免在提取时黏结聚集、难于过滤；同时，亦要防止粉尘飞散或成分挥发造成损失。

二、提取

1. 冷浸法　冷浸法（cold maceration）系指将一定量样品粉末置于具塞容器内，加入提取溶剂后浸泡，组分因扩散而从样品粉末中浸出的提取方法。溶剂使用量一般为样品重量的 10~50 倍，浸泡时间一般为 12~24 小时。冷浸法适用于遇热不稳定的有效成分提取，操作简便、提取杂质少，但费时、费溶剂，提取效率低。如马钱子散含量测定项目中采用本法制备样品。

2. 回流提取法　回流提取法（reflux extraction）是将一定量样品置于烧瓶中，上装冷凝管，加入一定量单一或混合溶剂于水浴上加热提取，其中挥发性溶剂馏出后再冷凝流回，直至提取完全。一般每次提取时间为 0.5~2 小时。本法提取效率较高，但提取杂质较多，对热不稳定或具有挥发性的成分不宜采用。

3. 连续回流提取法　连续回流提取法（continuous reflux extraction）系将样品置索氏提取器中，利用挥发性溶剂进行连续提取，一般需要 2~4 小时可提取完全。本法提取效率高，节省溶剂，且无需过滤操作；但热不稳定成分不宜采用此法。

4. 水蒸气蒸馏法　水蒸气蒸馏法（steam distillation）系将含有挥发性成分的样品与水共蒸馏，使挥发性成分随水蒸气一并馏出，经冷凝后分取挥发性成分的一种提取方法，适用于具有挥发性能随水蒸气蒸馏而不被破坏的中药成分提取，是提取中药挥发油和挥发性成分如麻黄碱、槟榔碱、丹皮酚等的常用方法，有时也用于成分的分离和精制及挥发性杂质的去除。

5. 超声提取法　超声提取法（ultrasonic extraction）是将样品置具塞容器中，加入提取溶剂，放入超声振荡器中提取。超声波是频率大于 20kHz 的机械波，同时具有空化效应（cavitation effect）、热效应（heat effect）和机械效应（mechanical effect），空化作用所产生的巨大压力可造成生物细胞壁及生物体的破裂，机械振动和热效应促使细胞内物质的释放、扩散和溶解，大大提高提取效率。一般 10~30 分钟内即可完成，最多不超过 1 小时。但如果超声波频率过高、强度过大、作用时间过长，则会引起热、光、电、化学及生物等效应，如促进氧化还原反应、大分子化合物的降解和解聚合作用等。因此，应注意频率、功率、时间等提取条件的选择和考察。如在五虎散含量测定项目中，供试品溶液采用超声提取法制备，使用功率 100W、频率 40kHz、提取时间 45 分钟。

6. 超临界流体萃取法　超临界流体萃取法（supercritical fluid extraction，SFE）是以超临界流体作为提取溶剂的一种提取方法。超临界流体是指处于临界压力和临界温度以上时所形成的单一相态，其特点是：①密度接近液体，具有与液体相似的溶解能力；②黏度比液体低 1 个数量级，扩散系数却比液体高 2 个数量级以上，具有良好的传质性能，有利于样品中组分扩散。③表面张力几乎为零，较容易渗透进样品基质空隙中，有利于流体与样品的充分接触。④在临界点附近，其压力的微小变化将会导致密度的较大变化，可以通过调节压力来改变溶解性能，从而对不同极性成分实现提取分离。

常用的超临界流体为 CO_2，其临界点低（$T_c = 31℃$，$P_c = 7.4MPa$）、性质稳定、安全价廉。但 CO_2 为非极性物质，对极性化合物的溶解能力差，通过加入极性改性剂（夹带剂）如甲醇、乙醇、丙酮等可以改善其溶解能力。提取时将样品置于超临界流体萃取仪的萃取池中，用泵将超临界流体送入萃取池，萃取完毕后，将溶液转入收集器中，降低压力至常压状态，超临界流体立即变为气体逸出，即可收集被萃取的待测物。提取时应注意压力、温度、时间及样品粉碎粒度的条件选择。

7. 微波辅助萃取法 微波辅助萃取（microwave-assisted extraction，MAE）是将微波和传统溶剂提取法相结合的一种提取方法。微波是波长在 1mm~1m 之间的电磁波，微波辅助提取主要是利用其热效应，将样品置于微波可透过的容器中，样品内的水分和极性成分在微波场中大量吸收能量，内部产生热效应，使细胞结构破裂，内含成分很快溶出。MAE 具有如下特点：①提取速度快，易于控温。②溶剂用量少，耗能低。③对提取物有较高的选择性，可根据吸收微波的能力选择不同的萃取溶剂。④可多个样品同时萃取。

8. 加速溶剂萃取法 加速溶剂萃取法（accelerated solvent extraction，ASE）又称压力溶剂萃取法，是在较高的温度（50~200℃）和压力（10.3~20.6MPa）下，用溶剂萃取固体或半固体样品的前处理方法。ASE 是将样品放在密封容器中，通过升高压力来提高溶剂的沸点，使正常萃取程序能够在高于溶剂沸点的温度、而溶剂保持液体状态下进行，进而提高萃取效率。与传统方法相比，ASE 的突出优点是有机溶剂用量少（1g 样品仅需 1.5mL 溶剂）、快速（一般为 15 分钟）和回收率高。ASE 广泛用于环境、药物、食品等样品的前处理。

三、纯化与富集

1. 沉淀法 沉淀法（precipitation）是基于某些试剂与被测成分或杂质生成沉淀，通过分离沉淀或保留溶液以达到精制的目的。使用沉淀法时必须注意：①过量的试剂若干扰被测组分的测定，应设法除去。②大量杂质以沉淀形式除去时，被测成分应不因产生共沉淀而损失。③被测组分生成沉淀时，其沉淀经分离后可重新溶解或直接用重量法测定。

2. 液-液萃取法 液-液萃取法（liquid-liquid extraction，LLE）是利用混合物中各组分在两种互不相溶的溶剂中分配系数的不同而达到分离纯化目的的方法。萃取效率的高低主要取决于分配系数（被萃取物质在萃取剂与原样品溶液两相之间的溶解度之比）、萃取次数、萃取过程中两相之间的接触情况等。萃取法有直接萃取法、离子对萃取法等方法，如华山参片中生物碱的含量测定即采用离子对萃取-比色法。本法优点是仪器设备简便，不足之处是操作较为繁琐，在出现乳化现象时容易影响定量分析结果。

3. 色谱法 是中药分析中常用的样品净化方法，主要是根据待分离物质的吸附性差别及在固定相与流动相中分配比例差异等进行分离，主要包括柱色谱法、薄层色谱法和纸色谱法，其中以柱色谱法最为常用。柱色谱法中常用的净化材料（填料）可分为亲脂型、亲水型和离子交换型填料，如硅胶、氧化铝、大孔吸附树脂、化学键合相硅胶（C_8、C_{18} 等）、聚酰胺、硅藻土及离子交换树脂等。

柱色谱法分离纯化样品，主要有两种模式：一种是将粗提液上样于色谱柱后，先用适当溶剂将杂质洗脱而使待测成分保留于柱上，再用适当的洗脱溶剂将待测成分洗脱下来；另一种是将待测成分洗脱下来而将杂质保留于色谱柱上。如对人参叶中人参皂苷的含量进行测定时，供试品制备选用 D101 型大孔树脂纯化，先用水、20%乙醇洗脱除杂质，再用 80%乙醇洗脱皂苷类成分。

固相萃取（solid phase extraction，SPE）技术是一种用途广泛而且越来越受欢迎的样品前处理技术。与 LLE 相比，SPE 具有操作简单、有机溶剂用量少（纯化、富集同时完成）、自动化程度高（可进行在线分析）、精密度好等优点。

SPE 装置由 SPE 小柱和辅件构成。SPE 小柱包括柱管、烧结垫和填料。辅件一般有真空系统、真空泵、吹干装置、惰性气源、大容量采样器和缓冲瓶。SPE 常用填料有十八烷基键合相硅胶及苯基、氰基键合相硅胶等。SPE 的一般操作程序包括：柱活化（用 2mL 甲醇冲洗以润湿键合相和除去杂质，再用 0.5mL 水洗去柱中的甲醇）、上样、清洗（用 2~5mL 的水清洗以除去弱保留的亲水成分）、洗脱（用 2~5mL 甲醇或甲醇-水洗脱保留的待测组分）。

【例 16-1】 新雪颗粒中栀子 TLC 法鉴别的供试品溶液制备（ChP）

取本品 1.5g，研细，加正己烷 10mL，充分振摇，放置 30 分钟，滤过，滤渣加甲醇 10mL，超声处理 20 分钟，滤过，滤液蒸干，残渣加水 5mL 使溶解，离心 15 分钟（转速为每分钟 3000 转），上清液通过十八烷基硅烷键合硅胶固相萃取小柱（500mg），以水 10mL 洗脱，弃去洗液，再用甲醇 15mL 洗脱，收集洗脱液，蒸干，残渣加甲醇 1mL 使溶解，作为供试品溶液。

4. 微萃取技术　微萃取技术（microextraction）可以分为固相微萃取技术（solid phase microextraction，SPME）和液相微萃取技术（liquid phase microextraction，LPME）两种。

SPME 是在 SPE 技术基础上发展起来的一种集萃取、富集、进样功能于一体的新型样品前处理方法。其原理是待测成分在萃取涂层（萃取头）与样品之间的吸附或溶解-解吸附平衡时，待测成分在固定相上有较高的分配系数，从而可以将其定量萃取出来。目前 SPME 已实现了与气相和液相色谱的联用。

LPME 是根据液-液萃取的原理，用微量（一般只需几微升或十几微升）的有机溶剂实现对目标化合物富集、纯化的目的。液相微萃取是一个基于分析物在样品及小体积的有机溶剂（或受体）之间平衡分配的过程。根据萃取形式的不同，可分为单滴微萃取、多孔中空纤维液相微萃取和分散液相微萃取。

5. 消化法　当测定中药中的无机元素时，由于大量有机物的存在，会严重干扰测定。因此必须采用合适的方法破坏这些有机物质，常用湿法消化、干法消化、微波消解等。详见"有害元素测定法"中样品的处理。

6. 中药制剂中辅料干扰的排除　中药制剂中所应用的某些辅料会影响样品分析，应排除辅料的干扰。如蜜丸剂，在制备样品溶液时，一般需要先除蜜。通常是称取一定量蜜丸置研钵中，加入一定量硅藻土（分散剂）研磨直至蜜丸均匀分散，或将蜜丸置容器内，加适量水或醇使蜜丸溶散后再加硅藻土搅匀。硅藻土用量与蜜丸量的比例为 0.5~2∶1（M/M），但硅藻土有一定吸附作用，使用时应注意；对于含有酚类成分的试样，应考虑注意硅藻土的质量；若硅藻土中含有铁离子等，可用稀盐酸浸泡、纯水清洗、干燥后再使用。栓剂、滴丸剂等亦应先消除基质的干扰。主要方法有将制剂与硅藻土等惰性材料混合、研匀，再用适宜的溶剂回流提取。一般亲水性基质用有机溶剂提取，油脂性基质用水或稀醇提取；对于油脂性基质，也可使其水浴融化后，再分离提取。

第三节　中药的鉴别

中药的鉴别是指运用一定分析方法和技术检验中药的真伪，主要包括性状鉴别、显微鉴别、理化鉴别、生物鉴别等方法。鉴别是中药质量检验的首要任务，只有鉴别合格，其他项目分析才有意义。

一、性状

中药的性状（指除去包装后）主要是运用感官来判断，包括大小、色泽、表面特征、质地、气味等方面。一般采用眼看（较细小的可借助于放大镜或解剖镜）、手摸、鼻闻、口尝等方法。具有简便、易行等特点。性状在定性鉴别中有一定的参考价值。如小儿金丹片性状描述为：本品为暗红色的片；气辛，味苦。

一些植物油脂、提取物和制剂，还可以通过测定某些物理常数（如折光率、比旋度、凝点、熔点、相对密度等）进行定性鉴别。如 ChP2020 规定，八角茴香油相对密度在 25℃ 时应为 0.975~0.988，凝点应不低于 15℃，折光率应为 1.553~1.560。牡荆油胶丸折光率应为 1.485~1.500。

二、显微鉴别

显微鉴别（microscopic identification）是利用显微镜、显微技术及显微化学方法对药材和饮片的切片、粉末、解离组织或表面以及含有饮片粉末的制剂进行观察，并根据组织、细胞或内含物等特征进行相应鉴别的方法。适用于性状不易识别的药材、性状相近的多来源药材、破碎药材和粉末药材，以及含有中药粉末的成方制剂等。本法专属性强，准确，操作简便，耗费少。

（一）显微鉴别的内容

1. 药材（饮片）

（1）组织鉴别　通过观察植（动）物器官的各种切片，以药材的组织构造、细胞形状和内含物形态等特征来鉴别生药的真伪。组织鉴别适用于药材性状特征难区别或外形相似而组织构造不同的类似品、混淆品、代用品、伪品，或用于同属多来源药材的对比鉴别。

（2）粉末鉴别　通过药材的粉末制片，观察药材的细胞、内含物形态特征来鉴定药材的真伪。通常用于粉末药材、外形较大或组织构造无鉴别特征的药材、破碎药材以及部分中成药的鉴别。

（3）显微化学鉴别　将药材的粉末、切片或浸出液少量，置于载玻片上，滴加某些适宜的化学试剂使其与细胞及其代谢产物作用，产生沉淀或结晶，或发生特殊的颜色变化，在显微镜下观察反应结果，从而进行鉴别的方法。

2. 制剂　中药制剂与单味药材相比更为复杂。中药制剂多由两味以上中药饮片制备而成，可能其中几种药味具相似显微特征，或由于制备方法的影响，一些在药材中易检出的显微特征会消失或难以检出。因此，选取复方中的药味进行显微鉴别时，要考虑所选特征在制剂中的专一性，单一药材粉末的主要特征有时不一定能作为制剂鉴别依据，而某些较为次要的特征有时却能起到重要的鉴别作用。如杞菊地黄丸、六味地黄丸中牡丹皮的显微鉴别选择了草酸钙簇晶作为鉴别特征，而归芍地黄丸中牡丹皮的显微鉴别却选择了浅红色至微紫色的长方形木栓细胞作为鉴别特征。

（二）显微鉴别方法

显微鉴别时，首先要根据观察对象和目的，选择具有代表性的样品进行制片，置显微镜下观察。必要时，可用目镜测微尺，在显微镜下测量细胞及细胞内含物等的大小。

1. 药材（饮片）　显微制片方法主要有横切片或纵切片制片、粉末制片、表面制片、解离组织制片、花粉粒与孢子制片以及磨片制片等。

对于根、根茎、藤茎、皮类等药材，一般制作横切片观察，必要时制作纵切片；叶类药材可制作横切片或表面片观察；花类药材一般制作表面片或取花粉粒制片观察；果实、种子类药材需制横切片或纵切片；木类药材需观察横切面、径向纵切面和切向纵切面三个面；坚硬的动物、矿物类药，可采用磨片法制片。观察粉末类药材或药材粉末特征时，采用粉末制片法制片。

中药饮片的制片方法与中药材的制片方法相同，但炮制后的中药饮片，因不同药用部位的分离，植物药的部分组织已不完整。如根类药材巴戟天，入药用其根皮，炮制时需去除木质心，故镜检中不应有木质部组织细胞存在。另外，经特殊炮制工艺加工而成的饮片，由于内含物或化学成分发生改变，可结合其炮制方法综合进行分析。

2. 制剂 含饮片粉末的制剂按供试品不同剂型采用相应的制片方法。散剂、胶囊剂（内容物为颗粒状，应研细），可直接取适量粉末；片剂取 2~3 片（包衣者除去包衣）；水丸、糊丸、水蜜丸、锭剂等，取数丸或 1~2 锭，置乳钵中研成粉末，取适量粉末；蜜丸应将药丸切开，从切面由外至中央挑取适量样品或用水脱蜜后，吸取沉淀物少量。根据观察对象不同，分别按粉末制片法制片（1~5 片）。

（三）应用实例

【例 16-2】六味地黄丸的显微鉴别（ChP）

处方：熟地黄 160g，酒萸肉 80g，牡丹皮 60g，山药 80g，茯苓 60g，泽泻 60g。

制法：以上六味，粉碎成细粉，过筛，混匀。用乙醇泛丸，干燥，制成水丸，或每 100g 粉末加炼蜜 35~50g 与适量的水制丸，干燥，制成水蜜丸；或加炼蜜 80~110g 制成小蜜丸或大蜜丸，即得。

显微鉴别：取本品，置显微镜下观察：①淀粉粒三角状卵形或矩圆形，直径 24~40μm，脐点短缝状或人字状（山药）。②不规则分枝状团块无色，遇水合氯醛试液溶化；菌丝无色，直径 4~6μm（茯苓）。③薄壁组织灰棕色至黑棕色，细胞多皱缩，内含棕色核状物（熟地黄）。④草酸钙簇晶存在于无色薄壁细胞中，有时数个排列成行（牡丹皮）。⑤果皮表皮细胞橙黄色，表面观类多角形，垂周壁连珠状增厚（酒萸肉）。⑥薄壁细胞类圆形，有椭圆形纹孔，集成纹孔群；内皮层细胞垂周壁波状弯曲，较厚，木化，有稀疏细孔沟（泽泻）。

三、理化鉴别法

中药的理化鉴别（physico-chemical identification）是指利用中药所含化学成分或成分群的某些理化性质，采用物理的或化学的方法，对其中主要化学成分或有效成分进行定性分析，从而鉴别真伪。

（一）化学反应鉴别法

利用中药中特定化学成分（群）与适宜试剂发生化学反应，根据产生的颜色变化或沉淀现象，判断该药味或成分（群）存在，以此评价中药真实性。化学反应法应选择专属性强、灵敏度高的显色反应、沉淀反应等进行鉴别。应注意对测试样品的前处理，尽量避免对中药复方制剂中共性成分的鉴别，若需采用，宜采用阴性对照和阳性对照试验，防止误判。

【例 16-3】马钱子散中马钱子鉴别（ChP2020）

取本品 1g，加浓氨试液数滴及三氯甲烷 10mL，浸泡数小时，滤过，取滤液 1mL 蒸干，残渣加稀盐酸 1mL 使溶解，加碘化铋钾试液 1~2 滴，即生成黄棕色沉淀。

马钱子为本品主药，其主要成分为生物碱，可与生物碱沉淀试剂反应生成黄棕色沉淀用于鉴别。为避免蛋白质、多肽等的干扰，本法采用碱性条件下用三氯甲烷提取，然后用酸水溶解生物碱进行沉淀反应。

【例 16-4】 天王补心丸中朱砂的鉴别（ChP）

取本品 4.5g，用水淘洗，得少量朱红色沉淀，取出，用盐酸湿润，在光洁铜片上轻轻摩擦，铜片表面即显银白色光泽，加热烘烤后，银白色即消失。

（二）升华法

利用升华反应，将某些中药中的升华物与复杂的本底分离，然后通过观察升华物结晶形成或与合适的试液发生显色等化学反应而加以鉴别。若中药制剂中有 2 种以上的药味都含有可升华成分，且升华的温度不同时，则可以通过控制加热温度，分段收集升华物进行分别鉴别。由于升华物组成简单、纯度较高，具有很好的专属性。

【例 16-5】 大黄流浸膏的鉴别（ChP）

取本品 1mL，置瓷坩埚中，在水浴上蒸干后，坩埚上覆以载玻片，置石棉网上直火徐徐加热，至载玻片上呈现升华物后，取下载玻片，放冷，置显微镜下观察，有菱形针状、羽状和不规则晶体，滴加氢氧化钠试液，结晶溶解，溶液显紫红色。

【例 16-6】 安息香的鉴别（ChP）

取本品约 0.25g，置干燥试管中，缓缓加热，即发出刺激性香气，并产生多数棱柱状结晶的升华物。该方法用于鉴别安息香中所含的芳香酸类成分。

（三）光谱法

1. 紫外-可见分光光度法　例如西红花的鉴别（ChP），即采用紫外-可见分光光度法，规定西红花药材甲醇提取液在 432nm 处的吸光度不得低于 0.50，且在最大吸收波长 458nm 与 432nm 处的吸光度比值应为 0.85~0.90。

2. 荧光法　利用中药中的某些化学成分在可见-紫外光的照射下能产生一定颜色的荧光，作为中药鉴别的依据。如茜草的鉴别（ChP）：取样品粉末 0.2g，加乙醚 5mL，振摇数分钟，滤过，滤液加氢氧化钠试液 1mL，振摇，静置使分层，水层显红色；醚层无色，置紫外灯（365nm）下观察，显天蓝色荧光。

3. 红外光谱法　中药为多组分混合物，其红外光谱是所含组分各基团吸收峰的叠加（分子间发生作用除外），混合物组成变化将导致红外光谱的变化。只要中药中各化学成分相对稳定、样品处理方法统一，红外光谱也相对稳定，因此具有一定特征性，可用于中药鉴别。如《中国药典》（2020 年版）首次采用红外光谱法对石膏进行鉴别。

（四）色谱及联用技术

常用的有薄层色谱、纸色谱、气相色谱、高效液相色谱和色谱-质谱联用等。其中，薄层色谱法具有信息量大、便于观察、操作简便、经济快速、专属性强、重现性好等优点，是中药鉴别的首选方法。气相色谱与高效液相色谱法通常采用保留参数进行鉴别，一般不单独采用，若需要，可与含量测定同法同时进行。

1. 薄层色谱法　通常做法为制备供试品溶液和对照标准物质溶液，在同一薄层板上点样、展开、显色后检视，供试品色谱图中所显斑点的位置和颜色（或荧光）应与标准物质色谱图的斑点一致。操作方法如下：

（1）供试品溶液的制备　对样品进行适当的提取和净化，以除去干扰成分，提高被检成分浓度，以便获得清晰的色谱图。

（2）阳性对照物的选择　鉴别用的对照物有对照品、对照药材、对照提取物。一般情况下，选用对照品即可满足鉴别需要，而有些情形需结合对照药材或对照提取物方能提供更充分、真实的信息。

（3）阴性对照　用于验证方法的专属性。阴性对照液制备：从制剂处方中除去拟鉴别的药味，其余各味药按制剂方法得到阴性制剂，再按供试液制备方法制备，即得。

（4）薄层板的选择与制备　薄层板有市售薄层板和自制薄层板。市售薄层板主要有聚酰胺薄膜、铝基片薄层板、塑料薄层板。高效薄层板具有分离效能高的特点，主要适用于分析较难分离的供试品。

（5）点样　除另有规定外，在洁净干燥的环境中，用专用毛细管或配合相应的半自动、自动点样器械点样于薄层板上。一般为圆点状或窄细的条带状，点样基线距底边 10～15mm，高效板一般基线离底边 8～10mm，圆点状直径一般不大于 4mm，高效板一般不大于 2mm。接触点样时注意勿损伤薄层表面。条带状宽度一般为 5～10mm，高效板条带宽度一般为 4～8mm，可用专用半自动或自动点样器械喷雾法点样。点间距离可视斑点扩散情况以相邻斑点互不干扰为宜，一般不少于 8mm，高效板供试品间隔不少于 5mm。

（6）展开　将点好供试品的薄层板放入展开缸中，浸入展开剂的深度以距原点 5mm 为宜，密闭。一般上行展开 8～15cm，高效薄层板上行展开 5～8cm。取出薄层板，晾干，待检视。

展开前如需要溶剂蒸气预平衡，可在展开缸中加入适量的展开剂，密闭，一般保持 15～30 分钟。溶剂蒸气预平衡后，应迅速放入载有供试品的薄层板，立即密闭，展开。如需使展开缸达到溶剂蒸气饱和的状态，则须在展开缸的内壁贴与展开缸高、宽同样大小的滤纸，一端浸入展开剂中，密闭一定时间，使溶剂蒸气达到饱和再如法展开。

必要时，可进行二次展开或双向展开，进行第二次展开前，应使薄层板残留的展开剂完全挥干。

（7）显色与检视　有颜色的物质可在可见光下直接检视，无色物质可用喷雾法或浸渍法以适宜的显色剂显色，或加热显色，在可见光下检视。有荧光的物质或显色后可激发产生荧光的物质可在紫外光灯（365nm 或 254nm）下观察荧光斑点。对于在紫外光下有吸收的成分，可用带有荧光剂的薄层板（如硅胶 GF_{254} 板），在紫外光灯（254nm）下观察荧光板面上的荧光物质淬灭形成的斑点。

（8）结果记录与保存　一般用数码照相尽快拍下显色或荧光检测后的薄层板彩色照片保存，也可在扫描仪上扫描图谱等方法保存色谱结果。也可以结合某些中药的生物活性，采用薄层−生物自显影技术进行鉴定和品质评价研究。

（9）系统适用性试验及条件考察　按各品种项下要求对实验条件进行系统适用性试验，如考察比移值（R_f）、分离度、实际温度、湿度等以获得满意结果。

【例 16-7】牛黄解毒丸的薄层色谱法鉴别（ChP）

本品由人工牛黄、大黄、黄芩、冰片等制成水蜜丸或大蜜丸。其中大黄的鉴别方法为：取本品水蜜丸 3g，研碎，或取大蜜丸 3g，剪碎，加硅藻土 2g，研匀，加三氯甲烷 15mL，超声处理 20 分钟，滤过，滤渣挥干溶剂，加甲醇 30mL，超声处理 20 分钟，滤过，取滤液 5mL，蒸干，残渣加水 10mL 使溶解，加盐酸 1mL，置水浴中加热 30 分钟，立即冷却，用乙醚振摇提取 4 次，每次 10mL，合并乙醚液，挥干，残渣加乙酸乙酯 1mL 使溶解，作为供试品溶液。另取大黄对照药材 0.1g，加甲醇 20mL，同法制成对照药材溶液。照薄层色谱法试验，吸取供试品溶液和对照药材溶液各 3μL，分别点于同一羧甲基纤维素钠为黏合剂的硅胶 H 薄层板上，以石油醚（30~60℃）-甲酸乙酯-甲酸（15：5：1）的上层溶液为展开剂，展开，取出，晾干，置紫外光灯（365nm）下检视。供试品色谱中，在与对照药材色谱相应的位置上，显相同的 5 个橙色荧光斑点；置氨蒸气中熏后，斑点变为红色，见图 16-1。

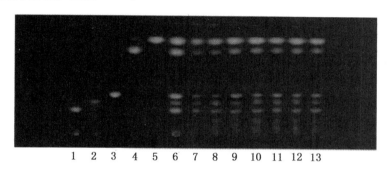

图 16-1　牛黄解毒丸的 TLC 谱图

1. 芦荟大黄素；2. 大黄酸；3. 大黄素；4. 大黄素甲醚；5. 大黄酚；6. 大黄对照药材；7~13. 供试品

2. 气相色谱法　适用于含挥发性成分中药的鉴别。制剂处方有多种挥发性成分时，尽可能在同一色谱条件下进行鉴别，相关组分峰应达到良好分离，保证结果的重现性。采用对照品或对照提取物作为对照物。对色谱峰多的样品，对照品最好能设立 2~3 个，以便与对照图谱定位。气相色谱法主要是利用保留值进行定性，多用已知物对照法作为定性鉴别的依据。不挥发成分可分解或制成衍生物测定。根据被测物的性质，选用合适的色谱柱、填料、固定液组成比例、检测器、进样量等。

【例 16-8】安宫牛黄丸中麝香的气相色谱法鉴别（ChP）

取本品 3g，剪碎，照挥发油测定法（通则 2204）试验，加环己烷 0.5mL，缓缓加热至沸，并保持微沸约 2.5 小时，放置 30 分钟后，取环己烷液作为供试品溶液。另取麝香酮对照品，加环己烷制成每 1mL 含 2.5mg 的溶液，作为对照品溶液。照气相色谱法（通则 0521）试验，以苯基（50%）甲基硅酮（OV-17）为固定相，涂布浓度为 9%，柱长为 2m，柱温为 210℃。分别取对照品溶液和供试品溶液适量，注入气相色谱仪。供试品色谱图中应呈现与对照品保留时间相同的色谱峰。

3. 高效液相色谱法　与气相色谱法有很多相似之处，可以用于中药定性鉴别、指纹图谱或特征图谱鉴别。如灯盏细辛颗粒的鉴别（ChP2020）即采用本法。方法：取本品，照【含量测定】项下的方法试验，供试品色谱中，应呈现与野黄芩苷对照品保留时间相同的色谱峰。

4. 色谱-质谱联用技术　常用的有液相色谱-质谱联用技术（LC-MS）、气相色谱-质谱联用技术（GC-MS）等。如 ChP2020 中阿胶、龟甲胶、鹿角胶等均采用 LC-MS 肽图进行鉴别。使用液相串联质谱仪（LC-MS/MS）检测酶解液中指定的特征选择反应监测离子对，色谱峰信噪比均应大于 3：1，并同时呈现与对照药材色谱保留时间一致的色谱峰。

（五）DNA 分子鉴别法

DNA 分子标记鉴别是指通过比较药材间 DNA 分子遗传多样性差异来鉴别药材基原、确定学名的方法。适用于采用性状、显微、理化以及色谱鉴别等方法难以鉴定的样品的鉴别，如同属多基原物种、动物药等的鉴别。目前，应用于中药的 DNA 分子鉴定技术主要有三类：一是基于分子杂交的指纹分子鉴定技术。二是基于 DNA 序列分析的序列鉴定技术。三是基于聚合酶链式反应（PCR）的指纹分子鉴定技术，其包括 DNA 模板的提取、纯化，PCR 扩增和电泳检测三个阶段。如 ChP2020 收载了蕲蛇（Agkistrodon）炮制品、乌梢蛇（Zaocys）及川贝母（Fritillariae Cirrhosae Bulbus）的分子生物学鉴别方法。

第四节　中药的检查

中药检查项下规定的项目要求系指药品在加工、生产和贮藏过程中可能含有并需要控制的物质或其限度指标，包括安全性、有效性、均一性与纯度等方面要求。

药材和饮片的检查主要包括药材和饮片的纯净程度、可溶性物质、有害或有毒物质等的限量检查，如水分、灰分、杂质、毒性成分、重金属及有害元素、二氧化硫残留、农药残留、黄曲霉毒素等。如 ChP2020 要求，除另有规定外，饮片水分通常不得过 13%；药屑及杂质通常不得过 3%；药材及饮片（矿物类除外）的二氧化硫残留量不得过 150mg/kg。

中药提取物和植物油脂检查应根据原料药材中可能存在的有毒成分、生产过程中可能造成的污染情况、剂型要求、贮藏条件等建立检查项目，可视情况选择。如相对密度、乙醇量、水分、灰分、总固体、干燥失重、碘值、炽灼残渣、酸值、皂化值、有毒有害物质检查（重金属与有害元素、农药残留、有机溶剂残留、大孔树脂残留物等）等。对于有效成分提取物，应对主成分以外的其他成分进行系统研究，弄清化学组成，并对相关物质进行检查。作为注射剂原料的提取物除上述检查项外，还应根据相应注射剂品种项下规定来选择检查项目，如色度、酸碱度、水分、总固体、蛋白质、鞣质、树脂、草酸盐、钾离子、有害元素、溶剂残留等。

中药制剂除制剂通则检查外，应针对各品种规定检查项目，如水分、炽灼残渣、重金属及有害元素、农药残留量、有毒有害物质、有机溶剂残留量、树脂降解产物检查等。含有毒性饮片的制剂，原则上应制订有关毒性成分的检查项目，以确保用药安全；生产过程可能造成重金属和砷盐污染的中药制剂，或使用含有矿物药、海洋药物、相关动物药及可能被重金属、砷盐污染过的饮片生产的中药制剂，应制定重金属和砷盐的限量检查；含雄黄、朱砂的制剂应采用具有强专属性方法对可溶性砷、汞进行检查并制定限度，严格控制在安全范围以内；使用有机溶媒提取、分离、重结晶等工艺的中药制剂应检查残留溶剂，规定残留溶剂的限量；工艺中使用非药用吸附树脂进行分离纯化的制剂，应控制树脂中残留致孔剂和降解产物等。

各类中药制剂，除另有规定外，均应按照各制剂通则项下规定的检查项目检查，并符合规定。如相对密度、pH 值、乙醇量、总固体、软化点、黏附力、折光率、喷射速率、重量差异、崩解时限、装量差异、含量均匀度、注射剂有关物质及安全性检查等。

中药中一些限量检查法（如干燥失重、残留溶剂）、特性检查法（如溶液颜色检查法）等参见"第三章药物的杂质分析"。

一、药材和饮片中混存杂质的检查

1. 定义　药材和饮片中混存的杂质系指以下各类物质：①来源与规定相同，但其性状或部位与规定不符。②来源与规定不同的物质。③无机杂质，如沙石、泥块、尘土等。

2. 检查方法　ChP（通则 2301）规定：①取适量的供试品，摊开，用肉眼或借助放大镜（5

~10倍）观察，将杂质拣出；如其中有可以筛分的杂质，则通过适当的筛，将杂质分出。②将各类杂质分别称重，计算其在供试品中的含量（%）。

3. 注意事项　①药材或饮片中混存的杂质如与正品相似，难以从外观鉴别时，可称取适量，进行显微、化学或物理鉴别试验，证明其为杂质后，计入杂质重量中。②个体大的药材或饮片，必要时可破开，检查有无虫蛀、霉烂或变质情况。③杂质检查所用的供试品量，除另有规定外，按药材和饮片取样法称取。

二、外源性有害物质测定法

中药中的外源性有害物质主要包括农药残留、有机溶剂残留、树脂残留、二氧化硫残留，以及重金属及有害元素、微生物、真菌毒素等。

（一）有害元素（铅、镉、砷、汞、铜）测定法

1. 原子吸收分光光度法

（1）铅的测定（石墨炉法）

测定条件（参考）：波长283.3nm，干燥温度100~120℃，持续20秒；灰化温度400~750℃，持续20~25秒；原子化温度1700~2100℃，持续4~5秒。

铅标准储备液的制备：精密量取铅单元素标准溶液适量，用2%硝酸溶液稀释，制成每1mL含铅（Pb）1μg的溶液，0~5℃贮存。

标准曲线的制备：分别精密量取铅标准储备液适量，用2%硝酸溶液制成每1mL分别含铅0ng、5ng、20ng、40ng、60ng、80ng的溶液。分别精密量取1mL，精密加含1%磷酸二氢铵和0.2%硝酸镁的溶液0.5mL，混匀，精密吸取20μL注入石墨炉原子化器，测定吸光度，以吸光度为纵坐标，浓度为横坐标，绘制标准曲线。

供试品溶液的制备：A法：取供试品粗粉0.5g，精密称定，置聚四氟乙烯消解罐内，加硝酸3~5mL，混匀，浸泡过夜，盖好内盖，旋紧外套，置适宜的微波消解炉内，进行消解（按仪器规定的消解程序操作）。消解完全后，取消解内罐置电热板上缓缓加热至红棕色蒸气挥尽，并继续缓缓浓缩至2~3mL，放冷，用水转入25mL量瓶中，并稀释至刻度，摇匀，即得。同法同时制备试剂空白溶液。

B法：取供试品粗粉1g，精密称定，置凯氏烧瓶中，加硝酸-高氯酸（4：1）混合溶液5~10mL，混匀，瓶口加一小漏斗，浸泡过夜。置电热板上加热消解，保持微沸，若变棕黑色，再加硝酸-高氯酸（4：1）混合溶液适量，持续加热至溶液澄明后升高温度，继续加热至冒浓烟，直至白烟散尽，消解液呈无色透明或略带黄色，放冷，转入50mL量瓶中，用2%硝酸溶液洗涤容器，洗液合并于量瓶中，并稀释至刻度，摇匀，即得。同法同时制备试剂空白溶液。

C法：取供试品粗粉0.5g，精密称定，置瓷坩埚中，于电热板上先低温炭化至无烟，移入高温炉中，于500℃灰化5~6小时（若个别灰化不完全，加硝酸适量，于电热板上低温加热，反复多次直至灰化完全），取出冷却，加10%硝酸溶液5mL使溶解，转入25mL量瓶中，用水洗涤容器，洗液合并于量瓶中，并稀释至刻度，摇匀，即得。同法同时制备试剂空白溶液。

测定法：精密量取空白溶液与供试品溶液各1mL，精密加含1%磷酸二氢铵和0.2%硝酸镁的溶液0.5mL，混匀，精密吸取10~20μL，照标准曲线制备项下的方法测定吸光度，从标准曲线读出供试品溶液中铅（Pb）的含量，计算，即得。

（2）镉的测定（石墨炉法）

测定条件（参考）：波长 228.8nm，干燥温度 100~120℃，持续 20 秒，灰化温度 300~500℃，持续 20~25 秒；原子化温度 1500~1900℃，持续 4~5 秒。

镉标准储备液的制备：精密量取镉单元素标准溶液适量，用 2% 硝酸溶液稀释，制成每 1mL 含镉（Cd）1μg 的溶液，0~5℃ 贮存。

标准曲线的制备：分别精密量取镉标准储备液适量，用 2% 硝酸溶液稀释制成每 1mL 分别含镉 0ng、0.8ng、2.0ng、4.0ng、6.0ng、8.0ng 的溶液。分别精密吸取 10μL 注入石墨炉原子化器，测定吸光度，以吸光度为纵坐标，浓度为横坐标，绘制标准曲线。

供试品溶液的制备：同铅测定项下供试品溶液的制备。

测定法：精密吸取空白溶液与供试品溶液各 10~20μL，照标准曲线的制备项下方法测定吸光度（若供试品有干扰，可分别精密量取标准溶液、空白溶液和供试品溶液各 1mL，精密加含 1% 磷酸二氢铵和 0.2% 硝酸镁的溶液 0.5mL，混匀，依法测定），从标准曲线上读出供试品溶液中镉（Cd）的含量，计算，即得。

（3）砷的测定（氢化物法）

测定条件（参考）：采用适宜的氢化物发生装置，以含 1% 硼氢化钠的 0.3% 氢氧化钠溶液（临用前配制）作为还原剂，盐酸溶液（1→100）为载液，氮气为载气，检测波长为 193.7nm。

砷标准储备溶液的制备：精密量取砷单元素标准溶液适量，用 2% 硝酸溶液稀释，制成每 1mL 含砷（As）1μg 的溶液，0~5℃ 贮存。

标准曲线的制备：分别精密量取砷标准储备液适量，用 2% 硝酸溶液稀释制成每 1mL 分别含砷 0ng、5ng、10ng、20ng、30ng、40ng 的溶液。分别精密量取 10mL，置 25mL 量瓶，加 25% 碘化钾溶液（临用前配制）1mL，摇匀，加 10% 抗坏血酸溶液（临用前配制）1mL，摇匀，用盐酸溶液（20→100）稀释至刻度，摇匀，密塞，置 80℃ 水浴中加热 3 分钟，取出，放冷。取适量，吸入氢化物发生装置，测定吸收值，以峰面积（或吸光度）为纵坐标，浓度为横坐标，绘制标准曲线。

供试品溶液的制备：同铅测定项下供试品溶液制备中的 A 法或 B 法制备。

测定法：精密吸取空白溶液与供试品溶液各 10mL，照标准曲线的制备项下，自"加 25% 碘化钾溶液（临用前配制）1mL"起，依法测定，从标准曲线上读出供试品溶液中砷（As）的含量，计算，即得。

（4）汞的测定（冷蒸汽吸收法）

测定条件：采用适宜的氢化物发生装置，以含 0.5% 硼氢化钠和 0.1% 氢氧化钠的溶液（临用前配制）作为还原剂，盐酸溶液（1→100）为载液，氮气为载气，检测波长为 253.6nm。

汞标准储备液的制备：精密量取汞单元素标准溶液适量，用 2% 硝酸溶液稀释，制成每 1mL 含汞（Hg）1μg 的溶液，0~5℃ 贮存。

标准曲线的制备：分别精密量取汞标准储备液 0mL、0.1mL、0.3mL、0.5mL、0.7mL、0.9mL，置 50mL 量瓶中，加 20% 硫酸溶液 10mL、5% 高锰酸钾溶液 0.5mL，摇匀，滴加 5% 盐酸羟胺溶液至紫红色恰消失，用水稀释至刻度，摇匀，取适量，吸入氢化物发生装置，测定吸收值，以峰面积（或吸光度）为纵坐标，浓度为横坐标，绘制标准曲线。

供试品溶液的制备：A 法：取供试品粗粉 0.5g，精密称定，置聚四氟乙烯消解罐内，加硝酸 3~5mL，混匀，浸泡过夜，盖好内盖，旋紧外套，置适宜的微波消解炉内进行消解（按仪器规定的消解程序操作）。消解完全后，取消解内罐置电热板上，于 120℃ 缓缓加热至红棕色蒸气挥尽，并继续浓缩至 2~3mL，放冷，加 20% 硫酸溶液 2mL、5% 高锰酸钾溶液 0.5mL，摇匀，滴加 5% 盐酸羟胺溶液至紫红色恰消失，转入 10mL 量瓶中，用水洗涤容器，洗液合并于量瓶中，并稀释至刻度，摇匀，必要时离心，取上清液，即得。同法同时制备试剂空白溶液。

B 法：取供试品粗粉 1g，精密称定，置凯氏烧瓶中，加硝酸-高氯酸（4∶1）混合溶液 5~10mL，混匀，瓶口加一小漏斗，浸泡过夜，置电热板上，于 120~140℃ 加热消解 4~8 小时（必要时延长消解时间，至消解完全），放冷，加 20% 硫酸溶液 5mL、5% 高锰酸钾溶液 0.5mL，摇匀，滴加 5% 盐酸羟胺溶液至紫红色恰消失，转入 25mL 量瓶中，用水洗涤容器，洗液合并于量瓶中，并稀释至刻度，摇匀，必要时离心，取上清液，即得。同法同时制备试剂空白溶液。

测定法：精密吸取空白溶液与供试品溶液适量，照标准曲线制备项下的方法测定。从标准曲线上读出供试品溶液中汞（Hg）的含量，计算，即得。

（5）铜的测定（火焰法）

测定条件：检测波长为 324.7nm，采用空气-乙炔火焰，必要时应进行背景校正。

铜标准储备液的制备：精密量取铜单元素标准溶液适量，用 2% 硝酸溶液稀释，制成每 1mL 含铜（Cu）10μg 的溶液，0~5℃ 贮存。

标准曲线的制备：分别精密量取铜标准储备液适量，用 2% 硝酸溶液制成每 1mL 分别含铜 0μg、0.05μg、0.2μg、0.4μg、0.6μg、0.8μg 的溶液。依次喷入火焰，测定吸光度，以吸光度为纵坐标，浓度为横坐标，绘制标准曲线。

供试品溶液的制备：同铅测定项下供试品溶液的制备。

测定法：精密吸取空白溶液与供试品溶液适量，照标准曲线的制备项下的方法测定。从标准曲线上读出供试品溶液中铜（Cu）的含量，计算，即得。

2. 电感耦合等离子体质谱法 仪器由样品引入系统、电感耦合等离子体（ICP）离子源、接口、四级杆分析器和检测器、数据处理系统等构成，其他辅助系统有真空系统、冷却系统、气体控制系统等，应符合使用要求。

（1）标准品储备液的制备 分别精密量取铅、砷、镉、汞、铜单元素标准溶液适量，用 10% 硝酸溶液稀释制成每 1mL 分别含铅、砷、镉、汞、铜为 1μg、0.5μg、1μg、1μg、10μg 的溶液，即得。

（2）标准品溶液的制备 精密量取铅、砷、镉、铜标准品储备液适量，用 10% 硝酸溶液稀释制成每 1mL 含铅、砷 0ng、1ng、5ng、10ng、20ng，含镉 0ng、0.5ng、2.5ng、5ng、10ng，含铜 0ng、50ng、100ng、200ng、500ng 的系列浓度混合溶液。另精密量取汞标准品储备液适量，用 10% 硝酸溶液稀释制成每 1mL 分别含汞 0ng、0.2ng、0.5ng、1ng、2ng、5ng 的溶液，临用配制。

（3）内标溶液的制备 精密量取锗、铟、铋单元素标准溶液适量，用水稀释制成每 1mL 含 1μg 的混合溶液，即得。

（4）供试品溶液的制备 取供试品于 60℃ 干燥 2 小时，粉碎成粗粉，取约 0.5g，精密称定，置耐压耐高温微波消解罐中，加硝酸 5~10mL（如果反应剧烈，放置至反应停止）。密闭并按各微波消解仪的操作规程进行消解。消解完全后，冷却消解液低于 60℃，取出消解罐，放冷，将消解液转入 50mL 量瓶中，用少量水洗涤消解罐 3 次，洗液合并于量瓶中，加入金单元素标准溶液（1μg/mL）200μL，用水稀释至刻度，摇匀，即得（如有少量沉淀，必要时可离心分取上清液）。

除不加金单元素标准溶液外，余同法制备试剂空白溶液。

（5）测定法 测定时选取的同位素为 ^{63}Cu、^{75}As、^{114}Cd、^{202}Hg 和 ^{208}Pb，其中 ^{63}Cu、^{75}As 以 ^{72}Ge 作为内标，^{114}Cd 以 ^{115}In 作为内标，^{202}Hg、^{208}Pb 以 ^{209}Bi 作为内标，并根据不同仪器要求选用适宜校正

方程对测定的元素进行校正。

仪器的内标进样管在仪器分析工作过程中始终插入内标溶液中，依次将仪器的样品管插入各个浓度的标准品溶液中进行测定（浓度依次递增），以测量值（3 次读数的平均值）为纵坐标，浓度为横坐标，绘制标准曲线。将仪器的样品管插入供试品溶液中，测定，取 3 次读数的平均值。利用标准曲线计算浓度。在同样分析条件下进行空白试验，根据要求扣除空白干扰。

建立重金属及有害元素限量标准时，可按照下列公式计算其最大限量理论值（通则 9302）：

$$L = \frac{A \times W}{M \times 10} \times \frac{AT}{EF \times ED} \times \frac{1}{t}$$

式中，L 为最大限量理论值（mg/kg）；A 为每日允许摄入量（mg/kgbw）；W 为人体平均体重（kg），一般按 63kg 计；M 为中药材（饮片）每日人均可服用的最大剂量（kg）；10 为安全因子，表示每日由中药材及其制品中摄取的重金属量不大于日总暴露量（包括食物和饮用水）的 10%；AT 为平均寿命天数，一般为 365 天/年×70 年；EF 为中药材或饮片服用频率（天/年）；ED 为一生的服用中药的暴露年限；t 为中药材及饮片经煎煮或提取后，重金属元素的转移率（%）。

如珍珠、牡蛎、蛤壳项下均规定：铅不得过 5mg/kg；镉不得过 0.3mg/kg；砷不得过 2mg/kg；汞不得过 0.2mg/kg；铜不得过 20mg/kg。

（二）农药残留量测定法

目前，中药材大多为人工栽培，在生产过程中常需施用农药，如控制中药材及其制剂中农药残留量已成为必然。

常用农药按其化学结构可分为：①有机氯类：如六六六（BHC）、滴滴涕（DDT）、五氯硝基苯（PCNB）、氯丹、艾氏剂等。②有机磷类：如对硫磷、甲基对硫磷、乐果、甲胺磷、乌拉硫磷、敌敌畏等。③苯氧羧酸类除草剂：如 2,4-D 丁酯、甲草胺、乙草胺、丁草胺等。④氨基甲酸酯类：如西维因（甲萘威）。⑤二硫代氨基甲酸酯类：如福美铁、代森锰、代森钠、福美双、代森锌。⑥无机农药类：如磷化铝、砷酸钙、砷酸铅。⑦植物性农药：如烟叶和尼古丁；除虫菊花提取物和除虫菊酯或合成除虫菊酯（氰菊酯、氰戊菊酯、溴氰菊酯）；毒鱼藤根和鱼藤酮。⑧其他：如溴螨酯、氯化苦、二溴乙烷、环氧乙烷、溴甲烷。

含氯的碳氢化合物及有关的农药（艾氏剂、BHC、氯丹、狄氏剂、DDT）和少数有机磷农药（如三硫磷）是长期残留的，其他农药大多数残留期较短，因此在接触农药时间长短未知的情况下，应对中药进行有机氯和有机磷类农药残留量检查。

建立农药残留量限量标准时，可按照下列公式计算其最大限量理论值（通则 9302）：

$$L = \frac{A \times W}{M \times 100} \times \frac{AT}{EF \times ED} \times \frac{1}{t}$$

式中，L 为最大限量理论值（mg/kg）；A 为每日允许摄入量（mg/kgbw）；W 为人体平均体重（kg），一般按 63kg 计；M 为中药材（饮片）每日人均可服用的最大剂量（kg）；AT 为平均寿命天数，一般为 365 天/年×70 年；EF 为中药材或饮片服用频率（天/年）；ED 为一生的服用中药的暴露年限；t 为中药材及饮片经煎煮或提取后，农药的转移率（%）；100 为安全因子，表示每日由中药材及其制品中摄取的农药残留量不大于日总暴露量（包括食物和饮用水）的 1%。

ChP2020（通则 2341）收载 4 种方法。第一法：有机氯类农药残留量测定法（GC 法），有 2 种方法，分别是 9 种有机氯农药残留量测定法和 22 种有机氯农药残留量测定法。第二法：有机磷类农药残留量测定法（GC 法）。第三法：拟除虫菊酯类农药残留量测定法（GC 法）。第四法：多农药残留量测定法，有 2 种方法，分别是 GC-MS/MS 法和 LC-MS/MS 法。

1. 9 种有机氯类农药残留量测定

（1）色谱条件与系统适用性试验　以（14%-氰丙基-苯基）甲基聚硅氧烷或（5%苯基）甲基聚硅氧烷为固定液的弹性石英毛细管柱（30m×0.32mm×0.25μm），^{63}Ni-ECD 电子捕获检测器。进样口温度 230℃，检测器温度 300℃，不分流进样。程序升温：初始 100℃，每分钟 10℃升至 220℃，每分钟 8℃升至 250℃，保持 10 分钟。理论板数按 α-BHC 峰计算应不低于 10^6，两个相邻色谱峰的分离度应大于 1.5。

（2）对照品储备液制备　精密称取六六六（BHC）（α-BHC，β-BHC，γ-BHC，δ-BHC），滴滴涕（DDT）（p,p′-DDE，p,p′-DDD，o,p′-DDT，p,p′-DDT）及五氯硝基苯（PCNB）农药对照品适量，用石油醚（60～90℃）分别制成每 1mL 含 4～5μg 的溶液，即得。

（3）混合对照品储备液的制备　精密量取上述各对照品储备液 0.5mL 置 10mL 量瓶中，用石油醚（60～90℃）稀释至刻度，即得。

（4）混合对照品溶液的制备　精密量取上述混合对照品储备液，用石油醚（60～90℃）制成每 1L 分别含 0μg、1μg、5μg、10μg、50μg、100μg、250μg 的溶液，即得。

（5）供试品溶液制备

1）药材或饮片：取供试品，粉碎成粉末（过三号筛），取约 2g，精密称定，置 100mL 具塞锥形瓶中，加水 20mL 浸泡过夜，精密加丙酮 40mL，称定重量，超声处理 30 分钟，放冷，再称定重量，用丙酮补足减失的重量，再加氯化钠约 6g，精密加二氯甲烷 30mL，称定重量，超声 15 分钟，再称定重量，用二氯甲烷补足减失的重量，静置（使分层），将有机相迅速移入装有适量无水硫酸钠的 100mL 具塞锥形瓶中，放置 4 小时。精密量取 35mL，于 40℃水浴上减压浓缩至近干，加少量石油醚（60～90℃）如前反复操作至二氯甲烷及丙酮除净，用石油醚（60～90℃）溶解并转移至 10mL 具塞刻度离心管中，加石油醚（60～90℃）精密稀释至 5mL，小心加入硫酸 1mL，振摇 1 分钟，离心（3000 转/分钟）10 分钟，精密量取上清液 2mL，置具刻度的浓缩瓶中，连接旋转蒸发器，40℃下（或用氮气）将溶液浓缩至适量，精密稀释至 1mL，即得。

2）制剂：取供试品，研成细粉（蜜丸切碎，液体制剂直接量取），精密称取适量（相当于药材 2g），按上述供试品溶液制备方法制备，即得供试品溶液。

（6）测定法　分别精密吸取供试品溶液和与之相对应浓度的混合对照品溶液各 1μL，分别连续进样 3 次，取 3 次平均值，按外标法计算供试品中 9 种有机氯农药残留量。

（7）注意事项　①当供试品中有农药检出时，可在验证柱中确认检出结果，再进行定量检测。必要时，可用气相色谱-质谱法进行确证。②加样回收率应在 70%～120% 之间。

如甘草农药残留量测定采用本法，ChP2020 规定其农药残留量中含五氯硝基苯（quintozene）不得过 0.1mg/kg。

2. 有机磷类农药残留量测定

（1）色谱条件与系统适用性试验　以 50%苯基-50%二甲基聚硅氧烷或（5%苯基）甲基聚硅氧烷为固定液的弹性石英毛细管柱（30m×0.25mm×0.25μm），氮磷检测器（NPD）或火焰光度检测器（FPD）。进样口温度 220℃，检测器温度 300℃，不分流进样。程序升温：初始 120℃，每分钟 10℃升至 200℃，每分钟 5℃升至 240℃，保持 2 分钟，每分钟 20℃升至 270℃，保持 0.5 分钟。理论板数按敌敌畏峰计算应不低于 6000，两个相邻色谱峰的分离度应大于 1.5。

（2）对照品贮备溶液的制备　精密称取对硫磷、甲基对硫磷、乐果、氧化乐果、甲胺磷、久效磷、二嗪磷、乙硫磷、马拉硫磷、杀扑磷、敌敌畏、乙酰甲胺磷农药对照品适量，用乙酸乙酯分别制成每 1mL 约含 100μg 的溶液，即得。

（3）混合对照品贮备溶液的制备　分别精密量取上述各对照品贮备溶液 1mL，置 20mL 棕色量瓶中，加乙酸乙酯稀释至刻度，摇匀，即得。

（4）混合对照品溶液的制备　精密量取上述混合对照品贮备溶液，用乙酸乙酯制成每 1mL 含 0.1μg、0.5μg、1μg、2μg、5μg 的浓度系列，即得。

（5）供试品溶液的制备　取供试药材或饮片，粉碎成粉末（过三号筛），取约 5g，精密称定，加无水硫酸钠 5g，加入乙酸乙酯 50～100mL，冰浴超声处理 3 分钟，放置，取上层液滤过，药渣加入乙酸乙酯 30～50mL，冰浴超声处理 2 分钟，放置，滤过，合并两次滤液，用少量乙酸乙酯洗涤滤纸及残渣，与上述滤液合并。取滤液于 40℃ 以下减压浓缩至近干，用乙酸乙酯转移至 5mL 量瓶中，并稀释至刻度；精密吸取上述溶液 1mL，置石墨化炭小柱（250mg/3mL，用乙酸乙酯 5mL 预洗）上，用正己烷-乙酸乙酯（1∶1）混合溶液 5mL 洗脱，收集洗脱液，置氮吹仪上浓缩至近干，加乙酸乙酯定容至 1mL，涡旋使溶解，即得。

（6）测定法　分别精密吸取供试品溶液和与之相对应浓度的混合对照品溶液各 1μL，注入气相色谱仪，按外标法计算供试品中 12 种有机磷农药残留量。

3. 拟除虫菊酯类农药残留量测定

（1）色谱条件与系统适用性试验　以（5%苯基）甲基聚硅氧烷为固定液的弹性石英毛细管柱（30m×0.32mm×0.25μm），^{63}Ni-ECD 电子捕获检测器。进样口温度 270℃，检测器温度 330℃。不分流进样（或根据仪器设置最佳的分流比）。程序升温：初始 160℃，保持 1 分钟，每分钟 10℃ 升至 278℃，保持 0.5 分钟，每分钟 1℃ 升至 290℃，保持 5 分钟。理论板数按溴氰菊酯峰计算应不低于 10^5，两个相邻色谱峰的分离度应大于 1.5。

（2）对照品贮备溶液的制备　精密称取氯氰菊酯、氰戊菊酯及溴氰菊酯农药对照品适量，用石油醚（60～90℃）分别制成每 1mL 含 20～25μg 的溶液，即得。

（3）混合对照品贮备溶液的制备　精密量取上述各对照品贮备液 1mL，置 10mL 量瓶中，用石油醚（60～90℃）稀释至刻度，摇匀，即得。

（4）混合对照品溶液的制备　精密量取上述混合对照品贮备液，用石油醚（60～90℃）制成每 1L 分别含 0μg、2μg、8μg、40μg、200μg 的溶液，即得。

（5）供试品溶液的制备　取供试药材或饮片，粉碎成粉末（过三号筛），取 1～2g，精密称定，置 100mL 具塞锥形瓶中，加石油醚（60～90℃）-丙酮（4∶1）混合溶液 30mL，超声处理 15 分钟，滤过，药渣再重复上述操作 2 次后，合并滤液，滤液用适量无水硫酸钠脱水后，于 40～45℃ 减压浓缩至近干，用少量石油醚（60～90℃）反复操作至丙酮除净，残渣用适量石油醚（60～90℃）溶解，置混合小柱〔从上至下依次为无水硫酸钠 2g、弗罗里硅土 4g、微晶纤维素 1g、氧化铝 1g、无水硫酸钠 2g，用石油醚（60～90℃）-乙醚（4∶1）混合溶液 20mL 预洗〕上，用石油醚（60～90℃）-乙醚（4∶1）混合溶液 90mL 洗脱，收集洗脱液，于 40～45℃ 减压浓缩至近干，再用石油醚（60～90℃）3～4mL 重复操作至乙醚除净，用石油醚（60～90℃）溶解并转移至 5mL 量瓶中，并稀释至刻度，摇匀，即得。

（6）测定法　分别精密吸取供试品溶液和与之相对应浓度的混合对照品溶液各 1μL，注入气相色谱仪，按外标法计算供试品中 3 种拟除虫菊酯农药残留量。

（三）二氧化硫残留量测定法

某些中药材或饮片在加工过程中使用硫黄熏蒸处理以达到漂白和杀菌的目的，而硫黄熏制过程中产生的二氧化硫残留，会影响人体的健康。因此，ChP2020（通则2331）收载3种二氧化硫残留量测定法。分别是第一法（酸碱滴定法）、第二法（GC法）和第三法（离子色谱法）。下面以第一法为例予以介绍。

1. 原理　本方法系将中药材以蒸馏法进行处理，样品中的亚硫酸盐系列物质加酸处理后转化为二氧化硫，随氮气流带入含有双氧水的吸收瓶中，双氧水将其氧化为硫酸根离子，采用酸碱滴定法测定，计算药材及饮片中的二氧化硫残留量。

2. 方法　取药材或饮片细粉约10g（如二氧化硫残留量较高，超过1000mg/kg，可适当减少取样量，但应不少于5g），精密称定，置两颈圆底烧瓶中，加水300~400mL。打开回流冷凝管开关给水，将冷凝管的上端二氧化硫气体导出口处一橡胶导气管导入100mL锥形瓶底部。锥形瓶内加入3%过氧化氢溶液50mL作为吸收液（橡胶导气管的末端应在吸收液液面以下）。使用前，在吸收液中加入3滴甲基红乙醇溶液指示剂（2.5mg/mL），并用0.01mol/L氢氧化钠滴定液滴定至黄色（即终点，如果超过终点，则应舍弃该吸收溶液）。开通氮气，使用流量计调节气体流量至约0.2L/min；打开分液漏斗的活塞，使盐酸溶液（6mol/L）10mL流入蒸馏瓶，立即加热两颈烧瓶内的溶液至沸，并保持微沸；烧瓶内的水沸腾1.5小时后，停止加热。吸收液放冷后，置于磁力搅拌器上不断搅拌，用氢氧化钠滴定液（0.01mol/L）滴定，至黄色持续时间20秒不褪，并将滴定的结果用空白实验校正。照下式计算：

$$L = \frac{(A-B) \times C \times 0.032 \times 10^6}{W}$$

式中，L 为供试品中二氧化硫残留量（μg/g）；A 为供试品溶液消耗氢氧化钠滴定液的体积（mL）；B 为空白消耗氢氧化钠滴定液的体积（mL）；C 为氢氧化钠滴定液浓度（mol/L）；0.032 为每1mL氢氧化钠滴定液（mol/L）相当于二氧化硫的质量（g）；W 为供试品的重量（g）。

如ChP2020规定山药、牛膝、粉葛、天冬、天麻、天花粉、白及、白芍、白术、党参10味中药材及其饮片二氧化硫残留量不得超过400mg/kg。

（四）真菌毒素测定法

真菌毒素（mycotoxin）是真菌产生的次级代谢有毒产物。某些中药在种植、采收加工、储存等过程中易受真菌污染而产生各种真菌毒素，如黄曲霉毒素、赭曲霉毒素、呕吐毒素、玉米赤霉烯酮、展青霉素等。下面以黄曲霉毒素为例介绍。黄曲霉毒素是黄曲霉菌属黄曲霉菌、寄生曲霉菌产生的代谢物，剧毒，可以致癌、致畸、致突变等。黄曲霉菌广泛存在于土壤中，菌丝生长时产生毒素。中药材在储藏、运输中容易发生霉变，污染黄曲霉毒素。

1. 黄曲霉毒素种类　黄曲霉毒素是一类结构相似的化合物，目前明确结构的有10余种，如黄曲霉毒素 B_1、黄曲霉毒素 B_2、黄曲霉毒素 G_1 和黄曲霉毒素 G_2 等，其基本结构都是二呋喃香豆素衍生物。

2. 检测方法　ChP2020收载两种方法，第一法为HPLC法，第二法为HPLC-MS法，用以测定药材、饮片及制剂中的黄曲霉毒素（以黄曲霉毒素 B_1、黄曲霉毒素 B_2、黄曲霉毒素 G_1 和黄曲霉毒素 G_2 总量计）。以第一法为例，加以介绍。

（1）色谱条件与系统适用性试验　以十八烷基硅烷键合硅胶为填充剂；以甲醇-乙腈-水（40∶18∶42）为流动相；采用柱后衍生法检测，①碘衍生法：衍生溶液为0.05%的碘溶液（取碘0.5g，加入甲醇100mL使溶解，用水稀释至1000mL制成），衍生化泵流速每分钟0.3mL，衍生化温度70℃。②光化学衍生法：光化学衍生器（254nm）；以荧光检测器检测，激发波长 λ_{ex} =

黄曲霉毒素B₁（AFB₁）

黄曲霉毒素B₂（AFB₂）

黄曲霉毒素G₁（AFG₁）

黄曲霉毒素G₂（AFG₂）

360nm（或365nm），发射波长 λ_{em} = 450nm，两个相邻色谱峰的分离度应大于1.5。

（2）混合对照品溶液的制备　精密量取黄曲霉毒素混合对照品溶液（黄曲霉毒素 B₁、黄曲霉毒素 B₂、黄曲霉毒素 G₁ 和黄曲霉毒素 G₂ 标示浓度分别为 1.0μg/mL、0.3μg/mL、1.0μg/mL、0.3μg/mL）0.5mL，置 10mL 量瓶中，用甲醇稀释至刻度，作为储备液，精密量取储备液 1mL，置 25mL 量瓶中，用70%甲醇稀释至刻度，即得。

（3）供试品溶液的制备　取供试品粉末约15g（过二号筛），精密称定，置于均质瓶中，加入氯化钠3g，精密加入70%甲醇溶液75mL，高速搅拌2分钟（搅拌速度大于11000转/分钟），离心5分钟（离心速度4000转/分钟），精密量取上清液15mL，置50mL量瓶中，用水稀释至刻度，摇匀，精密量取上清液20.0mL，通过免疫亲和柱，流速每分钟3mL，用水20mL洗脱，洗脱液弃去，使空气进入柱子，将水挤出柱子，再用1.5mL甲醇洗脱，收集洗脱液，置2mL量瓶中，加水稀释至刻度，摇匀，用微孔滤膜（0.22μm）滤过，取续滤液，即得。

（4）测定法　分别精密吸取上述混合对照品溶液5μL、10μL、15μL、20μL、25μL，注入液相色谱仪，测定峰面积，以峰面积为纵坐标，进样量为横坐标，绘制标准曲线。另精密吸取上述供试品溶液20~50μL，注入液相色谱仪，测定峰面积，从标准曲线上读出供试品中相当于黄曲霉毒素 B₁、黄曲霉毒素 B₂、黄曲霉毒素 G₁ 和黄曲霉毒素 G₂ 的量，计算，即得。

如ChP2020在柏子仁、莲子、使君子、槟榔、麦芽、肉豆蔻、决明子、远志、薏苡仁、大枣、地龙、蜈蚣、水蛭、全蝎等24个品种项下规定黄曲霉毒素的限度检查要求，均规定：本品每1000g含黄曲霉毒素 B₁ 不得过 5μg，黄曲霉毒素 G₂、黄曲霉毒素 G₁、黄曲霉毒素 B₂ 和黄曲霉毒素 B₁ 总量不得过 10μg。

三、内源性有害物质测定法

中药中主要的内源性有害物质是指中药本身所含的具有毒副作用的化学成分。常见的有生物碱类（如附子、制川乌、制草乌等药材或炮制品中的二萜类双酯型生物碱，千里光药材中阿多尼弗林碱）、有机酸类（如马兜铃酸、总银杏酸）等。

【例16-9】细辛中马兜铃酸Ⅰ限量检查，ChP2020采用 HPLC 法测定。

色谱条件与系统适用性试验：以十八烷基硅烷键合硅胶为填充剂；以乙腈为流动相A，以0.05%磷酸溶液为流动相B，按表16-1进行梯度洗脱。检测波长为260nm。理论板数按马兜铃酸Ⅰ峰计算应不低于5000。

表 16-1　梯度洗脱程序表

时间（分钟）	流动相 A（%）	流动相 B（%）
0~10	30→34	70→66
10~18	34→35	66→65
18~20	35→45	65→55
20~30	45	55
30~31	45→53	55→47
31~35	53	47
35~40	53→100	47→0

对照品溶液的制备：取马兜铃酸 I 对照品适量，精密称定，加甲醇制成每 1mL 含 0.2μg 的溶液，即得。

供试品溶液的制备：取本品中粉约 0.5g，精密称定，置具塞锥形瓶中，精密加入 70% 甲醇 25mL，密塞，称定重量，超声处理（功率 500W，频率 40kHz）40 分钟，放冷，再称定重量，用 70% 甲醇补足减失的重量，摇匀，滤过，取续滤液，即得。

测定法：分别精密吸取对照品溶液与供试品溶液各 10μL 注入液相色谱仪，测定，即得。

本品按干燥品计算，含马兜铃酸 I（$C_{17}H_{11}NO_7$）不得过 0.001%。

第五节　中药的含量测定

中药的含量测定系指用化学、物理学或生物学方法对中药中含有的有效（毒）成分、指标成分或类别成分进行定量检测，是评价中药质量优劣的重要手段。由于中药含有不同种类的化学成分，其疗效往往是众多化学成分共同作用的结果，检测任何一种活性成分都难以反映其整体疗效。

随着现代分析方法与技术的发展和应用，中药定量分析在系统性、科学性和先进性方面较以前有大幅度提高，在量化指标方面正在由测定单一指标成分向有效成分、多指标成分转变。

一、测定成分及测定方法的选择

测定成分的选择，应以中医药理论为指导，根据中药的功能主治并结合中药基础的研究现状，选择对控制中药的有效性、安全性和质量可控性有益的成分为指标。对于有效成分相对清楚的中药，要首选有效成分作为含量测定指标；对于中药制剂，在选择测定成分时，首先考虑来源于君药的成分，其次是臣药、佐使药。对于中药中的毒效成分，根据安全使用范围，应建立合理的含量区间；而毒性成分，要严格控制含量，建立限度指标。如中药材、饮片、制剂中含有理化性质不稳定或易损失（如易挥发）成分，应对其建立含量测定方法，规定合理含量范围。中药的有效性往往是多成分综合作用结果，对于有效部位或指标性成分类别清楚的，可进行总成分或有效部位的测定。中药中的一些成分，如绿原酸、大黄素等存在多种中药中，不具有专属性，在选择时应考虑专属性高的成分。当单一成分不能反映该药的整体药效时，应采用多成分或多指标的检测方法。

中药的含量测定方法很多，目前，用于中药及其制剂含量测定的方法主要有化学分析法、光谱法、色谱法、生物活性测定法等。选择测定方法主要依据被测成分的结构、性质及存在状态，同一成分在不同剂型中也常常会选择不同方法。同时还要考虑共存组分的影响，选择合适的前处理方法进行供试样品的制备。

二、含量测定的常用方法

（一）化学分析法

化学分析法所用仪器简单，结果准确，主要用于测定中药中含量较高的类别成分及矿物药中无机成分。如总生物碱类、总有机酸类、总皂苷、钙等。但化学分析法有一定的局限性，其灵敏度较低，操作繁琐，专属性不强，对于微量成分准确性不理想。化学分析法主要包括重量分析法和滴定分析法。

1. 重量法　采用适当方法使待测组分从样品中分离出来，转化为称重形式，根据重量计算待测组分含量。

【例6-10】沉淀重量法测定芒硝中硫酸钠的含量（ChP）

取本品约0.3g，精密称定，加水200mL溶解后，加盐酸1mL，煮沸，不断搅拌，并缓缓加入热氯化钡试液（约20mL），至不再生成沉淀，置水浴上加热30分钟，静置1小时，用无灰滤纸或称定重量的古氏坩埚滤过，沉淀用水分次洗涤，至洗液不再显氯化物的反应，干燥，并炽灼至恒重，精密称定，与0.6086相乘，即得供试品中含有硫酸钠（Na_2SO_4）的重量。

本品按干燥品计算，含硫酸钠（Na_2SO_4）不得少于99.0%。

本法为沉淀重量法，将芒硝中可溶性硫酸盐定量转化为硫酸钡沉淀，通过称重硫酸钡获得硫酸钠含量。计算式为：

$$Na_2SO_4\% = \frac{m \times 0.6086}{W} \times 100$$

式中，m 为硫酸钡沉淀物的质量（g）；W 为供试品质量（g）。

2. 滴定分析法　主要有酸碱滴定法、沉淀滴定法、氧化还原滴定法、配位滴定法等。

【例16-11】止喘灵注射液中总生物碱的含量测定——滴定分析法（ChP）

精密量取本品10mL，加1mol/L氢氧化钠溶液0.5mL，用三氯甲烷提取4次（10mL、10mL、5mL、5mL），合并三氯甲烷液，置具塞锥形瓶中，精密加硫酸滴定液（0.01mol/L）10mL及新沸过的冷水10mL，充分振摇，加茜素磺酸钠指示液1~2滴，用氢氧化钠滴定液（0.02mol/L）滴定至淡红色，并将滴定结果用空白试验校正。每1mL硫酸滴定液（0.01mol/L）相当于3.305mg的麻黄碱（$C_{10}H_{15}NO$）。

本品每1mL含总生物碱以麻黄碱（$C_{10}H_{15}NO$）计，应为0.50~0.80mg。计算式为：

$$含量（mg/ML） = \frac{T \times F \times (V_0 - V)}{W}$$

式中，T 为滴定度（3.305mg）；V_0 为空白试验时氢氧化钠滴定液消耗体积；V 为样品测定时氢氧化钠滴定液消耗体积；W 为取样体积；F 为氢氧化钠滴定液浓度校正因子（F=滴定液实际浓度/滴定液规定浓度）。

本法为返滴法，即先用过量的一定量硫酸滴定液与注射液中总生物碱反应，再用氢氧化钠标准溶液滴定剩余的硫酸。

【例16-12】配位滴定法测定炉甘石中氧化锌的含量（ChP）

炉甘石（calamine）为碳酸盐类矿物药，主含碳酸锌（$ZnCO_3$），含量测定方法如下：

取本品粉末约 0.1g，在 105℃ 干燥 1 小时，精密称定，置锥形瓶中，加稀盐酸 10mL，振摇使锌盐溶解，加浓氨试液与氨-氯化铵缓冲液（pH10.0）各 10mL，摇匀，加磷酸氢二钠试液 10mL，振摇，滤过。锥形瓶与残渣用氨-氯化铵缓冲液（pH10.0）1 份与水 4 份的混合液洗涤 3 次，每次 10mL，合并洗液与滤液，加 30% 三乙醇胺溶液 15mL 与铬黑 T 指示剂少量，用乙二胺四醋酸二钠滴定液（0.05mol/L）滴定至溶液由紫红色变为纯蓝色。每 1mL 乙二胺四醋酸二钠滴定液（0.05mol/L）相当于 4.069mg 的氧化锌（ZnO）。

本品按干燥品计算，含氧化锌（ZnO）不得少于 40.0%。

本法为直接滴定法，将炉甘石中锌盐完全转变为 Zn^{2+} 离子，在特定 pH 条件下用乙二胺四醋酸二钠标准溶液滴定，铬黑 T 指示剂指示滴定终点。乙二胺四醋酸二钠标准溶液浓度已知，通过其定量反应消耗的体积即可获得 ZnO 含量。计算式为：

$$ZnO\% = \frac{4.069 \times V \times \frac{F}{1000}}{W} \times 100\%$$

式中，V 为滴定液消耗的体积（mL）；W 为供试品质量（g）；F 为滴定液浓度校正因子（F=滴定液实际浓度/滴定液规定浓度）。

（二）光谱法

常用于中药定量分析的光谱法主要有紫外-可见分光光度法、原子吸收分光光度法等，紫外-可见分光光度法主要用于在紫外-可见区有特征吸收或经衍生化产生特征吸收的成分测定；原子吸收分光光度法主要用于中药中无机成分及矿物药的测定。

【例 16-13】紫外-可见分光光度法中吸收系数法测定紫草中羟基萘醌总色素的含量（ChP）

取本品适量，在 50℃ 干燥 3 小时，粉碎（过三号筛），取约 0.5g，精密称定，置 100mL 量瓶中，加乙醇至刻度，4 小时内时时振摇，滤过。精密量取续滤液 5mL，置 25mL 量瓶中，加乙醇至刻度，摇匀。照紫外-可见分光光度法（通则 0401），在 516nm 处测定吸光度，按左旋紫草素（$C_{16}H_{16}O_5$）的吸收系数（$E_{1cm}^{1\%}$）242 计算，即得。

本品含羟基萘醌总色素以左旋紫草素（$C_{16}H_{16}O_5$）计，不得少于 0.80%。计算式为：

$$羟基萘醌总色素\% = \frac{\dfrac{A}{E_{1cm}^{1\%} \times l}}{\dfrac{W}{100.0} \times \dfrac{5.00}{25.0} \times 100} \times 100\%$$

式中，A 为供试品液的吸光度；W 为供试品取样量。

【例 16-14】原子吸收分光光度法测定龙牡壮骨颗粒中钙的含量

参考条件和仪器：原子吸收分光光度计；光源为 Ca 空心阴极灯；灯电流 5mA；火焰为乙炔-空气；乙炔流量 1.5L/min；空气流量 7L/min；狭缝宽度 0.2nm；燃烧器高度 8mm；测定波长 422.7nm。

对照品溶液的制备：取碳酸钙基准物约 60mg，置 100mL 量瓶中，用水 10mL 湿润后，用稀盐酸 5mL 溶解，加水至刻度，摇匀，精密量取 25mL，置 100mL 量瓶中，加水至刻度，摇匀，量取 1.0mL、1.5mL、2.0mL、2.5mL 和 3.0mL，分别置 25mL 量瓶中，各加镧试液 1mL，加水至刻度，摇匀，即得。

供试品溶液的制备：取装量差异项下的本品，混匀，取适量，研细，取 0.5g 或 0.3g（无蔗糖），精密称定，置100mL量瓶中，用水10mL湿润后，用稀盐酸5mL溶解，加水至刻度，摇匀，滤过。精密量取续滤液2mL置25mL量瓶中，加镧试液1mL，加水至刻度，摇匀，即得。

测定法：取对照品溶液与供试品溶液，依法（通则0406第一法）在422.7nm波长处测定，计算，即得。本品每袋含钙（Ca）不得少于45.0mg。

注意事项：待仪器稳定后，用空白溶剂调零，将配制好的对照品溶液由低到高依次测定吸光度，然后测定供试品溶液的吸光度，按标准曲线法计算含量。

（三）色谱法

色谱法是中药定量分析常用方法，主要包括高效液相色谱法和气相色谱法等。特别是高效液相色谱法具有分离性能高、分析速度快、灵敏、应用范围广等特点，已成为中药含量测定的首选方法。可根据情况选择合适的操作模式及检测方法，并可选择合适条件进行多组分同时测定，也可以采用对照品替代的"一测多评"等方法进行质量控制。

1. 高效液相色谱法

【例6-15】化橘红中柚皮苷的含量测定（ChP）

色谱条件与系统适用性试验：用十八烷基硅烷键合硅胶为填充剂；甲醇－醋酸－水（35∶4∶61）为流动相；检测波长为283nm。理论板数按柚皮苷峰计算应不低于1000。

对照品溶液的制备：取柚皮苷对照品适量，精密称定，加甲醇制成每1mL含60μg的溶液，即得。

供试品溶液的制备：取本品粉末（过二号筛）约0.5g，精密称定，置具塞锥形瓶中，精密加入甲醇50mL，称定重量，水浴加热回流1小时，放冷，再称定重量，用甲醇补足减失重量，摇匀，滤过，精密量取续滤液5mL，置50mL量瓶中，加50%甲醇至刻度，摇匀，即得。

测定法：分别精密吸取对照品溶液与供试品溶液各10μL，注入液相色谱仪测定，即得。

本品按干燥品计算，含柚皮苷（$C_{27}H_{32}O_{14}$）不得少于3.5%。

【例16-16】一测多评法测定黄连（味连）中小檗碱、表小檗碱、黄连碱、巴马汀的含量（ChP）

原理：一测多评法（quantitative analysis of multi-components by single marker，QAMS）是通过中药有效成分间存在的内在函数关系和比例关系，通过测定中药中某个代表性成分（易得、廉价、有效）含量，根据相对校正因子计算该中药中其他多种待测成分（对照品难以获得或难供应）含量的多指标同步质控方法。即在一定线性范围内，成分的量（W）（质量或浓度）与检测响应值（A）成正比，即$W=fA$，在多指标质量评价时，以供试品中某一组分（对照品易得者）为内标，建立该组分与其他组分之间的相对校正因子，通过校正因子（f）计算其他组分的含量。以相对保留时间对各相关组分定性。

假设某样品中含有i个组分，$\dfrac{W_i}{A_i}=f_i$（$i=1, 2, \cdots, k, \cdots, m$）

式中，A_i为组分的峰面积；W_i为组分的浓度。选取其中一组分k为内标，建立组分k与其他组分m之间的相对校正因子：

$$f_{km}=\frac{f_k}{f_m}=\frac{W_k \times A_m}{W_m \times A_k}$$

由此可导出定量计算公式：

$$W_m = \frac{W_k \times A_m}{f_{km} \times A_k}$$

式中，A_k 为内标物峰面积；W_k 为内标物浓度；A_m 为其他组分 m 峰面积；W_m 为其他组分浓度。

色谱条件与系统适用性试验：以十八烷基硅烷键合硅胶为填充剂；以乙腈-0.05mol/L 磷酸二氢钾溶液（50∶50）（每 100mL 中加十二烷基硫酸钠 0.4g，再以磷酸调节 pH 值为 4.0）为流动相；检测波长为 345nm。理论板数按盐酸小檗碱峰计算应不低于 5000。

对照品溶液的制备：取盐酸小檗碱对照品适量，精密称定，加甲醇制成每 1mL 含 90.5μg 的溶液，即得。

供试品溶液的制备：取本品粉末（过二号筛）约 0.2g，精密称定，置具塞锥形瓶中，精密加入甲醇-盐酸（100∶1）的混合溶液 50mL，密塞，称定重量，超声处理（功率 250W，频率 40kHz）30 分钟，放冷，再称定重量，用甲醇补足减失的重量，摇匀，滤过，精密量取续滤液 2mL，置 10mL 容量瓶中，加甲醇至刻度，摇匀，滤过，取续滤液，即得。

测定法：分别精密吸取对照品溶液与供试品溶液各 10μL，注入液相色谱仪，测定，以盐酸小檗碱对照品的峰面积为对照，分别计算小檗碱、表小檗碱、黄连碱和巴马汀的含量，用待测成分色谱峰与盐酸小檗碱色谱峰的相对保留时间确定表小檗碱、黄连碱、巴马汀、小檗碱的峰位，其相对保留时间应在规定值的±5%范围之内。相对保留时间分别为表小檗碱（0.71）、黄连碱（0.78）、巴马汀（0.91）、小檗碱（1.00）。

本品按干燥品计算，以盐酸小檗碱［$C_{20}H_{18}C(NO_4)$］计，含小檗碱（$C_{20}H_{17}NO_4$）不得少于 5.5%，表小檗碱（$C_{20}H_{17}NO_4$）不得少于 0.80%，黄连碱（$C_{19}H_{13}NO_4$）不得少于 1.6%，巴马汀（$C_{21}H_{21}NO_4$）不得少于 1.5%。

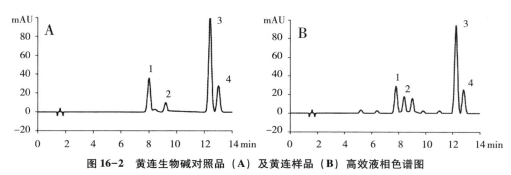

图 16-2　黄连生物碱对照品（A）及黄连样品（B）高效液相色谱图
1. 黄连碱；2. 药根碱；3. 小檗碱；4. 巴马汀

2. 气相色谱法

在中药分析中，气相色谱法已成为常规分析方法，主要用于测定含挥发油及其他挥发性组分的含量，以及中药检查中的含水量、含醇量测定，残留有机溶剂测定，农药残留量测定等。

【例 16-17】GC 法测定马应龙麝香痔疮膏中冰片的含量（ChP）

色谱条件与系统适用性试验：以聚乙二醇 20000 为固定相的毛细管柱（柱长为 30m，内径为 0.32mm，膜厚度为 1.0μm）；柱温 160℃；理论板数按龙脑峰计算，应不低于 10000。

校正因子测定：精密称定水杨酸甲酯适量，加环己烷-乙酸乙酯（1∶1）制成每 1mL 含 0.3mg 的溶液，作为内标溶液。另取龙脑对照品 20mg，精密称定，置 100mL 量瓶中，加入内标溶液溶解并稀释至刻度，摇匀，吸取 1μL，注入气相色谱仪，计算校正因子。

（3）测定法　取本品约 0.1g，精密称定，置具塞锥形瓶中，精密加入内标溶液 10mL，混匀，称定重量，超声处理 15（功率 200W，频率 53kHz）分钟，放冷，再称定重量，用环己烷–乙酸乙酯（1∶1）补足减失的重量，摇匀，滤过，取续滤液 1μL，注入气相色谱仪，照气相色谱法（通则 0521）测定，即得。本品每 1g 含冰片以龙脑（$C_{10}H_{18}O$）计，不得少于 19mg。

除以上介绍的方法外，在中药含量测定中还有薄层色谱扫描法、各种联用技术等多种测定方法。

第六节　中药指纹图谱与特征图谱简介

一、中药指纹图谱分析

中药指纹图谱（fingerprint of traditional Chinese medicine）是指中药材、饮片、提取物或中药制剂经适当处理后，采用一定的分析方法与实验技术所建立的能够标示该中药特性（如化学的、生物学的或其他特征）信息的图谱。中药指纹图谱基于图谱的整体信息，是用于中药质量整体评价的一种综合的、可量化的鉴别手段，主要用于评价中药内在质量的真实性、有效性、稳定性和一致性，确保其内在质量的均一和稳定。

（一）中药指纹图谱的分类

中药指纹图谱按研究与应用对象可分为中药材指纹图谱、中药原料（包括饮片、中药提取物）指纹图谱、中间体（工艺生产过程中的中间产物）指纹图谱以及中药制剂指纹图谱。根据研究方法，可以分为中药化学指纹图谱、中药生物学指纹图谱及中药物理指纹图谱。

中药化学指纹图谱是依据中药中所含各种化学成分，常用理化分析方法（如光谱法、色谱法、联用技术等）建立的用于表征中药化学成分特征的指纹图谱。目前首选高效液相色谱法。

中药生物指纹图谱是依据中药的某些生物学特性（如遗传物质、显微性状等）采用生物技术手段建立的指纹图谱，包括中药材 DNA 指纹图谱、中药基因组学指纹图谱和中药蛋白质组学指纹图谱等，对中药材的种属鉴定、分类研究、品质研究、选择优良种质资源和药材道地性研究极为有用。

中药指纹图谱建立的目的是通过对所得到的能够体现中药整体特性的图谱识别，提供一种能够比较全面控制中药质量的方法，将中药内在物质特性转化为常规数据信息，用于中药鉴别和质量评价。

（二）中药化学指纹图谱建立的原则

中药化学指纹图谱应全面反映中药所含内在化学成分的种类与数量，进而反映其质量。尤其是绝大多数中药有效成分还没有明确，采用化学指纹图谱的方式，可以有效表征中药质量；因此中药化学指纹图谱的建立，应以系统的化学成分研究和药理学研究为基础，并体现系统性、特征性、稳定性三个基本原则。

1. 系统性（systematicness）　是指建立的指纹图谱所表征的化学成分，应包括中药有效部位所含大部分成分，或指标成分的全部，并与临床疗效相关联。如银杏叶的有效成分是黄酮类和银杏内酯类，则分别针对这两类成分建立指纹图谱以达到系统、全面质量控制的目的。

2. 特征性（characteristic）　是指指纹图谱中反映的化学成分信息应具有高度选择性，其综合结果能特征地区分中药的真伪与优劣，成为中药自身的"化学条码"。

3. 稳定性（stability）　是指所建立的指纹图谱，在规定的方法与条件下，不同的操作者和不同的实验室重复出的指纹图谱，其误差应在允许的范围内，这样才可以保证指纹图谱的通用性和实用性。

（三）中药化学指纹图谱建立的方法与技术要求

1. 样品的收集　由于中药来源广泛，所含化学成分的种类及数量繁多，同时受生长环境、采收时间、炮制方法等影响较大。所有样品的收集必须具有科学性、代表性和广泛性，因此，需要收集来自不同产地、不同批号的样品 10 批以上，每批样品收集量应足够用于提取出稳定的共有图谱信息、留样观察以及供复核用的不少于 3 倍的检测量。同时做好详细记录。

2. 供试品制备　需根据分析对象，在对样品基本特性进行了解的情况下，采用规范的处理方式。供试品制备过程应按定量测定的要求，保证样品物质信息不减失、不转化。需根据中药所含化学成分理化性质和检测方法要求选择适宜制备方法，确保主要化学成分或有效成分在指纹图谱中得以体现。

3. 参照物的制备　在构建指纹图谱时，应设立参照物或参照峰，以考查其稳定性和重现性，同时起辨认、评价指纹图谱特征的指引作用。一般选取样品中一个以上主要有效成分或指标性成分的对照品作参照物（须注明其来源和纯度）。若无对照品，也可选择适宜内标物作为参照物，但需慎重。如果没有适宜的参照物也可选择指纹图谱中结构已知、稳定的色谱峰作为参考峰。参照物需精密称定，用适宜的溶剂配成标示浓度的参照物溶液（g/mL 或 mg/mL）。

4. 指纹图谱获取　中药指纹图谱研究的方法很多，但以色谱法及其联用技术为主要方法。其中高效液相色谱法应用最为广泛。分析中，多采用梯度洗脱方式，一般分析时间为 1~2 小时。

为了保证方法的可靠性、重复性和耐用性，应进行方法学验证，如精密度、重现性、稳定性等。

5. 结果处理　以 HPLC 指纹图谱为例，通过对大量样品的指纹图谱分析，提取共有峰，并确定这些共有峰与内标物或参照物峰的相对保留时间和相对积分面积比值，经数据处理，得出参数的变动范围。供试品图谱中，各共有峰面积的比值与对照指纹图谱各共有峰面积的比值比较，单峰面积占总峰面积大于或等于 20% 的共有峰，一般差值不宜大于 ±20%；单峰面积占总峰面积大于或等于 10%，而小于 20% 的共有峰，其差值不应大于 ±25%；单峰面积占总峰面积小于 10% 的共有峰，峰面积比值无需要求，但必须标定相对保留时间。未达基线分离的共有峰，应计算该组峰的总峰面积作为峰面积，同时标定该组各峰的相对保留时间。各样品指纹图谱中的非共有峰应当越少越好，由于中药的复杂性，非共有峰常常较多，一般非共有峰的峰面积不应超过总峰面积的 10%。

6. 数据处理及评价　对获得的指纹图谱进行科学分析和评价，是指纹图谱技术研究中的重要环节。目前应用于指纹图谱数据处理与评价的方法主要有直观分析法、化学模式识别法和相似度评价法。以相似度评价法应用最为普遍。

中药指纹图谱的相似度可借助国家药典委员会推荐的《中药色谱指纹图谱相似度评价系统》来计算和评价。

该法可以提供一个 0~1 的数值作为计算结果，并且，值越接近 1，表明相似度越大，这样，可以指定一个限值 0.9，相似度大于 0.9 的产品认为合格，否则不合格。

（三）应用示例

指纹图谱对控制药材原料的真伪、质量、规范生产工艺及产品质量有重要作用。ChP2020 收载三七通舒胶囊、夏桑菊颗粒等 26 个品种的指纹图谱作为质量控制标准。

【例 16-18】注射用双黄连（冻干）HPLC 指纹图谱（ChP）

处方：金银花 250g，黄芩 250g，连翘 500g，依法制成注射用双黄连（冻干）。

方法：取本品 5 支的内容物，混匀，精密称取 10mg，置 10mL 量瓶中，加 50%甲醇 8mL，超声处理（功率 250W，频率 33kHz）20 分钟使溶解，放冷，加 50%甲醇至刻度，摇匀，作为供试品溶液。取绿原酸对照品适量，精密称定，加 50%甲醇制成每 1mL 含 40μg 的溶液，作为对照品溶液。照高效液相色谱法（通则 0512）测定，以十八烷基硅烷键合硅胶为填充剂，YMC-Pack ODS-A 色谱柱（柱长为 150mm，内径为 4.6mm）；以甲醇为流动相 A，以 0.25%冰醋酸为流动相 B，按表 16-2 中的规定进行梯度洗脱；检测波长为 350nm；柱温为 30℃；流速为每分钟 1mL。理论板数按绿原酸峰计算应不低于 6000。

表 16-2　梯度洗脱程序表

时间（分钟）	流动相 A（%）	流动相 B（%）
0~15	15→35	85→65
15~20	35	65
20~50	35→100	65→0

分别精密吸取对照品溶液与供试品溶液各 10μL，注入液相色谱仪，记录 60 分钟内的色谱图。供试品色谱图应与对照指纹图谱（图 16-3）基本一致，有相对应的 7 个特征峰。按中药色谱指纹图谱相似度评价系统，除溶剂峰和 7 号峰外，供试品指纹图谱与对照指纹图谱经相似度计算，相似度不得低于 0.90。

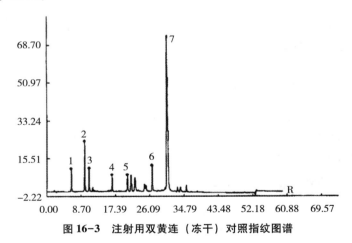

图 16-3　注射用双黄连（冻干）对照指纹图谱

二、中药特征图谱分析

中药特征图谱（characteristic fingerprint of Chinese medicines），系指某些药材、饮片、提取物或制剂经适当处理后，采用一定的分析手段，得到的能够标识其各组分群体特征的共有峰的图谱。特征图谱是在指纹图谱的基础上，选取其中某些重要的特征信息所建立的图谱，是一种综合的、可量化的鉴别手段。

由于色谱兼具分离和分析的能力，色谱图中各色谱峰的顺序、面积、比例、保留时间可以表达某个品种特有的化学特征信息，对具体品种能够显示其特异性，因此，是目前特征图谱应用的主要手段。

（一）中药色谱特征图谱的构建

建立中药色谱特征图谱，应满足专属性、重现性和可操作性的要求。

1. 样品采集、制备与方法选择　建立中药色谱特征图谱时，应收集有代表性的样品（中药制剂、中间体、原料药材）各 10 批次以上，样品量应不少于 3 次检验量，并留有足够的观察样品。采集的样品应混合均匀，以确保建立的图谱具有特征性。

制备供试品溶液时，应选择合适的溶剂及提取分离方法，选择合适的测定方法和实验条件，保证能够充分反映供试样品的基本特性。

建立中药制剂特征图谱的同时应建立药材的相应图谱。在对药材产地、采收期、基原调查基础上建立药材图谱，多来源药材应有对比研究数据。药材、中药制剂特征图谱应具相关性，药材图谱中的特征峰在制剂色谱图上应能指认，以反映其质量传递规律。

2. 结果处理及特征性认证　对供试品中的色谱峰应尽可能进行峰的成分确认，并对特征图谱中具有特殊意义的峰予以编号，同时选定一个参照峰，一般是面积大、分离度好的主峰，计算其他峰的相对峰面积、相对保留时间及其 RSD 值，要求相对保留时间在规定值的±5%之内，以确认其具有特征性。对色谱峰多的样品，参照物最好能有 2~3 个，以便于对照图谱定位。为确保特征图谱具有足够的信息量，必要时中药复方制剂可使用两张以上对照图谱。

（二）应用与示例

特征图谱一般作为控制中药质量的鉴别手段，特征图谱结合多指标成分定量分析，不但可鉴别产品真伪，而且可控制主要特征峰的含量，是全面控制中药质量的可行模式。ChP 收载五子衍宗丸、心脑健片等 39 个品种的特征图谱，其中有 10 个品种与特征图谱鉴别相同色谱条件下测定多指标成分含量。既鉴别了产品的真伪又控制产品的整体质量，并能保证产品批间稳定性与一致性。

【例 16-19】 五子衍宗丸特征图谱分析（ChP）

照高效液相色谱法（通则 0512）测定。

处方：枸杞子 400g，覆盆子 200，菟丝子（炒）400g，五味子（蒸）50g，盐车前子 100g，依法制成小蜜丸或大蜜丸。

色谱条件与系统适用性试验：以十八烷基硅烷键合硅胶为填充剂；以乙腈-甲醇（10∶1）为流动相 A，0.4%磷酸溶液为流动相 B，按表 16-3 中的规定进行梯度洗脱；检测波长为 250nm；理论板数按金丝桃苷峰计算应不低于 5000。

表 16-3　梯度洗脱程序表

时间（分钟）	流动相 A（%）	流动相 B（%）
0~5	5→15	95→85
5~15	15→19	85→81
15~25	19→21	81→79
25~70	21→90	79→10

参照物溶液的制备：取覆盆子对照药材 2.0g，置具塞锥形瓶中，加入 70% 甲醇 50.0mL，超声处理 60 分钟，取出，放冷，摇匀，滤过，取续滤液，作为对照药材参照物溶液。另取金丝桃苷对照品、毛蕊花糖苷对照品、山柰酚对照品和五味子醇甲对照品适量，用 70% 甲醇制成每 1mL 各含 25μg 的混合溶液，作为对照品参照物溶液。

供试品溶液的制备：取本品水蜜丸，研细，取约 2g，精密称定；或取本品小蜜丸或重量差异项下的大蜜丸适量，剪碎，精密称定，精密加入等量硅藻土，混匀，取约 5g，精密称定，置具塞锥形瓶中，精密加入 70% 甲醇 50mL 称定重量，超声处理（功率 250W，频率 30kHz）60 分钟，取出，放冷，用 70% 甲醇补足减失的重量，摇匀，滤过，取续滤液，即得。

测定法：分别精密吸取参照物溶液与供试品溶液各 5μL，注入液相色谱仪，测定，即得。

如图 16-4 所示，供试品特征图谱中应呈现 5 个特征峰，其中 4 个峰应分别与相应的对照品参照物溶液的保留时间一致，峰 1 应与对照药材参照物溶液主峰的保留时间一致。

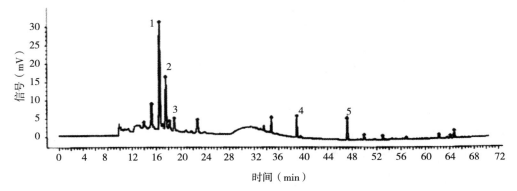

图 16-4 五子衍宗丸对照特征图谱

注：峰 1：覆盆子特征峰；峰 2：金丝桃苷；峰 3：毛蕊花糖苷；峰 4：山柰酚；峰 5：五味子醇甲。

《中国药典》（2010 年版）开始将指纹（特征）图谱用于中药的质量控制，《中国药典》（2015 年版）完善了中药复杂体系质量标准研究的思路、方法和模式，特别是中药材质量标准中首次收入特征图谱，在中成药质量标准特征图谱中，引入了对照药材随行对照技术及与多成分含量测定相结合的整体控制模式，使中药质量可控性明显增强。

扫一扫，查阅本章数字资源，含PPT、音视频、图片等

第一节　概　述

一、生物药物的定义及其种类

生物药物（biopharmaceutical drugs）是指利用生物体、生物组织或其成分，综合运用生物学、生物化学、微生物学、免疫学、物理化学和药学原理与方法制得的各种天然生物活性物质以及人工合成或半合成的物质。生物药物按其来源和生产方法分类，主要包括生化药物（biochemical drugs）、生物制品（biological products）和其他相关的生物医药产品。

生化药物是从动物、植物及微生物等生物体分离纯化制得的生化基本物质，或者用化学合成、微生物合成及现代生物技术制得的生命基本物质及其衍生物、降解物、大分子结构修饰物等，以及来自生物体或构成生物体的一些基本成分，如多肽、蛋白质、酶、辅酶、多糖、脂质、核苷酸类等。ChP 二部收载的甘氨酸、辅酶 Q_{10}、右旋糖苷 20 等均属生化药物。

生物合成药物是由微生物代谢所产生的药物和必须利用微生物及其酶转化反应共同完成的半合成药物，如 ChP 二部收载的山梨醇、木糖醇、维生素、生物碱、抗生素等。

生物制品指以微生物、细胞、动物或人源组织和体液等为起始原材料，用生物学技术制成，用于预防、治疗和诊断人类疾病的制剂，如疫苗、血液制品、生物技术药物、微生态制剂、免疫调节剂、诊断制品等。ChP 三部收载的血液制品类品种有人血白蛋白、人免疫球蛋白、破伤风人免疫球蛋白；生物技术类品种有注射用重组人白介素-2、注射用重组人粒细胞巨噬细胞刺激因子；体外诊断试剂类有乙型肝炎病毒表面抗原诊断试剂盒（酶联免疫法）、人类免疫缺陷病毒抗体诊断试剂盒（酶联免疫法）等。

随着我国生物制药自主创新能力的不断提高，越来越多的创新型单抗药物、新型疫苗、抗原受体 T 细胞免疫疗法在国内外上市。这些新型生化药物和生物制品有效满足了患者日益增长的健康需求，也有力促进我国从医药大国向医药强国转变。

二、生物药物的特点

1. 相对分子量的不定值　一些小分子化合物如氨基酸，化学结构明确，而大部分生物药物为大分子（如蛋白质、多肽、多糖、核酸类等），不仅相对分子量大，而且分子量不定，其分子量一般为几千到几十万，具有复杂的化学结构，甚至有的化学结构也不确定。对于大分子生物制品而言，即使组分相同，往往由于相对分子量的不同而产生不同的生理活性，如由 D-硫酸氨基

葡萄糖和葡萄糖醛酸组成的酸性黏多糖肝素，能明显延长凝血时间，有抗凝血作用；而低分子量的肝素抗凝活性低于普通肝素。因此，生物药物常常需要进行相对分子量的测定。

2. 多采用生化法确证结构　在大分子生物药物中，由于有效结构或相对分子量不确定，其结构确证很难沿用元素分析、X 射线衍射、红外光谱、紫外光谱、质谱、核磁共振光谱等方法加以证实，往往还要用生化法如氨基酸组分分析、氨基酸序列分析、肽图分析等方法加以确证。

3. 全过程的质量控制　此类药物对热、酸、碱、重金属以及 pH 都较敏感，因此，为了生产出药理活性高、针对性强、毒性低、副作用小、疗效可靠及营养价值高的生物药物，必须进行原材料、生产过程（其中包括培养和纯化工艺过程）和最终产品的质量控制，以确保产品符合质量标准的要求。

4. 生物活性检查　在制备多肽或蛋白质类药物的过程中，有时因工艺条件的变化，导致活性多肽或蛋白质失活。因此，对生物药物除采用通常的理化法检验外，还需采用生物检定法进行检定，以证实其生物活性。

5. 安全性检查　由于生物药物的性质特殊、生产工艺复杂、易引入污染物和特殊杂质，故常需做安全性检查，如热原检查、过敏试验、异常毒性试验、致突变试验和生殖毒性试验等。

6. 效价（含量）测定　生物药物多数可以通过含量测定，以表明其主药的含量。但对酶类等药物需进行效价测定或酶活力测定，以表明其有效成分含量的高低。

第二节　生化药物分析

一、生化药物的种类

生化药物根据其化学本质和化学特性的不同有以下分类：

1. 氨基酸及其衍生物类　单氨基酸（亮氨酸、丝氨酸、甘氨酸等）、氨基酸衍生物（N-乙酰-L-半胱氨酸、谷胺酰胺等）、复合氨基酸注射液等。

2. 多肽及蛋白质类　多肽类有垂体多肽、消化道多肽、下丘脑多肽、脑多肽、激肽类、其他肽类。蛋白类药物有纤维蛋白、猪或牛的纤维蛋白原等。

3. 酶与辅酶类　助消化酶类、蛋白水解酶类、凝血酶及抗栓酶、抗肿瘤酶类、其他酶类、辅酶等。

4. 核酸及其降解物和衍生物类　DNA（脱氧核糖核酸）、聚肌苷酸等。

5. 糖类　肝素、硫酸软骨素 A 和 C、类肝素（酸性黏多糖）等。

6. 脂类　卵磷脂、脑磷脂等。

二、鉴别

生化药物鉴别就是利用化学法、物理法及生物学方法判断与确证生化药物的真伪。通常需要标准品或对照品在同一条件下进行对照实验加以确证。常用的鉴别试验方法有理化鉴别法、生化鉴别法、生物鉴别法和肽图鉴别法。

（一）理化鉴别法

1. 化学鉴别法　是利用生化药物与某些试剂在一定条件下的化学反应进行鉴别，如呈色反应和沉淀反应等，生成具有明显颜色的产物或沉淀。

【例 17-1】 注射用生长抑素的鉴别（ChP）

取本品，加水溶解并稀释制成每 1mL 中约含 1mg 的溶液，取 1mL，加碱性酒石酸铜试液 1mL，即显蓝紫色。

2. 光谱鉴别法　是利用生化药物在紫外区或红外区有吸收特征进行鉴别。例如，在 20 种天然氨基酸中，只有酪氨酸、色氨酸和苯丙氨酸在紫外光区有最大吸收，可以根据最大吸收波长和紫外-可见吸收图谱来鉴别。在红外光谱鉴别法中，可以利用药物的红外吸收光谱图与对照品图谱是否一致进行鉴别。

3. 色谱鉴别法　主要包括高效液相色谱法和薄层色谱法。薄层色谱法是利用薄层板上，供试品溶液所显主斑点的颜色（或荧光）和位置应与对照品溶液的主斑点一致进行鉴别；高效液相色谱法是利用供试品溶液和对照品溶液色谱图中主峰保留时间和肽图一致性进行鉴别，后者见肽图鉴别法。

【例 17-2】 生长抑素的薄层色谱法鉴别（ChP）

取本品与生长抑素对照品适量，分别加水制成每 1mL 中含 1mg 的溶液。吸取上述两种溶液各 10μL，分别点于同一硅胶 G 薄层板上，以冰醋酸-吡啶-水-正丁醇（10：15：20：45）为展开剂，展开后，用热风吹干，喷以 0.1% 茚三酮乙醇溶液，115℃ 加热约 5 分钟。供试品溶液所显主斑点的位置和颜色应与对照品溶液所显主斑点相同。

【例 17-3】 重组人胰岛素高效液相色谱法鉴别

在含量测定项下记录的色谱图中，供试品溶液主峰的保留时间应与对照品溶液色谱图中主峰的保留时间一致。

（二）生化鉴别法

1. 酶法　本法是利用供试品在某一酶促反应中的作用进行鉴别。

【例 17-4】 尿激酶的鉴别（ChP）

取效价测定项下的供试品溶液，用巴比妥-氯化钠缓冲液（pH 值 7.8）稀释成每 1mL 中含 20 单位的溶液，吸取 1mL，加牛纤维蛋白原溶液 0.3mL，再依次加入牛纤维蛋白溶酶原溶液 0.2mL，牛凝血酶溶液 0.2mL，迅速摇匀，立即置（37±0.5）℃ 恒温水浴中保温，立即记时。应在 30~45 秒内凝结，且凝块在 15 分钟内重新溶解。以 0.9% 氯化钠溶液作为空白对照，同法操作，凝块在 2 小时内不溶。

2. 电泳法　是指带电荷的供试品（蛋白质、核酸等）在电场作用下，向其对应的电极方向按各自的速度进行泳动，使组分分离成狭窄的区带，用适宜的检测方法记录其电泳区带图谱的方法。电泳法一般可分为两大类：一类为自由溶液电泳或移动界面电泳，另一类为区带电泳。ChP 四部（通则 0541）收载有醋酸纤维素薄膜电泳法、琼脂糖凝胶电泳法、SDS 聚丙烯酰胺凝胶电泳法和等电聚焦电泳法。应用电泳技术如等电聚焦电泳、SDS-聚丙酰胺凝胶电泳（PAGE）等，获得与目的产品具有一致性、同一性的电泳图谱和数据，可用于蛋白质类生物制品的鉴别。

例如，肝素钠的糖凝胶电泳法鉴别，肝素钠是自猪肠黏膜中提取的硫酸氢基葡聚糖的钠盐，由 α-D-硫酸氨基葡萄糖和 O-硫酸化糖醛酸分子交替连接形成聚合物，其水溶液带强负电荷，于琼脂凝胶板上，在电场作用下，向正极方向移动，与肝素标准品进行对照，其移动位置应相应一致。

（三）生物鉴别法

生物学法是利用生物体试验进行药物的鉴别，通常根据实验动物的特征生理反应来鉴别生物制品。

例如，在对注射用缩宫素或缩宫素注射液进行鉴别时，照缩宫素生物测定法（通则 1210）试验，应有子宫收缩的反应。

（四）肽图检查法

肽图检查法系采用特定的化学试剂或酶，特异性将蛋白裂解为肽段，经可靠方法分离和鉴定后，与同法处理的对照品图谱进行比对并判定结果。肽图分析可与天然产品或参考品做精密比较，与 N-末端氨基酸序列分析合并研究，作为蛋白质的精确鉴别。同种产品不同批次肽图的一致性是工艺稳定的验证指标，因此，肽图检查尤为重要。肽图检查除了用于鉴别还可用于检查，ChP（通则 3405）收载有肽图检查法：第一法为胰蛋白酶裂解-反相高效液相色谱法；第二法为溴化氰裂解法（采用 SDS-聚丙酰胺凝胶电泳法进行电泳，用银染法染色后测定）。

【例 17-5】 重组人生长激素的肽图鉴别

取重组人生长激素对照品，加 0.05mol/L 三羟甲基氨基甲烷缓冲液（用 1mol/L 盐酸溶液调节 pH 值至 7.5）溶解并稀释制成每 1mL 中含 2mg 的溶液，取此溶液 300μL、胰蛋白酶溶液［取经甲苯磺酰苯丙氨酰氯甲酮（TPCK）处理的胰蛋白酶适量，加 0.05mol/L 三羟甲基氨基甲烷缓冲液（pH 值 7.5）溶解并制成每 1mL 中含 2mg 的溶液］20μL 与三羟甲基氨基甲烷缓冲液（pH 值 7.5）300μL，混匀，置 37℃ 水浴中 4 小时，立即置-20℃ 终止反应，作为对照品溶液；取本品，用三羟甲基氨基甲烷缓冲液（pH 值 7.5）制成每 1mL 中含 2mg 的溶液，取此液 300μL，同法制备，作为供试品溶液；另取不加胰蛋白酶溶液的供试品溶液作为空白溶液；照高效液相色谱法试验，以辛基硅烷键合硅胶为填充剂（5~10μm）；以 0.1% 三氟乙酸溶液为流动相 A，含 0.1% 三氟醋酸的 90% 乙腈溶液为流动相 B，按表 17-1 进行梯度洗脱。流速为每分钟 1.0mL；柱温为 35℃；检测波长为 214nm。

表 17-1 梯度洗脱流动相比例表

时间（分）	流动相 A（%）	流动相 B（%）
0	100	0
20	80	20
45	75	25
70	50	50
75	20	80

取空白溶液，对照品溶液和供试品溶液各 100μL，分别注入液相色谱仪，记录色谱图，排除空白溶液峰后，供试品的肽图谱应与对照品的肽图谱一致。

三、检查

生化药物的杂质检查可用来判定产品的优劣，相对于化学药物来说，由于生化药物大部分来自于生物体，生物活性特异性强，分子大，结构复杂，有的成分并非单一，纯化工艺困难。因此，生化药物的杂质检查就显得非常重要。主要包括一般杂质检查、特殊杂质检查和安全性检查。一般杂质检查项目包括氯化物、硫酸盐、铵盐、铁盐、重金属、酸度、溶液的澄清度或溶液的颜色、水分及干燥失重、炽灼残渣等的检查。其检查原理和方法与化学药物中一般杂质检查相同。

（一）特殊杂质检查

生化药物由于本身分子结构特殊、生产工艺复杂、生物活性显著，其特殊杂质的检查显得尤为重要。ChP 严格规定了生物制品中某些不应存在的污染物的检测项目，根据杂质是否具有生物活性，确定安全范围和允许限度。

1. 氨基酸类药物中其他氨基酸的检查　氨基酸类药物可以通过化学合成法、发酵法和酶生物合成法制备，制备中可能引入其他氨基酸，因此，在氨基酸类药物中需检查其他氨基酸，通常采用薄层色谱检查法。

【例 17-6】门冬氨酸中其他氨基酸的检查（ChP）

取本品 0.10g，置 10mL 量瓶中，加浓氨溶液 2mL 使溶解，用水稀释至刻度，摇匀，作为供试品溶液；精密量取供试品溶液 1mL，置 200mL 量瓶中，加水稀释至刻度，摇匀，作为对照溶液；另取门冬氨酸对照品 10mg 与谷氨酸对照品 10mg，置同一 25mL 量瓶中，加氨试液 2mL 使溶解，用水稀释至刻度，摇匀，作为系统适用性试验溶液。照薄层色谱法试验，吸取上述三种溶液各 5μL，分别点于同一硅胶 G 薄层板上，以冰醋酸-水-正丁醇（1∶1∶3）为展开剂，展开至少 15cm，晾干，喷以 0.2% 茚三酮的正丁醇-2mol/L 醋酸溶液（95∶5）混合溶液，在 105℃加热约 15 分钟至斑点出现，立即检视。对照溶液应显一个清晰的斑点，系统适用性试验溶液应显示两个清晰分离的斑点。供试品溶液所显杂质斑点，其颜色与对照溶液的主斑点比较，不得更深（0.5%）。

2. 多肽和蛋白质类药物中有关肽类或有关蛋白质的检查　如胰岛素是人、猪、牛等动物胰脏 β 细胞分泌的一种相对分子质量较小的激素蛋白，人胰岛素的制备可以由猪胰岛素结构改造而得，也可以用大肠杆菌以基因工程重组合成。从猪胰中的提取过程为将猪胰脏绞碎提取，经浓缩、盐析、脱水得粗制品；将粗制品溶解，再经醋酸锌沉淀，一次精制脱水得锌胰岛素结晶性粉末。制备过程中引入的有关物质和大分子蛋白需加以控制，应作有关检查。

【例 17-7】重组人胰岛素有关物质和高分子蛋白质检查

有关物质：取本品适量，用 0.01mol/L 盐酸溶液溶解并制成每 1mL 中含 3.5mg 的溶液，作为供试品溶液。用十八烷基硅烷键合硅胶为填充剂（5~10μm），以 0.2mol/L 硫酸盐缓冲液（pH2.3）-乙腈（82∶18）为流动相 A，乙腈-水（50∶50）为流动相 B，按表 17-2 规定进行梯度洗脱。

表 17-2　梯度洗脱流动相比例表

时间（分钟）	流动相 A（%）	流动相 B（%）
0	78	22
36	78	22
61	33	67
67	33	67

调节流动相比例使重组人胰岛素主峰的保留时间约为 25 分钟，系统适用性试验应符合含量测定项下的规定。取供试品溶液 20μL 注入液相色谱仪，记录色谱图，按峰面积归一化法计算，含 A_{21} 脱氨人胰岛素不得大于 1.5%，其他相关蛋白质峰面积之和不得大于 2.0%。

高分子蛋白质：取本品适量，用 0.01mol/L 盐酸溶液溶解并制成每 1mL 中含 4mg 的溶液，作为供试品溶液。照分子排阻色谱法（通则 0514）试验。以亲水改性硅胶为填充剂（5~10μm）；

冰醋酸-乙腈-0.1%精氨酸溶液（15∶20∶65）为流动相，流速为每分钟0.5mL，检测波长为276nm。取重组人胰岛素单体-二聚体对照品，用0.01moL/L盐酸溶液制成每1mL中含4mg的溶液；取100μL注入液相色谱仪，重组人胰岛素单体与二聚体的分离度应符合要求。取供试品溶液100μL，注入液相色谱仪，记录色谱图，扣除保留时间大于人胰岛素主峰的其他峰面积，按峰面积归一化法计算，保留时间小于人胰岛素主峰的所有峰面积之和不得大于1.0%。

3. 酶类药物中其他酶检查　糜蛋白酶是从牛、猪胰脏中提取出的一种蛋白水解酶，胰蛋白酶也存在于胰脏中，在提取糜蛋白酶时易带入，所以，糜蛋白酶中要检查胰蛋白酶；同样，制备胰蛋白酶时也易引入糜蛋白酶，胰蛋白酶也要检查糜蛋白酶。检查方法为生化法，原理为：胰蛋白酶专一地作用于赖氨酸、精氨酸等碱性氨基酸的羧基组成的肽键、酰胺键和酯键，选用对甲苯磺酰-L-精氨酸甲酯为底物，酯键被水解生成酸可使甲基红-亚甲蓝试液变成紫红色。呈色速度与胰蛋白酶的量及试剂纯度有关，故与胰蛋白酶对照品比较，控制其限量不大于1.0%，用1mg效价不得低于2500单位的胰蛋白酶作对照品。

【例17-8】糜蛋白酶中胰蛋白酶的检查（ChP）

取本品，加水溶解并制成每1mL中含16000单位的溶液，作为供试品溶液；取胰蛋白酶适量，加水溶解并制成每1mL中含2500单位的溶液，作为对照溶液。取供试品溶液50μL与对照溶液5μL，分别置白色点滴板上，各加对甲苯磺酰-L-精氨酸甲酯盐酸盐试液0.2mL，放置后，供试品溶液应不呈现紫红色或呈色时间迟于胰蛋白酶对照溶液。

4. 糖类药物的检查　山梨醇、甘露醇和肝素是常见的糖类药物。

（1）山梨醇　是由葡萄糖经高压氢化还原后通过离子交换树脂处理精制而得。ChP规定山梨醇中检查还原糖和总糖。还原糖是指制备过程中未被氢化完全的葡萄糖，总糖是指制备过程中未被氢化完全的葡萄糖及葡萄糖原料中本身带入的不纯物（糊精、淀粉、其他糖类），经水解成单糖后的总含糖量。还原糖的检查采用重量法，原理为葡萄糖与碱性酒石酸铜试液反应，生成氧化亚铜沉淀，洗涤，干燥至恒重，质量不得超过规定。总糖的检查需先将供试品加酸回流，使不纯物水解成单糖后按上述重量法检查。

【例17-9】山梨醇还原糖和总糖的检查（ChP）

还原糖的检查：取本品10.0g，置400mL烧杯中，加水35mL使溶解，加碱性酒石酸铜试液50mL，加盖玻璃皿，加热使在4~6分钟内沸腾，继续煮沸2分钟，立即加新沸放冷的水100mL，用105℃恒重的垂熔玻璃坩埚滤过，热水30mL分次洗涤容器与沉淀，再依次用乙醇与乙醚各10mL洗涤沉淀，于105℃干燥至恒重，所得氧化亚铜重量不得过67mg。

总糖的检查：取本品2.1g，置250mL磨口烧瓶中，加盐酸溶液（9→1000）约40mL，加热回流4小时，放冷，将盐酸溶液移入400mL烧杯中，用水10mL洗涤容器并入烧杯中，用24%氢氧化钠溶液中和，照还原糖项下自"加碱性酒石酸铜试液50mL"起依法操作，所得氧化亚铜重量不得过50mg。

（2）肝素钠　系自猪或牛的肠黏膜中提取的硫酸氨基葡聚糖的钠盐，是由不同分子量的糖链组成的混合物，由α-D-氨基葡萄糖（N-硫酸化，O-硫酸化或N-乙酰化）和O-硫酸化糖醛酸（α-L-艾杜糖醛酸或β-D-葡萄糖醛酸）交替连接形成聚合物，原料来源须有一定的质量保证，生产过程要有病毒灭活的工艺验证，确保不被外来物质污染并去除有害的污染物。肝素在动物体内是以与蛋白质结合成复合物的形式存在，在提取时一般采用酶解或盐解的方法将蛋白质除去。肝素中蛋白质及核苷酸检查是利用肝素与蛋白质与核苷酸的紫外吸收特征差异，采用紫外分光光度法进行的。蛋白质及核苷酸分别在280nm和260nm波长处有吸收峰，而肝素在220~300nm波长处无吸收。

（二）安全性检查

安全性检查是生物制品质量标准中一个必不可少的检查项目，是保证用药安全、有效的重要指标。安全性检查的主要项目包括以下几个方面：

1. 热原检查和细菌内毒素检查法　ChP 四部（通则 1142 和通则 1143）。

（1）热原检查法　系将一定剂量的供试品自静脉注入家兔体内，在规定时间内，观察家兔体温升高的情况，以判定供试品中所含热原的限度是否符合规定。

（2）细菌内毒素检查法　系利用鲎试剂来检测或量化由革兰阴性菌产生的细菌内毒素，以判断供试品中细菌内毒素的限量是否符合规定的一种方法。细菌内毒素检查包括两种方法，即凝胶法和光度测定法，后者包括浊度法和显色基质法。供试品检测时，可使用其中任何一种方法进行试验。当测定结果有争议时，除另有规定外，以凝胶法结果为准。细菌内毒素的量用内毒素单位（EU）表示，1EU 与 1 个内毒素国际单位（IU）相当。

2. 异常毒性检查法　系生物制品非特异性毒性的通用安全试验，检查制品中是否被外源性毒性物质污染以及是否存在意外的不安全因素。ChP 四部（通则 1141）异常毒性检查法：给予动物一定剂量的供试品溶液，在规定时间内观察动物出现的异常反应或死亡情况，检查供试品中是否污染外源性毒性物质以及是否存在意外的不安全因素。试验用动物应健康合格，在试验前及试验的观察期内，均应按正常饲养条件饲养并不得重复使用。

3. 过敏反应检查法　系将一定量的供试品溶液注入豚鼠体内，间隔一定时间后静脉注射供试品溶液进行激发，观察动物出现过敏反应的情况，以判定供试品是否引起动物全身过敏反应。过敏反应检查法是一种检查异性蛋白的实验方法。

ChP 四部（通则 1147）规定：供试用的豚鼠应健康合格，体重 250~350g，雌鼠应无孕。在试验前和试验过程中，均应按正常饲养条件饲养并不得重复使用。供试品溶液的制备除另有规定外，均按各品种项下规定的浓度制备供试品溶液。

（1）方法　除另有规定外，取上述豚鼠 6 只，隔日每只每次腹腔或适宜的途径注射供试品溶液 0.5mL，共 3 次，进行致敏。每日观察每只动物的行为和体征，首次致敏和激发前称量并记录每只动物的体重。然后将其均分为 2 组，每组 3 只，分别在首次注射后第 14 日和第 21 日，由静脉注射供试品溶液 1mL 进行激发。观察激发后 30 分钟内动物有无过敏反应症状。

（2）结果判断　静脉注射供试品溶液 30 分钟内，不得出现过敏反应。如在同一只动物上出现竖毛、发抖、干呕、连续喷嚏 3 声、连续咳嗽 3 声、紫绀和呼吸困难等现象中的 2 种或 2 种以上，或出现二便失禁、步态不稳或倒地、抽搐、休克、死亡现象之一者，判定供试品不符合规定。

4. 降压物质检查法　降压物质是指某些药物中含有的能导致血压降低的杂质，包括组胺、类组胺或其他导致血压降低的物质。ChP 四部（通则 1145）降压物质检查法：系比较组胺对照品（S）与供试品（T）引起麻醉猫血压下降的程度，以判定供试品中所含降压物质的限度是否符合规定。

对照品溶液的制备：精密称取磷酸组胺对照品适量，按组胺计算，加水溶解使成每 1mL 中含 1.0mg 的溶液，分装于适宜的容器内，4~8℃贮存，在确保降压活性符合要求的前提下，可在 3 个月内使用。对照品稀释液的制备：临用前，精密量取组胺对照品溶液适量，用氯化钠注射液配成每 1mL 中含组胺 0.5μg 的溶液。所用动物经灵敏度检查如仍符合规定，可继续用于降压物质检查。

5. 无菌检查法 无菌检查法系用于检查《中国药典》要求无菌的药品、生物制剂、医疗器具、原料、辅料、及其他品种是否无菌的一种方法。若供试品符合无菌检查法的规定，仅表明了供试品在该检验条件下未发现微生物污染。

无菌检查应在无菌条件下进行，试验环境必须达到无菌检查的要求，检验全过程应严格遵守无菌操作，防止微生物污染，防止污染的措施不得影响供试品中微生物的检出。单向流空气区、工作台面及环境应定期按医药工业洁净室（区）悬浮粒子、浮游菌和沉降菌测试方法的现行国家标准进行洁净度确认。隔离系统应定期按相关要求进行验证，其内部环境的洁净度须符合无菌检查的要求。日常检验还需对试验环境进行监控。

6. 致突变试验 一般包括微生物回复突变试验、哺乳动物培养细胞染色体畸变试验、啮齿动物微核试验和微生物电极法的致突变试验。

7. 生殖毒性试验 包括一般生殖毒性试验、致畸敏感期毒性试验和围生期毒性试验。

四、含量测定

生化药物常用的含量（效价）测定方法包括理化分析法（滴定分析法、光谱法、色谱法）、生化分析法（电泳法、酶分析法）和生物检定法等。

（一）滴定分析法

根据生化药物中某些成分能与滴定液定量地发生酸碱反应、氧化还原反应、配位反应等特性，可采用滴定分析法测定含量。

【例17-10】氧化还原滴定法测定胰酶中胰淀粉酶的效价（ChP）

以1%可溶性淀粉溶液为底物，经胰淀粉酶水解后生成还原糖，在碱性溶液中过量的碘滴定液氧化生成的还原糖，而剩余的碘滴定液用硫代硫酸钠滴定液滴定至无色。根据每1mL碘滴定液（0.05mol/L）相当于9.008mg无水葡萄糖来推算还原糖的含量，进而求得每1g胰酶中含胰淀粉酶的活力（单位）。

（二）光谱法

1. 紫外-可见分光光度法 生化药物或相关的反应产物在紫外-可见光区某一特征波长处有最大吸收，且在一定的浓度范围内与相应的吸光度成正比，则可用于生化药物的含量测定。如蛋白质制品在280nm左右有最大吸收，可根据其吸光度进行定量。一些生化药物可与显色剂发生反应，生成有色物质，利用比色法测定含量。如蛋白质制品的含量测定，可利用蛋白质与双缩脲试剂发生颜色反应而进行含量测定。

2. 荧光分光光度法 某些生化药物具有荧光特性，可利用其荧光强度、荧光淬灭或没有荧光的物质通过衍生化等方法进行定量分析。

（三）色谱法

1. 高效液相色谱法 高效液相色谱法广泛地应用于肽类、氨基酸、蛋白质和多糖等生物制品的定量分析，常用紫外检测器、荧光检测器或电化学检测器等检测手段。

【例17-11】重组人胰岛素的含量测定方法

色谱条件与系统适应性试验：用十八烷基硅烷键合硅胶为填充剂（5~10μm），0.2mol/L硫酸盐缓冲液（取无水硫酸钠 28.4g，加水溶解后，加磷酸 2.7mL、水 800mL，用乙醇胺调节 pH 值至 2.3，加水至 1000mL）-乙腈（74∶26）为流动相；流速为每分钟 1mL；柱温为 40℃；检测波长为 214nm。取系统适用性试验用溶液（取重组人胰岛素对照品，用 0.01mol/L 盐酸溶液制成每 1mL 中含 1mg 的溶液，室温放置至少 24 小时）20μL 注入液相色谱仪，人胰岛素峰与 A$_{21}$ 脱氨人胰岛素峰（与重组人胰岛素峰的相对保留时间约为 1.3）的分离度不小于 1.8，拖尾因子不大于 1.8。

测定法：取本品适量，精密称定，用 0.01mol/L 盐酸溶液溶解并定量稀释至每 1mL 中含 0.35mg（约 10 单位）的溶液（临用新配）。精密量取 20mL 注入液相色谱仪，记录色谱图；另取重组人胰岛素对照品适量，同法测定。按外标法以人胰岛素峰与 A$_{21}$ 脱氨人胰岛素峰面积之和计算，即得。

2. 离子对色谱法 一些生物制品如蛋白质制品在水溶液体系中可解离为带电荷的离子，若向流动相中加入相反电荷的离子对试剂，使其形成中性离子对，会增大在非极性固定相中的溶解度，改善分离效能。

分离带正电荷的生物制品，常用离子对试剂是烷基磺酸盐，如戊烷磺酸钠、己烷磺酸钠、庚烷磺酸钠和辛烷磺酸钠等。分离带负电荷的生物制品，常用离子对试剂是四丁基季铵盐，如四丁基铵磷酸盐等。

离子对色谱法常用的色谱柱是十八烷基硅烷键合硅胶为填充剂（5~10μm）的反相柱，流动相一般选用甲醇-水或乙腈-水体系中加入 2~10mmol/L 的离子对试剂，在一定的缓冲液 pH 值范围内进行分离分析。由于生化药物相对极性较大、在水溶液体系中常呈离子状态，因此，离子对色谱法在生物制品分析中的应用愈加广泛。

3. 分子排阻色谱法 本法是根据待测组分分子大小进行分离分析的一种液相色谱技术。其原理为凝胶色谱柱的分子筛机制。色谱柱多以亲水硅胶、凝胶或经修饰凝胶如葡聚糖凝胶（Sephadex）和琼脂糖凝胶（Sepharose）等为填充剂，这些填充剂表面分布着不同尺寸的孔径，药物分子进入色谱柱后，依分子由大到小次序被洗脱。分子排阻色谱是快速分离不同分子量混合物的色谱方法，广泛应用于多肽和蛋白质等生物制品的分离分析及其分子量的测定。

【例 7-12】重组人生长激素的含量测定方法

色谱条件与系统适用性试验：以适合分离分子量为 5000~60000Da 球状蛋白的色谱用亲水改良硅胶为填充剂；以异丙醇-0.063mol/L 磷酸盐缓冲液（无水磷酸氢二钠 5.18g，磷酸二氢钠 3.65g，加水 950mL，用磷酸或氢氧化钠试液调节 pH 值至 7.0，加水至 1000mL）（3∶97）为流动相；流速为 0.6mL/min；检测波长为 214nm。取人生长激素单体与二聚体混合物对照品，加 0.025mol/L 磷酸盐缓冲液（pH 值 7.0）[0.063mol/L 磷酸盐缓冲液（1→2.5）]溶解并制成每 1mL 中含 1.0mg 的溶液，取 20μL 注入液相色谱仪，重组人生长激素单体与二聚体的分离度应符合要求。

测定法：取本品，精密称定，用 0.025mol/L 磷酸盐缓冲液（pH 值 7.0）溶解并定量稀释制成每 1mL 中含 1.0mg 的溶液，精密量取 20μL 注入色谱仪，记录色谱图；另取重组人生长激素对照品，同法测定。按外标法以峰面积计算，即得。

（四）电泳法

1. 纸电泳法 纸电泳法以色谱滤纸为支持介质。介质孔径大，没有分子筛效应，主要凭借被分离物中各组分所带电荷量的差异进行分离，适用于检测核苷酸等性质相似的物质。

2. 醋酸纤维素薄膜电泳法 本法是利用醋酸纤维素薄膜为支持载体的一种电泳方法。醋酸纤维素薄膜是纤维素羟基乙酰化形成的纤维素醋酸酯，将其溶于有机溶剂后，涂抹而成的均匀薄膜。醋酸纤维素薄膜作为支持体的优点是：电泳时间短（20~60分钟）；区带界限清晰；对各种蛋白质几乎完全不吸附，无拖尾；对染料无吸附。但醋酸纤维素薄膜吸水量较低，应在密闭容器中进行电泳，并用较低电压以避免蒸发。本法适用于极性分子，尤其是极性大分子的分离分析，已广泛应用于血清蛋白、免疫球蛋白、脂蛋白、糖蛋白、类固醇激素及同工酶等的检测。

3. 琼脂糖凝胶电泳法 本法是以琼脂糖为基质的一种电泳方法。琼脂糖凝胶具有较大孔径，因而适用于相对较大分子的电泳分离。目前，琼脂糖凝胶电泳法已成为核糖苷酸（RNA）和脱氧核糖苷酸（DNA）等核糖核酸类及其衍生物类药物的分离、检测和性质研究的标准方法。

4. 聚丙烯酰胺凝胶电泳法 使用聚丙烯酰胺凝胶作为支持介质进行电泳，可使生物大分子保持天然状态，其迁移速率不仅取决于电荷密度，还取决于分子大小和形状，可以用来研究生物大分子的特性，如电荷、分子量、等电点等。根据仪器装置的不同分为水平平板电泳、垂直平板电泳和盘状电泳。根据制胶方式的不同又可分为连续电泳和不连续电泳。

5. SDS-聚丙烯酰胺凝胶电泳法 是一种变性的聚丙烯酰胺凝胶电泳方法。SDS-聚丙烯酰胺凝胶电泳法分离蛋白质的原理是大多数蛋白质都能与阴离子表面活性剂十二烷基硫酸钠（SDS）按重量比结合成复合物，使蛋白质分子所带的负电荷远远超过天然蛋白质分子的净电荷，消除了不同蛋白质分子的电荷效应，使蛋白质按分子大小分离。该法的优点是设备简单、操作方便、误差较小、重复性好。广泛地应用于蛋白质类生物制品的鉴别、杂质检查、分子量测定、定量检测和肽图分析。

6. 等电聚焦电泳法 是蛋白质类供试品测定等电点以作为其特性鉴别的一种重要方法。其原理是两性电解质在电泳场中形成一个 pH 梯度，由于蛋白质为两性化合物，其所带的电荷与介质的 pH 值有关，带电的蛋白质在电泳中向极性相反的方向迁移，当达到其等电点（此处的 pH 值使相应的蛋白质不再带电）时，电流达到最小，不再移动。从理论上来说，一种蛋白质只有一个等电点，但是，也有发现一种蛋白质的等电点有所差异。这可能时因为蛋白质空间构象不同而引起的。

7. 毛细管电泳法 本法以弹性石英毛细管作为分离通道，以高压直流电场为驱动力，依据供试品中各组分的淌度（单位电场强度下的迁移速率）或分配行为的差异而分离的分析方法。其具有高效、高速、高灵敏度、低成本、低消耗等优点，是生物药物分析较为适宜的一种方法。

（五）酶分析法

酶分析法主要有两种类型：①酶活力测定法：以酶为分析对象，用酶的活力单位和比活性表示，测定样品中某种酶的活力或活性。酶活力是指酶催化一定化学反应的能力。酶活力测定是测定一个被酶所催化的化学反应速度。酶反应的速度可以用单位时间反应底物的减少或产物的增加来表示，酶反应速度越快，表示酶的活力越高。②酶法分析是以酶为分析工具或分析试剂的分析方法，主要用酶作试剂测定样品中酶以外的其他物质的含量。酶法分析主要分析酶的底物、辅酶活化剂甚至酶抑制剂，分为动力学分析法和终点分析法。

酶活力测定法和酶法分析，这两种方法检测对象不同，但是原理都是以酶能专一而高效地催化某些化学反应为基础，通过对酶反应速度的测定或对底物、生成物等浓度的测定而检测相应物质的含量。

1. 酶活力测定法 酶的活性是对酶的催化能力大小的度量，以酶的活性单位（国际单位 IU）

来表示：是指在 25℃ 下，以最适宜的底物浓度、最适宜的缓冲液离子强度，以及最适宜 pH 值等条件下，每分钟能转化一个微摩尔底物的酶量定为一个活性单位。酶的比活性即定为 1mg 酶的活性单位。

（1）酶促反应的条件及影响因素　酶促反应的基本要求是所有待测的酶分子都应正常发挥作用。因此，确定反应条件时，应考虑以下因素：①底物：选用的底物最好理化性质与产物不同，而且反应系统应使用足够的底物浓度。②适宜的 pH 值：反应体系的酸碱度可影响酶的活性、结构及反应速度。③温度：反应温度影响反应速度、稳定性、构象、催化机制等。④辅助因子。⑤空白对照。⑥线性关系等。

（2）测定方法　确定了适宜的反应条件后，还应选择适宜的测定方法。测定方法有取样测定法和连续测定法两种。

1）取样测定法：在酶反应开始后不同的时间，从反应系统中取出一定量的反应液，并用适当的方法停止其反应后，再根据产物和底物在化学性质上的差别，选用适当的检测方法进行定量分析，求得单位时间内酶促反应变化量的方法。

2）连续测定法：是基于底物和产物在理化性质上的不同，在反应过程中对反应系统进行直接连续检测的方法。从准确性和测定效率看连续法都比较好。

（3）检测方法

1）紫外-可见分光光度法：利用产物和底物在某一波长或某一波段有明显的特征吸收差别而连续测定。本法应用范围广，几乎所有的氧化还原酶都用此法测定。

2）荧光分光光度法：测定原理是酶反应的底物或产物具有荧光，而荧光变化的速度代表酶反应速度。有两类酶反应用此法测定：一类是脱氢酶反应，其底物在反应过程中有荧光变化；另一种是荧光源底物的酶反应，如利用二丁酰荧光素测定脂肪酶，二丁酰荧光素无荧光，但是水解后释放荧光素而产生荧光。

3）旋光度法：某些酶反应过程常伴随着旋光度变化，在没有更好的方法可用时，可考虑用旋光度测定法。

4）酶偶联测定法：该法是应用过量、高度专一的"偶联工具酶"，使被测酶反应能进行到某一能直接、连续、准确测定阶段的方法。

5）其他检测方法：氧电极法、固定化酶和酶电极法、放射性同位素测定法等。

2. 酶法分析

（1）动力学分析法：原理是通过控制条件分别使底物、辅酶活化剂或抑制剂的浓度在酶反应中起决定反应速度的主导作用，然后测定酶反应的速度求得它们的浓度。

（2）终点分析法：该法是根据待测物的性质，选择适宜的工具酶进行作用，反应完成后，借助理化方法测出变化总量（底物的减少量、产物的增加量和辅酶的变化），并参考反应的平衡点定量待测物的一种分析方法，又称平衡法。

为选择性地应用酶定量某待测物质，应用终点法一般应满足三个条件：①必须有专一地作用于该待测物的酶和酶抑制剂。②能够确定（稳定）使酶反应接近进行完全的条件。③反应中底物的减少、产物的增加或辅酶的变化等可以借助简便的方法测定。

（3）应用酶分析法时，除建立适宜的反应和测定系统，还必须制备一条酶反应速度相对应于待测物浓度的标准曲线用来定量。

3. 应用示例

【例 17-13】糜蛋白酶的效价测定（ChP）

糜蛋白酶系自牛或猪胰中提取的一种蛋白分解酶。按干燥品计算，每1mg糜蛋白酶的活力不得少于1000单位。

原理：在一定的条件下，糜蛋白酶水解底物N-乙酰-L-酪氨酸乙酯（ATEE），使吸光度值变小，通过测定吸光度变化来测定水解反应的速率，以吸光度变化率计算活力单位，以单位表示效价。

底物溶液的制备：取N-乙酰-L-酪氨酸乙酯23.7mg，置100mL量瓶中，加磷酸盐缓冲液（取0.067mol/L磷酸二氢钾溶液38.9mL与0.067mol/L磷酸氢二钠溶液61.1mL，混合，pH值为7.0）50mL，温热使溶解，冷却后再稀释至刻度，摇匀。冰冻保存，但不得反复冻融。

供试品溶液的制备：精密称取本品适量，用0.0012mol/L盐酸溶液溶解并定量稀释制成每1mL中含12~16糜蛋白酶单位的溶液。

测定方法：取0.0012mol/L盐酸溶液0.2mL与底物溶液3.0mL，照紫外-可见分光光度法，在25±0.5℃，于237nm波长处测定并调节吸光度为0.200。再精密量取供试品溶液0.2mL与底物溶液3.0mL，立即记时并摇匀，每隔30秒钟读取吸光度，共5分钟（重复一次），吸光度的变化率应恒定，恒定时间不得少于3分钟。若变化率不能保持恒定，可用较低浓度另行测定。每30秒钟的吸光度变化率应控制在0.008~0.012，以吸光度为纵坐标，时间为横坐标，作图，取在3分钟内呈直线部分的吸光度，按下式计算。

$$P = \frac{A_2 - A_1}{0.0075 TW}$$

式中，P为每1mg糜蛋白酶的效价单位；A_2为直线上开始的吸光度；A_1为直线上终止的吸光度；T为A_2至A_1的间隔时间（min）；W为测定液中含供试品的量（mg）；0.0075为在上述条件下，吸光度每分钟改变0.0075，即相当于1个糜蛋白酶单位。

（六）生物检定法

生物检定法是利用药物对生物体或离体器官组织等所起的药理作用来检定药物效价或生物活性的方法。本法以药理作用为基础，以生物统计法为工具，运用特定的实验设计，在一定条件下比较供试品和相应的生物检定标准品或对照品所产生的特定生物反应，通过反应剂量对比，测得供试品的效价。

如ChP二部硫酸鱼精蛋白的效价测定。本品是自适宜的鱼类新鲜成熟精子中提取的一种碱性蛋白质的硫酸盐。按干品计算，每1mg所中和的肝素抗血凝作用不得少于100单位，测得的结果应为标示值的90%~110%。

第三节　生物制品分析

一、生物制品的分类

生物制品的种类繁多，按用途可分为三类：

1. 预防类生物制品（含细菌类疫苗、病毒类疫苗）　指将病毒或立克次体接种于动物、鸡胚或经组织培养后加以处理制造而成。如伤寒疫苗、乙型脑炎减毒疫苗等。

2. 治疗类生物制品（含抗毒素及抗血清、血液制品、生物技术制品等）　包括①用细菌类毒素或毒素免疫马或其他大动物所取得的免疫血清，即抗毒素（或抗毒血清），如破伤风抗毒素、抗狂犬病血清等。②由健康人血浆或经特异免疫的人血浆，经分离、提纯或由重组 DNA 技术制成的血浆蛋白组分，以及血液细胞有形成分，统称为血液制品，如人血白蛋白、人免疫球蛋白、人凝血因子（天然或重组的）。③生物技术制品，即是以生物技术获得的生物原料药物及其制剂，如注射用重组人干扰素 α1b、注射用重组人白介素-2、注射用重组链激酶等。

3. 诊断制品　①体内诊断制品：由变态反应原或有关抗原材料制成的免疫诊断试剂，如结核菌素纯蛋白衍生物、卡介菌纯蛋白衍生物等。②体外诊断制品：系指 ChP 收载的、国家法定用于血源筛查的体外诊断试剂，如乙型肝炎病毒表面抗原诊断试剂盒、人类免疫缺陷病毒抗体诊断试剂盒、梅毒螺旋体抗体诊断试剂盒等。

二、质量控制特点

生物制品的质量控制称为检定，包括安全性、有效性、可控性等方面。在检定中，分为原液检定、半成品检定和成品检定。生物制品来源于活体生物并具有复杂的分子结构，生产涉及生物材料和生物学制备过程，这些过程有其固有的易变性和特殊性，而且某些杂质和潜在的质量问题，在成品检定中可能检查不出来，因此，生物制品的质量控制需要从原材料、生产过程到最终产品进行全过程控制，对原液、半成品和成品进行微生物学、化学和物理学检定。杂质检查项目系指制品按既定工艺进行生产和正常贮藏过程中可能含有或产生的非目标成分，如残留溶剂、残留宿主细胞蛋白以及目标成分的聚合体、裂解物等。生产过程中如采用有机溶剂或其他物质进行提取、纯化或灭活处理等，生产的后续工艺应能有效去除，去除工艺应经验证，残留量应符合 ChP 残留溶剂测定法的相关规定。半成品和成品有效性的检定应包括有效成分含量和效力的测定。应对其聚合物和降解产物进行检测。各品种中每项质量指标均应有相应的检测方法；方法必须具有可行性与重现性，并有明确的判定结果。新建的检测方法一般应有三个不同单位实验室的独立复核结果，试验结果的精确度应与技术要求的有效数位一致。有量化指标的质量标准应设定具体上、下限。成品一般应进行 pH 值、无菌、热原和/或细菌内毒素以及异常毒性等的检查。

【例 17-14】注射用重组人白介素-2（Ⅰ）的质量检定（ChP）

原液检定包括生物学活性、蛋白质含量、比活性、纯度、分子量、外源性 DNA 残留量、宿主菌蛋白残留量、残余抗生素活性、细菌内毒素检查、等电点、紫外光谱、肽图、*N*-末端氨基酸序列等内容。

半成品检定包括细菌内毒素、无菌检查等内容。

成品检定包括鉴别试验；物理检查（外观、可见异物、装量差异等）；化学检定（水分、pH值、渗透压摩尔浓度）；生物活性；残余抗生素活性；无菌检查；细菌内毒素检查；异常毒性检查；乙腈残留量检查等内容。

三、物理化学检定

生物制品的物理化学检定包括鉴别、物理性状检查和化学检定、相对分子质量测定、蛋白质含量测定、防腐剂含量测定、纯度检查等。

1. 鉴别　生物制品的鉴别方法有理化法和生物学方法。例如冻干人用狂犬病疫苗（Vero 细胞）种子的鉴别试验：采用小鼠脑内中和试验鉴定毒种的特异性，将毒种做 10 倍系列稀释，取适宜稀释度病毒液分别与狂犬病病毒特异性免疫血清（试验组）和阴性血清（对照组）等量混合，试验组与对照组的每个稀释度分别接种 11～13g 小鼠 6 只，每只脑内接种 0.03mL，逐日观察，3 天内死亡不计（动物死亡数量应不得超过试验动物总数的 20%），观察 14 天。中和指数应不低于 500。成品鉴别试验：采用酶联免疫法检查，应证明含有狂犬病病毒抗原。

2. 物理性状检查和化学检定　主要包括外观、真空度、溶解时间检查、pH 值、水分等。制品外观异常往往会反映制品的安全和效力，一般以澄明度来检查外观类型不同的制品。如冻干人用狂犬病疫苗（Vero 细胞）成品检定：外观应为白色疏松体，复溶后应为澄明液体，无异物。化学检定 pH 值应为 7.2~8.0。水分应不高于 3.0%。

注射用重组链激酶的物理检查：外观应为白色或微黄色疏松体，按标示量加入灭菌注射用水后应迅速复溶为澄明液体。可见异物依法检查（通则 0904），应符合规定。装量差异（通则 0102）中装量项检查，应符合规定。化学检定：水分应不高于 3.0%（通则 0832）。pH 值应为 6.9~7.9（通则 0631）。

3. 相对分子质量的测定　生物制品的相对分子质量测定通常采用 SDS-聚丙烯酰胺凝胶电泳法。多数蛋白质与阴离子表面活性剂十二烷基硫酸钠（SDS）按质量比结合成复合物，使蛋白质分子所带的负电荷远远超过天然蛋白质分子的静电荷，消除了不同蛋白质分子的电荷效应，使蛋白质按分子大小分离。有些蛋白如电荷异常的蛋白质，用 SDS-聚丙烯酰胺凝胶电泳法测出的相对分子质量不可靠，则可采用 ESI-MS 法，该法是精确测定生物大分子相对分子质量的重要工具，可以确证蛋白质氨基酸序列是否正确，并由此推断 DNA 序列是否正确。如 ChP 三部收录的外用重组人表皮生长因子的分子量测定（通则 0541 第五法）。用还原型 SDS-聚丙烯酰胺凝胶电泳法，分离胶浓度为 17.5%，加样量应不低于 1.0μg，制品的分子质量用重组人表皮生长因子对照品校正后应为（6.0±0.6）kD。

4. 蛋白质含量测定　大多生物制品的有效成分是蛋白质。类毒素、抗毒素、血液制品和基因工程产品等需要测定蛋白质含量，以检查其有效成分，计算纯度和比活性。

ChP 三部收录 6 种蛋白质含量测定方法。

（1）凯氏定氮法（第一法）　本法系依据是蛋白质为含氮有机化合物，当与硫酸和硫酸铜、硫酸钾一同加热消化时使蛋白质分解，分解的氨与硫酸结合生成硫酸铵。然后碱化蒸馏使氨游离，用硼酸液吸收后以硫酸滴定液滴定，根据酸的消耗量算出含氮量，再将含氮量乘以换算系数（如 6.25），即为蛋白质的含量。但氮转化成蛋白质的换算系数因蛋白质中所含氨基酸的结构差异会稍有区别。本法灵敏度较低，适用于含氮量 0.2~2.0mg 样品的测定。

（2）福林酚法（Lowry 法，第二法）　蛋白质在碱性溶液中可形成铜-蛋白质复合物，此复合物加入酚试剂后，产生蓝色化合物，该蓝色化合物在 650nm 波长处的吸光度与蛋白质含量成正比，可采用比色法测定，并计算供试品中蛋白质的含量。本法灵敏度高，测定范围为 20~250μg。但对本法产生干扰的物质也较多。

（3）双缩脲法（第三法）　本法系依据蛋白质肽键在碱性溶液中与 Cu^{2+} 形成紫红色配合物，在一定范围内其颜色深浅与蛋白质浓度成正比，利用标准蛋白质溶液作对照，采用比色法测定供试品中蛋白质的含量。本法简便快速，但灵敏度低，测定范围通常为 1~10mg。干扰测定的物质主要有硫酸铵、三羟甲基氨基甲烷缓冲液和某些氨基酸等。

（4）2,2'-联喹啉-4,4'-二羧酸法（BCA 法）　本法系依据蛋白质分子在碱性溶液中将 Cu^{2+} 还原为 Cu^+，2,2'-联喹啉-4,4'-二羧酸（BCA）与 Cu^+ 结合形成紫色复合物，在一定范围内其颜色深浅与蛋白质浓度呈正比，以蛋白质对照品溶液作标准曲线，采用比色法测定供试品中蛋白质的含量。本法灵敏度较高，测定范围可达 80~400μg。本法测定的供试品中不能有还原剂和铜螯合物，否则干扰测定。

（5）考马斯亮蓝法（Bradford 法）　本法系依据在酸性溶液中考马斯亮蓝 G250 与蛋白质分

子中的碱性氨基酸（精氨酸）和芳香族氨基酸结合形成蓝色复合物，在一定范围内其颜色深浅与蛋白质浓度呈正比，以蛋白质对照品溶液作标准曲线，采用比色法测定供试品中蛋白质的含量。本法灵敏度高，通常可测定 $1\sim200\mu g$ 的蛋白质量。本法主要的干扰物质有去污剂、Triton X-100、十二烷基硫酸钠（SDS）等，供试品缓冲液呈强碱性时也会影响显色。

（6）紫外-可见分光光度法　本法系依据蛋白质分子中含有共轭双键的酪氨酸、色氨酸等芳香族氨基酸，其在 280nm 波长处具有最大吸收，且在一定范围内其吸光度与蛋白质浓度呈正比。本法操作简便快速，适用于纯化蛋白质的检测，一般供试品浓度为 $0.2\sim2mg/mL$。本法准确度较差，干扰物质多。

5. 纯度检查　抗毒素、类毒素、血液制品和基因工程产品在制造中，经过精制提纯，故要求检查纯度，通常采用电泳法和色谱法检查。例如，ChP 三部收载的外用重组人表皮生长因子的纯度检查：用非还原型 SDS-聚丙烯酰胺凝胶电泳法，分离胶浓度为 17.5%，加样量应不低于 $10\mu g$（考马斯亮蓝 R250 染色法）或 $5\mu g$（银染法），经扫描仪扫描，纯度应不低于 95.0%。

四、安全性检定

生物制品的安全性检定有一般安全检查，杀菌、灭活和脱毒情况的检查，外源性污染物检查和过敏性物质检查。

一般安全检查包括无菌试验、热原试验、异常毒性检查等。热原检查法系将一定剂量的供试品静脉注入家兔体内，在规定时间内，观察家兔体温升高的情况，以判定供试品中所含热原的限度是否符合规定。异常毒性检查法系生物制品的非特异性毒性的通用安全试验，检查制品中是否污染外源性毒性物质以及是否存在意外的不安全因素。检查法除另有规定外，异常毒性试验应包括小鼠试验和豚鼠试验。将供试品温度平衡至室温，按照规定的给药途径缓慢注入动物体内。试验中应设同批动物空白对照，并根据对照组动物情况对供试品结果进行综合评估。

疫苗和类毒素制品的菌毒种多为致病性强的微生物，如未被杀死或解毒不完全，在生物制品的使用中就会发生严重事故，因此需要进行活毒检查、解毒试验和残余毒力试验。外源性污染物检查主要有野毒检查、支原体检查、乙肝表面抗原和丙肝抗体检查、外源 DNA 测定和残余宿主细胞蛋白测定。抗毒素是采用异种蛋白为原料制成，因此需要检查过敏源是否符合限度要求。另外还需检查生产和纯化过程中加入的其他物质如铜离子、锌离子、抗生素、水分等。

基因工程药物由于其制备是通过对核酸分子的插入、拼接和重组而实现遗传物质的重新组合，再借助病毒、细菌、质粒或其他载体，将目的基因转移到新的宿主细胞系统，并使目的基因在新的宿主细胞系统内进行复制和表达而获得的。因此，基因工程药物需要进行药物外源 DNA 测定和残余宿主细胞蛋白测定。

外源性 DNA 残留量测定方法：ChP 三部第一法为 DNA 探针杂交法，供试品中的外源性 DNA 经变性为单链后吸附于固相膜上，在一定温度下可与相匹配的单链 DNA 复性而重新结合成为双链 DNA，称为杂交。将特异性单链 DNA 探针标记后，与吸附在固相膜上的供试品单链 DNA 杂交，并使用与标记物相应的显示系统显示杂交结果，与已知含量的阳性 DNA 对照比对后，可测定供试品中外源性 DNA 的含量。第二法为荧光染色法，应用双链 DNA 荧光染料与双链 DNA 特异结合形成复合物，在波长 480nm 激发下产生超强荧光信号，可用荧光酶标仪在波长 520nm 处进行检测，在一定的 DNA 浓度范围内以及在该荧光染料过量的情况下，荧光强度与 DNA 浓度成正比，根据供试品的荧光强度，计算供试品中的 DNA 残留量。

如注射用重组链激酶的原液检定：外源性 DNA 残留量每 1 支（瓶）应不高于 10ng（通则

3407)。宿主菌蛋白残留量应不高于总蛋白质的 0.050%（通则 3412）。残余抗生素活性依法测定（通则 3408），不应有残余氨苄西林或其他抗生素活性。细菌内毒素依法检查（通则 1143）每 1mg 蛋白质应小于 3EU。

五、生物学活性检定

生物制品是具有生物活性的制剂，单独用理化方法不能完全反映其质量，必须进行生物活性测定。生物活性测定是利用生物方法来测定检品生物活性或效价，它以生物体对检品的生物活性反应为基础，以生物统计为工具，运用特定的实验设计，通过比较检品与相应的标准品在一定条件下所产生的特定生物反应剂量间的差异，来测定检品的效价。生物活性测定主要有动物保护力试验、活疫苗的效率测定、抗毒素和类毒素的单位测定、免疫学活性测定、蛋白质药物的比活度测定等。常用的检测定量方法有酶法、电泳法、理化测定法和生物检定法。生物检定法是利用药物对生物体（整体动物、离体组织、器官、细胞和微生物等）的作用以测定其效价或生物活性的方法，用于无适当理化方法进行检定的药物。以药物的药理作用为基础，生物统计为工具，运用特定的实验设计，通过供试品和相应的标准品或对照品在一定条件下比较产生特定生物反应的剂量比例，来测得供试品的效价。生物检定法一般分体内测定法和体外测定法两类。

体内测定法又称在体生物测定（in vivo bioassay），可以直接反映活性蛋白质药物在生物体内产生的生物学活性。体外测定法又称离体生物测定（in vitro bioassay），如细胞培养法、受体检测法。

【例 17-15】 干扰素生物学活性测定法

本法系依据干扰素可以保护人羊膜细胞（WISH）免受水泡性口炎病毒（VSV）破坏的作用，用结晶紫对存活的 WISH 细胞染色，于波长 570nm 处测定其吸光度，可得到干扰素对 WISH 细胞的保护效应曲线，以此测定干扰素生物学活性。

标准品溶液的制备：取人干扰素生物学活性测定的国家标准品，按说明书复溶后，用测定培养液稀释至每 1mL 含 1000IU。在 96 孔细胞培养板中，做 4 倍系列稀释，共 8 个稀释度，每个稀释度做 2 孔。在无菌条件下操作。

供试品溶液的制备：将供试品按标示量溶解后，用测定培养液稀释成每 1mL 约含 1000IU。在 96 孔细胞培养板中，做 4 倍系列稀释，共 8 个稀释度，每个稀释度做 2 孔。在无菌条件下操作。

测定法：使 WISH 细胞在培养基中贴壁生长。按 1：2~1：4 传代，每周 2~3 次，于完全培养液中生长。取培养的细胞弃去培养液，用 PBS 洗 2 次后消化和收集细胞，用完全培养液配制成每 1mL 含 $2.5×10^5$~$3.5×10^5$ 个细胞的细胞悬液，接种于 96 孔细胞培养板中，每孔 100μL。于 37℃、5% 二氧化碳条件下培养 4~6 小时；将配制完成的标准品溶液和供试品溶液移入接种 WISH 细胞的培养板中，每孔加入 100μL。于 37℃、5% 二氧化碳条件下培养 18~24 小时。弃去细胞培养板中的上清液，将保存的水疱性口炎病毒（VSV，−70℃保存）用攻毒培养液稀释至约 100CCID$_{50}$，每孔 100μL。于 37℃、5% 二氧化碳培养 24 小时（镜检标准品溶液的 50% 病变点在 1IU/mL）。然后弃去细胞培养板中的上清液，每孔加入染色液 50μL，室温放置 30 分钟后，用流水小心冲去染色液，并吸干残留水分，每孔加入脱色液 100μL，室温放置 3~5 分钟。混匀后，用酶标仪以 630nm 为参比波长，在波长 570nm 处测定吸光度，记录测定结果。

试验数据采用计算机程序或四参数回归计算法进行处理，并按下式计算试验结果：

$$供试品生物学活性（IU/mL）= P_r \times \frac{D_s \times E_s}{D_r \times E_r}$$

式中，P_r 为标准品生物学活性，单位为 IU/mL；D_s 为供试品预稀释倍数；D_r 为标准品预稀释倍数；E_s 为供试品相当于标准品半效量的稀释倍数；E_r 为标准品半效量的稀释倍数。

第十八章
体内药物分析

扫一扫，查阅本章数字资源，含PPT、音视频、图片等

第一节 概　述

一、体内药物分析的性质与特点

（一）体内药物分析的性质与意义

体内药物分析（biopharmaceutical analysis）是以分析手段研究生物机体中药物及其代谢物和内源性物质的质与量变化规律的方法学科，是药物分析学科的重要分支。其主要通过分析人或动物体液、各组织器官中药物及其代谢物浓度，来了解药物在生物体内数量与质量的变化，获得各种药物代谢动力学参数和药物在体内的吸收、分布、代谢和排泄等信息，从而有助于药物研究、生产、临床合理应用等，并对药物的改进和发展提供依据。

体内药物分析的意义在于保障临床用药更加安全、合理、有效；为监测、评价药物质量和开发新药提供依据。①利于监测治疗药物。研究和了解药物进入生物体内的信息和表现，获得对药物及其制剂在体内吸收、分布、代谢和排泄过程的参数和药物效应等，科学地评价药物在体内过程中的内在质量。②利于合理用药，了解药物进入生物体内的信息和表现，掌握药物在体液和组织中的有效浓度，定量地说明体内药物浓度与生物效应、临床疗效的关系，进而选择最佳的给药剂量与给药方案，做到合理用药。③利于评价药物质量、新药临床评价和临床药学研究。

（二）体内药物分析的特点

1. 样品组成复杂，干扰物质多　供分析的样品来源于生物体，且体液和组织中的内源性物质可能与药物结合，从而干扰测定。因此测定前样品必须净化，通常需进行不同程度的分离纯化，再进行测定。

2. 可供分析的样品量较少，被测物含量低　一般而言，能供分析的样品量较少，其中所含药物或其衍生物的量更少，最低检出限一般为 $10^{-1} \sim 10^{-3}\mu g$，甚至更低。另外，样品不易重新获得，净化后的样品还应进行必要浓缩。因此，要求选择灵敏度高、选择性强的分析方法测定。

3. 工作量大，对分析方法要求高　尤其是毒物分析，则要求尽快提供检测的准确结果。

4. 实验室应具备多种分析检测手段　实验室需要具备生物样品处理、保存、分析等多项工作条件。常用的分析方法有色谱法、光谱法、免疫分析法及联用技术等。

二、体内药物分析的任务

体内药物分析的任务：①开展各种生物样品的常规测定，包括药物体内过程及其代谢物、内源性物质的研究与测定，临床药物浓度和滥用药物的监测等。②体内药物分析本身的"方法学"研究，为临床药学和临床实际工作提供最佳分析方法和可靠的分析数据；为临床用药提供指导。③为药品管理和新药设计（新药开发中的新药体内研究）提供数据和信息。

第二节　体内生物样品的种类与样品处理

每一种新药的问世，剂型的创新，药物的筛选，作用机理的阐明，临床合理用药监测，药物生物利用度的研究，药物代谢动力学研究，药物体内相互作用研究，以及如何使药物更好地发挥其应有的生物医学效益等，均需进行生物样品分析。生物样品分析的对象不仅是人体，也包括动物，具体为生物体的各种器官、组织和体液等。生物样品组成复杂，干扰因素多，稳定性差，因此，一般需经分离净化，排除干扰后才能进行测定。

一、体内生物样品的种类

生物样品包括各种体液和组织。在体内药物分析中，所采用的生物样品原则上包含任何体液、组织和排泄物。但一般情况下，样品的选取应注意不同的分析目的与要求，所选取的样品应能正确反映药物浓度与药效之间的关系；样品应便于获取，易于处理和分析。在实际工作中，最常用的生物样品为血样、尿样和唾液，在某些特定情况下，也可选用组织、乳汁、胃液和头发等。

（一）血样

血样（blood samples）分为血浆（plasma）、血清（serum）和全血（whole blood），主要用于药物动力学、生物利用度、临床治疗药物浓度监测等研究。血浆和血清是体内药物分析中常用的生物样本。

供测定的血样应能代表整个血药浓度，因而应待药物在血液中分布均匀后再取样。动物实验时，可直接从动脉或心脏取血。对于病人，通常从肘静脉采血，有时根据血药浓度和分析方法的灵敏度，也可用毛细管采血。由采集的血液制取血浆或血清。

血浆的制备：将采集的血样置含有抗凝剂的试管中，混合后，以2500~3000r/min离心5~10分钟，使其与血细胞分离，分取淡黄色上清液即为血浆。常用的抗凝剂有肝素、草酸盐、枸橼酸盐、EDTA、氟化钠等。

血清的制备：将采集的血样在室温下放置30~60分钟，待凝结出血饼后，用细竹棒或玻璃棒轻轻地剥去血饼，然后以2000~3000r/min离心分离5~10分钟，分取上清液即为血清。

全血的制备：将采集的血样置含有抗凝剂的试管中，混合后，即为全血。全血的制备不经离心操作，血浆和血细胞混合在一起。

药物与纤维蛋白几乎不结合，血浆及血清中的药物浓度测定值通常是相同的，因此测定血中药物浓度通常是指测定血浆或血清中的药物浓度。但由于血浆比血清分离快，而且制取的量多（其量约为全血的50%~60%），因此血浆较血清更为常用。

采集血样后，应及时分离血浆或血清，并立即进行分析。如不能立即测定时，应妥善贮存。

一般置硬质玻璃试管或聚乙烯塑料离心管中密塞保存。短期保存时置冰箱（4℃）中，长期保存时要在冷冻橱（库）（-20℃或-80℃）中冷冻保存。

全血未经分离时，不宜直接冷冻保存，因冷冻有时可引起细胞溶解，从而妨碍血浆或血清分离，或因溶血影响药物浓度变化。

（二）尿样

尿样即尿液（urine），主要用于药物的物质平衡、排泄途径及尿清除率研究，并可通过对药物及其主要代谢物的浓度测定和代谢产物谱，分析推断患者是否违反医嘱用药。同时，根据药物剂量回收研究，可以预测药物的代谢过程及测定药物的代谢类型等。

体内药物清除主要是通过尿液排出，药物可以原型（母体药物）或代谢物及其缀合物等形式排出。尿液中药物浓度较高，收集量可以很大，收集也方便。但尿药浓度变化通常较大，一般以某一时间段或者单位时间内尿中药物的总量（排泄或排泄率）来表示。

尿液主要成分是水、含氮化合物（其中大部分是尿素）及盐类。

健康人排出的尿液是淡黄色或黄褐色，成人一日排尿量为 1~5L，尿液相对密度 1.015~1.020，pH 值为 4.8~8.0。放置后会析出盐类，并有细菌繁殖、固体成分的崩解，使尿液变混浊。因此，尿液通常需要加入防腐剂保存。

采集的尿是自然排尿。尿液包括随时尿、晨尿、白日尿、夜间尿及时间尿几种。测定尿中药物浓度或尿中药物的总量时应采用时间尿，即将一定时间内（如 8、12 或 24 小时等）排泄的尿液全部贮存起来，并记录其体积，取其一部分测定药物浓度，然后乘以尿量求得排泄总量。如采集 24 小时的尿液时，一般在上午 8 点让患者排尿并弃去不要，后排出的尿液全部储存于干净的容器中，直到次日上午 8 点再让患者排尿，并加入容器中。将此容器中盛的尿液作为检液。采集 24 小时尿液时，常用 2L 容量的带盖广口玻璃瓶，其体积可能会有 ±100mL 的误差，因此，需再用量筒准确地测量储尿量。采集一定时间内的尿液时，常用涂蜡的一次性纸杯或用玻璃杯，并用量筒准确量好体积放入储尿瓶，并做好记录。

采集的尿样应立即测定。若不能及时测定时，应加入防腐剂保存。常用防腐剂有甲苯、二甲苯、三氯甲烷、醋酸、浓盐酸等。利用甲苯等可以在尿液的表面形成薄膜，醋酸等可以改变尿液的酸碱性来抑制细菌的生长。保存时间为 24~36 小时，可置冰箱（4℃）中；长时间保存时，应冰冻（-20℃）。

尿样的缺点是尿液中药物浓度通常变化较大，因此，尿液中药物浓度的变化不能直接反映血药浓度，与血药浓度的相关性差，受试者的肾功能正常与否直接影响药物排泄，婴儿的排尿时间难于掌握，尿液不易采集完全并不易保存等。

（三）唾液

唾液（saliva）是由腮腺、颌下腺、舌下腺和口腔黏膜腺体分泌的黏液在口腔里混合而成的消化液。唾液的 pH 受分泌量变化的影响，分泌量增加时趋向碱性而接近血液的 pH，其波动范围为 6.2~7.6。样品较为易得，取样无损伤性，不受时间、地点的限制，易为测试者，尤其为儿童所接受。唾液的采集一般是漱口后 15 分钟，收集口内自然流出或经舌在口内搅动后流出的混合唾液，然后离心取上清液，供进一步分离净化之用。唾液可用于药物浓度监测及药物动力学研究。唾液采集后，应在 4℃ 以下保存。通常得到的唾液样本会含有黏蛋白，它的黏度约是水的 1.9 倍。若分析时无影响，则可用碱处理，使黏蛋白溶解以降低黏度。冷冻保存的唾液在解冻后应充分搅匀再使用，以避免因浓度不均匀而产生误差。

（四）其他

其他生物体内的组织，如乳汁、动物脏器组织和毛发等也可以作为生物样品分析。组织样品（tissue samples）在体内药物分析中，如临床前药效学（pharmacodynamics）、药动学（pharmaco-kinetics）、毒理学（toxicology）等研究，临床药学（clinical pharmacy）研究与应用等方面较为多见。药物在各脏器组织中的含量可为药物的吸收、分布、代谢、排泄等体内过程提供重要信息，常常采集肝、肾、肺、胃、脑等脏器及其他组织进行药物的组织分布试验。组织样品在测定之前，一般需采用匀浆机进行匀浆处理，然后再用其他方法如沉淀蛋白法、酸碱水解或酶解等方法分离药物。

二、体内生物样品处理的常用方法

在进行体内生物样品中药物及其代谢物测定时，除了极少数情况是将生物样品经简单处理后直接测定外，对于大多数生物样品都要经过前处理（分离、纯化、浓集）才能进行分析测定。这是由生物样品的特点决定的：①药物在生物样品中常以多种形式存在，需要分离后再测定。②生物样品的基质组成比较复杂，前处理就是为了除去基质中含有的大量内源性物质等杂质，提取出低浓度的被测药物，同时浓集药物或代谢物，使其能满足所用分析技术的检测灵敏度。

生物样品中待测药物类型众多，性质各异，很难就其样品处理规定一个固定的程序和方式，而必须结合实际要求和情况灵活运用各种方法和手段来解决遇到的问题。

（一）去除蛋白质法

在测定血样时，首先应去除蛋白质。去除蛋白质可使结合型药物释放出来，以便测定药物的总浓度；去除蛋白质也可预防提取过程中蛋白质发泡，减少乳化的形成，同时可以保护仪器（如保护 HPLC 柱不被沾污），延长使用期限。去除蛋白质方法有多种，归纳起来可分为两类：

1. 蛋白质沉淀法 通常除去蛋白质的方法是在生物样品中加入有机溶剂、盐、强酸、重金属离子等化学试剂，使蛋白质沉淀析出或释放出药物。

（1）加入与水相混溶的有机溶剂 本法可使蛋白质的分子内及分子间的氢键发生变化而使蛋白质凝聚，使与蛋白质结合的药物释放出来。含药物的血浆或血清与水溶性有机溶剂体积比为1:（1~3）混合时，即可去除90%以上的蛋白质。常用的水溶性有机溶剂有乙腈、甲醇、乙醇、丙醇、丙酮、四氢呋喃等。

（2）加入中性盐 中性盐能将与蛋白质水合的水置换出来，从而使蛋白质脱水而沉淀。常用的中性盐有饱和硫酸铵、硫酸钠、镁盐、磷酸盐及枸橼酸盐等。

（3）加入强酸 当 pH 值低于蛋白质的等电点时，蛋白质以阳离子形式存在。此时加入强酸，可与蛋白质阳离子形成不溶性盐而沉淀。常用的强酸有10%三氯醋酸、6%高氯酸、硫酸-钨酸混合液及5%偏磷酸等。

（4）加入含锌盐及铜盐的沉淀剂 当 pH 高于蛋白质的等电点时，金属阳离子与蛋白质分子中带负电荷的羧基形成不溶性盐而沉淀。常用的沉淀剂有 $CuSO_4-Na_2WO_4$、$ZnSO_4-NaOH$ 等。

2. 酶解法 在测定某些酸与蛋白结合牢固、且对酸不稳定的药物时，常需用酶解法。最常用的酶是蛋白水解酶中的枯草菌溶素。酶解法操作简便，消化条件温和、平稳，可避免某些药物在酸性条件和较高温度时水解引起的降解；对蛋白质结合强的药物，可提高回收率；可用有机溶剂直接提取消化液，而无乳化现象。但酶解法不适用于一些在碱性条件下易水解的药物。

（二）缀合物水解法

尿中药物多数呈缀合状态。一些含羟基、羧基、氨基和巯基的药物，可与内源性物质葡萄糖醛酸形成葡萄糖醛酸苷缀合物；还有一些含酚羟基、芳胺及醇类药物则可与硫酸形成硫酸酯缀合物。由于缀合物较原型药物具有较大的极性，不易被有机溶剂提取。为了测定尿液中药物总量，无论是直接测定还是萃取分离之前，都需要将缀合物中的药物释出。常用酸水解或酶水解的方法。

酸水解时，可加入适量的盐酸液。酸的用量和浓度、反应时间及温度等条件，随药物的不同而异，应通过实验来确定。该法优点是简便、快速，但与酶水解相比，专一性较差。

对于遇酸及受热不稳定的药物，可以用酶水解法。常用葡萄糖醛酸苷酶或硫酸酯酶或葡萄糖醛酸苷酶-硫酸酯酶的混合酶。一般控制 pH 值为 $4.5 \sim 5.5$，37℃培育数小时进行水解。与酸水解相比，酶水解较温和，很少使被测药物或共存物发生降解，专属性强。其缺点为酶水解时间较长，以及由酶制剂带入的黏液蛋白可能导致乳化及色谱柱顶部阻塞。尽管如此，酶水解法仍被优先选用。但在尿液中采用酶水解处理样本时，应事先除去尿中能抑制酶活性的阳离子。

（三）萃取分离法

萃取法是目前应用较多的一种分离纯化方法，其目的是为了从大量共存物中分离出所需的微量组分（药物及其代谢物），并通过溶剂的蒸发使样品得到浓集。主要有液-液萃取法和液-固萃取法。

1. 液-液萃取法（liquid-liquid extraction，LLE）　是体内药物分析中应用最广的分离、纯化方法。多数药物是亲脂性的，在适当的有机溶剂中的溶解度大于在水相中的溶解度，而血样或尿样中含有的大多数内源性干扰物质是强极性的水溶性物质。因而用有机溶剂提取一次即可除去大部分杂质。因此样品在去除蛋白质后，在适当的 pH 值条件下，可用有机溶剂提取其中的药物和（或）代谢物进行分析。

溶剂的选择是主要条件，选择时，应根据相似相溶原则；另外，所选溶剂应沸点低、与水不相混溶、不易乳化，以及无毒、化学稳定等。最常用的有乙醚、乙酸乙酯、甲基叔丁基醚等。液-液萃取法的优点是选择性强，缺点是易产生乳化现象，导致较低的回收率；且有机溶剂易挥发，有毒性，对人体和环保不利。

2. 液-固萃取法（liquid-solid extraction，LSE）　又称"固相萃取法（solid-phase extraction，SPE）"，是从 20 世纪 80 年代中期开始发展起来的一项样品前处理技术。由液-固萃取和液相色谱技术相结合发展而来。SPE 是利用选择性吸附与选择性洗脱的液相色谱法分离原理。较常用的方法是将不同填料作为固定相填入小柱，以溶剂淋洗后，将生物样品通过，使药物或杂质保留在固定相上，用适当溶剂洗去杂质，再用适当溶剂将药物洗脱下来。本法可降低样品基质干扰，提高检测灵敏度，避免乳化现象，便于自动化操作。

SPE 的操作通常包括柱活化、加样、柱清洗、样品洗脱四个步骤。①柱活化：其目的是对柱中的固定相溶剂化。如应用最多的 SPE 柱（如 C_{18}），使用前用 $6 \sim 10$ 倍量体积的甲醇或乙腈通过小柱，以湿润固相填料，使其溶剂化。然后用 $6 \sim 10$ 倍量体积的水或缓冲液冲洗，以除去甲醇或乙腈，使其达到良好的分离状态。②加样：将预先经适当处理的生物样品溶液加入柱中，调节流速，一般控制在 $1 \sim 2mL/min$，注意流速不能过快，否则样品中的药物不能有效地被吸附。③柱清洗：用适当强度的溶剂（如含有少量甲醇或乙腈的水）冲洗小柱以除去杂质。所用的溶剂强度以能洗脱杂质但不会洗脱药物为宜，然后抽干柱内溶剂或通氮气流干燥固相柱。④样品洗脱：根据被测药物性质选择合适的溶剂将样品组分洗脱。调整洗脱溶剂的 pH 和极性，用强洗脱能力的溶剂缓慢通过小柱，使待测物从柱上解析，随洗脱液流出固相柱，收集洗脱液，经适当浓缩处理后分析或直接进行分析。

随着体内药物分析手段的发展，各种先进的提取技术，如柱切换（column switching）、固相微萃取（solid-phase micro-extraction，SPME）、微透析（microdialysis，MD）、膜提取（membrane extraction，ME）等技术可将样品预处理与分析测定方法连接起来，便于自动化操作，避免了繁琐的分离、纯化、浓缩等操作，节省了样品处理与测定时间，在体内药物分析中逐渐得到了应用。

（四）化学衍生化法

根据测定方法的需要，有些生物样品中的被测组分还须经过衍生化反应制备成衍生物之后才能进行测定。衍生化的目的：使药物能被分离或检测；提高分析检测灵敏度；使药物具有更好的稳定性；分离对映体或解决其他问题。药物分子中含有活泼氢者均可被化学衍生化，如含有—RCOOH、—ROH、—RNH₂、—RNHR 等官能团的药物都可进行衍生化。

1. GC 法中的化学衍生化法 在用气相色谱分析一些极性较大、挥发性较低以及分离困难、稳定性较差的药物或代谢物时，不但保留时间长，而且峰形不对称或拖尾。因此需将药物转变成稳定的挥发性衍生物，以提高分离能力。在 GC 分析中，目前主要的衍生化反应以硅烷化法应用最广泛，此外还有酰化、烷基化及生成非对映异构体等衍生化方法。

（1）硅烷化 本法常用于具有—ROH、—RCOOH、—RNHR 等极性基因药物的衍生化。所用三甲基硅烷化试剂，可以取代药物分子中极性基团上的活泼氢原子，而使药物生成三甲基硅烷化衍生物。

（2）酰化 本法常用于具有—ROH、—RNH₂、—RNHR 等极性基团药物的衍生化。

（3）烷基化 本法常用于具有—ROH、—RCOOH、—RNHR 等极性基因药物的衍生化。

（4）生成非对映异构体 具有光学异构体的药物由于 R（-）与 S（+）构型不同，使之具有不同的药效和药动学特性。因此，异构体的分离也是十分重要的。分离光学异构体的方法之一，就是采用不对称试剂，使对映异构体药物生成非对映异构体衍生物，然后采用 GC 法进行分析测定。

2. HPLC 法中的化学衍生法 为了便于用紫外或荧光检测器进行检测，对分子结构中没有紫外吸收或吸收比较弱的药物或代谢物，可在测定前（或测定时）将它们转变为具有较强紫外吸收或荧光的衍生物，以提高分析检测灵敏度。根据是否与 HPLC 系统联机，化学衍生化方式可分为在线衍生和离线衍生两种。在线衍生化反应又可分为柱前（pre-column）衍生法与柱后（post-column）衍生法，见表 18-1。HPLC 法中的主要衍生化反应，见表 18-2。

表 18-1 HPLC 法中柱前衍生化法和柱后衍生法比较表

分类	定义	优点	缺点
柱前衍生法	在色谱分离前，预先将样品制成适当的衍生物，然后进样分离和检测	衍生试剂、反应条件和反应时间的选择不受色谱系统的限制，衍生产物易进一步纯化，不需要附加的仪器设备	操作过程较繁琐，具有相同官能团的干扰物，也能被衍生化，影响定量的准确性

续表

分类	定义	优点	缺点
柱后衍生法	在色谱分离后，于色谱系统中加入衍生试剂及辅助反应液，与色谱流出组分直接在系统中进行反应，然后检测衍生反应的产物	操作简便，引入杂质物质比较少，可连续反应以实现自动化分析	在色谱系统中反应，对衍生试剂、反应时间和反应条件均有很多限制，而且还需要附加的仪器设备，如输液泵、混合室和加热器等，还会导致色谱峰展宽

表 18-2　HPLC 法中的衍生化反应

衍生化反应类型	衍生化反应特点
紫外衍生化反应	很多化合物在紫外光区无吸收或摩尔吸收系数很小而不能被检测，将它们与具有紫外吸收基团的衍生试剂在一定条件下反应，使生成具有紫外吸收的衍生物，从而可以被紫外检测器检测
荧光衍生化反应	荧光检测器是一种高灵敏度、高选择性的检测器，比紫外检测器的灵敏度高约 10～100 倍，适合痕量分析。只有少数药物具有荧光，可以在 HPLC 条件下直接被检测。而脂肪酸、氨基酸、胺类、生物碱、甾体类药物等本身不具荧光或荧光较弱，必须与荧光衍生试剂反应，生成具有强荧光的衍生物才能达到痕量检测的目的
电化学衍生化反应	电化学检测器灵敏度高、选择性强，但只能检测具有电化学活性的化合物，如果被测药物没有电化学活性就不能被检测。电化学衍生化是指药物与某些试剂反应，生成具有电化学活性的衍生物，以便在电化学检测器上被检测
手性衍生化法	采用手性衍生化试剂将药物对映异构体转变为相应的非对映异构体，用常规非手性 HPLC 法进行分离分析

第三节　体内样品测定

一、体内生物样品测定的常用方法

　　体内药物分析与一般化学样品分析的区别在于其目标物存在于复杂的生物样本中，样品取样量少、药物浓度低、内源性物质的干扰（如无机盐、脂质、蛋白质、代谢物）及个体差异等多种因素影响生物样品测定。其中基质效应是生物样品分析的难点，因此，根据待测药物的结构和预期的浓度范围，建立适宜的生物样品分析方法，并对方法进行验证，便可以有效地降低基质效应。

　　分析方法的专属性和灵敏度是生物样品中药物及其代谢产物测定方法选择的关键，应首选色谱法及其联用技术，如 HPLC、GC 以及 GC-MS、LC-MS、LC-MS/MS 等，必要时也可采用生物学方法或生物化学方法。其他检测方法，如免疫分析法、光谱法、抑菌试验也用于体内样品测定。这里主要介绍免疫分析法和色谱法。

（一）免疫分析法

　　免疫分析法（immunoassay，IA）是指以特异性抗原-抗体反应为基础的分析方法。可分为放射免疫分析法（RIA）、酶免疫分析法（EIA）、荧光免疫分析法（FIA）及化学发光免疫分析法（CLIA）等。免疫分析法是用于测定蛋白质和酶等大分子药物动力学及相关研究的基本分析技术，缺点是代谢物对测定有干扰，并且需要特殊和专用的仪器。

　　1. 基本原理　各种免疫分析方法的测定原理基本相同，其实质都是抗原-抗体竞争结合反应，即竞争抑制原理。一般的免疫分析由三部分组成，即未标记药物（抗原 Ag）、标记药物（标记抗原 Ag*）及抗体。在一个平衡的免疫反应体系内，抗原和抗体反应符合质量作用定律。当一定限量的特异抗体（Ab）存在时，未标记抗原（Ag）与标记抗原（Ag*）竞争性地与有限量的特异性抗体结合，形成标记抗原-抗体复合物（Ag*-Ab）和未标记抗原-抗体复合物（Ag-Ab）；其反应过程可简单表示为：当反应达平衡时，抗原-抗体反应需满足以下条件：①Ag* 与 Ag（待测物）必须是相同的生物活性物质。②所加入 Ag* 和 Ab 的量应是固定的。③Ag* 与 Ag 的量之和应大于 Ab 的结合位点。④Ag*、Ag 及 Ab 须处在同一反应体系中。

在上述条件下，Ag* 和 Ag 对有限量的 Ab 进行竞争性结合，结合率的大小取决于未标记抗原（被测物）Ag 的量，被测物的量越大，标记抗原与抗体的结合率就越小。这种竞争性抑制的数量关系就成为免疫分析的定量基础。

2. 抗体-抗原反应的特点

（1）特异性抗原与抗体的结合具有高度特异性，即一种抗原分子只能与由它刺激产生的抗体发生特异性结合反应。

（2）可逆性抗原与抗体的特异性结合仅发生在分子表面，并依靠分子间的静电力作用、疏水作用、氢键及范德华引力等而存在。这种结合具有相对稳定性，若改变反应条件，其仍为可逆反应。

（3）最适比例性抗原抗体的结合反应具有一定的量比关系，只有当抗原抗体两者的分子比例合适时，才能发生最强的结合反应。

3. 基本条件 免疫分析需要三种基本试剂：标记抗原、非标记抗原和特异抗体。免疫方法不同时，标记抗原的制备也有显著差异。

4. 分析方法分类

（1）**按标记物的种类** 分为放射免疫分析法、酶免疫分析法、化学发光酶免疫分析法、荧光免疫分析法。

1）放射免疫分析法（radio immunoassay，RIA）：是将放射性同位素示踪技术的高灵敏性与免疫反应的高特异性相结合的一种超微量物质测定方法。放射免疫分析用放射性免疫测定仪进行测定。常用的放射性同位素有 ^3H、^{14}C、^{125}I、^{131}I。

2）酶免疫分析法（enzyme radio immunoassay，EIA）：是以酶作为标记物的免疫测定法。与放射免疫分析法的不同之处是，本法用具有高效专一催化特性的标记酶代替放射性同位素标记物。用酶和底物的化学反应作为放大系统，提高灵敏度。

3）化学发光酶免疫分析法（chemiluminesce immunoassay，CLIA）：是将化学发光反应（氧化反应）的高灵敏性和免疫反应的高度专一性结合起来，用于测定超微量物质的一种检测技术。化学发光反应的原理是利用某些特定的化学反应所产生的能量使其产物或反应中间态分子激发，形成电子激发态分子，当这种激发态分子回到稳定的基态时所释放的化学能量能以可见光的形式发射。能产生化学发光反应的物质称为化学发光剂或化学发光底物。将发光物质或酶（如辣根过氧化酶或碱性磷酸酶）标记在抗原或抗体上，免疫反应结束后，加入氧化剂或酶底物而发光，通过测量发光强度，根据标准曲线得到待测物的浓度。

4）荧光免疫分析法（fluorescence immunoassay，FIA）：是以荧光物质作为标记物与待测药物结合，所形成的荧光标记物能与抗体发生免疫反应，引起荧光强度发生变化的一种分析方法。是以小分子荧光物质标记抗原或抗体，将抗原抗体特异性反应与荧光检测的高灵敏性相结合，用荧光检测仪检测抗原抗体复合物中的特异性荧光强度，对液体标本中微量或超微量物质进行定量测定。灵敏度高，无辐射伤害，无环境污染，易自动化。

（2）**按是否加入分离剂**　分为均相免疫分析、非均相免疫分析。

1）均相免疫分析：在某些免疫分析中，当抗原-抗体反应达到平衡后，反应液中结合的标记药物与游离的标记药物之中有一种不产生信号或信号消失，因此无需将反应液分作两相，即可在均相溶液中进行测定，故称为均相免疫分析。

2）非均相免疫分析：在某些免疫分析中，当抗原-抗体反应达到平衡后，只有在反应液中加入分离剂，将游离标记药物和结合标记药物分开之后，才能测出各自部分的标记药物浓度。否则，测定的是两者的总浓度。由于这种信号的测定需将反应也分成液-固两相后才能分别测定，故称为非均相免疫分析。

5. 应用与示例　免疫学分析是根据免疫学的基本原理建立的对生物体内微量物质的检测技术。任何物质只要可获得相应的特异性抗体，即可用免疫分析法测定。可测定的对象包括具有免疫活性的免疫球蛋白、补体、细胞因子等；微生物的抗原和相应的抗体；血液凝固因子；以及临床化学测定中微量而难于分离的物质，如蛋白质、同工酶、激素、药物、毒品等。免疫分析方法不仅可用于测定大分子量物质，而且还广泛用于测定小分子量的药物。特别是在体内药物分析中，已成为一种必不可少的基本检测技术。

【例8-1】微板式化学发光酶免疫分析法测定人血清中孕酮

（1）**试药**　辣根过氧化物酶（HRP）标记的孕酮；驴抗兔IgG、孕酮多克隆兔抗、化学发光底物液、去激素人血清和RIA孕酮试剂盒；孕酮、睾酮、17β-雌二醇、雌三醇、皮质醇、牛血清白蛋白（BSA）、水解明胶、8-苯胺基-1-萘磺酸钠盐（ANS）和Tween-20；其他试剂均为分析纯；实验用水为二次蒸馏水。包被液：0.06mol/L柠檬酸缓冲液（pH4.8）。封闭液：0.05mol/L磷酸盐缓冲液（PBS，pH值7.4，含1%BSA和0.1%proclin-300）。洗涤液：0.05mol/L PBS（含0.05%Tween-20）。分析缓冲液：0.05mol/L PBS（pH7.4，含1%BSA、0.8%水解明胶和0.1%proclin-300）。

（2）**测定方法**　校准品的配制：精密称取孕酮加乙醇制成1g/L储备液，-20℃保存。临用时以50%乙醇稀释至10mg/L后，使用去激素人血清作为校准品基质，稀释分别得到60、21、7.0、2.0及0.5μg/L 5个浓度的校准品，校准品基质作为零校准点，4℃保存备用。

驴抗兔IgG的纯化：采用饱和硫酸铵（SAS）法纯化驴抗兔IgG。用紫外分光光度计（波长280nm，光程1cm）测其吸光度，按照摩尔吸光系数法计算IgG的浓度。加入0.05%的生物防腐剂proclin300，分装，-20℃保存。

固相抗体的制备：采用二抗间接包被法制备固相孕酮抗体。装入铝箔袋，抽真空密封后4℃保存备用。

人血清中孕酮的化学发光酶免疫分析法：在包被好孕酮抗体的微孔板各孔中先后加入50μL孕酮校准品或待测血清，100μL HRP标记物，振荡半分钟使其充分混匀，37℃温育1小时。使用自动洗板机洗板5次，在吸水纸上拍干。加入100μL发光底物液，避光反应10分钟后，将微孔板放入发光分析仪进行读数。

数据处理：使用微孔板发光分析仪及自带的软件对测得的数据进行处理。以$\text{logit}Y$为纵坐标，$\log X$为横坐标，得到校准曲线：$\text{logit}Y = \log[X(1-X)]$，公式中的$Y = B/B_0$，$B_0$和$B$分别指零校准孔和其他校准孔（或样品孔）的发光计数，X代表孕酮含量。

样品的收集：血样来源于某医院受试者。空腹静脉采血，静置，离心沉淀后，取上清液，分装，-20℃保存备用。

（3）结果分析 通过对各种影响因素如免疫试剂的稀释度、发光底物选择、发光反应时间及温育条件等进行了考察和优化，最终选定的实验条件：孕酮抗体和 HRP 标记物的最佳稀释度分别为 1：100000 和 1：15000；选用鲁米诺化学发光底物Ⅱ号发光底物，发光反应 10 分钟后测定；37℃水浴条件下温育 1 小时。

校准品稳定性考察：采用 37℃加速实验考查校准品稳定性。实验结果表明，可以在 4℃保存较长时间而性质稳定不变。

方法学的评价：线性以 logitY 对 logX 作图，得到校准曲线的线性回归方程为：logitY = −1.6412logX+1.1514，相关系数 r = 0.9972。

灵敏度：对零标准孔进行 10 次平行测定，计算发光强度平均值及其标准偏差，根据免疫分析法灵敏度定义求其灵敏度，重复实验 5 次，平均灵敏度为 $0.08\mu g/L$。

回收率：分别向男性混合血清中加入 5.0、10.0 和 $20.0\mu g/L$ 孕酮，然后用本法对这些加标样品和男性混合血清中的孕酮含量进行测定。重复实验 5 次，计算得到低、中、高 3 个浓度样品的平均回收率分别为 101%、101% 和 94.4%。

精密度：对 3 份不同的血清样品进行分析，每次每个样品做 10 孔平行，连续测定 3 次，分别计算批内变异和批间变异。批内和批间相对标准偏差均小于 15%。

稀释实验：用于考察校准品与样品之间是否同质的问题，也用来检验免疫分析法测定结果的可靠性。用校准品基质依次倍比稀释得到稀释度分别为 1/2、1/4、1/8、1/6 和 1/32 的孕酮血清样品，用本实验建立的方法测定样品中孕酮含量以稀释度作为 X 轴，样品测得值为 Y 轴，得拟合直线方程：Y = 19.591X+0.6722，相关系数 r = 0.9962。结果显示，样品的测得值与其对应的稀释度之间线性良好，表明该方法的测定结果真实可靠。

特异性实验：采用 Abraham 法计算抗体的交叉反应率。结果常见的类固醇激素与孕酮抗体的交叉均小于 1%，说明本方法所选用的抗体特异性很高。

（二）色谱分析法

色谱分析法选择性较好，可一次同时完成样本中多种药物及其代谢物检测。若采用内标法定量，还可排除部分操作误差，提高检测结果的可靠性。近年来发展的 GC-MS、LC-MS、LC-MS/MS 联用技术，更使这类分析手段的性能极大提高。

色谱分析法的建立，以 HPLC 为例，其通常包括以下步骤：

1. 色谱条件的选择 取待测药物或其特定的活性代谢物、内标物的对照标准物质，按拟定的方法进行预实验，通过调整相应的色谱条件（色谱柱种类、型号、流动相组织及流速、柱温、进样量、内标物的浓度、检测器及参数等），使被测组分与内标物具有良好的色谱参数（理论塔板数、分离度、拖尾因子）及足够的灵敏度。

2. 色谱条件的优化

（1）试剂与溶剂 试验取待测药物的非生物基质溶液（通常为水溶液），按照拟定的分析方法进行衍生化反应、萃取分离等样品处理后，进行分析，以考察反应试剂对测定方法有无干扰，通过条件优化，使空白试剂的色谱峰不干扰药物的测定。样品未经化学反应等处理者，可直接进行空白生物基质试验。

（2）空白生物基质试验 空白生物基质，如空白血浆，按照拟定的体内样品前处理与样品分析方法操作。考察生物基质中的内源性物质对测定的干扰，在待测药物、特定的活性代谢产物、内标物等的"信号窗"（色谱峰附近的有限范围）内不应出现内源性物质信号或其干扰程度在分析方法的可接受范围之内。

（3）质控样品试验 质控（quality control，QC）样品是指在空白生物基质中，加入不同量待测标准物质，配制成不同浓度的样品。取空白生物基质，按照"生物基质试验"项下方法操作，建立分析方法的定量范围与标准曲线，并进行方法学考察和验证；同时进一步验证待测药物、内标物与内源性物质或其他物质的分离效能。

3. 试验样品的测试 通过空白生物基质和质控样品试验所建立的分析方法及其条件尚不能完全确定是否适用于试验样品的测定。因为药物在体内可能与内源性物质结合（如与血浆蛋白结合），或经历各相代谢生成数个代谢产物及其进一步的结合物或缀合物。使得从体内获得的试验样品变得更加复杂。所以，在分析方法建立后，尚需进行试验样品的测试，以进一步验证方法的可靠性。

【例8-2】 高效液相色谱法测定氯普鲁卡因血浆药物浓度

氯普鲁卡因是酯类局麻药普鲁卡因的氯化同系物。在临床上应用于硬膜外麻醉、臂丛神经阻滞、局部浸润麻醉等。由于苯环上引入了一个氯原子，使其麻醉效应比普鲁卡因强，痛觉消失和神经阻滞均较快，运动恢复几乎与痛觉恢复同步，而且毒性反应小，在临床上广泛应用，尤其适用于产科的阵痛麻醉。但由于氯普鲁卡因易被组织和血浆中的假胆碱酯酶迅速代谢，准确测定其在血液中的浓度是个难点。本实验采用反相高效液相色谱紫外双波长检测技术测定了血浆中氯普鲁卡因的浓度，为临床研究提供了准确、快速、灵敏、简单的血药浓度分析方法。

色谱条件：色谱柱：ODS 柱（4.6mm×250mm×5μm）；流动相：0.01mol/L 的磷酸盐缓冲液（pH＝3.0）－乙腈（30：70）；流速 1.2mL/min；紫外检测波长 300nm（氯普鲁卡因）、210nm（利多卡因，内标）。

标准溶液的配制：精密称取氯普鲁卡因对照品适量，于100mL 容量瓶中，用蒸馏水溶解并定容，配成浓度为 500.0μg/mL 的储备液。精密量取储备液适量分别稀释成浓度为 0.5、1.0、2.5、5.0、10.0、25.0、50.0μg/mL 的标准溶液。

内标溶液的配制：精密称取利多卡因对照品适量，于50mL 容量瓶中配成浓度为 50μg/mL 的水溶液为储备液，再用蒸馏水稀释成 10μg/mL 的内标溶液。

血样预处理：取动脉血 2mL 于含有亚砷酸钠（50%，W/V）0.2mL 的离心试管中，立即充分振摇，离心分离血浆。精密量取 0.5mL 血浆于加有 30μL 内标溶液的玻璃试管中，加入 5mol/L 氢氧化钠溶液 80μL，混匀，加入 5mL 乙醚（含 0.15% 的三乙醇胺），涡旋混合 2 分钟，以 3000r/min 离心 5 分钟，吸取乙醚层（上清液），于40℃下氮气吹干。残渣用磷酸缓冲液 150μL 溶解，取 50μL 进样分析。结果：氯普鲁卡因在 0.01～25.0μg/mL 浓度范围内呈良好的线性，最低检测浓度为 0.01μg/mL，该法的萃取回收率大于 66.7%，最低检测浓度可达 0.01 μg/mL。测得色谱图见图 18-1。

二、分析方法的验证

定量分析方法验证项目有特异性、标准曲线与线性范围、精密度与准确度、定量下限、样品稳定性、提取回收率、质控样品与质量控制。

（一）特异性

特异性（specificity）指某生物存在其他生物所不具备的某些特征的现象。专属性系指在其他成分（如杂质、降解产物、辅料等）可能存在下，采用的方法能正确测定出被测物的特性。在定

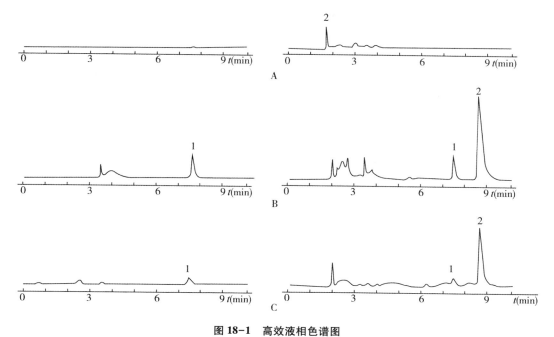

图 18-1　高效液相色谱图

1. 氯普鲁卡因，2. 利多卡因；

A. 空白血浆；B. 空白血浆加入氯普鲁卡因和内标利多卡因；C. 受试者硬膜外注射氯普鲁卡因后的血浆样本

量分析中，必须证明测定的物质是原形药物或特定的活性代谢物，内源性物质和相应的代谢物及同时服用其他药物不得干扰测定的样品。对于色谱法至少要提供空白生物样品色谱图、空白生物样品加对照品色谱图（注明浓度）及用药后的生物样品色谱图。对于复方制剂应特别加强专属性研究，以排除可能的干扰，对于 LC-MS 和 LC-MS/MS 方法，应着重考察基质效应。

（二）标准曲线与线性范围

根据所测定物质的浓度与响应值（如 HPLC 峰面积）的相关性，用回归分析方法获得标准曲线。标准曲线的浓度范围为线性范围，在线性范围内浓度测定结果应可达到试验要求的精密度和准确度。

必须用至少 6 个浓度建立标准曲线，应使用与待测样品相同的生物介质，线性范围要能覆盖全部待测浓度，不允许在线性范围外推算未知样品的浓度。标准曲线不包括零点。

（三）精密度与准确度

要求选择 3 个浓度的质控样品同时进行方法的精密度和准确度考察，低浓度不高于定量下限（LLOQ）浓度的 3 倍，高浓度接近于标准曲线的上限，中间选一个浓度，每一浓度至少测定 5 个样品。

精密度用质控样品的日内和日间相对标准差（RSD）表示，RSD 一般应小于 15%，在 LLOQ 附近 RSD 应小于 20%。

准确度是指用特定方法测得的生物样品浓度与真实浓度的接近程度，一般应在 85%~115% 范围内，在 LLOQ 附近应在 80%~120% 范围内。

（四）定量下限

定量限是标准曲线上的最低浓度点，要求至少能满足测定 3~5 个半衰期样品中的药物浓度，或 C_{max} 的 1/20~1/10 时的药物浓度，其准确度应在真实浓度 80%~120% 范围内，RSD 应小于 20%，信噪比应大于 5。

（五）样品稳定性

根据具体情况，对含药生物样品在室温、冰冻和冻融条件下以及不同存放时间进行稳定性考察，以确定生物样品的存放条件和时间。

（六）提取回收率

应考察高、中、低 3 个浓度的提取回收率，每一浓度至少 5 个样品，其结果应一致，精密度和重现性应符合要求。

（七）质控样品

质控样品，即 QC 样品，系将已知量的待测药物加入到生物基质中配制的样品，用于质量控制。

（八）质量控制

应在生物样品分析方法验证完成之后开始测试未知样品。每个未知样品一般测定一次，必要时可进行复测。生物样品每个分析批测定时应建立新的标准曲线，并随行测定高、中、低 3 个浓度的质控样品，每个浓度多重样本。每个分析批质控样品数不得少于未知样品数的 5%，且不得少于 6 个。质控样品测定结果的偏差一般应小于 15%，低浓度点偏差一般应小于 20%。最多允许 33% 的质控样品结果超限，且不得均在同一浓度。如不合格则该分析批样品测试结果作废。

（九）测试结果

应详细描述所用的分析方法，引用已有的参考文献，提供每天的标准曲线、质控样品及未知样品的结果计算过程。还应提供全部未知样品分析的色谱图，包括全部相关的标准曲线和质控样品的色谱图，以供审查。

三、应用与示例

（一）在治疗药物监测中应用

治疗药物监测（therapeutic drug monitoring，TDM）是在药代动力学原理指导下，应用现代化的分析技术，测定血液中或其他体液中的药物浓度，用于指导与评价药物治疗。是最近二十多年来在治疗医学领域内崛起的一门新的交叉学科，其目的是通过测定血液中或其他体液中药物的浓度并利用药代动力学的原理和方法实现给药方案个体化，以提高药物的疗效，避免或减少毒副反应；同时也为药物过量中毒的诊断和调整用药方案提供有价值的实验依据。在临床上，并不是所有的药物或在所有的情况下都需要进行治疗药物监测。在下列情况下，通常需要进行治疗药物监测：药物有效血药浓度范围较窄；药物剂量小，毒性大，药代动力学的个体差异很大，不易估计给药后的血药浓度，并且难以通过剂量来控制；病人接受多种药物治疗而有中毒的危险时；某些需长期使用的药物，联合用药可能发生相互作用的药物，长期使用药效和毒性不明确的药物。常规剂量下出现毒性反应，诊断和处理过量中毒，以及为医疗事故提供法律依据。部分需进行治疗药物监测的药物和部分需进行治疗药物监测药物的有效浓度范围和中毒浓度见表 18-3 和表 18-4。

表 18-3　一些需进行治疗药物监测的药物

类别	药物
抗心力衰竭药	地高辛、洋地黄毒苷
抗癫痫药	卡马西平、丙戊酸钠、苯妥因钠、苯巴比妥、扑米酮
抗心律失常药	普鲁卡因胺、普萘洛尔、阿替洛尔、美托洛尔、利多卡因、奎尼丁
平喘药	氨茶碱、茶碱
抗抑郁与抗精神病药	阿米替林、多赛平、丙咪嗪、地昔帕明、碳酸锂
抗生素	氨基糖苷类药物、万古霉素、庆大霉素、氯霉素
抗恶性肿瘤药	甲氨蝶呤、环磷酰胺、阿霉素

表 18-4　一些需进行治疗药物监测的药物的有效浓度范围和中毒浓度

药物	治疗浓度范围	中毒浓度
地高辛	0.8~2.0ng/mL	> 2.4ng/mL
奎尼丁	2~5μg/mL	> 10μg/mL
利多卡因	1.5~5μg/mL	> 5μg/mL
普鲁卡因胺	4~8μg/mL	> 16μg/mL
卡马西平	5~12μg/mL	> 12μg/mL
扑米酮	5~12μg/mL	> 15μg/mL
苯妥英	7~20μg/mL	> 30μg/mL
苯巴比妥	10~30μg/mL	> 40μg/mL
丙戊酸	50~100μg/mL	> 100μg/mL
锂	0.6~1.2mmol/L	> 2.0mmol/L
茶碱	10~20μg/mL	> 20μg/mL
庆大霉素	峰 5~10μg/mL；谷 0~2μg/mL	> 12μg/mL
万古霉素	峰 20~40μg/mL；谷 5~10μg/mL	> 80μg/mL

【例 18-3】 HPLC 法测定大鼠体内对乙酰氨基酚的血药浓度

对乙酰氨基酚是临床上使用极其广泛的苯胺类解热镇痛药，其过量使用和滥用引起的不良反应和严重的肝毒性已引起人们关注。与其他药物中毒不同的是，对乙酰氨基酚血药浓度对指导治疗极为重要，国外已将对乙酰氨基酚血浓度作为急诊中毒病人的常规检测。

试药：对乙酰氨基酚对照品（含量 99.5%）、茶碱（含量 ≥99.5%）、必理通片（每片含对乙酰氨基酚 500mg；甲醇（色谱纯）、实验用水为重蒸馏水。

对照品溶液的配制：精密称定对乙酰氨基酚对照品约 0.0050g，置于 10mL 量瓶中，用甲醇溶解并稀释至刻度，即得质量浓度为 0.5mg/L 的溶液。精密称定茶碱对照品约 0.0226g，置于 250mL 量瓶中，用甲醇溶解并稀释至刻度，即得质量浓度为 90.4mg/L 的内标溶液。上述溶液均置于 4℃冰箱中冷藏备用。

色谱条件：色谱柱：Welchrom-C$_{18}$（250mm×4.6mm，5μm）；流动相：甲醇-水（20∶80）；流速：1.0mL/min；柱温：30℃；检测波长：248nm；进样量：20μL。

血浆样品处理：采用眼球取血法，将大鼠全血置于肝素化离心管中，离心10分钟（3500r/min）分离血浆，-20℃保存待用。取血浆100μL置于1.5mL离心管中，加入300μL的色谱纯甲醇（内含茶碱90.4mg/L），涡漩震荡2分钟后高速离心10分钟（10000r/min），分离上清液，吸取20μL进样，峰面积内标法定量，测得色谱图见图18-2。

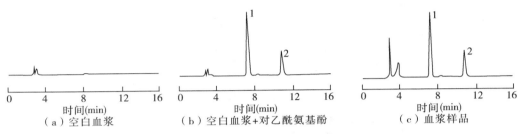

图18-2 对乙酰氨基酚血浆样品色谱图

动物实验：SD大鼠8只，雌雄各半，体质量（250±20）g，禁食12小时后灌胃口服对乙酰氨基酚（必理通片，每片含对乙酰氨基酚500mg）300mg/kg，分别于服药前和服药后0.33、0.5、1、1.5、2、3、4、6、8、10、12和24小时眼球取血0.3mL，置于肝素化试管中，立即离心10分钟（3000r/min），分离血浆置-20℃冰箱中待测，结果得到对乙酰氨基酚的平均血药浓度-时间曲线，见图18-3。血药浓度数据采用中国药理学会编制的3P87药代动力学程序经计算机自动迭代拟合，以实测值与理论值比较及 AIC 值判断。

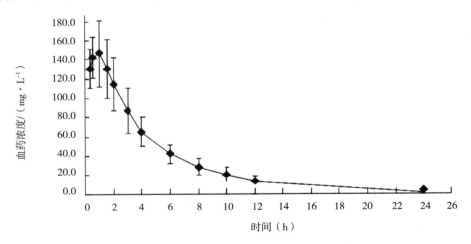

图18-3 8只SD大鼠灌胃对乙酰氨基酚300mg/kg后平均血浆药物浓度-时间曲线

结果：血浆中杂质不干扰样品的测定，对乙酰氨基酚血药浓度在2.00~700.0mg/L范围内线性关系良好（r=0.9997），最低定量限为2.0mg/L，高、中、低浓度的日内和日间变异均小于10.0%，提取回收率在95.31%~98.61%，相对回收率在99.87%~104.67%。对乙酰氨基酚在大鼠体内的药代动力学过程呈现一级吸收的二室模型，主要药动学参数：t_{max} 为（0.78±0.18）小时，C_{max} 为（158.99±26.08）mg/L，$t_{1/2ka}$ 为（0.24±0.09）小时，$t_{1/2ke}$ 为（3.76±0.25）小时，$C_{1/F}$ 为（0.41±0.08）L/kg·h，AUC_{0-24} 为（718.71±143.03）mg·h/L，$AUC_{0-\infty}$ 为（757.16±155.29）mg·h/L。

（二）在药物代谢动力学中应用

药物代谢动力学（pharmaco kinetics，PK）简称药代动力学、药动学，从广义上讲，泛指研究药物的体内过程即机体对药物的吸收、分布、代谢和排泄过程及其量变规律。狭义的药动学则是指以数学模型和公式，研究体内药物随时间的量变规律。药动学主要用于：①建立监测个体的体内药量或药物浓度随时间变化的数学表达式，并求算出有关药动学参数。②应用上述动力学模型、表达式和药动学参数，制定和调整个体化的用药方案，保证药物治疗的有效性和安全性。

药物的体内过程一般包括吸收、分布、代谢（生物转化）和排泄过程，即 ADME 过程。为了定量地研究药物在上述过程中的变化情况，用数学方法模拟药物体内过程而建立起来的数学模型，称为药物动力学模型。常用的有房室模型和消除动力学模型。药物在体内的转运可看成是药物在隔室间的转运，这种理论称为隔室模型理论，隔室模型有单隔室模型、二隔室模型、多隔室模型。

消除是指体内药物不可逆失去的过程，它主要包括代谢和排泄。其速度与药量之间的比例常数 K 称为表观一级消除速度常数，简称消除速度常数，其单位为时间的倒数，K 值大小可衡量药物从体内消除的快与慢。

药物从体内消除途径有肝脏代谢、肾脏排泄、胆汁排泄及肺部呼吸排泄等，药物在体内的总消除率常数具有加和性，所以药物消除速度常数 K 等于各代谢和排泄过程的速度常数之和，即：

$$K = K_b + K_e + K_{bi} + K_{lu} + \cdots\cdots$$

因此，可根据各个途径的速度常数与 K 的比值，求得各个途径消除药物的分数。

清除率（clearance，CL）是机体消除器官在单位时间内清除药物的血浆容积，也就是单位时间内有多少毫升血浆中所含药物被机体清除。

当血浆和组织内药物分布达到平衡后，体内药物按血浆药物浓度在体内分布时所需体液容积称表观分布容积（apparent volume of distribution，V_d）。

经任何给药途径给予一定剂量的药物后到达全身血循环内药物的百分率称生物利用度（bio-availability）。

主要的药物动力学参数为消除半衰期（$t_{1/2}$）、峰浓度（C_{max}）、峰时间（t_{max}）和血药浓度-时间曲线下面积 AUC 等。

生物半衰期（half-life time）简称半衰期，即体内药量或血药浓度下降一半所需要的时间，以 $t_{1/2}$ 表示，单位为时间。$t_{1/2}$ 也是衡量药物消除速度快慢的重要参数之一。药物的生物半衰期长，表示它在体内消除慢、滞留时间长。

生物等效性是指一种药物的不同制剂在相同的试验条件下，给以相同的剂量，反映其吸收速率和程度的主要动力学参数没有明显的统计学差异。

体内药物药代动力学的分析主要是运用色谱及其联用技术等方法，如 HPLC、GC 以及 GC-MS、LC-MS、LC-MS/MS，或其他检测方法如免疫分析法、光谱法、生物学方法或生物化学方法测定体内药物动力学参数。

【例18-4】利巴韦林注射液大鼠体内药代动力学研究

动物：Wistar 种大鼠，雌雄兼用，体重 250~300g。

试药：利巴韦林注射液（规格：0.1g/2mL）；利巴韦林标准品（纯度 99.99%）；肝素钠注射液；5%葡萄糖注射液；高氯酸、正庚烷等均为分析纯。

色谱条件：色谱柱：Diamonsil C$_{18}$（200mm×4.6mm，5μm）；预柱：YWG-C$_{18}$（10mm×4mm，

5μm）；流动相：水；流速：1.0mL/min；柱温：室温；检测波长：207nm，灵敏度：0.0005。

血浆样品采集与处理：10只大鼠禁食12小时，自由饮水，静脉注射利巴韦林注射液5.0mg/100g，于给药后5、10、20、40分钟、1.5、3、6、9、12小时眼眶静脉取血0.5mL，经肝素抗凝后3000r/min离心15分钟，吸取200μL血浆。加入20%高氯酸100μL，涡旋混合3分钟，3000r/min离心15分钟，吸取上清液。加入200μL正庚烷，涡旋混合5分钟，3000r/min离心10分钟，精密吸取下层20μL进样分析。用外标法测定。

标准曲线的制备：取空白血浆200μL，加入利巴韦林系列标准品适量，配制成相当于血浆药物浓度为0.1、0.4、1.0、、2.0、4.0、8.0、16.0、32.0μg/mL血浆样品，进样分析记录色谱图。

结果：取空白血浆、加入一定浓度对照品溶液的空白血浆及受试大鼠静脉注射利巴韦林注射液后采集的血浆，按血浆样品采集与处理，以上述色谱条件进样测定，血浆样品中利巴韦林的保留时间约为7分钟，血浆中的内源性物质不干扰测定，色谱图见图18-4。

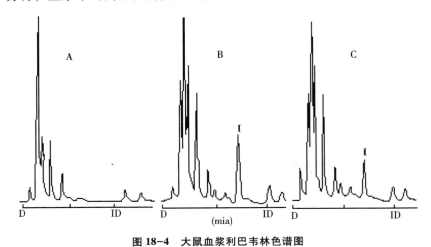

图18-4 大鼠血浆利巴韦林色谱图
A. 空白血浆；B. 空白血浆加利巴韦林；C. 样品1利巴韦林

结果：血浆中利巴韦林在0.1~38μg/mL范围内线性良好，最低检测浓度为0.03μg/mL。低、中、高3个浓度的样品（QC样品）0.5、2.0、30μg/mL日内及日间精密度RSD小于9.54%。药代动力学参数由大鼠静脉注射利巴韦林注射液后测定，血药浓度数据用药代动力学软件3p97进行处理，结果利巴韦林在大鼠体内符合二室模型。主要的药动学参数如下：$t_{1/2(\alpha)}$为（10.82±2.66）min，$t_{1/2(\beta)}$为（180.0±27.69）min，AUC为（1109.0±212.0）mg·min/L，CL（s）为（0.032±0.009）kg/L·min。

第十九章
药品质量标准的制定与修订

扫一扫，查阅本章数字资源，含PPT、音视频、图片等

第一节　概　述

一、制定药品质量标准的目的和意义

药品质量标准研究工作主要包括国家药品标准、新药研发质量标准、生产企业内控标准等的制定与修订。

药品是特殊的商品，其质量的优劣关系到用药安全和有效。为了确保药品的质量，国家对药品有强制执行的质量标准，即国家药品质量标准。国家药品质量标准是国家为了保证药品质量，对药品质量、规格、检验方法所作的技术规定。由于药品生产的不同厂家，其生产工艺的差异，技术水平、设备条件的不同，药品的贮存与保管的各异，都将影响到药品的质量。因此，药品必须要有一个统一的质量标准，亦即是药品生产、经营、使用、检验和监督管理部门共同遵守的法定依据。其次，药物的质量研究与制定是药物研发的主要内容之一。在药物研发过程中需对药物质量进行系统、深入的研究，制定出科学、合理、可行的质量标准，并不断修订和完善，以控制药物质量，保证其在有效期内安全有效。

因此，制定和执行药品质量标准对指导药品生产、提高药品质量、保证用药的安全和有效，促进对外贸易等方面有重要的意义。

药品标准的分类见第一章。

二、制定药品质量标准的基础

在进行新药的研究时，除对新药的药理、生产工艺等方面进行研究外，还需要对新药的质量进行系统研究，并在此基础上制定药品的质量标准。通常，应先要掌握有关该药品的文献资料和有关研究资料。

1. 文献资料的查阅及整理　结构全新的创新药物没有直接的文献可查，但可以查阅结构相似化合物的文献作为参考。如果研制的是仿制药品，应系统地查阅有关文献资料，一方面供研究及制定质量标准时参考；另一方面在进行注册审批时需要把建立的新药质量标准（草案）和有关文献资料一起上报。

2. 有关研究资料的了解　要对药品生产企业的生产概况、生产工艺、实验室研究与临床试验的全部材料做深入研究，查阅大量参考文献后，提出制定质量标准的理由或意见，并对该标准做出评价。除药学评价的结果外，药理学、毒理学、药代动力学以及临床试验的资料是制定新药

质量标准草案的重要依据。在研究及制定新药质量标准时应对该药有关研究资料，例如化学结构、晶型、异构体、合成工艺、制剂工艺、制剂辅料、添加剂等进行了解，因为这些资料具有重要的参考价值及指导作用。

三、药品质量标准的制定与起草说明

（一）药品质量标准的制定

药品质量标准的制定与修订，须坚持质量第一，充分体现"安全有效、质量可控、科学先进、实用规范、经济合理、不断完善"的原则。使其能起到提高药品质量、保证择优发展和促进对外贸易的作用。

1. 安全性与有效性　药品质量的优劣，主要表现为安全（即毒副反应小）、有效（即疗效肯定）。药物的毒副反应主要源于两方面：一方面是由药物本身引起的；另一方面是由引入的杂质所造成。因此，对毒性大的杂质应严格控制。药物的晶型及异构体可能对生物利用度及临床有较大影响，应着重研究。

2. 规范性　制定药品质量标准，尤其是新药的质量标准，必须遵循国家药品监督管理部门所制定的基本原则、基本要求和技术指导原则进行。规范文字、术语、计算公式、项目等。应符合现行版《中国药典》的基本要求。

3. 针对性与合理性　要从生产、流通和使用等各环节了解影响药品质量的因素，有针对性地规定检测项目，并结合实际应用及不同剂型规定合理的限度。通常对注射用药品更需要特别关注其安全性项目，从严把握项目的规定及限度要求。

4. 先进性与实用性　在药品质量标准的制订过程中，对检测方法的选择应根据"准确、灵敏、简便、快速"的原则。在条件允许的情况下，应尽可能采用较先进的方法技术。也可以参考ICH的指导原则，使制定出的新药质量标准能与国际水平接轨。如果研制的新药国外已有标准，则应尽可能达到或超过国外标准。

（二）起草说明

1. 新增原料药质量标准的起草说明

（1）概况：应说明本品的临床用途；国外或我国上市历史；有关工艺改革及重大科研成就；国外药典收载情况；目前国内生产情况和质量水平。

（2）生产工艺：用化学反应式表明合成的路线，或用简明的工艺流程表示；要说明成品的精制方法及可能引入成品中的杂质。如国内生产采用不同的工艺路线或精制方法，应分别列出，并尽可能注明生产厂家。

（3）标准制定的意见或理由：按标准内容依次说明产品质量的具体数据或生产厂检验结果的统计值。对鉴别、检查和含量测定方法，除已载入药典通则外，要根据现有资料（引用文献）说明其原理，特别是操作中的注意事项应加以说明。对方法学研究的项目，应将主要参数进行报告。

（4）与国外药典及原标准进行对比，并对本标准的水平进行评价。

（5）列出起草单位和复核单位对本标准的意见（包括本标准中尚存在的问题，以及将主要参数进行报告后的改进意见）。

（6）列出主要参考文献。

2. 新增制剂标准的起草说明

（1）处方 列出附加剂的品名和用量，如国内生产有多种处方时，应尽可能分别列出（注明生产厂家），并进行比较。

（2）制法 列出简要的制备方法。

（3）标准制定的意见和理由 除了与新增原料药要求相同外，还应有对制剂稳定性的考察材料并提出有效期建议的说明。

3. 上版药典已收载品种的修订说明 对修订部分，应逐项分别说明：①新版药典通则方法有实质性修改的项目，应说明照新通则对产品进行考核的结果，并列出具体数据。②对原标准检验方法进行过修改的项目，或新增的检验项目，要说明增修订的理由、方法的来源，并写出产品的检验数据，以及与国外药典相应项目的比较。对于不修订部分，要写出综合材料说明不修订的理由。

4. 其他 应当注意的是，起草说明中应阐明曾经做过的有关实验，包括不成熟的、尚未完善的或失败的，或不能收载于正文的检定方法的理由，并提供相关的实验资料，以便有关部门审查其实验设计是否合理，从而判定是否需要做进一步的实验。

起草说明的书写格式应按质量标准项目依次予以说明，与研究报告不同，不能以综述性讨论代替。

第二节 化学药品质量标准研究

化学药品质量标准的制定应符合《化学药物质量标准建立的规范化过程技术指导原则》等的要求，以保证药品的安全性、有效性和质量均一性。

一、化学药品质量标准的主要内容及要求

化学药品质量标准中，原料药一般应包括药品名称、化学结构式、分子式、分子量、来源或有机药物的化学名称、含量或效价的规定、性状、鉴别、检查、含量或效价测定、类别、制剂等内容；制剂一般应包括药品名称、来源、含量或效价的规定、处方、制法、性状、鉴别、检查、含量或效价测定、类别、规格、贮藏等项内容。

（一）名称

国家药品标准中药品的名称包括中文名称、中文名称的汉语拼音和英文名称。中文名称应按照《中国药品通用名称》（chinese approved drug name，CADN）收载的名称及其命名原则命名。《中国药品通用名称》指出"药品名称应科学、明确、简短；词干已确定的译名要尽量采用，使同类药品能体现系统性"。命名原则还指出："药品的命名应尽量避免采用给患者以暗示的有关药理学、解剖学、生理学、病理学或治疗学的药品名称，并不得以代号命名"。

药品原料药的英文名称除另有规定外，均采用世界卫生组织编订的国际非专利名（INN）。INN 是世界卫生组织制订公布的，供国际上统一使用，以避免出现药品名称混乱的命名原则。目前 INN 名称用拉丁语、英语、俄语、法语和西班牙语五种文字发布。INN 名称中，结构相似、药理作用相同的同一类药物使用统一的词干，以便反映出药物的系统性。

药物的中文名称应尽量与英文名称对应，可采用音译、意译或者音意合译，一般以音译为主。

（二）有机物的结构式

在有机药物原料药的质量标准中需列出药物的化学结构式。药品化学结构式应按照世界卫生组织（WHO）推荐的"药物化学结构式书写指南"书写。

（三）分子式和分子量

组成明确的单一化合物以及主成分明确的多组分抗生素，均应列出分子式。有机化合物分子式中的元素符号按国际惯例排列，C 排在首位，H 排在第二，其余元素符号按英文字母顺序排列，原子数写在该元素符号的右侧。

分子量按最新国际原子量表计算，数字书写至小数点后第二位。

（四）有机药物的化学名称来源

化学合成药物或检测方法完善可以保证其质量的单一提取物，可以不写明来源，而用化学名称代替。

动植物提取物的质量与来源有关，检测方法尚不能完全控制其质量的，需写出来源。如秋水仙碱的质量标准规定：本品为百合科植物丽江慈菇的球茎中提取得到的一种生物碱。胰酶的质量标准规定：本品系自猪、羊或牛胰脏中提取的多种酶混合物，主要为胰蛋白酶、胰淀粉酶与胰脂肪酶。

（五）含量或价效的规定

药品质量标准中含量或价效的规定又称为含量限度。含量限度是指用规定的检测方法测得的有效物质含量的限度。

对于原料药，有"含量测定"的药品，其含量限度均用有效物质的百分数（%）表示，此百分数均指重量百分数。为了能正确反映药品的含量，一般应通过检查项下的"干燥失重"或"水分"，将药品的含量换算成干燥品的含量；用"价效测定"的抗生素或化学药品，其含量限度用效价单位（国际单位 IU）表示。

对于制剂，含量（价效）的限度一般用含量相对于标示量的百分率来表示。

（六）处方

应列出各有效成分的具体量，按总量为 1000 个制剂单位（如 1000 片）计算。药物取量应保留 3 位有效数字。对质量影响较小的辅料，在符合 ChP 凡例及制剂通则的条件时可以省略。

（七）制法

制剂通则未收载的剂型，而该品种的制法又与药品质量有密切关系的药品或制剂通则虽已收载但制法与制剂通则不同的应规定制法。

（八）性状

药品质量标准的性状主要有药物的外观、嗅、味、溶解度以及物理常数等。外观性状是对药品的色泽和外表感观的规定。

1. 外观、嗅、味　在药品质量标准的性状项下，首先要对药物的外观、嗅、味做一般性描述。如 ChP 关于阿司匹林的性状描述为："本品为白色结晶或结晶状粉末，无臭或略带醋酸臭，味微酸"；又如 ChP 对葡萄糖性状的描述为，"本品为无色结晶或白色结晶性或颗粒性粉末，无臭，味甜"。药物的外观具有鉴别的意义，可在一定程度上反映药物的内在质量。

制剂的性状是考察样品的外形和颜色。片剂应描述是什么颜色的压制片或包衣片（薄膜衣或糖衣），除去包衣后片芯的颜色，以及片子的形状，如异形片（长条形、椭圆形、三角形等）。若片面有印字、刻痕、商标记号等也应描述。硬胶囊剂应描述内容物的颜色、形状等。注射液一般为澄明液体（水溶液），但也有混悬液或黏稠性溶液，需对颜色描述。性状可因生产条件的不同而有差异，只要这些差异不影响药品的质量和药效，一般是允许的。因此，在制定质量标准时，规定药品的性状既要体现药品的性质和特点，又要考虑生产的实际水平。如多巴丝肼片为加有着色剂的淡红色片；注射用吲哚菁绿为暗绿青色疏松状固体，遇光和热易变质；格列吡嗪胶囊为胶囊剂，内容物为白色或类白色；莪术油注射液为微黄色的澄明液体，微显乳光；复方阿米三嗪片为薄膜衣片，除去包衣后为白色或类白色芯片。

2. 溶解度　溶解度是药品的重要物理性质。ChP 正文各品种项下记载有药物在部分溶剂中的溶解性能，以供精制或制备溶液时参考。质量标准中药物的近似溶解度可用"极易溶解""易溶""溶解""略溶""微溶""极微溶解""几乎不溶或不溶"等术语来表示。

3. 物理常数　物理常数是药物的特征常数，具有鉴别意义，也能反映药物的纯杂程度，是评价药品质量的重要指标。如固体药物的熔点是一定的，不同的药物熔点一般不同，所以测定熔点可以辨别药物的真伪。如果药物的纯度不符合要求，会导致熔点下降，熔距增长。药品质量标准中收载的物理常数主要有相对密度、馏程、熔点、凝点、比旋度、折光率、黏度、吸收系数、碘值、皂化值和酸值等，测定时应按 ChP 规定的方法进行。

（九）鉴别

鉴别是指用规定的试验方法来辨别药物的真伪。鉴别项下规定的试验方法，仅反映该药品某些物理、化学或生物学等性质的特征，不完全代表对该药品化学结构的确证。鉴别的要求是证明已知药物的真伪，而不是对未知物进行定性分析。鉴别的方法有化学方法、物理化学方法和生物学方法等。化学方法有制备衍生物测定熔点、显色反应、沉淀反应等。生物学的方法是利用微生物或实验动物进行鉴别，主要用于抗生素和生化药物的鉴别。

常见金属离子、酸根和官能团的鉴别收载 ChP（通则 0301）"一般鉴别试验"项下，如钠盐（Na^+）、钾盐（K^+）、钙盐（Ca^{2+}）、酒石酸盐、水杨酸盐、丙二酰脲类、芳香第一胺类的鉴别等。药物专属的鉴别试验则收载在正文各品种质量标准的鉴别项下。

制剂的鉴别试验，其方法要求同原料药，通常尽可能采用与原料药相同的方法，一般至少采用 2 种以上不同类的方法，如化学法和 HPLC 法等。由于多数制剂中均加有辅料，不宜用原料药性状项下的物理常数作为鉴别，一般应增加能与同类药物或化学结构相近药物相区别的鉴别试验，从而排除制剂中辅料对鉴别的干扰。如采用 IR 鉴别，须将药物分离提取后试验；有些制剂的主药含量甚微，必须采用灵敏度高、专属性强、操作较简便的方法，如色谱法等；制剂的含量测定采用紫外分光光度法时，可用含量测定的最大吸收波长或特定波长下的吸光度或吸光度比值作鉴别。

（十）检查

药品质量标准的检查项下包括反映药品安全性、有效性的试验方法和限度，以及均一性、纯度等制备工艺要求等内容。

安全性检查是指一些化学结构不清楚或尚未完全清楚的杂质，以及一些由生物技术制得的抗生素或生化药品及酶制品在没有适当的理化方法进行检验时，应根据其药理作用或其他的生理活性，采用适当的生物方法作为监控指标，以保证用药的安全。《中国药典》规定常用的方法有安全试验、热原检查、无菌检查、过敏试验、升压物质检查、降压物质检查、异常毒性检查等。

有效性检查是指和药物的疗效有关，但在鉴别、纯度和含量测定中不能有效控制的项目。如抗酸药物需检查"制酸力"，含氟的有机药物因氟为其有效基团，要检查"含氟量"，含乙炔基的药物要检查"乙炔基"，对难溶性的微粉化药物，需检查"粒度"等。

均一性检查主要是检查制剂的均匀程度，如片剂等固体制剂的"重量差异"检查、"含量均匀度"检查等。

纯度检查是对药物中的杂质进行检查。药物中杂质的检查方法一般为限量检查，即仅检查药物中的杂质是否超过限量，而不需要准确测定其含量。当杂质的毒性较小，允许的限量比较高时，有时需要测定杂质的含量。

制剂检查项目分两类：一类是 ChP 通则中规定的该剂型检查项目，另一类根据该药品制剂的特性、工艺及稳定性考察结果制订的其他的检查项目。如口服片剂、胶囊剂除按制剂通则检查外，一般还应进行溶出度、有关物质等检查；缓控释制剂、肠溶制剂、透皮吸收制剂等应进行释放度检查；小剂量制剂（主药含量低）应进行含量均匀度检查；注射剂应进行 pH 值、颜色（或溶液的颜色）、有关物质检查，注射用粉末或冻干品还要检查干燥失重或水分，大输液检查重金属与不溶性微粒等。

（十一）含量测定

含量测定是指用规定的方法测定药品原料或制剂中有效成分的含量。含量测定必须在鉴别无误、杂质检查合格的基础上进行。常用的含量测定方法有化学分析法、仪器分析法、生物学方法和酶化学法等。生物学方法包括生物鉴定法和微生物鉴定法，是根据药物对生物（如鼠、兔、犬等实验动物）或微生物（如细菌）作用的强度来测定含量的方法。生物学方法的测定结果与药物作用的强度有很好的相关性。使用化学分析法和仪器分析法测定药物的含量，在药品质量标准中称为"含量测定"，测定结果用含量百分率（%）表示。用生物学方法或酶化学方法测定药物的含量，称为"效价测定"，测定结果一般用价效单位来表示。

（十二）类别

药品的类别是指按药品的主要作用、主要用途或学科的归属划分类别，不排除在临床实践基础上作其他类别的药物使用。如抗高血压药、抗肿瘤药、镇痛药、抗生素类药等。

（十三）贮藏

贮藏项下规定的贮藏条件，是根据药物的稳定性，对药物包装和贮存的基本要求，以避免或减缓药品在正常贮藏期内的变质。药品的贮藏条件，如是否需要避光、是否需要低温贮藏等；药品在一定条件下贮藏多长时间仍有效，即有效期的确定。这些内容都是通过药品稳定性试验来确定的。

二、化学药品质量标准起草说明的主要内容及要求

（一）原料药质量标准的起草说明

原料药质量标准的起草说明应包括以下内容：

1. 概况

（1）说明药品的临床用途。

（2）我国投产历史，有关工艺改革及重大科研成就。

（3）目前国内生产情况和质量水平，以及国外药典收载情况等。

2. 生产工艺

（1）用化学反应式表明合成的路线，或用简明的工艺流程表示生产工艺。

（2）说明成品的精制方法及可能引入的杂质。若为保密品种，其详细生产工艺也应列入起草说明中，以使药品监督管理部门能监督生产，保证药品质量；如国内已有采用有不同的工艺路线或精制方法生产，应分别列出，并尽可能注明生产企业。

3. 标准制定的意见和理由　按标准内容依次说明（包括产品质量的具体数据或生产厂家检验结果的统计）。对鉴别、检查和含量测定方法，除已载入药典的，要根据现有资料（引用文献）说明其原理，特别是操作中的注意事项应加以说明。对个别进行过方法学研究的项目，应另附专题研究报告。

4. 对比评价　与原标准及国外药典进行对比，对本标准水平进行评价。对于仿制药，要进行质量和疗效一致性评价。

5. 对本标准的意见　列出起草单位和复核单位对本标准的意见（包括本标准中尚存在的问题，以及今后的改进意见）。

6. 参考文献　列出主要的参考文献。

（二）制剂质量标准的起草说明

1. 处方　说明该处方的来源，并列出附加剂的品名和用量，如国内生产者有多种处方时，应尽可能分别列出（注明生产企业），并进行比较。

2. 制法　列出简要的制备方法。生产用标准应与已批准临床用的质量标准的制法保持一致，如有更改，应详细说明或提供试验数据。应说明关键工艺的各项技术要求的含义及关键半成品的质量标准，以及确定最终制备及技术条件的理由。

3. 标准制定的意见和理由　除了与原料药要求相同外，还应有对制剂的稳定性考察材料并提出有效期建议的说明。对于仿制药，要进行质量和疗效一致性评价，并说明理由。

（三）上版药典已收载品种的修订说明

对修订部分，根据下列情况分别说明：

1. 对上版药典附录（或通则）方法有实质性修改的项目，应说明按现行版 ChP 通则的方法对药品进行考核的结果，并列出具体数据。

2. 对原标准的检验方法进行过修改的项目或新增的检验项目，要说明增修订的理由，方法的来源，并写出产品的检验数据，含量测定方法的修改要附有专题研究材料。

3. 对原标准限度的修改，对修改部分要说明修订理由并列出药品的检验数据，且与国外药

典相应项目进行比较。对于不修订部分，要写出综合材料说明不修订的理由。

三、化学药品质量标准及其起草说明示例

（一）司莫司汀质量标准

【例 19-1】 原料药质量标准内容（ChP）及说明见表 19-1

表 19-1   原料药质量标准内容及说明

质量标准项目	说明
司莫司汀 Simositing Semustine $C_{10}H_{18}ClN_3O_2$ 247.72	使用国际非专利药品名称；其后为汉语拼音、英文名称、结构式、化学分子式、分子量；USP 还有 CAS（化学文摘登记号）
本品为 1-（2-氯乙基）-3-（4-甲基环己基）-1-亚硝基脲。按干燥品计算，含 $C_{10}H_{18}ClN_3O_2$ 应为 97.0%~103.0%	化学名，并说明物质的含量限度，通常为根据含量测定项下的结果，按干品或无水物计算，含化学分子式的百分含量。其限度是根据含量测定方法的精密度和生产高纯物质的能力。一些天然药物、发酵产物或生物制品，含量也用每毫克中的微克数或每毫克中的定位数来表示
【性状】本品为淡黄色略带微红的结晶性粉末；对光敏感。本品在三氯甲烷中极易溶解，在乙醇或环己烷中溶解，在水中几乎不溶	对原料药的描述，包括外观、嗅味及对光、湿度的稳定性描述。根据凡例方法考查在常用溶剂（如水、乙醇、乙醚、三氯甲烷、甘油无机酸和碱）等中的溶解度
熔点：本品的熔点（通则 0612）为 71~75℃	对大多数有机化合物来说，熔点或熔距等理化常数是其鉴别和判断纯度的简便方法，通常熔距不超过 3 或 4 时较为有用 其他物理常数还有比旋度、吸收系数、馏程、折光率、黏度、相对密度、酸值、碘值、羟值、皂化值等
【鉴别】（1）取本品约 10mg，加乙醇 5mL，振摇使溶解，加 1% 磺胺稀盐酸溶液 2mL，置水浴中加热约 10 分钟，放冷，加碱性 β-萘酚试液 2mL，显橙黄色 （2）取含量测定项下的溶液，照紫外-可见分光光度法（通则 0401）测定，在 232nm 的波长处有最大吸收 （3）取本品约 10mg，加氢氧化钠试液 5mL，置水浴中加热 5 分钟，显氯化物的鉴别反应（通则 0301）	鉴别通常首选红外吸收光谱，专属性强；IR 光谱与 UV 光谱同时实验，则更加可靠。若不能获得满意的 IR 光谱，则可采用薄层色谱系统代替，但须将其与结构相近的杂质分开，当药物以盐的形式存在时，应提供酸或碱的鉴别试验。对于有不同形式盐存在的药物，更为重要，还有显色反应鉴别法
【检查】氯化物：取本品 0.25g，加水 20mL，振摇，滤过，滤渣用水 10mL 洗涤，合并洗液与滤液，依法（通则 0801）检查，与标准氯化钠溶液 5.0mL 制成的对照液比较，不得更浓（0.02%）	一些原料药制备中可能引入的杂质需要检查
有关物质：避光操作。取本品，加乙醇溶解并制成每 1mL 中含 10mg 的溶液，作为供试品溶液；精密量取适量，加乙醇定量稀释成每 1mL 中含 0.1mg 的溶液，作为对照溶液。照薄层色谱法（通则 0502）试验，吸取上述两种溶液各 10μL，分别点于同一硅胶 HF_{254} 薄层板上，以三氯甲烷-环己烷（3：1）为展开剂，展开，晾干，置紫外光灯（254nm）下检视。供试品溶液如显杂质斑点，与对照溶液的主斑点比较，不得更深。再置碘蒸气中，原点不得显黄色	有机杂质为在合成中引入的或化合物本身分解的杂质，常具有不同的药理活性，应用适当方法控制其在不损害身体的水平以下。生产厂家必须注意有关标准中标明的这些杂质的存在，并提供限度试验的方法和认证数据，多选色谱法或专属、灵敏的光谱法或化学法

续表

质量标准项目	说明
干燥失重：取本品，置五氧化二磷干燥器中，减压干燥 4 小时，减失重量不得过 0.5%（通则 0831）	如果水以化合物-水合物的形式存在，则必须测定水分（水分测定第一法）只有乙醇和水是唯一的残留溶剂，则可采用干燥失重检查法
炽灼残渣：不得过 0.1%（通则 0841）	炽灼残渣也是一种纯度检查，表明有机药物中受无机物（盐）污染程度，但其在含量测定，特别是采用色谱法时很难检测到。有的还有需要检查重金属、硫酸盐、铁盐、易碳化物等；有机挥发性杂质通常采用 GC 法检查
【含量测定】避光操作。取本品，精密称定，加环己烷制成每 1mL 中约含 20μg 的溶液，照紫外-可见分光光度法（通则 0401），在 232nm 波长处测定吸光度，按 $C_{10}H_{18}ClN_3O_2$ 的吸收系数（$E_{1cm}^{1\%}$）为 254 计算，即得	含量限度源于含量测定，因此，含量测定应尽量采用精密度高的方法，含量测定方法并不要求能用于药物稳定性研究，但从总体考虑，最好采用色谱法测定杂质，同时采用精密度好的如容量法测定含量。只要可能，微生物效价测定尽量采用 HPLC 法，但对含有多个组分的抗生素效价测定仍是最佳选择，有时也可以测定各组分的含量。生物物质、蛋白质、多肽等可选择的、专属性好的生物测定法
【类别】抗肿瘤药	描述其一般药理作用
【贮藏】遮光，密封，在冷处保存	合适的包装和贮藏条件是根据原料药的稳定性试验资料和结果来定
【制剂】司莫司汀胶囊	列出本原料药已有的给药剂型，这与检查项目的选定有一定的关系

【例 19-2】 制剂（胶囊剂）质量标准内容（ChP）及说明见表 19-2

表 19-2　制剂（胶囊剂）质量标准内容及说明

质量标准项目	说明
司莫司汀胶囊 Simositing Jiaonang Semustine Capsules	制剂名称是原料活性成分的正式药名加上其剂型。其后为汉语拼音、英文名
本品含司莫司汀（$C_{10}H_{18}ClN_3O_2$）应为标示量的 90.0%~110.0%	定义中标明制剂的含量限度，根据含量测定，以活性成分的化学分子式占标示量的百分含量来表示，常用范围 90.0%~110.0%，此限度不是根据分析方法的精密度，而是根据制剂特点和生产的特殊性制定的。对于抗生素和生物物质，限度是以
【性状】本品未描述	在 USP 中不描述
【鉴别】（1）取本品内容物适量（约相当于司莫司汀 10mg），照司莫司汀项下的鉴别（1）项试验，显相同的反应 （2）取含量测定项下的溶液，照紫外-可见分光光度法（通则 0401）测定，在 232nm 波长处有最大吸收	同原料药中的鉴别项，但受辅料的影响，有时无法采用 IR 法；UV 法、显色反应、色谱法是主要选择
【检查】应符合胶囊剂项下有关的各项规定（通则 0103）	一般需要按制剂通则要求进行检查；有些固体制剂需要进行溶出度试验，以便控制生产过程的稳定性。用于溶出度试验的含量测定方法应简单、易于操作、易于重复和自动化，通常采用色谱、光谱法，有时采用含量测定项下的方法。根据实际进行杂质和安全性检查
【含量测定】避光操作。取装量差异项下的内容物，混合均匀，精密称取适量（约相当于司莫司汀 25mg），置 50mL 量瓶中，加环己烷适量振摇使司莫司汀溶解并稀释至刻度，摇匀，滤过，精密量取续滤液 2mL，置 50mL 量瓶中，用环己烷稀释至刻度，摇匀，照司莫司汀含量测定项下的方法测定，即得	限度是基于含量测定的，既然制剂中的限度远远大于原料中的限度，其测定方法的精密度就显得不是最重要的了，测定方法应能检测样品在货架期间可能产生的分解产物，色谱法是较为理想的

续表

质量标准项目	说明
【规格】（1）10mg；（2）50mg	对药品规格的规范描述
【类别】同司莫司汀	同原料药
【贮藏】遮光，密封，在冷处保存	合适的包装和贮藏条件应根据原料药的稳定性试验资料和结果来定。

（二）司莫司汀质量标准（草案）起草说明

【例 19-3】 司莫司汀原料药质量标准（草案）起草说明

（1）命名　根据本品的母体结构及新药命名原则，将本品中文名译为 1-（2-氯乙基）-3-（4-甲基环己基）-1-亚硝脲。

（2）性状　取实际样品观察，本品外观呈淡黄色略带微红色的结晶性粉末，故将本品定为淡黄色略带微红色的结晶性粉末。

（3）熔点　按熔点测定法（通则 0612），测定并确定本品的熔点。

（4）鉴别　其中鉴别（1）是利用本品与 β-萘酚的显色反应进行鉴别。鉴别（2）是利用本品紫外吸收特征，在 232nm 处的最大吸收波长，进行鉴别。鉴别（3）按一般鉴别试验中氯化物鉴别法（通则 0301），进行鉴别。

（5）检查　有关物质检查使用高效液相色谱法测定。

色谱条件与系统适用性：仪器：SUMMIT 高效液相色谱仪及其配套色谱数据工作站；色谱柱：WATERS Symmetry C$_{18}$（25mm×4.6mm）（批号 20054275）；流动相：甲醇-水（85：15）；流速：1.0mL/min；检测波长：230nm；柱温：20℃。

对照品溶液的制备：精密称取干燥至恒重的司莫司汀对照品 19.38mg（含量 98.1%）置 200mL 量瓶中，加甲醇溶解至刻度，制得浓度为 0.09506mg/mL，作为对照溶液。精密吸取对照品、供试品及阴性溶液各 10μL 注入 HPLC，对照品色谱图与样品色谱图见图 9-1；司莫司汀在 5 分钟出峰，司莫司汀峰理论板数大于 3000，拖尾因子在 0.95~1.05 之间，邻近峰无干扰，阴性无干扰。

检测波长的选择：取上述对照品溶液，用紫外分光光度计分别在 210~360nm 波长范围进行扫描，在 230nm 波长附近有最大吸收，因此我们选择 230nm 为该实验的检测波长。

专属性试验：取本品 3 份，每份 10mg，置 10mL 量瓶中，加流动相 1mL 溶解，再分别加 1mol/L 的盐酸溶液、1mol/L 的氢氧化钠溶液、10% 的双氧水溶液各 3mL，室温、避光放置 1 小时后，中和，加流动相稀释至刻度分别制成酸、碱和氧化降解的供试品溶液；另取本品 1 份，10mg，置 10mL 量瓶中，加流动相 1mL 溶解，80℃、避光放置 1 小时后，加流动相稀释至刻度制成高温降解的供试品溶液（1）；另取本品 1 份，10mg，120℃ 避光放置 1 小时后，置 10mL 量瓶中，加流动相溶解，并稀释至刻度制成高温降解的供试品溶液（2）。精密量取以上 5 份供试品溶液 10μL，注入高效液相色谱仪，记录色谱图，结果为降解产物峰与主成分峰分离度符合要求。从结果得知，司莫司汀在强光、强碱、强酸和高温条件下均不稳定。色谱图见图 19-2。

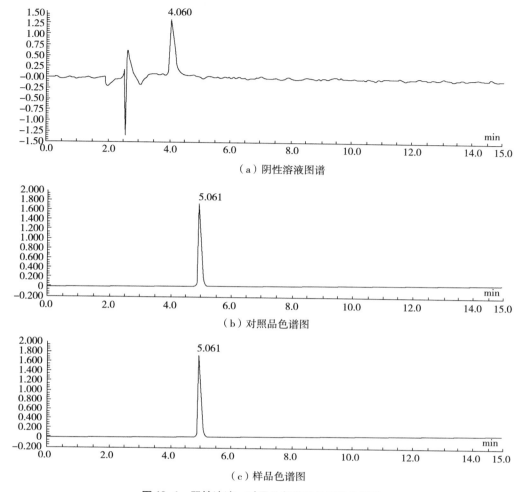

（a）阴性溶液图谱

（b）对照品色谱图

（c）样品色谱图

图 19-1 阴性溶液、对照品色谱图与样品色谱图

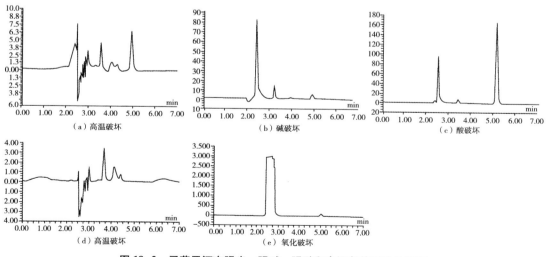

（a）高温破坏 （b）碱破坏 （c）酸破坏

（d）高温破坏 （e）氧化破坏

图 19-2 司莫司汀在强光、强碱、强酸和高温条件下的色谱图

稳定性试验：精密量取对照品溶液 10μL，分别在 0、6、12、18 小时注入高效液相色谱仪，记录色谱图，色谱图见表 19-3，结果在 18 小时保持内司莫司汀稳定。

表 19-3 稳定性试验结果

进样时间（h）	0	6	12	18
峰面积	20.611	20.336	20.136	20.007
RSD（%）			1.30	

⑤检测限：精密量取司莫司汀对照溶液 1mL 置 25mL 量瓶中加流动相溶解并至刻度，制得 3.802×10^{-6}g/mL 的溶液，精密量取 3μL，注入高效液相色谱仪，记录色谱图（图 19-3），以 3 倍基线噪音确定司莫司汀的检测限为 1.141×10^{-8}g。

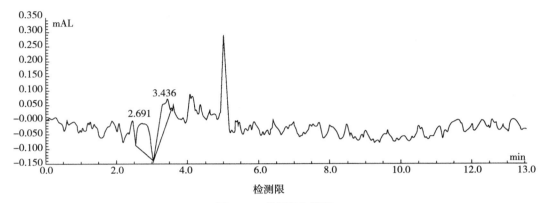

图 19-3 检测限色谱图

⑥样品测定：取本品适量，精密称定，加流动相溶解并稀释制成每 1mL 中含 1.0mg 的溶液，作为供试品溶液；精密量取供试品溶液 1mL 置 100mL 量瓶中加流动相溶解并稀释至刻度，摇匀，作为对照品溶液。取对照品溶液 10μL 注入液相色谱仪，调节检测灵敏度，使司莫司汀色谱峰的峰高为满量程的 20%~25%。再取供试品溶液 10μL 注入液相色谱仪，记录色谱图至主成分峰保留时间的 2 倍，测定结果见表 19-4。

表 19-4 样品测定结果

生产企业	批号	取样量（g）	对照溶液峰面积	杂质峰面积
某药业股份有限责任公司	7050601	0.01029	2.117	2.104
		0.01097	2.262	2.087
		0.01056	2.329	1.847

【例 19-4】司莫司汀胶囊剂质量标准（草案）起草说明

（1）含量限度 根据三个批号胶囊剂含量测定结果，含量限度规定为 90.0~110.0 较为合适。

（2）性状 同原料药。

（3）鉴别 同原料药。

（4）检查 应符合胶囊剂项下有关的各项规定（通则 0103）。

（5）含量测定

1）色谱条件与系统适用性试验：仪器：SUMMIT 高效液相色谱仪及其配套色谱数据工作站；色谱柱：WATERS Symmetry C_{18}（25mm×4.6mm）（批号：054275）；流动相：甲醇-水（85：15）；流速：1.0mL/min；检测波长：230nm；柱温：20℃。

对照品溶液的制备：精密称取干燥至恒重的司莫司汀对照品 19.38mg（含量 98.1%）置 200mL 量瓶中，加甲醇溶解并至刻度，制得浓度为 0.09506mg/mL，作为对照溶液。

供试品溶液：取本品 20 粒内容物，精密称定，研细，精密称取适量（约相当于司莫司汀 0.01g），置 100mL 量瓶中，加流动相，超声处理 5 分钟，使司莫司汀溶解，用流动相稀释至刻度，摇匀，滤过，作为供试品溶液。

阴性对照溶液的制备：取阴性样品，照供试品溶液制备方法，同法制得。

系统适用性考察：精密吸取对照品、阴性对照及供试品溶液各 10μL 注入 HPLC，司莫司汀在 5 分钟出峰，司莫司汀峰理论板数大于 3000，拖尾因子为 0.95～1.05，各峰间的分离度均大于 2.0，阴性无干扰。色谱图见图 19-4。

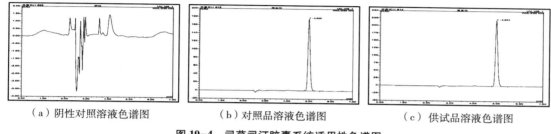

（a）阴性对照溶液色谱图　（b）对照品溶液色谱图　（c）供试品溶液色谱图

图 19-4　司莫司汀胶囊系统适用性色谱图

2）检测波长的选择：取上述对照品溶液，用紫外分光光度计在 210～360nm 波长范围进行扫描，在 230nm 波长附近有最大吸收，因此我们选择 230nm 为检测波长。

3）线性关系考察：精密吸取对照品溶液 2、5、10、15、20μL 注入 HPLC 色谱仪，依据进样量和峰面积得回归方程（以进样量为横坐标，以峰面积为纵坐标）：说明司莫司汀在 0.1901～1.9012μg 范围内线性关系良好，结果见图 19-5。

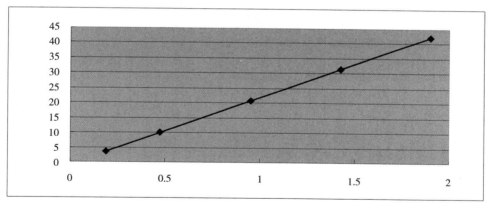

图 19-5　线性关系图

4）精密度试验：精密量取对照品溶液 10μL，注入高效液相色谱仪，记录色谱峰面积，结果见表 19-5。

表 19-5　精密度试验结果

进样次数	1	2	3	4	5	RSD%
峰面积	20.771	20.896	20.729	20.675	20.622	0.50

5）稳定性试验：精密量取对照品溶液 10μL，分别在 0、6、12、18 小时注入高效液相色谱仪，记录色谱图，结果见表 19-6，结果在 18 小时内保持司莫司汀稳定。

表 19-6　稳定性试验结果

进样时间（h）	0	6	12	18	RSD（%）
峰面积	20.611	20.336	20.136	20.007	1.3

6）定量限：精密量取司莫司汀对照溶液 1mL 置 25mL 量瓶中加流动相溶解至刻度，制得 $3.802×10^{-6}$g/mL 溶液，精密量取 10μL，注入高效液相色谱仪，记录色谱图，以 10 倍基线噪音确定司莫司汀的定量限为 $3.802×10^{-8}$g，结果见图 19-6。

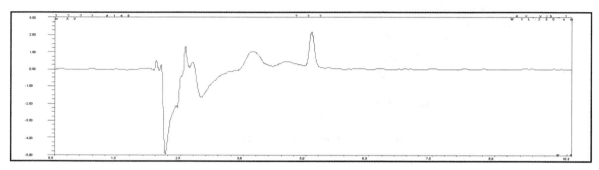

图 19-6　司莫司汀胶囊定量限色谱图

7）重复性试验：精密取本品置 100mL 量瓶中加甲醇至刻度。精密量取供试品溶液 10μL，注入高效液相色谱仪，记录色谱图，以外标法计算司莫司汀的含量，结果见表 19-7。

表 19-7　重复性试验结果

称样量（g）	峰面积值	含量（%）	平均含量（%）	RSD（%）
0.05281	25.842	108.7		
0.05325	25.771	107.5		
0.05266	25.209	106.4		
0.05207	25.409	108.4		
0.05101	24.121	105.1	106.7	1.4
0.05191	24.803	106.2		
0.04806	22.927	106.0		
0.04857	22.882	104.7		
0.04773	23.121	107.6		

8）加样回收试验：精密称取本品，置 200mL 量瓶中，精密加入司莫司汀对照品溶液（2.016mg/mL），加甲醇至刻度。精密量取对照品溶液及供试品溶液各 10μL，注入高效液相色谱仪，记录色谱图，以外标法计算，结果见表 19-8。

9）三批次样品含量测定：精密称取本品，置 100mL 量瓶中，照含量测定方法测定，记录色谱图，以外标法计算，结果见表 19-9。

表 19-8　加样回收试验结果

取样量（g）	取样相当司莫司汀的量（mg）	添加司莫司汀的量（mL）	添加司莫司汀的量（mg）	峰面积	测出司莫司汀的量（mg）	回收率（%）	平均回收率（%）	RSD（%）
0.0502	11.056	5	10.080	22.882	20.976	98.4		
0.0510	11.234	5	10.080	23.121	21.195	98.8		
0.0500	11.011	5	10.080	22.916	21.007	99.1		
0.0381	8.385	4	8.064	17.826	16.341	98.6		
0.0399	8.790	4	8.064	18.457	16.920	100.8	99.0	0.87
0.0383	8.424	4	8.064	17.861	16.373	98.5		
0.0582	12.804	6	12.096	27.105	24.848	99.5		
0.0587	12.927	6	12.096	27.254	24.984	99.6		
0.0579	12.740	6	12.096	26.818	24.584	97.9		

表 19-9　样品含量测定结果

批号	取样量（g）	峰面积	含量（%）	平均含量（%）
20071125	0.05101	24.121	105.1	105.6
	0.05191	24.803	106.2	
20060909	0.04107	19.050	91.5	90.8
	0.04311	19.720	90.2	
20070401	0.04423	19.863	92.9	91.8
	0.04512	19.808	90.8	

第三节　中药质量标准研究

中药质量标准的制定应符合中药的特点，不断创新和完善中药质量控制模式，保证中药质量标准所设定的方法与指标基本能控制中药质量，对各项内容都应进行细致的考察及试验研究，以保证药品质量的可控性和重现性。中药质量标准是在不断发展过程中进行提高和完善的。

一、中药材（饮片）质量标准研究

中药材（饮片）质量标准正文按名称、来源、性状、鉴别、检查、含量测定、炮制、性味与归经、功能与主治、用法与用量、注意、贮藏等顺序编写。

单列饮片的标准内容，基本上同药材标准，但来源简化为"本品为××的炮制加工品"，并增加"制法"项，收载相应的炮制工艺。饮片的【性味归经】【功能与主治】如有改变，应收载炮制品的性能。

列在药材"炮制"项后的饮片，不同于药材的项目应逐项列出，如炮制、性状、含量测定等，并须明确规定饮片相应项目的限度。

（一）名称

中药材名称包括中文名、汉语拼音及拉丁名，按《中药及天然药物命名原则》有关规定命名。炮制品的名称应与药材名称相呼应，如炙黄芪、蜜麻黄、熟地黄。

（二）来源

包括基原即原植（动）物的科名、植（动）物的中文名、拉丁学名、药用部位（指已除去非药用部位的商品药材）、采收季节、产地加工（指能保证药材质量的最佳采收季节和产地加工方法）和药材传统名称；矿物药包括该矿物的类、族、矿石名或岩石名、主要成分及产地加工。上述中药材（植物、动物、矿物等）均应固定其产地。基原植物的科名、拉丁学名主要参照依据为《Flora of China》及《中国高等植物》等。

（三）性状

用于制定性状描述的药材、饮片，应为专家鉴定确认的正确物种。除必须鲜用的按鲜品描述外，一般描述以完整的干燥药材为主。对多植（动）物来源的药材，其性状无明显区别者，可合并描述；有明显区别者，应分别描述，药材形状有明显区别，但植（动）物来源相互交叉者按传统习惯，以药材的形状分别描述。无论是根、根茎、藤茎、果实、皮类药材，应尽量多描述断面特征，以便进行破碎药材或饮片的性状鉴别，也可避免饮片性状描述的重复。根据植物品种的排列顺序，第一种药材全面描述，其他只分别描述与第一种的不同点。

（四）鉴别

鉴别系指鉴别药材、饮片真伪的方法，包括经验鉴别、显微鉴别（组织、粉末、离解组织或表面制片、显微化学等鉴别特征）、理化鉴别（包括一般理化鉴别、色谱鉴别和光谱鉴别等）。所建立的鉴别项目应尽可能区别同类相关品种或可能存在的易混淆品种。对多来源药材，如组织特征无明显区别的，则合并描述，有明显区别者，分别描述（如性状项）。色谱鉴别应设对照品或对照药材。选用方法要求专属、灵敏、快速、简便。

1. 经验鉴别　是用传统的实践经验，对药材、饮片的某些特征，采用直观方法进行鉴别真伪的方法。

2. 显微鉴别　系指用显微镜对药材、饮片的切片、粉末、解离组织或表面制片的显微特征进行鉴别的一种方法。

（1）凡有下列情况的药材、饮片，应尽量规定显微鉴别，即组织构造特殊或有明显特征可以区别类似品或伪品的；外形相似或破碎不易识别的；或某些常以粉末入药的毒性或贵重药材、饮片。

（2）鉴别时选择具有代表性的样品，根据鉴定的对象与目的，参照药典选用不同的试剂制备组织切片、表面或粉末显微观察。对植物类中药，如根、根茎、藤茎、皮、叶等类，一般制作横切片观察，必要时制作纵切片；果实、种子类多制作横切片或纵切片观察；木类药材制作横切片、径向纵切片及切向纵切片三个面观察。观察粉末类药材或药材粉末特征时，制作粉末装片。

（3）显微粉末鉴别，通常观察并收载药材细粉（过5号筛）的特征，以便与粉末饮片及以细粉投料的成方制剂的生产实际相一致。但观察药材粉末，尤其是腺毛、非腺毛、纤维、导管等细长特征时，也可取过4号筛的药材粉末观察。

（4）对于多来源药材或易混淆品应注意考察显微特征是否一致，在组织构造和粉末特征研究的基础上，确定显微特征的相同和不同点，并说明其专属性。

（5）显微鉴别书写时可省略制片过程，简写成"取本品，置显微镜下观察"，之后描述各药材的显微特征。力求准确规范。起草说明中还应附上清晰的显微特征照片及图注和放大倍数。

3. 理化鉴别 根据药材或饮片中所含化学成分而规定。必须注重方法的专属性及重现性。化学试验所用试液，应尽量采用药典通则中已收载的，药典未收载的用括号写明配制方法或在标准正文后加注释。

（1）一般理化鉴别 应在明确鉴别成分或成分类别时使用，也可以选择1~2项专属性强及反应明显的显色反应、沉淀反应、荧光现象等理化鉴别。但供试品溶液应经前处理，以避免出现假阳性结果。

选择荧光特征鉴别时，可采用药材的新鲜切面（或粉末），置紫外光灯下直接观察，或药材、饮片经过提取处理后直接观察，或将溶液滴在滤纸上观察，使用波长根据实际应用标明。注意荧光颜色描述应尽量准确。荧光鉴别法的收载一定慎重，应考察药材、饮片放置不同时间引起的荧光变化情况。

（2）光谱鉴别 矿物药的某些光谱特征可作为鉴别的依据。某药材、饮片如含有的化学成分在紫外-可见光区有特征吸收光谱，也可作为鉴别依据。鉴别特征可采用测定最大吸收波长，如有2~3个特定吸收波长时，也可测定各波长吸光度的比值。

（3）色谱鉴别 是利用薄层色谱、气相色谱或液相色谱等对中药材、饮片进行真伪鉴别的方法。

薄层色谱法具有专属性强、快速、经济、操作简便、重现性好等优点而被广泛采用。对于多植物来源药材、饮片的色谱行为是否一致要重点考察，在化学物质研究的基础上，确定其色谱行为的相同和不同点，说明所选择条件的专属性。考察不同植物来源对照药材的色谱差异，提供考察色谱图。如果多植物来源对照药材的色谱行为差异大，应明确所使用对照药材的植物来源。应注意选择色谱条件，如固定相、展开剂及显色方法；确定供试品取样量、提取和纯化方法、点样量等条件；选择合适的对照物质，确定对照物质用量、浓度、溶剂、点样量等。使图谱清晰，斑点明显，分离度与重现性符合要求。由于实验时的温度、湿度常会影响薄层色谱结果，因此，建立方法时应对上述因素进行考察。如有必要，应在标准正文中注明温、湿度要求。除需要改性，一般应采用预制的商品薄层板。

高效液相色谱法鉴别应根据被测物的性质选用适宜的色谱柱、流动相、检测器等，进行系统适用性试验，考察分离度、重复性、理论板数等参数，选择最佳色谱条件。确定供试品取样量、提取和纯化方法、稀释度、进样量；对照物质用量、浓度、溶剂、进样量等。

气相色谱法鉴别应根据被测物的性质，选用合适的色谱柱、填料、固定相、涂布浓度、检测器等，进行系统适应性试验，确定进样口温度、柱温、检测器温度，考察色谱分离的效果、分离度等参数。确定供试品取样量，提取和纯化方法，稀释度、进样量、对照物质用量、浓度、溶剂、进样量等。

4. DNA分子标记鉴别 是指通过比较药材间DNA分子遗传多样性差异来鉴别药材基原、确定学名的方法，适用于采用性状、显微、理化及色谱鉴别等方法难以鉴定的样品的鉴别，如同属多基原物种、动物药等的鉴别。

（五）检查

检查系指对药材和饮片的纯净程度、可溶性物质、有害或有毒物质进行的限量检查，包括水分、干燥失重、灰分、杂质、毒性成分、重金属及有害元素、二氧化硫残留、农药残留、黄曲霉毒素等。除另有规定外，饮片水分通常不得过13%；药屑杂质通常不得过3%；药材及饮片（矿物类除外）的二氧化硫残留量不得过150mg/kg。

（六）指纹图谱或特征图谱

中药指纹图谱和特征图谱建立的目的均是通过对所得到的能够体现中药整体特性的图谱识别，提供一种能够比较全面的控制中药质量的方法，从化学物质基础的角度保证中药稳定和可靠。采用指纹图谱或特征图谱模式，将中药内在物质特性转化为常规数据信息，用于中药质量评价。

中药指纹图谱建立的内容包括中药指纹图谱分析方法的选择、指纹图谱方法验证、数据处理和分析等。根据足够样品数（10 批次以上）测试结果所给出的峰数、峰值（积分值）和峰位（保留时间）等相关参数，确定共有指纹峰（相对保留时间、峰面积比值），选取特征指纹峰群（色谱峰组合），制定指纹图谱。中药材指纹图谱要对不同产地、不同等级规格或不同采收季节等的代表性样品进行分析比较，从中归纳出中药材共有的、峰面积相对稳定的色谱峰作为特征指纹峰。对于多来源中药材，必须考察品种间的特异性。当一张指纹图谱不足以表现其全部特征时，可用几张指纹图谱来表现某种中药（药材或饮片）的各个不同侧面的特征，从而构成其全貌。对每一张图谱都应有其特征性。

中药特征图谱是指中药经适当处理后，采用一定的分析手段（一般采用色谱法），得到的能够标示其中各种组分群特征共有峰的图谱，是一种整体的中药质量控制模式。特征图谱的辨识应从整体角度综合考虑，经对 10 批以上样品图谱的研究和比较，确定具有特征意义的峰作为特征或指纹峰，确定合理的参比峰，给予编号。原则上应根据该药材所含主成分进行相关表征，并体现在特征图谱中，一般要求至少指认其中 3 个以上的有效成分、特征成分或主成分并对其比例作出规定。对色谱峰个数及指认色谱峰的相对保留时间和相对峰面积作出规定。

（七）浸出物

浸出物系指用水、乙醇或其他适宜溶剂，有针对性地对药材、饮片中相应的有效物质进行测定，根据采用溶剂不同分为水溶性浸出物、醇溶性浸出物及挥发性醚浸出物等。适用于尚无法建立含量测定，或虽已建立含量测定、但所测定成分与功效相关性差或含量低的药材和饮片，以便更好地控制质量。测定方法照 ChP（通则 2201）"浸出物测定法"测定，并注明所用溶剂。含量按药材、饮片的干燥品计算。

（八）含量测定

以中医理论为指导，结合临床疗效，凡已知有效成分、毒性成分及能反映药材内在质量的指标成分，均应建立含量测定项目。含量测定方法以精密、准确、简便、快速为原则，并注意新仪器、新技术的应用；含量限度的规定，应紧密结合药材商品规格及多来源的实际情况，规定合理的指标。含挥发油的药材，可规定挥发油含量。操作步骤叙述应准确，术语和计量单位应规范。含量限（幅）度应根据实测数据制定。

1. 测定成分的选定

（1）应首选有效成分，如药材、饮片含有多种活性成分，应尽可能选择与中医用药功能与主治相关的成分。

（2）为了更全面控制质量，可以采用同一方法测定 2 个或 2 个以上多成分的含量，一般以总量制定含量限度为宜。

（3）对于尚无法建立有效成分含量测定，或虽已建立含量测定、但所测定成分与功效相关性差或含量低的药材和饮片，而其有效成分类别清楚的，可进行有效类别成分的测定，如总黄酮、总生物碱、总皂苷、总鞣质等；含挥发油成分的，可测定挥发油含量。

（4）某些品种，除检测单一专属性成分外，还可测定其他类别成分，如五倍子测定没食子酸及鞣质；姜黄测定姜黄素及挥发油含量等。

（5）应选择测定药材、饮片所含的原型成分，不宜选择测定水解成分。

（6）不宜采用无专属性的指标成分和微量成分（含量低于万分之二的成分）定量。

2. 含量测定方法　常用的有经典分析方法（容量法、重量法）、紫外－可见分光光度法、高效液相色谱法、薄层色谱扫描法、气相色谱法、其他理化检测方法以及生物测定法等。

3. 含量测定方法验证　含量测定应进行分析方法验证，确证其可行性，验证方法按 ChP "药品质量标准分析方法验证指导原则"进行。验证内容包括准确度、精密度、线性、范围、耐用性等。

4. 含量限（幅）度的制定　应根据药材、饮片的实际情况来制定。一般应根据不低于 10 批样品的测定数据，按其平均值的±20%作为限度的制定幅度，以干燥品来计算含量；毒性药材、饮片要制定限度范围，根据毒理学研究结果及中医临床常用剂量，确定合理的上下限数值。

含量限度规定的方式，有以下几种：

（1）所测定成分为有效成分时可只规定下限。所测定成分为有毒成分时可作限量检查，只规定上限。

（2）所测定成分为有毒成分同时又为有效成分时必须规定幅度。如马钱子："本品按干燥品计算，含士的宁（$C_{21}H_{22}N_2O_2$）应为 1.20%~2.20%"。

（3）凡含有两种以上的有效成分，而且该类成分属于相互转化的，可规定两种成分之和，如苦参："本品按干燥品计算，含苦参碱（$C_{15}H_{24}N_2O$）和氧化苦参碱（$C_{15}H_{24}N_2O_2$）的总量，不得少于 1.2%"。

（4）多植物来源的药材、饮片，如外形能区分开而其含量差异又较大者，可制定两个指标，如昆布："本品按干燥品计算，海带含碘（I）不得少于 0.35%；昆布含碘（I）不得少于 0.20%"。

（九）炮制

包括净制、切制、炮炙。根据用药需要进行炮制的品种，应制订合理的加工炮制工艺，明确辅料用量和炮制品的质量要求。

（十）性味与归经

按中医理论对该药材性能的概括，先"味"后"性"，再列"归经"。有毒的饮片，亦在此项内注明"有小毒""有毒""有大毒"，以引起注意。

（十一）功能与主治

系用中医或民族医药理论用药经验所做的概括性描述，作为临床用药的指导。

（十二）用法与用量

除有特殊用法的予以注明外，其他均指水煎内服；用量系指成人一日常用剂量，必要时根据医疗需要酌情增减。

（十三）注意

用药注意事项，系指主要的禁忌和不良反应，属中医一般常规禁忌者从略。

（十四）贮藏

根据研究结果制定药材贮存与保管的基本要求。需要特殊贮存条件的应说明理由。

二、中药材（饮片）质量标准起草说明

（一）名称

阐明确定该名称的理由与依据。对正名选定的说明，历史名称、别名或国外药典收载名。学名有变动的应说明依据。

（二）来源（历史沿革）

扼要说明始载文献，历代本草的考证及历代本草记载中有无品种改变情况，目前使用和生产的药材品种情况，以及历版药典的收载、修订情况。

1. 有关该药材的原植（动、矿）物鉴定详细资料以及原植（动）物的形态描述、生态环境、生长特性、产地及分布。引种或野生变种植（养殖）的植（动）物药材，应有与原品种对比的资料。
2. 确定该药用部位的理由及试验研究资料。
3. 确定该药材最佳采收季节及产地加工方法的研究资料。

（三）性状

说明性状描述的依据，该药材标本的来源及性状描述中其他需要说明的问题。
1. 正文描述性状的药材标本来源及彩色照片。
2. 增修订性状的理由，由于栽培（或养殖）发生性状变异，应附详细的质量研究资料。
3. 未列入正文的某些性状特点及缘由。
4. 各药材标本间的差异，多品种来源药材合写或分写的缘由。
5. 曾发现过的伪品、类似品与本品性状的区别点。
6. 性状描述中其他需要说明的有关问题。

（四）成分

1. 摘引文献已报道的化学成分。注意核对其原植（动、矿）物品种的拉丁学名，应与标准收载的品种一致。化学成分的中文名称后用括号注明外文名称，外文名用小写，以免混淆。
2. 有些试验研究结果，应注明是起草时的试验结果还是引自文献资料。

（五）鉴别

鉴别应说明选用各项鉴别的依据并提供全部实验研究资料，包括显微鉴别组织、粉末易察见的特征及其墨线图或显微照片（注明扩大倍数）、理化鉴别的依据和试验结果、色谱或光谱鉴别试验可选择的条件和图谱（原图复印件）及薄层色谱的彩色照片或彩色扫描图。

1. 收载各项鉴别的理由。

2. 老药工对本品的经验鉴别方法。

3. 理化鉴别反应原理。

4. 起草过程中曾做过的试验，但未列入正文的显微鉴别及理化鉴别试验方法。

5. 薄层色谱法实验条件选择的说明。

6. 多来源品种各品种的鉴别试验情况。

7. 伪品、类似品与正品鉴别试验的比较，并进一步说明选定方法的专属性。

8. 显微鉴别组织或粉末特征应提供彩色照片，照片应标注各自特征，并附标尺或放大倍数，薄层色谱应附彩色照片，光谱鉴别应附光谱图。所有附图附在最后。

（六）检查

1. 说明正文规定各检查项目的理由及其实验数据，阐明确定各检查项目限度指标的意义及依据。重金属、砷盐、农药残留量的考查结果及是否列入质量标准的理由。

2. 浸出物测定说明溶剂选择依据及测定方法研究的试验资料和确定该浸出物限量指标的依据（至少应有 10 批样品 20 个数据）。

（1）规定浸出物测定的理由，选用浸出溶剂和方法的理由。

（2）浸出物测定结果与商品等级规格或药工经验鉴别质量优劣是否相关。

（3）实验数据及规定浸出物限量的理由。

（七）指纹图谱或特征图谱

主要说明制定指纹图谱或特征图谱检测标准中各个项目的理由，规定各项目指标的依据、技术条件和注意事项等。

（八）浸出物

应注意说明试验方法、条件选择、限度制定的依据。

（九）含量测定

含量测定根据样品的特点和有关化学成分的性质，选择相应的测定方法。应阐明含量测定方法的原理；确定该测定方法的方法学考察资料和相关图谱（包括测定方法的线性关系、精密度、重现性、稳定性试验及回收率试验等）；阐明确定该含量限（幅）度的意义及依据（至少应有 10 批样品 20 个数据）。含量测定用对照品应符合"质量标准用对照品研究的技术要求"。其他经过试验而未选用的含量测定方法也应提供其全部试验资料。

1. 选定测定成分和测定方法的理由，测定条件确定的研究资料。

2. 测定方法的原理及其研究资料（方法学验证如重复性、精密度、稳定性、回收率等研究资料）。

3. 实验数据及规定限度的理由。

4. 液相色谱、气相色谱等图谱。

（十）炮制

炮制说明炮制药味的目的及炮制工艺制定的依据。

1. 简述历代本草对本品的炮制记载。
2. 本品的炮制研究情况（包括文献资料及起草时研究情况）。
3. 简述全国主要省份炮制规范收载的方法，说明正文收载炮制方法的理由。
4. 正文炮制品性状、鉴别及规定炮制品质量标准的理由和实验数据。

（十一）药理

叙述本品文献报道及实际所做的药理实验研究结果（如抑菌、毒性、药理作用等的结果）。

（十二）性味与归经

略。

（十三）功能与主治

文献报道和起草地区临床医生的新用途。

（十四）用法与用量

同上。

（十五）注意

略。

（十六）贮藏

需特殊贮存条件的应说明理由。

（十七）类似品及伪品

综合文献报道及工作中曾碰到的伪品、类似品的情况，能知道学名的写明学名。

（十八）参考文献

起草说明中涉及的问题，如系从书刊中查到的应用脚注表示，参考文献书写按《药物分析杂志》的格式，次序按脚注号依次排列。

（十九）附图

如说明与伪品、类似品的区别，尽可能附正品与伪品、类似品的药材照片。显微特征（组织与粉末）及色谱鉴别、含量测定均应附照片或图。

三、中药制剂质量标准的基本内容和要求

中药制剂必须在处方固定、原料（净药材、饮片、提取物）质量和制备工艺稳定的前提下拟订质量标准草案，质量标准应切实反映和控制最终产品质量。中药成方制剂质量标准正文按名称、处方、制法、性状、鉴别、检查、指纹图谱/特征图谱、含量测定、功能与主治、用法与用量、注意、规格、贮藏顺序编写，有关项目内容的技术要求如下。

（一）名称

名称包括中文名、汉语拼音。药品名称应符合《中成药通用名称命名技术指导原则》，总的要求是中药制剂命名应坚持科学简明、规范命名、避免重名、避免夸大疗效、体现传统文化特色的原则。

1. 单味制剂（含提取物）　一般应采用中药材、中药饮片、中药有效成分、中药有效部位加剂型命名，如丹参口服液；或采用中药有效成分、中药有效部位与功能结合剂型命名；中药材人工制成品的名称应与天然品的名称有所区别，一般不应以"人工XX"加剂型命名。

2. 复方制剂

（1）采用处方主要药味名称的缩写加剂型命名，但其缩写不能组合成违反其他命名要求的含义，如香连丸。

（2）采用主要功能（中医术语）加剂型命名，如补心丹；也可采用比喻、双关、借代、对偶等修辞手法来表示方剂功能，如玉屏风散等。

（3）采用药物味数加剂型命名，如四物汤等。

（4）采用剂量（入药剂量、方中药物剂量比例、单次剂量）加剂型命名，如六一散等。

（5）以药物颜色加剂型命名，如桃花汤等。

（6）以服用时间加剂型命名，如鸡鸣散等。

（7）可采用君药或主要中药名称加功能及剂型命名，如龙胆泻肝丸等。

（8）采用药味数与主要中药名称，或者药味数与功能或用法加剂型命名，如三生饮等。

（9）采用处方来源（不包括朝代）与功能或药名加剂型命名，如指迷茯苓丸等。

（10）采用功能与药物作用的病位（中医术语）加剂型命名，如清胃散等。

（11）采用主要药味和药引结合并加剂型命名，如川芎茶调散等。

（12）儿科用药可加该药临床所用的科名，如小儿消食片等。

（13）在命名中加该药的用法，如外用紫金锭等。

（14）在遵照命名原则条件下，也可体现阴阳五行、古代学术派别思想、古代物品的名称等，以突出中国传统文化特色，如左金丸等。

（15）不宜采用的命名法：一般不应采用人名、地名、企业名称或濒危受保护动、植物名称命名；不应采用代号、固有特定含义名词的谐音命名；不应采用现代医学药理学、解剖学、生理学、病理学或治疗学的相关用语命名；不应采用夸大、自诩、不切实际的用语，如强力、速效，以及灵、宝、精等。

（二）处方

1. 成方制剂处方应列出全部药味和用量　处方中的组分均应有质量标准，且质量标准不得低于法定标准。单味制剂不列处方，而在制法中说明药味及其分量；制剂中使用的药引、辅料及附加剂一般不列入处方中，在制法中加以说明。

2. 处方中的药味　凡国家标准已收载的中药，一律采用最新版规定的名称。地方标准收载的品种与国家药品标准名称相同而来源不同的，应另起名称。国家药品标准未收载的药味，应采用地方标准收载的名称，并另加注明。处方药味的排列应根据中医理论组方原则，按"君""臣""佐""使"顺序排列，书写从左到右，然后从上到下。处方中某些剧毒中药生用时，冠以"生"字，以引起重视；处方的炮制品，一般用括号注明，炮制方法与药典方法不同的，应另加注明。

3. 处方量　处方中各药味的量一律用法定计量单位，重量以"g"为单位，容量以"mL"为单位，全处方量应以制成 1000 个制剂单位的成品量为准。

（三）制法

中药制剂的制法与质量有密切的关系。制法项下按实际生产情况简要表述工艺流程的主要步骤、主要技术参数与规定的制成量（以 1000 为单位）。制法内容应符合《中国药典》制剂通则各剂型有关规定。

1. 制法项下主要叙述处方中药物共多少味（包括药引、辅料），各味药处理的简单工艺。对质量有影响的关键工艺，应列出控制的技术条件（如时间、温度、压力、pH 值等）。保密品种制法可略（但申报资料中应有这部分内容）。一般应明确提取溶剂的名称、提取方法、分离、浓缩、干燥的方法与主要参数。

（1）水煮醇沉工艺应规定醇沉前药液的相对密度，乙醇用量或含醇量（%）。

（2）醇提工艺应规定所用乙醇的浓度。

（3）渗漉法提取工艺应规定渗漉所用溶剂种类、浓度、渗漉液收集量等。

（4）浸渍提取工艺应规定浸渍溶剂的名称、浓度、用量与浸渍的方法与时间。

（5）活性炭处理提取液时应规定处理的次数与每次的用量；采用澄清剂处理时应规定澄清剂的名称和处理方法；使用吸附树脂进行分离纯化工艺的品种，应写明吸附树脂的名称与型号，洗脱溶剂的种类与洗脱方法。

（6）应规定成型工艺中各种制剂辅料的名称与用量，仅用于调整制成量的淀粉、糊精等辅料可不固定用量。辅料及添加剂应使用标准规定的名称，《中国药典》未收入标准的需附相应的质量标准。

（7）蜜丸中蜂蜜加入量可以规定为一定范围。大蜜丸、小蜜丸、水蜜丸、水丸等通常可作为同一丸剂的不同规格列入同一品种项下。

2. 属于常规或 ChP 已规定的炮制加工品，在制法中不需叙述，特殊的炮制加工可在附注中叙述。

3. 一般一个品名收载一个剂型的制法；蜜丸可并列收载水蜜丸、小蜜丸与大蜜丸；制备蜜丸的炼蜜量要考虑各地气候、习惯等不同，应规定一定幅度，但规定幅度不应过大，以免影响用药剂量。如"100g 粉末加炼蜜 100~120g 制成大蜜丸"。

简要描述制剂工艺过程，附工艺流程图。关键工艺须列出工艺技术条件（如设备、方法、时间、温度、压力、pH 等）并说明理由。制定质量标准的样品一般为中试产品。

（四）性状

外观性状是对药品的颜色和外表感官的描述。性状项下一般应写明品种的外观形状、色、嗅、味等。制剂的性状往往与投料的原料质量及工艺有关。原料质量保证，工艺恒定，则成品的性状应该基本一致，故质量标准中规定的制剂性状能初步反映其质量情况。

1. 除去包装后的直观情况　按颜色、外形、气味依次描述；片剂、丸剂如有包衣的还应描述除去包衣后片芯、丸芯的颜色及气味，硬胶囊剂应写明除去胶囊后内容物的色泽；丸剂如用朱砂、滑石粉或煎出液包衣，先描述包衣色，再描述除去包衣后丸芯的颜色及气味。

2. 制剂色泽　如以两种色调组合的，描写时以后者为主，如棕红色，以红色为主，书写时颜色、形态后用分号（；）。对制剂颜色的描述可根据样品的情况规定一定的色度范围。

3. 其他 外用药及剧毒药不描述味。

（五）鉴别

1. 制剂中各药味的鉴别方法应尽量与其药材（饮片）质量标准的鉴别方法相对应，如确有干扰，不能采用与药材（饮片）相同的鉴别方法时，可采用其他鉴别方法，但应在起草说明中予以阐明。

2. 同方不同剂型的制剂其鉴别方法应尽量保持一致。

3. 处方中含多来源植物药味的，其鉴别用对照药材必须明确来源，应考察不同来源对照药材的色谱图。若不同来源的对照药材图谱差异较大，则不适合采用该对照药材作鉴别对照，除非处方中该药味固定药材来源。

4. 鉴别方法编写顺序为显微鉴别、一般理化鉴别、光谱鉴别和色谱鉴别等。

（1）显微鉴别 正文写"取本品，置显微镜下观察"，其后描述处方药材鉴别特征。①显微鉴别首选现行药典成方制剂中已有规定的该药味的显微特征，如果确有干扰，可选用其他显微特征或改用其他鉴别方法。②标准所列的显微特征应易于检出，对镜检出现概率低于60%的（制片5张，可检出规定特征的应不少于3张），或镜检难度大的，且已有该药味TLC鉴别的，可不用于正文规定。对不易查见或无专属性的显微特征不要列入。③对于多来源中药，建议采用共有的组织、细胞或内含物特征描述。④药典成方制剂中的原药粉，通常以细粉（小于180μm）投料，应注意显微鉴别项下的特征大小与药粉细度尽量相一致。⑤中药制剂多为复方，难免会有相似的显微特征，因此，首先应选择被检药味特有的与其他药味区别大的特征。某一药味的主要特征有时不一定能作为鉴别依据，而一些次要的特征有时却能起到重要的鉴别作用。故在选取处方各药味显微特征时要考虑两点：一是在该处方中的专一性，二是尽可能排除处方外的物质。

（2）一般理化鉴别 理化鉴别应选择专属性强、现象明显的显色反应、沉淀反应等鉴别方法，必要时写明化学反应式。一般用于制剂中的矿物药或某一化学成分的鉴别，尽量避免用于中药复方制剂中共性成分的鉴别。

（3）色谱鉴别 在复方制剂中最常用的是薄层色谱鉴别法。①制剂中鉴别的药味为ChP收载品种时，应尽可能采用与ChP相同色谱条件进行鉴别，描述亦应统一，当有干扰时，也可选用其他条件。鉴别时，宜使用对照药材为对照，以反映制剂中其药味的真实性信息。②处方中药味含有挥发性成分时，也可以选择GC法进行鉴别。若用挥发油对照提取物对照，相关组分峰应达到良好分离，保证结果的重现性。③对于复杂的不易挥发性成分（组分），如果含量测定采用HPLC法，亦可选择一项同法鉴别。

（六）检查

1. 先描述制剂通则规定以外的检查项目，其他应符合该剂型下有关规定。

2. 制剂通则规定的检查项目要列出具体数据的，制剂通则规定以外的检查项目，其描述次序为相对密度、pH值、乙醇量、总固体、干燥失重、水中不溶物、酸不溶物、重金属、砷盐、软化点、黏附力、折光率、喷射速率、喷射试验、注射剂有关物质、注射剂安全性检查等。

3. 明确各品种需规定的检查项目，如水分、炽灼残渣、重金属及有害元素、农药残留量、有毒有害物质、有机溶剂残留量、树脂降解产物检查等。

4. 如对制剂通则中某项检查有特殊规定的应予以说明，如小金丸可写"除溶散时限不检查外，其他应符合丸剂项下有关的各项规定"。

（七）指纹图谱/特征图谱

指纹图谱/特征图谱的试验条件应能满足其需要，不宜简单套用含量测定用的试验条件，并需根据指纹图谱/特征图谱的特点进行实验方法和条件的选择。并通过对饮片、中间体和制剂比较实验，从中选取相对简单易行的方法和条件，获取足以代表品种特征的指纹图谱/特征图谱，以满足其专属性、重现性和可操作性的要求，反映质量传递规律。

（八）浸出物（提取物）

浸出物测定根据剂型和品种的需要及制剂中主要成分的理化性质选择适当的溶剂和方法进行测定。并规定限（幅）度指标。试验时，应注意避免辅料的干扰，含糖等辅料对浸出物测定有一定影响，一般不建议使用乙醇或甲醇作为浸出溶剂，可根据所含成分选用其他合适的溶剂。

（九）含量测定

1. 测定成分的选定

（1）应首选制剂处方中的君药、臣药、贵细药及毒性药中的有效成分进行含量测定；如处方中君药、臣药的有效成分不明确或无专属性方法进行测定时，也可选择组方中佐、使药或其他能反映药品内在质量的成分进行含量测定。若处方中含有化学药物成分的应进行含量测定。

（2）如被测成分与其他性质相近的成分难以分离或提取分离方法过于繁琐，可以测定相应成分的总量再以某一主成分计算含量。

（3）为了更全面控制中药制剂质量，可以分别测定两个以上单一有效成分的含量；也可以测定单一有效成分后再测其类别成分总量，如总黄酮、总生物碱、总皂苷、总鞣质等。

（4）尽量与药材测定成分相对应，以便更有效的控制质量。

（5）系列品种的质量标准应尽可能统一，如选用相同的检测方法。

（6）天然产物中相互转化的产物可分别测定，以总量制定限度。

（7）测定成分应注意避免测定分解产物、不稳定成分、无专属性成分或微量成分。

2. 含量限度的确定

（1）含量限度应根据中药制剂实测结果与原料药材的含量情况确定。尽可能多的测定数据才有足够的代表性，至少应有 10 批以上样品与原料药材数据为依据，一般原粉入药的转移率要求在 90%以上。

（2）有毒成分及中西药复方制剂中化学药品的含量应规定上下限，上下限幅度应根据测试方法、品种情况、转移率及理论值确定，一般应为±5%～±20%，并在安全有效范围内，制定上下限应有充分依据。

（十）功能与主治

1. 功能要用中医术语来描述，力求简明扼要。要突出主要功能，使能指导主治，并应与主治衔接。先写功能，后写主治，中间以句号隔开，并以"用于"二字连接。

2. 根据临床结果，如有明确的西医病名，一般可写在中医病症之后。

（十一）用法与用量

1. 先写用法，后写一次量及一日使用次数；同时可供外用的，则列在服法最后，并用句号隔开。

2. 用法，如用温开水送服的内服药，则写"口服"；如需用其他方法送服的应写明。除特殊需要明确者外，一般不写饭前或饭后服用。

3. 用量，为成人有效剂量；儿童使用或以儿童使用为主的中药制剂，应注明儿童剂量或不同年龄儿童剂量。毒剧药要注明极量。

（十二）注意

包括各种禁忌，如孕妇及其他疾患和体质方面的禁忌、饮食的禁忌或注明该药为毒剧药等。

（十三）规格

规格应规范合理，要考虑与常用剂量相衔接，方便临床使用。应制定制剂单位的重量、装量、含量或一次服用量。

1. 规格的写法有以重量计、以装量计、以标示量计等，以重量计的，如丸、片剂，注明每丸（或每片）的重量；以装量计的，如散剂、胶囊剂、液体制剂，注明每包（或瓶、粒）的装量；以标示量计的，注明每片的含量。同一品种有多种规格时，量小的在前，依次排列。

2. 规格单位在 0.1g 以下用"mg"，以上用"g"；液体制剂用"mL"。

3. 单味制剂有含量限度的，须列规格，是指每片（或丸、粒）中含有主药或成分的量；按处方规定制成多少丸（或片等）以及散装或大包装的以重量（或体积）计算用量的中药制剂均不规定规格。规格最后不列标点符号。

（十四）制剂稳定性研究

稳定性试验的目的是考察制剂在温度、湿度、光线的影响下随时间变化的规律，生产工艺及包装条件的合理性，为药品的生产、包装、贮存、运输条件提供科学依据。一般按照 ChP《原料药物与制剂稳定性试验指导原则》等有关要求进行试验和研究。

（十五）贮藏

系指对中药制剂贮存与保管的基本要求，贮藏条件应根据稳定性考察情况制定。根据制剂的特性，注明保存的条件和要求。除特殊要求外，一般品种可注明"密封"；需在干燥处保存，又怕热的品种，加注"置阴凉干燥处"；遇光易变质的品种要加"避光"等。

四、中药制剂质量标准起草说明

（一）名称

说明命名的依据、曾用名及修改理由。如生产用质量标准改名称时，必须予以说明。

（二）处方

1. 对处方药味排列次序进行说明。说明该药处方来源与方解（君、臣、佐、使）。

2. 处方中的药味如不是本版药典所收载的品种，应附标准，说明其标准收载情况，并注明其科、属、种，拉丁学名及药用部位，写法同 ChP 正文来源。

3. 对处方中分列品种、替换品种及地方习用饮片明确来源。分列、替换药味还应列入依据。

4. 处方中如有药典未收载的炮制品，应详细说明炮制方法和质量要求。

5. 如系保密品种，其处方需完整地列在起草说明中。

（三）制法

说明制备工艺全过程及每一步骤的意义，解释关键工艺的各项技术要求的含义及相关半成品的质量标准。列出在工艺研究中各种技术条件及方法的对比数据，确定最终制备工艺及技术条件的理由。

1. 列出详细的工艺流程（保密品种亦同），包括全部工艺参数和技术指标、关键半成品的质量标准及确定最终制备工艺及其技术条件的依据。

2. 如需粉碎的药材应说明药粉粒度；药材经提取后制成清膏的应说明出膏率（干膏率）并列出相应数据；写明制成品总量及允许的公差率等。

3. 说明主要辅料品种及用量，标准收载情况，药典未收载的辅料应附执行标准。

4. 同一品种下收载不同规格应分别说明，如蜜丸，收载水蜜丸、小蜜丸、大蜜丸应分别说明；又如片剂，收载大片与小片、糖衣片、薄膜衣片，应分别说明；如颗粒剂，含糖颗粒、无蔗糖颗粒、含乳糖颗粒等，应分别说明。

5. 制法过程中的注意事项。

（四）性状

1. 说明正文中性状内容拟定的依据，对性状进行修订的应说明理由。

2. 对性状内容需要说明的其他问题。

3. 片剂及丸剂如系包衣者，应就片芯及丸芯的性状进行描述；丸剂的丸芯、片剂片芯的外表与内部颜色常不相同，需分别描述说明。胶囊剂应就其内容物的性状进行描述。

4. 色泽的描写应明确。小量研制品与中试或大量生产的成品，其色泽等可能不完全一致，故制定质量标准应根据中试或大量生产的产品为依据，并至少观察 3~5 批样品，有的中药制剂在贮藏期间颜色会变深，因此可根据实际观察情况规定幅度。

（五）鉴别

说明中药制剂定性鉴别项目选定的原则及方法，以确保中药制剂鉴别项目规范合理。

1. 说明正文收载的各项鉴别试验所鉴别的药味，包括鉴别增订、修订的理由，操作中应注意的事项。

2. 显微鉴别说明正文各鉴别特征所代表的药味。

3. 理化鉴别试验若非药典通则"一般鉴别试验"收载的方法，应说明鉴别反应的原理，并说明所鉴别的药味。

4. 鉴别试验应提供前处理条件选择的依据和实验数据，说明阴性对照溶液的制备方法，详述专属性、重现性与耐用性考察结果，并附含阴性对照的彩色照片或色谱图。

5. 色谱法应说明色谱条件的选择（如薄层色谱法的吸附剂、展开剂、显色剂的选定等）。

6. 鉴别试验若使用药典未收载的特殊试液应注明配制的方法及依据。

7. 起草过程中曾做过的试验，但未列入正文的鉴别方法，也应说明试验研究方法、试验结果和未列入标准的理由。

8. 鉴别的药味若是多来源品种，应对各品种试验结果进行比较，说明其可行性，必要时附彩色照片或色谱图。

9. 显微鉴别及色谱鉴别均应附图，薄层色谱（包括阴性对照试验）图谱应附彩色照片。所有附图要求清晰真实，标明图号及文字内容，附在起草说明的最后一项。

（六）检查

检查的起草说明要求：①所列检查项目的制订理由，对药典制剂通则规定以外的检查项目除说明制定理由，还要说明其限度拟定的理由。②所有检查项目均要列出实验数据。③新药制剂应做重金属、砷盐等考查，结果列在起草说明中，及该检查项列入或不列入质量标准的理由。主要指检查制剂中可能引入的有害物质或与质量标准有关的项目。

1. 中药制剂检查项目参照现行版 ChP 各有关制剂通则项下规定的检查项目和必要的其他检查项目进行检查，如与通则中某项检查要求不同的，要说明理由并列出具体数据。对 ChP 未收载的剂型可另行制定。

2. 中药制剂所用原料均应经检验符合规定，故一般制成制剂后不再作总灰分等检查。但对新药，需做重金属、砷盐等有害物质的考察，要提供所检测的数据。必要时，将重金属、砷盐列入正文检查项目中。此外，内服酒剂、酊剂是否含甲醇，可用气相色谱法进行检测，提供所检测的数据，必要时列入正文检测项下。

3. 中药制剂凡规定限度指标的品种（指重金属、砷盐或甲醇等）要有足够的数据，至申报试生产用质量标准时，必须至少积累 10 批次 20 个数据指标，将限度指标列入正文之中。凡未列入正文中的检查项目研究，也应提供方法及检测数据。

4. 对有毒性的药味，应对其有毒成分制定限度指标。

（七）指纹图谱/特征图谱

注意说明样品采集的代表性、样品制备、特征/指纹图谱建立的方法选择及验证，各参数确定的依据，并须对成方制剂与原药材、饮片中间体之间的相关性进行分析。

（八）浸出物

中药制剂可测浸出物以控制质量。

1. 在确定无法建立含量测定时，可暂定浸出物测定作为质量控制项目，但必须具有针对性和控制质量的意义；凡收载含量测定项，可不规定此项。但含量测定限度低于万分之一的，可增加一个浸出物测定。

2. 说明规定该项目的理由，所采用溶剂和方法的依据，列出实测数据，各种浸出条件对浸出物量的影响，制订浸出物量限（幅）度的依据和试验数据。

3. 浸出物测定的建立是以测试 10 个批次样品的 20 个数据为准。

（九）含量测定

说明含量测定所测药味和成分选定的理由及测定方法选定、含量限度拟定的依据。阐明测定方法的原理并列出研究资料（包括各项实验条件选择的依据及方法验证的数据与图谱，如干扰成分的去除，阴性对照试验情况以及方法的专属性与可行性，按《药品质量标准分析方法验证指导原则》的要求，列出方法学考察的全部研究资料，包括准确度、精密度、专属性、线性、范围、耐用性等考察项目的试验方法、实验数据、结果结论等）。

起草过程中所进行的含量测定研究，若未列入标准正文，也应详尽地记述于起草说明中。

1. 测定指标成分的确定　包括测定药味和测定成分选择的原则和依据。

2. 含量测定方法的确定　含量测定方法可参考有关质量标准或有关文献，根据处方、工艺和剂型特点以及被测成分的性质、干扰成分的性质等因素进行综合考虑。对测定方法的选择应根据"准确、灵敏、简便、快速"的原则，同时要考虑方法的专属性、重现性、稳定性等，与国际先进水平接轨，同时强调其方法的适用性。含量测定方法的建立，均应做方法学考察试验。

3. 方法学考察

（1）提取条件的选定　提取条件的确定，一般要用不同溶剂、不同提取方法、不同时间、不同温度以及 pH 值等条件比较而定，可参考文献，重点对比某种条件，也可用正交试验全面优选条件。在正交试验中，因素水平的选择尤为重要，要根据被测成分的化学性质、存在状态及存在剂型、干扰成分的性质等因素进行综合考虑。如果有可借鉴的，要经过预试才可纳入正交表中。因为选择的正交表有限，若考察水平不能满足时，还可进行单因素选择。

（2）净化分离方法的选定　除去对测定有干扰的杂质，又不损失被检测物质，结合回收率试验，从而确定净化方法。

（3）测定条件的选择　测定条件的合适与否，对测定结果有直接的影响。要根据仪器性能和测试方法进行选择。如化学分析中指示剂种类、指示剂用量；比色法中最佳 pH 值、最佳显色温度、最佳显色时间及线性范围的选择；紫外分光光度法中最佳 pH 值、最大吸收波长及吸收系数的测定；薄层扫描法中展开剂选择、显色剂选择、检测方式选择、最大吸收波长选择、仪器的线性化参数选择、测定方式、狭缝宽度、扫描宽度、灵敏度等；气相色谱法中固定相选择、检测器选择、内标物选择、柱效的测定、分离度测定等；高效液相色谱法中固定相选择、流动相选择、检测器选择、最大吸收波长选择（紫外检测器）、内标物选择、柱效的测定、分离度测定等。有些参数与仪器型号有关，要酌情而定。选择灵敏度高、相对误差小以及稳定性好的条件为测定条件。如分光光度法、高效液相色谱法和薄层扫描法中测定波长的选择为被测物质的最大吸收波长。

（4）专属性考察　常用的试验方法是阴性对照试验。阴性对照样品（空白样品）的制备一般是用不含被测成分药味的成药，或是选择不含被测成分的成药（用色谱法把被测成分从成药中分离出去），以前者为常用。要求阴性对照空白中因不产生响应值或响应值很小，当阴性对照空白中有响应时，应更换测定条件或方法，尽量减小测量误差。

（5）其他方法学考察　应按 ChP《药品质量标准分析方法验证指导原则》要求进行研究，并详细说明。

（6）测定方法的稳定性试验　此项考察的目的是选定最佳的测定时间，即每隔一定时间测定一次，延续几个小时，视其是否稳定，以确定适当的测定时间。

4. 含量限（幅）度指标　必须注意，含量限度是在保证药物成分对临床安全和疗效稳定的情况下，有足够的具代表性的样品实验数据为基础，结合药材含量及工艺收率综合分析制定的。

（1）根据实测数据（临床用样品至少有 3 批、6 个数据；生产用样品，至少有 10 批、20 个数据）制定。毒性成分的含量必须规定幅度。

（2）中药制剂含量限度规定的方式主要有以下两种：①规定一定幅度：如 ChP 规定，保赤散每 1g 含朱砂以硫化汞（HgS）计，应为 0.21~0.25g。②规定下限：如 ChP 规定，双黄连口服液，每 1mL 含黄芩以黄芩苷（$C_{21}H_{18}O_{11}$）计，不得少于 10.0mg，每 1mL 含金银花以绿原酸（$C_{16}H_{18}O_9$）计，不得少于 0.60mg，每 1mL 含连翘以连翘苷（$C_{27}H_{34}O_{11}$）计，不得少于 0.30mg。

（3）含量限度低于万分之一者，应增加另一个含量测定指标或浸出物测定。

5. 含量测定用对照品　如为现行国家药品标准收载者可直接采用。但所使用的对照品必须是中国食品药品检定研究院统一下发的。如为国家药品标准物质以外的品种则应按以下要求制备和提供资料一同上报。

（1）对照品的来源　由动、植物提取的需要说明原料的科名、拉丁学名和药用部位。若为化学合成品，应注明供应来源。

（2）确证　确证已知结构的化合物需提供必要的参数及图谱，并应与文献值或图谱一致，如文献无记载，则按未知物要求提供足以确证其结构的参数。如元素分析、熔点、红外光谱、紫外光谱、核磁共振谱、质谱等。

（3）纯度与含量　纯度检查系指检查对照品以外的杂质有多少，而含量指对照品本身的含量，杂质高，纯度低，而含量相应也低，二者有相关性，但含义不同。对含量测定用对照品，由于中药化学对照品多由有机溶剂提取或精制，故一般水分很低，而按常规水分测定法需样品量较大，因此目前没规定水分含量，只是在标定时对熔点较高、性质较稳定者可置105℃干燥；对不稳定者则可置硅胶或五氧化二磷真空干燥器中干燥后应用。

（4）对照品的含量及杂质测定方法　可用光谱法及色谱法测定对照品及杂质的含量。但应该指出，这只能对于对照品具相同性质及对显色剂或对测定波长等具相应响应值的同系物杂质分离后得到的含量，如杂质对该显色剂不显色或对测定波长无响应的，以及对照品中含有水分及无机物影响等则不能检出。关于色谱法或光谱法本身要求有对照标准，可采用国际化学对照品，如无权威性对照品则需小量精制纯度较高的物质作对照品应用，称为原始对照品；也可用相溶度分析和差示扫描热量法等方法。相溶度分析法可检出包括异构体的杂质量；差示扫描法是测定物质熔融热，熔融热因杂质的存在而发生变化，从而依此衡量对照品的纯度，但不能用于熔融时分解的物质。

（5）对照品的含量限度要求　合成品原则上要求99%以上，天然产物中提取的对照品验证纯度应在98%以上，并提供含量测定的方法和测试数据。

（6）稳定性考察　对对照品的质量鉴别，应建立复核考察制度，对考察稳定性的检测方法，要根据物质的性质或情况而定。

（十）功能与主治

说明药理试验及临床试验研究的结果；制订功能与主治项的理由。

（十一）用法与用量

说明制定用法与用量项的理由。

（十二）注意

说明制定注意项的理由。

（十三）规格

说明规格拟定的依据，对不合理规格删除的理由，新增修订规格必须予以说明并附证明性文件。

（十四）贮藏

说明规定贮存条件的理由；需特殊贮存条件的应有数据说明该特殊条件设定的必要性。

（十五）稳定性试验

制剂的稳定性考察材料及数据，提出使用期、有效期建议的说明。列表附在最后页。

（十六）讨论

本标准研究过程中尚存在的问题，提出今后进一步研究完善的建议。

（十七）参考文献

参考文献按肩码号依次列出，按规范的格式书写。

（十八）附图

附图按顺序依次排列。附图格式及要求如下：

1. 显微特征图要求　应采用显微照相（或摄像）系统记录显微特征图，并存储为 bmp 格式或 jpg 格式的文件，在图像外空白处标记各特征名称，并标注坐标尺。

2. TLC 图谱（彩色照片）要求　TLC 鉴别图谱中应有供试品（至少 3 个批号）、对照品或对照药材（多来源者应包括所有来源的对照药材）、空白对照等。薄层色谱统一格式：薄层板尺寸：10cm×10cm、10cm×20cm。点样：圆点状或条带状均可；点样基线距底边 10～15mm；高效板基线距底边 8～10mm；左右边距 12～15mm；圆点状点样，点间距离 8～10mm；条带状点样，条带宽 4～8mm，条带间距离不少于 5mm。展距：5～8cm。TLC 限量检查、含量测定图谱还应提供系统适用性试验图谱（包括检测灵敏度和分离度及重复性），图谱中不加注文字或符号，编辑文本时在图像外空白处标记供试品、对照品或对照药材、阴性对照等编号，溶剂前沿，以及展开时温度、湿度等。

3. 色谱成像和记录　应采用数码相机或数码摄像设备记录色谱图像，并存储为 bmp 格式或 jpg 格式的文件。此外，还应附有以下薄层色谱条件信息：

（1）薄层板　列出预制薄层板的商品名、规格、型号和批号等；自制薄层板应注明固定相种类、黏合剂或其他改性剂的种类、浓度，涂布厚度等。

（2）点样　注明点样量、点样方式（接触或喷雾）。

（3）展开剂　注明溶剂种类、配比、分层情况，展开剂用量。

（4）展开方式　注明展开缸规格（单、双槽；100×100），展开方式与展距，预平衡和预饱和的方式（预平衡或预饱和缸还是板）、时间。

4. HPLC、GC 图谱要求　含量测定的方法学考察及验证须提供系统适用性试验（理论板数、分离度、拖尾因子）、HPLC 测定波长的选择图（UV 最大吸收扫描图，一般提供对照品的即可）、空白图谱（辅料或其他物质干扰图谱），供试品及对照品图谱。以上色谱图应采用相同的标尺，被测成分峰的峰高应为色谱量程的 1/3～2/3，至少应记录至杂质峰完全出来或主峰保留时间三倍以上，图上同时也需标明理论板数、分离度、拖尾因子。如果阴性色谱峰与样品峰缺失过多，请解释原因，必要时附药材或溶剂峰的色谱图。

色谱图要求采用工作站记录色谱图，并存储为 bmp 格式或 jpg 格式的文件。除特殊情况外，一般在色谱图上标明各色谱峰对应的已知组分或代号及相应的保留时间，清楚标注色谱图坐标。编辑文本时在图像外空白处标记各已知成分的保留时间、分离度和理论板数、供试品来源及批号。

五、中药质量标准及其起草说明示例

以脊痛消胶囊质量标准草案为例。

（一）药品原料（饮片）的质量标准

1. 黄芪　本品为豆科植物蒙古黄芪 *Astraga Lusmem* branaceus（Fisch.）Bge. var. *mongholicus*（Bge.）Hsiao 或膜荚黄芪 *Astraga Lusmem* branaceus（Fisch.）Bge. 的干燥根。春、秋二季采挖，除去须根及根头，晒干。本品应符合 ChP 一部项下的有关规定。

2. 白芍　本品为毛茛科植物芍药 *Paeonialactif Lora* Pall. 的干燥根。夏、秋二季采挖，洗净，除去头尾及细根，置沸水中煮后除去外皮或去皮后再煮，晒干。本品应符合 ChP 一部项下的有关规定。

川芎、当归、延胡索、车前子、防己、泽泻、泽兰、杜仲、莪术、地龙书写格式（略）。

（二）药品成品的质量标准草案

1. 脊痛消胶囊质量标准草案

脊 痛 消 胶 囊

Jitongxiao Jiaonang

【处方】黄芪、白芍、川芎、当归、元胡、车前子、防己、泽泻、泽兰、杜仲、莪术、地龙。

【制法】川芎、当归、莪术、泽兰提取挥发油，蒸馏后的水溶液另器收集，药渣与其余八味药用 80% 的乙醇回流提取两次，每次 1.5 小时，合并煎液，滤过。将滤液与上述水溶液合并，浓缩至膏状，减压干燥，经后续处理制成硬胶囊剂。

【性状】本品为胶囊剂，内容物为黄棕色粉末，气微，味微甜苦。

【鉴别】（1）取本品内容物 3g，加甲醇 20mL，超声处理 30 分钟，滤过，滤液蒸干，残渣加水 20mL，溶解，用乙醚提取 3 次（20、20、15mL），弃乙醚液，取水层，用水饱和的正丁醇提取 3 次（20、20、15mL），合并正丁醇提取液，用 40% 氨水洗 2 次，每次 30mL，取正丁醇液回收至干，残渣加甲醇 2mL 溶解，作为供试品溶液。另取黄芪药材 3g，同法处理作为对照药材溶液。再取黄芪甲苷对照品适量，加甲醇制成每 1mL 含 1mg 的溶液，作为对照品溶液。照薄层色谱法（通则 0502）试验，吸取上述三种溶液各 6μL，分别点于同一硅胶 G 薄层板上，以三氯甲烷 - 甲醇 - 水（13∶7∶2）10℃以下放置过夜的下层溶液为展开剂，展开，取出，晾干，喷以 10% 硫酸乙醇溶液，在 105℃烘数分钟，供试品色谱中，在与对照品色谱相应的位置上，显相同颜色的斑点。

（2）取本品内容物 2g，加无水乙醇 20mL，超声处理 30 分钟，滤过，滤液蒸干，残渣加乙醇 5mL 使溶解，作为供试品溶液。另取白芍对照药材 2g，同法处理，作为对照药材溶液。再取芍药苷对照品适量，加甲醇制成每 1mL 含 1mg 的溶液，作为对照品溶液。照薄层色谱法（通则 0502）试验，吸取上述三种溶液各 4μL，分别点于同一硅胶 G 薄层板上，以三氯甲烷 - 甲醇 - 水（13∶

7：2）10℃以下放置过夜的下层溶液为展开剂，展开，取出，晾干，喷以 5%香草醛硫酸溶液，加热至斑点显色清晰，供试品色谱中，在与对照品色谱相应的位置上，显相同颜色的斑点。

（3）取本品内容物 2g，加甲醇 20mL，超声处理 30 分钟，滤过，滤液蒸干，残渣加水 20mL 溶解，加浓氨试液调至碱性，用乙醚提取 3 次（15、15、15mL），合并乙醚提取液，挥干乙醚，残渣加甲醇 2mL 溶解，作为供试品溶液。另取延胡索对照药材 2g，同法处理，作为对照药材溶液。再取延胡索乙素对照品适量，加甲醇制成每 1mL 含 0.2mg 的溶液，作为对照品溶液。照薄层色谱法（通则 0502）试验，吸取上述三种溶液各 5μL，分别点于 1%NaOH 溶液制成的同一硅胶 G 薄层板上，正己烷 - 三氯甲烷 - 甲醇（8：4：1）为展开剂，展开，取出，晾干，以碘蒸气熏至斑点显色清晰，置紫外灯下（365nm）下检视，供试品色谱中，在与对照品色谱相应的位置上，显相同颜色的斑点。

（4）取本品内容物 2g，加乙醇 30mL，加热回流 1 小时，放冷，滤过，滤液蒸干，残渣加乙醇 5mL 溶解，作为供试品溶液。另取防己对照药材 2g，同法处理，作为对照药材溶液，再取防己碱、防己诺林碱对照品适量，加三氯甲烷配制成每 1mL 各含 0.4mg 的混合溶液，作为对照品溶液。照薄层色谱法（通则 0502）试验，吸取上述溶液各 5μL，分别点于 1%NaOH 溶液制成的同一硅胶 G 薄层板上，三氯甲烷 - 丙酮 - 甲醇（6：1：1）为展开剂，展开，取出，晾干，喷以改良的碘化铋钾试液显色，供试品色谱中，在与对照品色谱相应的位置上，显相同颜色的斑点。

【检查】 应符合胶囊剂项下有关的各项规定（通则 0103）。

【含量测定】 照高效液相色谱法（通则 0512）测定。

色谱条件与系统适用性试验：用十八烷基硅烷键合相硅胶为填充剂，乙腈-水（36：64）作为流动相；蒸发光散射检测器。理论塔板数按黄芪甲苷计算应不低于 4000。

对照品溶液的制备：精密称取经 105℃ 干燥至恒重的黄芪甲苷对照品 10mg，加甲醇使溶解于 25mL 量瓶中，加甲醇稀释至刻度，摇匀，即得（每 1mL 含黄芪甲苷 0.4mg）。

供试品溶液的制备：取本品约 2g，精密称定，置索氏提取器中，加甲醇适量，回流提取 5 小时。提取液回收溶剂并浓缩至干，残渣加水 30mL 使溶解，用水饱和的正丁醇振摇提取 4 次（40、40、30、30mL）。合并提取液，用 40%氨水洗涤 2 次，每次 30mL，弃去氨液；正丁醇液蒸干，残渣加水 5mL 使溶解，放冷，通过 D101 大孔吸附树脂柱（内径 1.5cm，长 12cm），先用 50mL 水洗脱，弃去水液；再用 40%乙醇 30mL 洗脱，弃去洗脱液；继用 70%乙醇 70mL 洗脱，收集洗脱液。蒸干，用甲醇溶解并转移至 2mL 量瓶内，加甲醇至刻度，摇匀，作为供试品溶液。

测定法：分别精密吸取对照品溶液 5μL 及 10μL，供试品溶液 20μL，注入高效液相色谱仪，测定，以外标两点法对数方程计算，即得。

本品每粒含黄芪以黄芪甲苷（$C_{41}H_{68}O_{14}$）计不得少于 0.12mg。

【功能与主治】 活血化瘀，行气止痛。用于治疗颈椎病、骨性关节病。

【用法与用量】 口服，一次 2~3 粒，早晚各 1 次，或遵医嘱。

【规格】 每粒装 0.4g。

【贮藏】 密封，置阴凉处。

2. 脊痛消胶囊质量标准起草说明（简介）

（1）名称 脊痛消胶囊采用功效加剂型命名，汉语拼音为 Jitongxiao Jiaonang。

（2）处方 见正文，按制成 1000 粒胶囊量。

（3）制法 见正文。

（4）性状 根据多批中试样品内容物描述。内容物为棕色粉末，气微，味甜苦。

（5）鉴别

1）黄芪的 TLC 鉴别：黄芪为本方君药，以所含黄芪甲苷为其有效成分，以黄芪甲苷对照品及黄芪对照药材（购自中国食品药品检定研究院）作为对照进行薄层色谱鉴别。结果阴性样品无干扰。除正文所使用的展开剂外，以三氯甲烷 – 醋酸乙酯 – 甲醇 – 水（2∶4∶2∶1）（放置过夜，取下层液）为展开剂进行验证，亦得到相似分离效果。

2）白芍的 TLC 鉴别：白芍所含芍药苷为其主要有效成分，以芍药苷对照品及白芍对照药材（购自中国食品药品检定研究院）作为对照进行薄层色谱鉴别，结果阴性样品无干扰。除正文所使用的展开剂外，以醋酸乙酯 – 甲醇 – 水（100∶17∶13）（放置分层，上层液作为展开剂）为展开剂进行验证，亦得到相似分离效果。

3）延胡索的 TLC 鉴别：延胡索主要含生物碱，其中延胡索乙素为其主要有效成分，以延胡索乙素对照品及延胡索对照药材（购自中国食品药品检定研究院）作为对照进行薄层色谱鉴别，结果阴性样品无干扰。除正文所使用的展开剂外，以石油醚 – 乙酸乙酯（20∶17）为展开剂进行验证，亦得到相似分离效果。

4）防己的 TLC 鉴别：防己主含生物碱，其中粉防己碱、防己诺林碱为其主要有效成分，以粉防己碱、防己诺林碱对照品及防己对照药材（购自中国食品药品检定研究院）作为对照，进行薄层色谱鉴别，结果阴性样品无干扰。除正文所使用的展开剂外，三氯甲烷 – 甲醇 – 氨水（15∶4∶1）为展开剂进行验证，亦得到相似的分离效果。

此外，对方中其他药味也进行了 TLC 鉴别研究，均因阴性干扰未能成功。

（6）检查

1）砷盐：依据新药研究的有关规定，对本品的砷盐进行了考察，方法如下：取本品 1g，加氢氧化钙 0.5g，混匀，加水少量搅匀，干燥后，先用小火烧灼使炭化，再在 500~600℃ 炽灼至完全炭化，加盐酸 4mL，水 15mL，依法（通则 0822）检查，结果均低于 2ppm，未列入标准正文。

2）重金属：依据新药研究的要求，对本品的重金属进行了考察，方法如下：取本品 1g，缓缓炽灼至完全炭化，放冷，加硫酸 1mL，使湿润，低温加热至硫酸除尽后，加硝酸 0.5mL，蒸干，至氧化氮除尽后，放冷，在 500~600℃ 炽灼使完全炭化，放冷，加盐酸 2mL，置水浴上蒸干后，加水 15mL，滴加氨试液至酚酞指示液显中性，再加醋酸盐缓冲液（pH3.5）2mL，微热溶解后，移置纳氏比色管中，加水稀释成 25mL；另取配制供试品溶液的试剂，置瓷皿中，蒸干后，加醋酸盐缓冲液（pH3.5）2mL，微热溶解后，移置纳氏比色管中加标准铅溶液一定量，再用水稀释成 25mL，依法（通则 0821）检查即得。考察结果均低于 10ppm，未列入标准正文。

3）崩解时限：根据胶囊剂通则的要求，规定本品应在 30 分钟内全部崩解并通过筛网，本品三批检测结果见 19-10，均符合规定。

表 19-10　水分时限检查结果

批号	水分	崩解时限
050811	5.9%	14 分钟
050814	6.9%	15 分钟
050817	6.9%	14 分钟

4）装量差异：依据胶囊剂通则进行检查，均符合规定。

（7）含量测定　黄芪为本方的君药，黄芪甲苷为其主要有效成分之一，故选择黄芪甲苷作为控制本品质量的有效成分，参考 ChP2015 黄芪药材的测定方法，建立了高效液相色谱法，用蒸发光散射检测器测定本品中黄芪甲苷含量的方法，具有分离效果好、灵敏度高、准确度好等优点。

1）仪器与药品：仪器：高效液相色谱仪，蒸发光散射检测器（ELSD），色谱柱以十八烷基键合相为填充剂（200mm×4.6mm，5μm）。试剂：乙腈为色谱纯，水为重蒸馏水，其他试剂均为分析纯。

黄芪甲苷由中国食品药品检定研究院提供（供含量测定用），在选定色谱条件分离后，按归一化法计算含量为98%以上。使用前105℃干燥至恒重。

2）色谱条件：十八烷基硅烷键合硅胶为填充剂（200mm×4.6mm，5μm）的色谱柱，ODS预柱；乙腈-水（36∶64）为流动相；流速：1mL/min；ELSD参数：漂移管温度为100℃，N_2流速为2.1L/min；柱温为35℃。

在此色谱条件下，黄芪甲苷和样品中其他组分色谱峰基线分离，与其相邻色谱峰的分离度大于1.5；按黄芪甲苷计算，理论塔板数（N）为4000以上；拖尾因子（T）为1.03；同时取阴性供试品溶液进样，结果表明，阴性供试品在黄芪甲苷色谱峰位置处无相应峰出现。其色谱图分别见图19-7、图19-8及图19-8。

3）供试品溶液的制备：见正文。

提取法考察：精密称取本品2.0g，加甲醇70mL，超声处理30分钟，索氏提取4小时，滤过，滤液蒸干，以下操作方法同供试品溶液制备，结果见表19-11。

表19-11 不同提取方法黄芪甲苷含量测定结果（$n=3$）

提取方法	峰面积1	峰面积2	峰面积3	黄芪甲苷含量（mg/g）
超声提取	2380348	2402815	2404734	0.1916
索氏提取	2567740	2832239	2957752	0.2241

提取时间考察：精密称取本品2.0g，加甲醇70mL，分别超声4、5、6小时，滤过，滤液蒸干，以下操作同供试品溶液制备，结果见表19-12。

表19-12 不同提取时间黄芪甲苷含量测定结果

时间（小时）	峰面积1	峰面积2	峰面积3	黄芪甲苷含量（mg/g）
4	2428620	2227584	2328026	0.2110
5	2991842	2724346	2858015	0.2574
6	2638025	2720076	2679050	0.2418

提取溶剂的考察：精密称取本品内容物2g，分别加甲醇、水和70%乙醇各70mL，超声处理30分钟，滤过，滤液蒸干，以下操作同供试品溶液的制备。结果见表19-13。

表19-13 不同提取溶剂黄芪甲苷含量测定结果（$n=3$）

溶剂	峰面积1	峰面积2	峰面积3	黄芪甲苷含量（mg/g）
水	1166369	1453233	1198899	0.1455
70%乙醇	1381498	1292284	1253456	0.1598
甲醇	1673935	1580422	1591238	0.1870

4）线性范围的考察：精密称取经105℃干燥2小时的黄芪甲苷对照品10mg，置10mL量瓶中，加甲醇使溶解并稀释至刻度，摇匀，精密量取2、4、6、8、10、12μL，分别进样分析。以进样量（μg）的对数值为横坐标，峰面积A的对数值为纵坐标，在2~12μg，$\lg A$与$\lg W$呈良好的线性关系。回归方程为$\lg A=1.5698\lg W+5.6738$，$r=0.9999$（$n=6$），因为标准曲线不过原点，所以样品测定采用外标二点法计算，见表19-14、表19-15。

表 19-14　黄芪甲苷对照品测定结果

进样量（μg）	2	4	6	8	10	12
峰面积	1402475	4204990	7656438	12409980	17624669	23389236

表 19-15　黄芪甲苷对照品测定结果对数值

进样量	0.3010	0.6020	0.7781	0.9031	1.0000	1.0792
峰面积	6.1469	6.6238	6.8840	7.0938	7.2461	7.3690

5）精密度试验

重复性试验：取同一批（批号：050323）样品 2.0g 各三份，共取 6 份，精密称定，按正文方法制备 6 份供试品溶液，分别测定含量，结果见表 19-16。

表 19-16　重复性试验结果

进样位置	面积	RSD（%）
1	7832943	
2	7875588	
3	7926612	0.60
4	7967504	
5	7907316	
6	7848729	

中间精密度：取本品（批号：050323），由两位实验者分别在不同时间、不同仪器上测试，结果见表 19-17。

表 19-17　中间精密度试验含量结果（mg/g）

仪器	HPLC（1）	HPLC（2）	RSD%
第一人第一天	0.3215	0.3119	
第二人第一天	0.3119	0.3249	1.8
第一人第二天	0.3121	0.3101	
第二人第二天	0.3203	0.3231	

6）专属性考察：按以上色谱条件，分别测试黄芪甲苷对照品、供试品及阴性样品图谱，结果表明，阴性样品在黄芪甲苷对照品色谱峰相应位置无色谱峰出现，阴性无干扰，见图 19-7、图 19-8 及图 19-9。

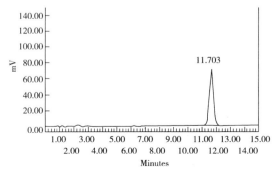

图 19-7　对照品色谱图

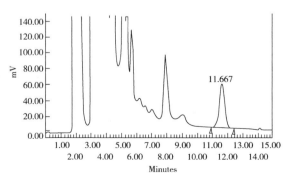

图 19-8　供试品色谱图

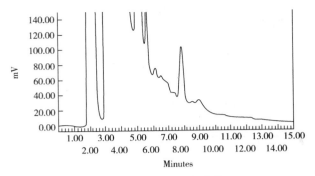

图 19-9 阴性样品色谱图

7）稳定性试验：取样品供试液（批号：050323）于不同时间，分别进样 20μL，测得样品中黄芪甲苷峰面积的 $RSD<2\%$，结果见表 19-18。

表 19-18 稳定性试验结果（n=2）

时间（小时）	峰面积	RSD（%）
0	7825677	
2	7865548	
4	7831705	
6	7976255	0.73
8	7848382	
12	7907727	

8）回收率试验：精密称取已知含量的样品（批号 050814）约 1.1g，分别加入对照品溶液（1.000mg/mL）0.3、0.4、0.5mL，按上述供试品制备方法及色谱条件，计算回收率，结果平均回收率为 98.2%，RSD 为 2.2%。

9）样品预测定：分别精密吸取对照液 5μL、10μL 与样品供试液 20μL，按上述色谱条件测定，三批样品含量分别为 0.3655mg/g、0.3681mg/g、0.3698mg/g。

根据上述试验结果，考虑到饮片的来源，以及制剂生产、贮藏等因素，每粒胶囊装 0.4g，故暂定本品每粒含黄芪以黄芪甲苷（$C_{41}H_{68}O_{14}$）计不得少于 0.12mg。

（8）功能与主治 活血化瘀，行气止痛，用于治疗颈椎病、骨性关节病。

（9）用法与用量 一次 2~3 粒，早晚各一次。

（10）规格 依据制剂工艺的研究及有关规定的要求，确定每粒装 0.4g。

（11）贮藏 依据胶囊剂的贮藏要求确定为密封。

第四节 药品的稳定性研究

药品的稳定性是指其保持理化性质和生物学特性不变的能力。通过稳定性试验，考察药品在不同环境条件（如温度、湿度、光线等）下药品特性随时间变化的规律，为药品生产、包装、贮存、运输条件的确定和有效期的建立提供科学依据。因此，稳定性研究是评价药品质量的主要内容之一。

稳定性研究实验设计应根据不同的研究目的，结合原料药的理化特性、剂型特点和具体的处方及工艺条件进行。

一、稳定性考察内容

原料药与制剂稳定性试验内容和侧重点略有不同。原料药及主要剂型的稳定性重点考察项目见表 19-19，表中未列入考察项目的剂型，可根据剂型特点合理设置。

表 19-19　原料药物及制剂稳定性重点考察项目参考表*

剂型	稳定性重点考察项目
原料药	性状、熔点、含量、有关物质、吸湿性，以及根据品种性质选定的考察项目
片剂	性状、含量、有关物质、崩解时限或溶出度或释放度
胶囊剂	性状、含量、有关物质、崩解时限或溶出度或释放度、水分，软胶囊要检查内容物有无沉淀
注射剂	性状、含量、pH 值、可见异物、不溶性微粒、有关物质，应考察无菌
栓剂	性状、含量、融变时限、有关物质
软膏剂/糊剂/凝胶剂	性状、均匀性、含量、粒度、有关物质
乳膏剂/乳胶剂	性状、均匀性、含量、粒度、有关物质、分层现象
眼用制剂	如为溶液，应考察性状、可见异物、含量、pH 值、有关物质； 如为混悬液，还应考察粒度、再分散性； 洗眼剂，还应考察无菌； 眼丸剂，应考察粒度与无菌
丸剂	性状、含量、有关物质、溶散时限
糖浆剂	性状、含量澄清度、相对密度、有关物质、pH 值
口服溶液剂	性状、含量、澄清度、有关物质
口服乳剂	性状、含量、分层现象、有关物质
口服混悬剂	性状、含量、沉降体积比、再分散性、有关物质
散剂	性状、含量、粒度、外观均匀度、有关物质
气雾剂	撤送剂量均一性、微细粒子剂量、每瓶总撤次、喷出总量、喷射速率、有关物质
吸入制剂	递送剂量均一性、微细粒子剂量、有关物质
喷雾剂	每瓶总吸次、没喷喷量和主药含量、递送速率和总量、微细粒子剂量、有关物质
颗粒剂	性状、含量、粒度、溶化性或溶出度或释放度、有关物质
贴剂（透皮贴剂）	性状、含量、有关物质、释放度、黏附力
冲洗剂/洗剂/灌肠剂	性状、含量、有关物质、分层现象（乳剂型）、分散性（混悬剂），冲洗剂应考察无菌
搽剂/涂剂/涂膜剂	性状、含量、有关物质、分层现象（乳剂型）、分散性（混悬剂），涂膜剂还应考察成膜性
耳用制剂	性状、含量、有关物质，耳用散剂、喷雾剂与半固体制剂分别按相关剂型要求检查
鼻用制剂	性状、pH 值、含量、有关物质，鼻用散剂、喷雾剂与半固体制剂分别按相关剂型要求检查

注：有关物质（含降解产物及其他变化所生成的产物）应说明其生成产物的数目及量的变化，如有可能说明有段物质中何者为原料中的中间体，何者为降解产物，稳定性试验重点考察降解产物。

二、稳定性研究方法

稳定性试验分为影响因素试验、加速试验、长期试验及药品上市后的稳定性考察。影响因素试验可采用 1 批小试规模样品进行；加速试验和长期试验应采用 3 批中试以上规模样品进行。

（一）影响因素试验

一般包括高温、高湿、强光照射试验。将原料置适宜的容器中（如称量瓶或培养皿），摊成≤5mm厚的薄层，疏松原料药摊成≤10mm厚的薄层进行试验。对于固体制剂产品，采用除去内包装的最小制剂单位，分散为单层置适宜条件下进行。如试验结果不明确，应加试两个批号的样品。

1. 高温试验 供试品置密封洁净容器中，在60℃条件下放置10天，于0、5、10天取样检验。与0天比较，若供试品发生显著变化，则在40℃下同法进行试验。如60℃无显著变化，则不必进行40℃试验。

2. 高湿试验 供试品置恒湿设备中，在25℃、相对湿度（92.5±5）%条件下放置10天，在0、5、10天取样检测，按稳定性重点考查项目要求检测，同时准确称量试验前后供试品的重量，以考察供试品的吸湿潮解性能。若吸湿增重在5%以上，则应在25℃、相对湿度（75±5）%下同法进行试验；若吸湿增重在5%以下，且其他考察项目符合要求，则不再进行此项试验。恒湿条件可以通过恒温恒湿箱或在密闭容器中放置饱和盐溶液来实现。根据不同的湿度要求，选择$NaCl$饱和溶液（15.5~60℃，相对湿度（75±1）%或KNO_3饱和溶液（25℃，相对湿度92.5%）。水性的液体制剂可不进行此项试验。

3. 强光照射试验 供试品置装有日光灯的光照箱或其他适宜光照容器内，于照度4500lx±500lx条件下放置10天，在第0、5、10天取样检测。试验中应注意控制温度，与室温保持一致，并注意观察供试品的外观变化。

此外，根据药物的性质，必要时应涉及其他试验，探讨pH值与氧气及其他条件（如冷冻等）对药物稳定性的影响。

（二）加速试验

加速试验一般应在（40±2）℃，相对湿度（75±5）%条件下进行，在试验期间第0、1、2、3、6月末取样检测，若供试品经检测不符合质量标准要求，或者发生显著变化，则应在中间条件，即（30±2）℃，相对湿度（65±5）%（可用Na_2CrO_4饱和溶液30℃，相对湿度64.8%）下，进行加速试验。

对采用不可透过性包装的液体制剂，如合剂、乳剂、注射液等的稳定性研究，可不要求相对湿度。对采用半通透性容器包装的液体制剂，如塑料袋装溶液，塑料瓶装滴眼液、滴鼻液等剂型，加速实验应在（40±2）℃、相对湿度（20±5）%的条件下进行。

对膏药、胶剂、软膏剂、凝胶剂、眼膏剂、栓剂、气雾剂等制剂可直接采用（30±2）℃、相对湿度（65±5）%的条件进行试验。

对温度特别敏感的药物，需在冰箱（4~8℃）内保存使用，此类药物制剂的加速实验可在（25±2）℃，相对湿度（65±5）%条件下进行。需要冷冻保存的药品可不进行加速试验。

（三）长期试验

长期试验是在接近药品的实际储存条件下进行的稳定性试验，建议在（25±2）℃、相对湿度60%±10%条件下，分别于第0、3、6、9、12、18个月取样检测，也可在常温条件下进行。对温度特别敏感的药物的长期试验可在（6±2）℃条件下进行，取样时间点同上。

（四）药品上市后的稳定性考察

药品注册申请单位应在药品获准生产上市后，采用实际生产规模的药品进行留样观察，以考察上市药品的稳定性。根据考察结果，对包装、贮存条件进行进一步的确认或改进，并进一步确定有效期。

三、稳定性研究结果评价与应用

药品稳定性评价是对有关试验（如影响因素试验、加速试验、长期试验）的结果，进行系统分析和综合判断。其相关检测结果不应有明显变化。

稳定性研究结果的应用：

1. 确定贮存条件　新药应综合加速试验和长期试验的结果，同时结合药品在流通过程中可能遇到的情况进行综合分析。选定的贮存条件应按照规范术语描述。

2. 确定包装材料/容器　一般先根据影响因素试验结果，初步确定包装材料或容器，结合稳定性研究结果，进一步验证采用的包装材料/容器的合理性。

3. 确定有效期　药品的有效期应根据加速试验和长期试验的结果分析确定，通常以长期试验的结果为依据，与0月数据相比，长期试验结果中无明显改变的最长时间点即为有效期。

第二十章
药物分析方法研究进展

扫一扫，查阅本章数字资源，含PPT、音视频、图片等

第一节　制药过程分析及其相关技术

一、概述

传统制药工业对药品的质量分析主要包括原辅料、中间体和最终产品的质量检测和质量控制。然而，要真正确保药品质量，必须对其生产全过程进行实时监测和自动化质量控制。随着科学技术的发展，特别是各种传感器和信息技术的应用，过程分析技术（process analysis technology，PAT）在许多工业生产领域（包括制药）得到了广泛的应用。

PAT 是一种可以通过测定关键性过程参数和指标来设计、分析、控制药品生产过程的手段。在药品生产过程中使用 PAT，可以提高对设计、生产过程和产品各阶段的质量控制，还可以提高设备利用率，加深员工对生产过程和产品的理解，对降低产品质量风险、成本和消耗等都具有重要意义。

国际上通行的 PAT 工具包括过程分析仪器、多变量分析工具、过程控制工具、持续改善（continuous improvement，CI）/知识管理（knoledge managenrent，KM）/信息管理系统（information management system，IMS）等。

二、制药过程分析模式及特点

（一）制药过程分析模式

制药过程分析技术是一个完整的体系，对生产过程进行实时分析是核心，按其操作程序不同，可分为离线分析（off-line）模式和在线分析（on-line）模式两大类，见表 20-1。在实际工作中，可以多种方法配合使用，而在线分析方法应为首选方法。

表 20-1　制药过程分析模式及其特征

分析模式	操作方法	方法特征
离线分析法 （off-line）	离线分析 （off-line）	先从生产现场取样，再回到实验室进行分析，其准确度高，但分析速度慢，信息滞后
	现场分析 （at-line）	经人工取样后，在现场进行分析，其分析监测速度较快，但不能实时监测

续表

分析模式	操作方法	方法特征
在线分析法 （on-line）	在线分析 （on-line）	利用自动取样和样品处理系统，将仪器分析与生产过程直接联系起来，进行连续或间歇连续的自动分析
	原位分析（in-sitw）或内线分析（in-line）	将传感器（如探头、探针等）直接插入生产流程中，所产生的信号直接进入检测器，并通过微机系统实现连续的或实时地自动分析监测
	非接触分析 （nouinvasive）	即利用遥感技术对生产过程进行检测，分析探头（或探针）不与试样直接接触，无需采样预处理，进行遥感和无损检测

（二）制药过程分析特点

1. 分析对象的多样化 由于药品生产工艺的多样性，决定制药过程分析的对象是多种多样的。例如合成反应、提取分离、纯化结晶、干燥粉碎、制剂、包装、清洁等过程；从待测物聚集状态看，有气态、固态、液态等。不同的对象所选用的分析方法和要求亦不同，但总的原则是应具有快速、简便、重现性好等特点。

2. 采样与样品处理的特殊性 由于制药工业生产物料量大，组成有时不均匀，故取样位置是关键，必须注意代表性。样品自动采集和预处理是过程分析的发展趋势。

3. 分析方法的时效性 制药过程分析方法是建立在对药品生产过程深刻理解基础上的。样品采集于生产线，要求在较短时间内迅速获取分析结果信息，并及时反馈，以便监测生产环节，调节生产参数，控制生产过程，减小生产风险，从而达到生产过程质量控制的目的。因此，过程分析与一般药物分析要求不同，其时效性是第一要求，而准确度则可以根据实际情况在允许限度内适当放宽。

如物料混合均匀度、混合终点的确定，可选择近红外光谱法、激光诱导荧光法、热扩散法等；制粒的含量均匀度、颗粒粒径和密度的测定可选用近红外光谱法、拉曼光谱法、聚焦光束反射测量法等；颗粒粒径分布可采用激光衍射法、成像分析方法等；水分的测定可采用近红外光谱法；压片和装胶囊的效价、含量均匀度、硬度、孔隙率及重量差异等可选用近红外光谱法；包衣厚度和均匀度、包衣终点、喷枪与片床距离等测定可选用近红外光谱法等。

4. 应用化学计量学的重要性 过程分析中的化学计量学（chemometrics）是通过过程检测和过程控制的软件系统实现的，是 PAT 建立和发展的重要基础，其主要作用是：①检测信号的提取和解析。②过程建模。③过程控制。在制药过程控制中常用的方法包括主成分分析、主成分回归、多变量统计过程控制、偏最小二乘法、聚类分析和人工神经元网络等。

（三）制药过程分析仪器

1. 制药过程分析仪器应具有的性能 离线分析方法和所用仪器与一般常规分析方法相同。在线分析仪器应具备对试样的化学成分、性质及含量进行在线自动检测的特点，应包括：①具有自动取样和式样预处理系统。②具有全自动化控制系统。③稳定性好，使用寿命长、易维护，能耐受高温、高湿、腐蚀、振动、噪声等工作环境，结构简单，测量精度可以适当放宽。

2. 制药过程分析仪器的结构 过程分析仪器常由如图 20-1 所示的 5 部分组成。

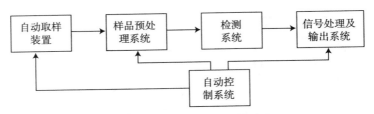

图 20-1 过程分析仪器结构示意图

三、制药过程分析常用方法与技术简介

目前，比较成功应用于 PAT 的有紫外-可见分光光度法、近红外光谱法、红外光谱法、拉曼光谱法、X 射线荧光法、在线色谱法、电化学法、流动注射分析法等，现就常用方法作简要介绍。

（一）近红外光谱法

1. 基本原理　近红外（near infrared，NIR）谱区是波长范围为 780～2500nm（或 12800～4000cm⁻¹）的电磁波，近红外吸收光谱主要由分子中 C—H、N—H、O—H 和 S—H 等基团基频振动的倍频吸收与合频吸收产生。NIR 信号频率比中红外的高，易于获取和处理；信息丰富，但吸收强度较弱，谱峰宽、易重叠，因此必须对所采集的 NIR 数据经数学方法处理后，才能进行定性、定量分析。

2. 测量模式　NIR 的常规分析模式主要有透射及反射测量模式。

（1）透射模式　透射光谱的吸光度与样品浓度之间遵守 Lambert-Beer 定律，测量的是透光率（T），即测定波长处入射光通过样品后衰减的程度，主要用于均匀透明的真溶液样品，对于透明固体样品也可选择合适的采样附件进行测量。用透光率（T）或吸光度（A）表示。

$$T=I/I_0 \ 或 \ A=-\lg T=\lg (I/T) = \lg (I_0/I)$$

式中，I_0 为入射光强度；I 为透射光强度。

（2）漫反射模式　该模式下测量的是光的反射率（R），即从样品反射的光强度（I）与参考物或背景表面反射光的强度（I_r）的比率，即

$$R=I/I_r \ 或 \ A_r=\lg (I/R) = \lg (I_r/I)$$

式中，I 为样品反射光的强度；I_r 为参考物或背景反射光强度；A_r 为漫反射吸光度。

漫反射法一般用于固体或半固体样品测定，药物的近红外光谱可以通过采集并分析所得的 A_r 或 lg（1/R）对波长或波数作用而得到。

此外，也可以将上述两种模式结合形成透射-反射模式，是两者的结合，系将反射镜置于样品后部，而光源和检测器在样品同侧，近红外光穿过样品经反射镜返回，这样可使光程增加一倍。

影响 NIR 的因素主要有环境温度、样品的光学性质、多晶型、样品的含水量和溶剂残留量、样品厚度、硬度、光洁度及样品的贮存时间等。

3. 分析方法

（1）定性分析　利用近红外分光光度法进行定性分析的主要步骤为收集代表性样品，测定光谱，选择化学计量学方法对图谱进行预处理和降维处理，建立定性分析模型，对模型进行验证。

1）代表性样品的选择：选择适宜的代表性样品（如不同的生产工艺、物理形态、粒度分布

等）建立定性分析模型。模型中各类样品的性质决定了模型的适用范围。

　　2）图谱预处理和降维处理：为有效提取有用信息，排除无效信息，在建立分类或校正模型时需要对谱图进行数学预处理。归一化处理常用于消除或减弱由位置或光程变化所导致的基线平移或强度变化；导数处理可以提高谱图的分辨率，但会扩大噪声，因此常辅以平滑处理来消除噪声；对于固体样品，采用多元散射校正（multiplicative scatter correction，MSC）或标准正态变量变换（standard normal transformation of variable，SNV）校正可以消除或减弱光散射引入的基线漂移。

　　多元近红外光谱数据包含大量的相关变量（共线性），建模时为减少变量，需要用一组新的不相关但包含相应信息的变量来代表所有数据的变化建立模型。常用的减少变量的方法是主成分分析（principal component analysis，PCA）法。

　　3）建立定性分析模型：即将样品性质与光谱变化相关联，用光谱差异程度来区分样品的性质。定性分析中常采用模式识别法对具有相似特征的样品进行分组。模式识别方法包括判别分析和聚类分析。判别分析要求对样本的类别特征有明确的定义，并按定义区分样本；而聚类分析适用于仅需要对样本进行分组而不需要预先知道这些样品彼此间的确切关系。

　　4）模型的验证：对定性分析模型，至少应进行模型的专属性和重现性两方面的验证。模型的专属性通常用对已知样品的鉴别正确率表示。不仅需要验证真品的鉴别正确率，还需要用化学结构或性质与模型中物质相近的样品进行区分能力评估。模型的耐用性系指在不改变模型参数的情况下，考查正常操作中的微小变化对模型预测结果的影响。通常包括不同操作者；环境条件（如实验室中的温度、湿度变化）；操作（如样品在光学窗口的位置、液体探头的测量深度、包装状况）；仪器部件的更换。

　　（2）定量分析　利用近红外分光光度法进行定量分析的主要步骤为收集样品并进行检验，选择代表性样品，测定光谱，选择化学计量学方法对图谱进行预处理和降维处理，建立定量分析模型，对模型进行验证。

　　1）代表性样品的选择：根据样品的收集及检验情况，选择能包括全部样品理化性质差异的样品作为建模样品。建模样本的含量范围应该宽于预测样品的范围，必要时可以通过加速实验或特殊制备的方式获得。

　　2）图谱预处理和降维处理：参见"定性分析"。

　　3）定量分析模型的建立：近红外光谱测量时一般不需要对样品进行预处理，但测量时会受多种因素的影响，单波长分析很难获得准确的定量分析结果，因此，近红外光谱定量分析均利用多波长光谱分析，采用多元校正，如多元线性回归（mutiple linear regression，MLR）、主成分回归（PCR）、偏最小二乘回归（partical least squares regression，PLSR）和人工神经网络（artificial neural network，ANN）等建立定量分析模型。

　　4）方法学验证：近红外分光光度法定量分析的方法学验证与其他分析方法的要求相似。每个被验证的参数可被接受的限度范围与该方法的应用目的有关，通常应考虑专属性、线性、准确度、精密度和重现性。

　　（3）近红外模型的再验证　当预测物质的物理性质改变，或物质的来源改变如产品的组成、生产工艺、原（辅）料的来源或级别发生改变时，需要对已建立的定量模型进行再验证。必要时应对模型进行维护或建立新模型。

　　（4）近红外模型的传递　近红外模型的传递表示模型在不同的近红外光谱仪中的适用情况。当近红外模型在非建模仪器中应用时，必须考虑仪器型号、数据格式、光谱范围、数据点数量、光谱分辨率等对模型的影响。用适宜的代表性样品（数量依据具体模型确定）分别在建模仪器和其他仪器扫描，分别利用不同仪器上获得的光谱预测结果，并进行统计学检验，以确证该模型在其他仪器中使用是否有效。

（5）样品分析　依据所建立的分析方法模型对实际样品进行分析。

4. 应用与示例

（1）NIR 分析法的特点　NIR 分析法进行药品分析时的主要特点是操作简便、快捷、应用广泛。可不破坏样品进行原位测量，测量信号可以远程传输和分析，可不进行样品预处理，直接分析气、液和各种形状的固态样品如颗粒粉末、糊状物体，不使用溶剂，减少污染，成本低。NIR 几乎可用于所有与含氢基团的样品，不仅能反映绝大多数有机化合物组成和结构信息，对某些无 NIR 吸收的物质（如某些无机离子化合物），也可通过对共存的基体物质影响引起光谱变化进行间接分析。采用多元校正方法及一组已知的同类样品所建立的定量校正模型，可快速得到相对误差小于 0.5% 的测量结果。但 NIR 分析法目前的检测极限为 0.1%，一般只能作常量分析，尚难进行痕量分析。

（2）NIR 分析法在制药过程质量控制中的应用　①定性分析可对药品活性成分、辅料、制剂、中间产物、化学原料以及包装材料等进行鉴别，如包装材料高密度聚乙烯、聚氯乙烯、锡箔、铝塑板等，可通过 NIR 在线分析，测定其密度、交联度、结晶度等并进行综合评价。②定量分析可快速测定药品活性成分和辅料在生产过程中的变化，在生产工艺中，判断化学反应进行程度及终点；监测发酵反应过程中的营养素的变化；测定脂肪类化合物的酸值、碘值、皂化值等，进行羟化程度、水分、吸收溶剂量的测定与控制。③物理性状分析如晶型、结晶性、多晶型、假多晶型及粒度测定；片剂厚度、溶出度、崩解模式、硬度、包衣情况等测定，物料混合均匀度测定等。

【例 20-1】近红外光谱法快速分析利巴韦林片剂的含量

利巴韦林为广谱抗病毒药物。采用近红外光谱建立了利巴韦林片剂含量测定的快速分析方法。将单片样品置于锡箔上，用漫反射光纤探头压住药片，在 12000~4000cm^{-1} 间扫描，每批样品随机取 6 片测定，计算其平均光谱作为样品光谱。以全国不同厂家的 43 批样品建立校正集，采集其近红外漫反射光谱（图 20-2），通过偏最小二乘法进行回归，经内部交叉验证，建立校正模型，并对预测集的 17 批样品进行分析。定量模型的预处理方法为一阶导数和矢量归一化法（图 20-3），波长范围为 11914.3~10371.5cm^{-1}，9796.8~9091cm^{-1}，6877.1~5565.7cm^{-1}，5334.3~4022.9cm^{-1}。定量模型的浓度范围为 0.37~0.75mg/mg，*RSD*<10%，内部交叉验证决定系数 r=99.61，内部交叉验证均方差（RMSECV）为 0.0119，外部验证均方差（RMSEP）为 0.0198，预测值与真值的相关系数为 0.9948。本法简便、准确，可用于药品含量的快速分析。

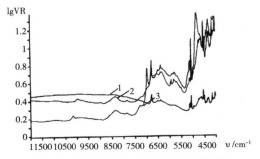

图 20-2　利巴韦林片的 NIR 漫反射光谱图

1. 利巴韦林对照品；2. 利巴韦林片 1；3. 利巴韦林片 2。

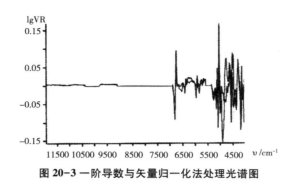

图 20-3 一阶导数与矢量归一化法处理光谱图

（二）拉曼光谱法

拉曼光谱法（Raman spectroscopy）是建立在拉曼散射基础上的光谱分析法，主要用于物质鉴别、分子结构及定量分析。拉曼效应是由印度物理学家 C. V. Raman 于 1928 年首次发现，并以其名字命名的。

1. 基本原理　拉曼光谱是一种振动光谱技术。这与红外光谱类似，但红外光谱与分子振动时偶极矩变化相关，而拉曼效应则是分子极化率改变的结果。被测量的是非弹性的散射辐射。

拉曼光谱通常采用激光作为单色光源，将样品分子激发到某一虚态，随后受激分子弛豫跃迁到一个与基态不同的振动能级，此时，散射辐射的频率将与入射频率不同。这种"非弹性散射"光被称为拉曼散射，频率之差即为拉曼位移（以 cm^{-1} 为单位），实际上等于激发光的波数减去散射辐射的波数，与基态和终态的振动能级差相当。而频率不变的散射称为弹性散射，即瑞利散射。如果产生的拉曼散射频率低于入射频率，则称为斯托克散射。反之，则称为反斯托克散射。实际上，几乎所有的拉曼分析都是测量斯托克散射。

利用散射光强度对拉曼位移作图得到拉曼光谱图。由于官能团或化学键的拉曼位移与它们在红外光谱中的吸收波数一致，所以谱图的解析也与红外吸收光谱相同。然而，通常在拉曼光谱中出现的强谱带在红外光谱中却成为弱谱带甚至不出现，反之亦然。所以，这两种光谱技术常互为补充。

2. 拉曼光谱的定性与定量分析

（1）定性鉴别　拉曼光谱可提供样品分子官能团的信息，可用于鉴别试验和结构解析。在相同测定条件下，绘制供试品与对照品的拉曼光谱并进行比对，若相同，除立体异构体外，即可鉴别为同一化合物。如遇多晶现象，可参照红外鉴别的相关内容进行处理。

（2）定量分析

1）对配备了测量光学功率检测器［如傅里叶变换（FT）-拉曼光谱仪］的拉曼光谱仪，拉曼信号峰与分析物浓度有如下定量分析式：

$$S_\nu = K\delta_\nu (\nu_L - \nu_\beta)^4 P_0 C$$

式中，S_ν 为给定波数 ν 处的拉曼信号；C 是分析物的浓度；K 是与激光束直径、采集光路、样品体积和温度有关的常数；δ_ν 是特定振动模式的拉曼散射截面（即特定振动模式的表征）；ν_L 是激光波数；ν_β 是振动模式的波数；P_0 是激光功率。

2）对于测量每秒光子数（如 CCD 检测器）的拉曼光谱仪，有如下定量关系：

$$S_\nu = K\delta_\nu \nu_L (\nu_L - \nu_\beta)^3 P_0 C$$

上述公式表明信号峰与浓度是正比关系，即是定量分析的基础。

定量分析时，要求对照品和供试品在同一激光强度和频率下，同一物理状态（如液态、固态），同一浓度范围内测量。对于固体和悬浮物，拉曼强度受基质影响（如荧光和自吸收）。拉曼信号与物质反射指数、粒径分布（小颗粒拉曼散射比大颗粒强）、填充强度、散射截面和吸收截面等因素有关。

3. 仪器装置　根据获得光谱的方式，拉曼光谱仪可分为 FT 拉曼光谱仪和色散型拉曼光谱仪，但所有的现代拉曼光谱仪均包括激光光源、样品装置、滤光器、单色器（或干涉仪）和检测器等。

4. 应用与示例　测定拉曼光谱可以采用以下任一物质态：结晶态、无定型态、液体、气体或等离子体。

【例 20-2】拉曼光谱法用于磺胺类药物成分快速识别研究

采用便携式拉曼光谱仪建立了磺胺类药物对照品图谱库，并测定磺胺类药物的拉曼光谱，如图 20-4 所示，通过图谱对比进行识别。该类药物各成分对照品图谱峰形良好，特征性强，区分准确，利用对照品谱库可准确识别制剂中主成分。测定时无需前处理，透过铝塑或玻璃包装可无损检测，仪器集采样、检测、图谱扫描处理及比对识别于一体，操作简便快速。

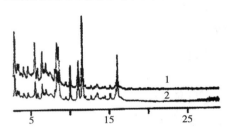

图 20-4　磺胺嘧啶片的拉曼光谱图
1. 供试品；2. 对照品

（三）过程色谱分析法

用于工业生产过程分析的色谱，一般称为工业色谱（industrial chromatography）或过程色谱（process chromatography）。与常规实验室分析不同，在过程色谱中，从样本采集、预处理至分析、检测、记录、显示等操作环节都是自动化的。

过程色谱一般分为过程气相色谱和过程高效液相色谱，也可以与其他分析技术联用，以获得更多的分析信息。

过程色谱主要由取样与样品处理系统、分析系统和程序控制系统等组成。如图 20-5 为典型的色谱在线分析系统。

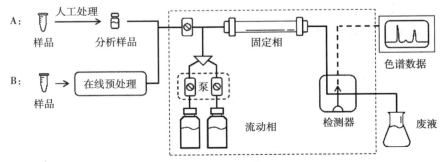

图 20-5　传统进样和在线进样色谱系统对比示意图
A：传统进样方式；B：在线进样方式

过程色谱在药物合成、发酵过程、反应废液分析、易挥发性成分分析、生物药物分离纯化等方面都有较好的应用。

（四）流动注射分析法

流动注射分析（flow injection analysis，FIA）是将一定体积的样品注入到无气泡间隔的流动试剂中，保证混合过程与反应时间的高度重现性，在热力学非平衡状态下完成样品在线处理与测定的定量分析方法。具有适应范围广（可与多种分析方法联用），分析效率高（每小时可分析几十个到几百份样品）、精度好（精度可达到 0.5%~1%，复杂样品不超过 3%），低消耗（一次分析消耗的样品及试剂量在微升级水平）以及仪器简单等特点。

1. 流动注射分析过程与原理

（1）流动注射分析系统　FIA 分析系统结构如图 20-6 所示，包括：①蠕动泵：作用是驱动载流进入管路，载流即携载样品的流动液体，常用水或溶解样品的试剂。②注样阀或注样器：作用是将一定体积的样品注入载流中。③反应器：常用四氟乙烯或塑料细管道盘绕而成，作用是实现样品与试剂间的反应。④检测器：对试样区带进行检测，通常有紫外-可见分光光度法、原子吸收分光光度法、荧光分光光度法、化学发光法、电位法、安培法、伏安法。⑤信号输出装置和记录仪等。

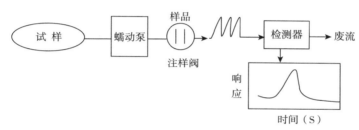

图 20-6　流动注射分析系统及过程示意图

（2）流动注射分析基本过程　由注样阀将一定体积的样品注入流速一定的连续载流中，随载流进入反应器，在反应器中样品与载流混合，并与载流中试剂发生反应，反应产物流经检测器时被检测，记录仪可记录或经扫描得到响应值对时间的曲线，在 FIA 分析中常以此峰高进行定量。

2. 应用　流动注射分析操作模式可分为单道、多道和顺序注射等多种操作模式。其在制药过程监测中的应用主要有反应过程检测、废水中废弃物检测、生物发酵过程监测等。如制药工程反应废水中的总磷可采用磷钼蓝比色法进行在线监测；水中氰化物的异烟酸吡唑酮的流动注射分光光度法检测；生物发酵过程中葡萄糖、氨基酸、青霉素等的监测。

（五）光纤传感器技术

传感器（sensor）是一种检测装置，能接收被测定信息，并将其按一定规律转换成电信号或其他可识别的信息输出。通常分为物理传感器（physical sensor）和化学传感器（chemical sensor）。前者监控药物生产过程的温度、压力传感器等；后者主要是在分析样品与分析仪器之间实时传递选择性信息的界面，可选择性地将样品的物理或化学性质、化学组成、浓度等连续转变为分析仪器易于测量的信号。化学传感器按其功能分为湿度传感器、气体传感器、离子传感器和生物传感器；按其原理又可分为热化学传感器、质量型传感器、电化学传感器和光化学传感器。

化学传感器由分子识别原件（感受器）和转换部分（换能器）组成。感受器用来识别被测对象，并通过引起某些光、热、化学变化等物理或化学变化以及直接诱导产生电信号，然后再利用电学测量方法进行检测和控制。近年来，在制药过程分析中应用较多的是光纤传感器。

光纤（optical fiber）是一种对光传导能力很强的纤维，由玻璃、石英或高分子材料制成内芯，外有一折射率比内芯低的包层。当光线以小角度入射到光纤的端面上时，光线在纤芯和包层的界面上通过全反射在光纤传输。光纤与待测物质接触的一端常做成探头，直接或间接地与待测物质作用后，使光的性质或强度发生变化，从而达到检测目的。

通过在线分析光纤传感器技术实现了对工艺过程的优化控制，特别是紫外-可见、红外、近红外、拉曼光等光谱分析法中应用广泛。光纤传感器具有以下特点：①可以同时获得多元多维信息，并通过波长、相位、衰减分布、偏振和强度调制、时间分辨、收集瞬时信息等加以分辨，实现多通道光谱分析和复合传感器阵列的设计，达到对复杂混合物中目标物的检测。②光线的长距离传输还可实现生产过程的快速在线遥测或多点同时检测。如近红外光谱仪器可以在线检测100m以外的样品。③其灵活性易于制成便携式仪器，通过光纤探头，可直接插入生产装置的非正直、狭小的空间中，进行原位、实时、无损定位分析。同时也可以在困难或危险环境中采样分析。

第二节 质谱及其联用技术

将两种或多种分析技术通过适当的接口在线连接起来，重新组合成分离和测试的技术称为联用技术。主要有色谱-质谱联用、毛细管电泳-质谱联用、质谱-质谱联用、色谱-电感耦合等离子体-质谱联用、色谱-核磁共振谱联用等。特别是高效分离、高灵敏度和高选择性的质谱联用技术，已成为分析复杂混合体系的主要手段。尤其在中药和体内药物分析中有着更为广泛的应用。

一、质谱系统

质谱法（mass spectrometry，MS）是使待测化合物产生气态离子化，再按质荷比（m/z）将离子分离、检测分析的方法。检测限可达 $10^{-15} \sim 10^{-12}$mol 数量级。MS 可提供分子质量和结构信息。质谱仪的结构及工作原理如图 20-7 所示。

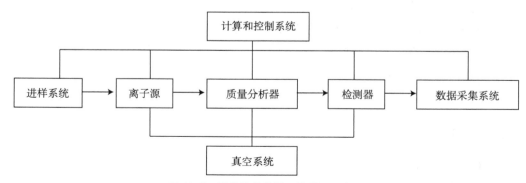

图 20-7 质谱仪结构及工作原理示意图

样品经进样系统导入离子源，电离成分子离子和碎片离子，由质量分析器按质荷比大小分离，检测器检测，经数据采集得相应谱图。

（一）进样系统

MS 的进样系统分为直接进样和由接口导入两种方式。

1. 直接进样 常温常压下，气态或液态化合物的中性分子通过一个可调喷口装置导入离子源；吸附在固体上或溶解在液体中的挥发性物质可通过顶空分析器富集、吸附柱捕集、程序升温解吸，之后经毛细管导入；一般固体试样，采用进样杆直接导入质谱仪。

2. 接口技术 联用技术的关键在于两种分析仪器间的协调配合。目前多种分离技术已实现了与质谱的联用。经分离后的各种待测成分，常通过接口技术导入质谱。

（1）气相色谱-质谱联用（GC-MS） 目前多用毛细管柱直接导入型接口，操作方便，死体积小，灵敏度高。

（2）液相色谱-质谱联用（LC-MS） 为了使待测物从色谱流出物中分离，形成适合于质谱分析的气态分子或离子，需采用特殊的接口技术，主要有粒子束（PBI）、移动带（MBI）、大气压离子化（API）等。色谱流动相中所含的缓冲盐或添加剂通常应具有挥发性，以减少污染、避免化学噪声和电离抑制。

1）粒子束接口：色谱流出物在去溶剂室雾化、脱溶剂后，仅待测化合物的中性分子被引入质谱离子源。适用于分子质量小于 1000Da 的弱极性化合物分析，可采用电子轰击或化学离子化方式使化合物电离后导入质谱分析。

2）移动带接口：流速为 $0.5\sim1.5mL/min$ 的色谱流出物，均匀地滴加在移动带上，蒸发、除去溶剂后引入质谱离子源。一般采用电子轰击、快原子轰击或化学离子化方式。其不适宜极性大或热不稳定化合物分析。

3）大气压离子化接口：电喷雾离子化（ESI）和大气压化学离子化（APCI）是目前 LC-MS 广泛采用的大气压离子化接口技术。由于其兼有离子化功能，故又称为大气压离子源，将在离子源中介绍。

（3）超临界流体色谱-质谱联用（SFC-MS） 常用 ESI 和 APCI 接口技术。色谱流出物通过色谱柱和离子源之间的加热限流器转变为气态，进入质谱仪分析。

（4）毛细管电泳-质谱联用（CE-MS） 几乎所有的 CE 操作模式都可以与质谱联用，ESI 是目前 CE-MS 最常用接口技术。

（二）离子源及离子化方式

离子源是质谱常配的样品分析接口，它可以使中性原子或分子电离，形成离子束进入质量分析器进行分析。根据待测化合物的性质及拟获取的信息类型，可以选择不同的离子化方式。进样和离子化通常在同一过程中完成。

1. 电子轰击源（electron impact，EI） 气化后的样品分子进入离子化室（压力保持在 $1.333\times10^{-2}\sim1.333\times10^{-3}Pa$）被一束电子流（由钨或镍灯丝发射并加速，能量一般为 70eV）轰击，失去一个外层电子，形成带正电荷的分子离子，很快（$10^{-9}\sim10^{-10}$ 秒）又进一步碎裂成各种不同的碎片离子、中性碎片或游离基。这样可得到丰富的化合物结构信息，重现性好，其裂解规律研究也较为完善，能够与已建立的数万种有机化合物的标准谱图库进行匹配分析。缺点是不适用于难挥发和热稳定性差的样品。EI 是 GC-MS 常用的离子源，也可以用于 LC-MS。

2. 化学离子源（chemical ionization，CI） 是先将反应气（如甲烷、异丁烷、氨气等）与样品按一定比例混合，然后进行电子轰击，经分子-离子反应，即质子交换使样品分子电离，通常得到准确分子离子。若样品分子的质子亲和势大于反应气的质子亲和势，则生成［M+H］⁺，反之则生成［M-H］⁺。由此可获得有关分子量的信息，碎片离子较少。可作为 EI 源的补充。

3. 快原子轰击源（fast-atom bombardment，FAB） 将供试品分散于基质（常用甘油等高沸点溶剂）中制成溶液，涂布于金属靶上送入 FAB 离子源中，将经强电场力加速后的惰性气体中性原子束（如氩或氙）对准靶上的供试品轰击，基质中存在的缔合离子与经快原子轰击产生的供试品离子一起被溅射进入气相，从而在电场作用下进入质量分析器，如用惰性气体离子束取代中性原子进行轰击，所得质谱称为液相二次离子质谱（LSIMS）。本法适用于极性强、相对分子量大、难气化、热稳定性差的试样。如肽类、低聚糖、抗生素、有机金属配合物、表面活性剂等，分子质量可达 10000Da。FAB 轰击会产生较强的分子离子、准分子离子［M±1］⁺或以其为基峰，复合离子［M+R］⁺、［2M］⁺、［2M+1］⁺以及其他碎片离子，提供较丰富的结构信息。当其用于 LC-MS 时，须在色谱流动相中添加 1%~10% 的甘油，并保持超低流速（1~10μL/min）。

4. 基质辅助激光解析源（matrix-assisted laser desorption ionization，MALDI） 系将溶于适当基质中的供试品涂布于金属靶上，用高强度的紫外或红外脉冲激光照射，使其离子化。该方法主要用于分子质量在 100000Da 的生物大分子分析，适宜与飞行时间分析器结合使用。

5. 大气压电离源（atmospheric-pressure ionization，API） 即在大气压下进行离子化，是 LC-MS 最常用的离子化方式，有三种模式：

（1）**电喷雾电离（ESI）** 是去除溶剂后的带电液滴形成离子的离子化方式，适用于易在溶液中形成离子的试样或极性化合物。对于分子量在 1000Da 以下的小分子，通常生成单电荷离子，少有双电荷离子；而对于极性大分子，则常形成多电荷离子，这些离子在质谱中表观的质荷比：$m/z = \dfrac{M+nH}{n}$，式中 M 为真实质量，n 为电荷数，在一个多电荷离子系列中，任何两个相邻的离子只相差一个电荷，如果分别用 M_1 和 M_2 表示电荷数为 n_1 和 n_2 的离子质量，则 $M_1 = \dfrac{M+n_1H}{n_1}$，$M_2 = \dfrac{M+n_2H}{n_2}$，由此可以求得分子量。应注意的是，纯水或纯有机溶剂作为流动相时，不利于去溶剂或形成离子，若流动相含有少量水或至少 20%~30% 的有机溶剂，即使在较高流速（1μL/min~1mL/min）情况下，也有助于电喷雾离子化，获得较高的分析灵敏度。

（2）**大气压化学电离（APCI）** 在大气压下利用电晕放电使气相中试样和流动相电离的一种离子化技术，要求供试品具有一定的挥发性，适用于非极性或低、中等极性的化合物，主要产生单电荷离子，适于分子量小于 1500Da 的化合物，可得到准分子离子，少有碎片离子，能在 2mL/min 的高流速下进行电离。

（3）**大气压光电离（APPI）** 是用紫外光灯取代 APCI 中的电晕放电，利用光化学作用将气相中的试样电离的离子化技术，适于非极性化合物。

（三）质量分析器

质量分析器的作用是将电离室中形成的离子按其质荷比（m/z）分开，以进行质量分析，不同类型的质量分析器应用范围不同，可单独或组合构成不同类型的质谱仪。

1. 四级杆分析器（quadrupole analyzer） 系在四根平行排列棒状电极形成的电磁场中，通过改变直流和射频交流电压实现质量扫描和离子选择的质量分析器。直流固定电压（DC）和射频电压（RF）作用于平行排列的四根电极，两对电极间的电位相反。对于给定的直流和射频电压，只有特定质荷比的离子可以在轴向稳定运动，其他质荷比离子则与电极碰撞湮灭。将 DC 和 RF 以固定的斜率变化，可以实现离子扫描功能，虽然其质量上限通常是 4000Da，分辨率仅约为 10^3，但对选择离子分析具有较高的灵敏度。

2. 离子阱分析器（ion trap analyzer）　结构和原理类似于四级杆分析器，由上下两端盖电极和位于其中间的环电极构成，前者加直流电压或接地，后者加射频电压（RF），以此形成一个势能阱（离子阱）。根据 RF 大小，离子阱可以捕获某一质量范围的离子，实现离子储存。当离子积累一定数量后，开通 RF 电压，离子即可按质荷比由高到低依次离开离子阱被检测器检测，离子阱具有全扫描和选择离子扫描功能，灵敏度高，可实现多级质谱（MS^n）分析。线性离子阱（LIT）为二维四极离子阱，具有更好的离子储存容量和效率，可改善离子喷射效率，提高扫描速度和检测灵敏度。其质量上限与四级杆分析器相同，分辨率为 $10^3 \sim 10^4$。

3. 飞行时间分析器（time off light mass analyzer，TOF）　即在一无场离子飘移管中，具有相同动能、不同质量的离子，因飞行速度不同而实现分离。当飞行距离一定时，离子飞行的时间与质荷比的平方根成正比，质量小的离子在较短的时间达到检测器，目前 TOF 的分辨率可达 10^4 以上，最高可检测分子质量范围超过 300000Da，并具有很高的灵敏度，现已广泛应用于 GC-MS、LC-MS 和 MALDI 质谱仪中，尤其适合蛋白质等生物大分子分析。

4. 扇形磁场分析器（single-focusing analyzer）　离子经加速电压加速，聚焦进入扇形磁场，在磁场作用下，不同质荷比的离子按各自的曲率半径运动，当改变磁场强度，使不同质荷比的离子获得相同的运动曲率半径，进而通过狭缝出口，达到检测器。若加一电场与磁场串联即构成双聚焦分析器。其质量范围可达 15000Da，分辨率高达 10^5。

5. 离子回旋共振分析器（ion cydotron resonance，ICR）　ICR 是一种根据给定磁场中的离子回旋频率来测量离子质荷比（m/z）的质量分析器。在高真空（$\sim 10^{-7}$Pa）状态下，离子在超导磁场中做回旋运动，运行轨道随着共振交变电场而改变。当交变电场的频率和离子回旋频率相同时，离子被稳定加速，轨道半径越来越大，动能不断增加。关闭交变电场，轨道上的离子在电极上产生交变电流。利用计算机进行傅立叶变换，将象电流信号转换为频谱信号，获得质谱。

待测化合物的离子化和质量分析可以在同一分析器内完成。离子回旋共振分析器的质量分析上限 $>10^4$ 道尔顿，分辨率高达 10^6，质荷比测定精确到千分之一，可以进行多级质谱（MS^n）分析。

6. 串联质谱法（MS/MS 或 MS^n）　是指时间或空间上两级以上质量分析的组合。测定第一级质量分析器中的前体离子（precursor ion）与第二级质量分析器中的产物离子（product ion）之间的质量关系。

（1）**产物离子扫描（product-ion scan）**　在第一级质量分析器中选择某 m/z 的离子作为前体离子，测定该离子在第二级质量分析器中、一定的质量范围内的所有碎片离子（产物离子）的质荷比与相对强度，以获得该前体离子的子离子信息。

（2）**前体离子扫描（precursor-ion scan）**　在第一级质量分析器中扫描所有前体离子，依次进入碰撞室获得产物离子。通过锁定第二级质量分析器中的某个产物离子进行朔源，可获得单离子扫描图在第一级质量分析器中、一定的质量范围内所有能产生该碎片离子的前体离子。

（3）**中性丢失扫描（neutral-loss scan）**　以恒定的质量差异，在一定的质量范围内同时测定第一级、第二级质量分析器中的所有前体离子和产物离子，以发现能产生特定中性碎片（如 CO_2）丢失的化合物或同系物。

（4）**选择反应检测（selected-reaction monitoring，SRM）**　选择第一级质量分析器中某前体

离子（m/z）₁，测定该离子在第二级质量分析器中的特定产物离子（m/z）₂的强度，以定量分析复杂混合物中的低浓度待测化合物。

（5）多反应检测（multiple-reaction monitoring，MRM）　是指同时检测两对及以上的前体离子-产物离子。

（四）检测器与信号处理

质谱检测器常为光电倍增器或电子倍增器。将离子流转化为电流，所采集的信号经放大并转化为数字信号，通过计算机处理并输出。

（五）分析方法

在进行供试品分析前，应对测定用单级质谱仪或串联质谱仪进行质量校正。可采用参比物质单独校正或与被测物混合测定校正的方式。

1. 分析的结果及参数

（1）质谱图。利用前体离子、产物离子，可分析有关物质的相对分子质量和结构特征信息。

（2）在色谱-质谱联用中，以由质谱得到的某组分的总离子强度对该组分的色谱保留时间作图得总离子流图（total ion current，TIC），或固定某质荷比对整个色谱流出物进行选择离子监测，得选择离子监测图（SIM）；在串联质谱中前级质量分析器选择一前体离子，一般为分子离子或准分子离子，经裂解后，用后级质量分析器选择一产物离子，记录其离子流，可获得选择反应监测图（SRM）。

（3）质量分析器评价指标参数。准确度（accuracy）：指离子测量的准确性。一般用真实值和测量值之间的误差进行评价，单位 ppm（part per million）。

分辨率（resolution）：是指质谱仪区分两个质量相近的离子的能力。分辨率越高，准确度越高

灵敏度（sensitivity）：是指检测器对一定样品量的信号响应值，即最少样品量的检出程度。

2. 定性分析　在相同的仪器及分析条件下，分别测定对照品和供试品并获得相应的质谱图，观察特定 m/z 处离子，可以鉴别药物、杂质或非法添加物。复杂供试品中待测成分的鉴定，应采用色谱-质谱联用仪或串联质谱仪。

通过联用技术所采集丰富的离子质荷比及其强度信息，可以推测或确证待测化合物的分子结构。当采用电子轰击离子化时，可以通过比对待测化合物的质谱与标准谱库谱图的一致性，快速鉴定化合物。对于未知化合物的结构解析，常常需要综合应用各种质谱技术并结合供试品的来源，并结合元素分析、光谱分析（如核磁共振、红外光谱、紫外光谱、X 射线衍射）等结果综合判断。

3. 定量分析　采用选择离子检测、选择反应检测或多反应检测，并结合外标法或内标法进行物质定量。内标化合物可以是待测化合物的结构类似物或其稳定同位素（如²H、¹³C、¹⁵N）标记物。在杂质检查方面，可采用限量检查法，分别配制一定浓度的供试品及杂质对照品溶液，进行色谱-质谱分析。若供试品溶液在特征 m/z 离子处的响应值（或响应值之和）小于杂质对照品溶液在相同特征 m/z 离子处的响应值（或响应值之和），则供试品所含杂质符合要求。

复杂样本中的有毒有害物质、微量药物及其代谢物的色谱-质谱分析，宜采用标准曲线法。通过测定相同体积的系列标准溶液在目标成分的特征离子峰响应值，获得标准曲线及回归方程。按规定制备供试品溶液，测定目标成分特征离子峰的响应值，带入标准曲线或回归方程计算，得

到待测物的浓度。内标校正的标准曲线法是将等量的内标加入系列标准溶液中，测定待测物与内标物在各自特征离子峰的响应值，以响应值的比值为纵坐标，待测物浓度为横坐标绘制标准曲线，计算回归方程。使用稳定同位素标记物作为内标时，可以获得更好的分析精密度和准确度。

二、气相色谱-质谱联用技术

GC-MS 是将供试样品先经过 GC 分离为单组分，按不同的保留时间与载气同时流出色谱柱，经过分子分离器接口，除去载气，保留组分分子进入 MS 离子源离子化，通常分子离子会进一步裂解，生成各种碎片离子，经检测器采集获得相应质谱图，将图谱与标准图谱比对进行样品鉴别，也可借助软件提高鉴别速度，经计算机自动检索核对，可迅速鉴别样品。该方法具有较高的专属性和灵敏度。

用于 GC-MS 的色谱柱分为填充柱和毛细管柱两类。弹性石英毛细管柱本身具有弹性，可拉直，易于 GC-MS 离子源连接，而且具备键合或横向交联的固定相在使用时成分流失较少。

GC-MS 的接口是解决 GC-MS 的关键组件，气相色谱是在常压下工作的，质谱是在高真空下工作，理想的接口能除去全部载气，但却能把待测物毫无保留的带入。常见的 GC-MS 接口可以分为三种：直接导入型、分流型和浓缩型，最简单也最常用的一种接口是毛细管柱直接导入型接口。这种接口是将毛细管色谱柱的末端直接插入质谱仪离子源内，色谱柱的流出物直接进入电离区，然后通过离子源高真空泵组排入大气，接口只起保护插入段毛细管柱和控制温度的作用。这种接口的优点是构造简单、传输率高（100%）且容易维护，缺点是无浓缩作用，不适合流量大于 1mL/min 的大口径毛细管柱和填充柱。

GC-MS 联用的主要信息：经色谱分离后的组分分子进入离子源后被电离成离子，采用全扫描方式，在不同时间点得到离子总信号响应图，即为总离子流图（TIC），可用于定性分析。纯的化合物经离子化，裂解形成一系列离子的质荷比与强度的分布图，横坐标表示离子质荷比，纵坐标表示离子丰度（离子信号强度），得到质谱图谱，与质谱库进行谱图检索，可用于已知物的结构鉴定。利用选择离子监测技术（SIM）可用于痕量分析及复杂样品的定量分析。

三、高效液相色谱-质谱联用技术

（一）分析条件选择

1. 接口的选择 ESI 适合于极性化合物分子，特别是那些在溶液中能预先形成离子的化合物和可以获得多个质子的大分子（如蛋白质）；APCI 适合弱极性或中等极性的小分子分析。

2. 正、负离子模式的选择 一般正离子模式适合于碱性样品，可用醋酸或甲酸对样品进行酸化。分子中含有仲胺或叔胺时，可优先选择正离子模式。而负离子模式适合酸性样品，可用氨水或三乙胺对样品进行碱化。样品中含有较多的强负电性基团，如含氯、溴、多羟基时，可尝试使用负离子模式。

3. 流动相的选择 常用的流动相为甲醇、乙腈、水及其不同比例的混合物，以及一些易挥发盐的缓冲溶液如甲酸铵、醋酸铵等，也可以加入一些易挥发酸、碱如醋酸等调节 pH 值。LC-MS 接口避免进入不挥发的缓冲溶液及含磷、氯的缓冲溶液，含钠和钾的浓度必须小于 1mmol/L（盐分太高会抑制离子源的信号、堵塞喷雾针、污染仪器）；含甲酸、醋酸<2%；含三氟乙酸不大于 0.5%；含三乙胺<1%；含醋酸铵<10^{-5}mmol/L。

4. 流量和色谱柱的选择 一般不加热 ESI 的最佳流速是 1~50μL/min，应用 4.6mm 内径柱时柱后需要分流，目前大多采用 1~2.1mm 内径的微柱；ESI 源的最高流速可达 1mL/min，建议使用 0.2~0.4mL/min；而 APCI 的最佳流速约为 1mL/min，常规的 4.6mm 柱最合适。为了提高分流效率，常采用小于 100mm 的短柱。

5. 辅助气体流量和温度的选择 雾化气配合加热漂移管可有效除去流动相溶剂，将可使待测物质以离子形式进入离子源。一般干燥气的温度高于分析物的沸点 20℃ 左右即可，对热不稳定化合物应选用更低温度。有机溶剂的比例高时可考虑采用适当低的温度和更小的流量。

6. 样品的预处理 常用的方法有超滤、溶剂萃取/去盐、固相萃取、灌注净化/去盐、色谱分离、甲醇或乙腈等沉淀蛋白、酸水解/酶解、衍生化等。

(二) 分析方法

1. 化合物鉴别

（1）全扫描方式 全扫描数据采集可以得到化合物的准分子离子，从而判断出化合物的分子量，用于鉴别是否有未知物，并确认一些判断不清的化合物，如合成化合物的质量及结构。

（2）子离子分析 用于结构判断（得到化合物的二级谱图即碎片离子）和选择离子对做多种反应监测（MRM）。子离子谱图与锥体电压断裂谱图（源内 CID）相似。

2. 化合物分析

（1）选择离子监测 用于检测已知或目标化合物，比全扫描方式能得到更高的灵敏度。可以同时测定几种离子。

（2）母离子扫描 母离子分析可用来鉴定和确认类型已知的化合物，尽管它们的母离子的质量可以不同，但在分裂过程中会生成共同的子离子。

（3）中性丢失扫描 可用来鉴定和确认类型已知的化合物，例如新生儿遗传疾病筛查中的某些检测项目。也可以帮助进行未知物的结构判断，例如中性丢失 18D 意味着 H_2O，中性丢失 28 一般为 CO，中性丢失 30 为 HCOH，中性丢失 32 为 CH_2OH，中性丢失 44 为 CO_2 等。

【例 20-3】HPLC-MS 法测定人血浆中盐酸曲美他嗪含量

色谱条件：Luna C_8 分析柱（150mm×4.6mm，5μm），XDB-C_{18} 保护柱（12.5mm×4.6mm，5μm）；流动相为 0.02mol/L 乙酸铵（合 0.5% 三乙胺）- 甲酸（50：50），流速 1mL/min，柱温 30℃。质谱条件：APCI 源，干燥气（N_2）流速 6.0L/min，干燥气（N_2）温度 350℃，雾化器（N_2），压力 206.8kPa，雾化气（N_2）温度 325℃，毛细管电质为 4kV，电晕针电流为 4.0μA；正离子检测方式，碎片电压为 115V，峰宽 0.10min，选择离子检测（SIM）。用于定量分析的检测离子为 m/z267.1 {盐酸曲美他嗪，TMZ，$[M+H]^+$，和 m/z230.1（内标），可乐定，$[M+H]^+$}。

测定方法：取血浆样品 0.5mL，加内标溶液（200ng/mL）100μL，混匀，加 0.5mol/L 的 NaOH 溶液 0.2mL，混匀，加乙酸乙酯 3mL，涡旋 1 分钟，离心（2000r/min）10 分钟，取上层有机相于另一 5mL 离心管中，45℃ 水浴，氮气吹干，残留物用 200μL 溶剂［甲醇 - 水（1：1）］溶解，离心（2000r/min）10 分钟，取上清液 20μL 进样分析。内标及盐酸曲美他嗪的选择离子色谱图如图 20-8。

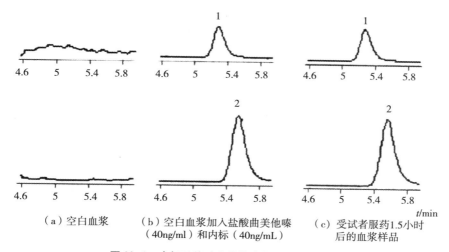

图 20-8　内标及盐酸曲美他嗪的选择离子色谱图
1. 内标：可乐定　2. 盐酸曲美他嗪

　　测定结果：在本法色谱条件下，血浆中内源性物质对样品测定无干扰，盐酸曲美他嗪浓度在 $1\sim160ng/mL$ 范围内线性关系良好，最低检测浓度为 $0.5ng/mL$。给 20 个健康志愿者空腹口服盐酸曲美他嗪片 20mg 后的平均血药浓度-时间曲线及药效学参数如图 20-9 所示。

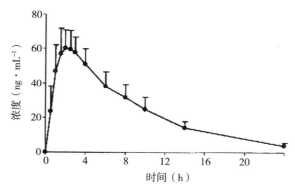

图 20-9　志愿者空腹口服盐酸曲美他嗪片 20mg 后的平均血药浓度-时间曲线

四、电感耦合等离子体-质谱联用技术

　　电感耦合等离子体-质谱（inductively coupled plasm-mass spectrometry，ICP-MS）是以电感耦合等离子体（ICP）作为离子源的一种质谱型元素分析方法。主要用于进行多种元素的同时测定，并可与其他色谱分离技术联用，进行元素形态及其价态分析。本法灵敏度高，适用于各类药品从痕量到微量的元素分析，尤其是痕量重金属元素的测定。

　　样品由载气（氩气）引入雾化系统进行雾化后，以气溶胶形式进入等离子体中心区，在高温和惰性气体中被去溶剂化、气化解离和电离，转化成带正电荷的正离子，经离子采集系统进入质量分析器，质量分析器根据质荷比进行分离，根据元素质谱峰强度测定样品中相应元素的含量。

　　分析方法：样品在 ICP 高温下，解离成基本自由原子，再形成一价离子，即 $M \rightarrow M^+$，在此过程中很少出现二价离子，与物质来源无关（即无论来源于何种价态的化合物）。

　　由 ICP-MS 得到的质谱图，横坐标为离子的质荷比，纵坐标为计数，这些信息可以作为定性、定量分析的依据。

1. 定性分析与半定量分析 ICP-MS 的定性分析是依据谱峰的位置和丰度比，对于一价离子其质荷比就是元素的质量。在自然界中，天然稳定的同位素丰度比是不变的，故可利用丰度比作为谱峰位置的旁证。由于其图谱简单，理论上一种元素有几个同位素，在 ICP-MS 谱上就应有几个质谱峰。因此，其定性分析比 ICP-AES 更为简便。

半定性分析是将一含高、中、低质量数的多元素混合标样在一定分析条件下测定，得各元素离子的计数。同样条件下测定待测样品，得被测元素计数，根据标样中的元素浓度与计数的关系，仪器可自动给出样品中各元素的含量。此法快速简便，但因其未考虑各种干扰因素，准确度较差（相对误差为±30%~50%）。通常情况下，定性与半定量分析同时进行。

2. 定量分析 根据质谱峰面积（S）或峰高（h）与进入质谱仪的离子数（n）成正比，亦与样品浓度（C）成正比，即 $S=KC$，进行定量分析。其方法有标准曲线法（外标法）、内标法、标准加入法和同位素稀释（ID）法。外标法和内标法更为常用，如果样品基质影响小，可用外标法，在仪器推荐的浓度范围内，以纯水（电导率大于 18MΩ）为溶剂，制备标准溶液至少 3 份，并加入配制样品溶液的相应试剂。为了弥补仪器的漂移、不稳定性、减小基体干扰，可采用内标法，内标元素一般应选与被测元素的质量数接近的天然稀有元素，铟和铑最为常用。如果基质元素浓度高，也可采用标准加入法。为了更准确分析，可选同位素稀释法，该法是基于加入已知浓度的、被浓缩的待测元素的某一同位素，再测定其两个同位素信号强度比的变化，此法可补偿因样品制备中待测元素损失造成的影响。

3. 应用 分析时样品的处理与其他原子光谱类似，一般需溶解制成各样品溶液。对于有机化合物（如中药样品）须事先采用适当的方法（如消化、微波消解等）除去有机体后，再依法制成各供试品溶液。

ICP-MS 目前主要用于中药中无机元素的定性、定量如 Pb、As、Hg、Cd、Cu 检测。也可以与 HPLC、GC、CE 等联用，对痕量、微量元素存在的形态研究。

第三节 毛细管电泳法

毛细管电泳法（capillary electrophoresis，CE）或称高效毛细管电泳法（high performance capillary electrophoresis，HPCE）是指以弹性石英毛细管为分离通道，以高压直流电场为驱动力，根据供试品中各组分淌度（单位电场强度下的迁移速度）和（或）分配行为的差异而实现分离的一种分析方法。

毛细管电泳所用的石英毛细管柱，在 pH>3 的情况下，其内表面带负电，与缓冲液接触时形成双电层，在高压电场作用下，形成双电层一侧的缓冲液由于带正电而向负极方向移动，从而形成电渗流。同时，在缓冲溶液中，带电粒子在电场作用下，以各自不同速度向其所带电荷极性相反方向移动，形成电泳。带电粒子在毛细管缓冲液中的迁移速度等于电泳和电渗流的矢量和。各种粒子由于所带电荷多少、质量、体积以及形状不同等因素引起迁移速度不同而实现分离。毛细管电泳法在药物分析、生化分析、临床诊断和蛋白质组研究等领域有广泛的应用。

毛细管电泳法优点为：①高效与高速，理论塔板数为每米几十万，高者可达几百万乃至几千万，而一般 HPLC 为几千到几万，最快可在约 1 分钟内完成分离，如在 4 分钟内可分离 10 种蛋白质；1.7 分钟内分离 19 种阳离子及 3 分钟内分离 30 种阴离子。②微量与低消耗，只需纳升级的进样量，为 HPLC 的几百分之一，溶剂需要量少（毫升），且毛细管价格低廉。

一、仪器和检测方法

HPCE 仪主要由高压电源、毛细管柱、进样系统、检测系统和数据处理系统组成。毛细管柱一般为内径 25~100μm，长度 50~100cm 的熔融石英毛细管，外有聚酰亚胺涂层，两端置于缓冲溶液池中，池内各置一相同电极（如铂电极），上接 0~±30kV 的直流高压电源。进样方式主要有电动进样、压力进样和扩散进样。对检测器的灵敏度要求很高，目前主要有紫外检测器、激光诱导荧光检测器、电化学检测器、质谱检测器等。

二、分离效能与分析参数

1. 迁移时间　即样品组分从进样口迁移到检测窗所需要的时间（t_m）。

$$t_m = \frac{l}{v_{ap}} = \frac{l}{(\mu_{ep} + \mu_{eo})E} = \frac{l \cdot L}{\mu_{ap} \cdot V}$$

式中，l 为毛细管有效长度（即从进样口到检测器之间的长度）；L 为毛细管总长度；E 为电场强度；V 为操作电压 $V = EL$。

由于中性化合物的迁移时间仅靠电渗流贡献，可通过一种中性标记物测定其电渗淌度，从组分的表观淌度中扣除电渗淌度即可求出有效淌度。

2. 理论塔板数　HPCE 亦用理论塔板数（n）表示分离柱效。

$$n = (\mu_{ep} + \mu_{eo}) V \cdot \frac{L}{2D} \cdot l = \frac{\mu_{ap}Vl}{2DL}，\quad 当 L \approx 1 时，\quad n = \frac{\mu_{ap}V}{2D}$$

式中，D 为组分在区带中的扩散系数。

理论塔板数也可以用电泳谱峰求出：

$$n = 16 (t_m/W)^2 = 5.54 (t_m/W_{1/2})^2$$

式中，t_m 为组分的迁移时间，W 和 $W_{1/2}$ 分别为组分的峰宽和半峰宽。

3. 分离度　表示淌度相近的两个组分分开的能力，定义为：

$$R_s = \frac{2(t_{m_2} - t_{m_1})}{W_1 + W_2}$$

式中，R_s 为分离度；t_{m_1}、t_{m_2} 和 W_1、W_2 分别为相邻两组分的迁移时间和峰宽。

三、毛细管电泳的主要分离模式

常见毛细管电泳分离模式见表 20-2。

表 20-2　常见毛细管电泳分离模式

毛细管	CE 模式	主要机理	应用
空管模式	毛细管区带电泳（CZE）	根据组分的迁移时间或淌度不同而分离。通常出峰顺序为阳离子>中性粒子>阴离子。阴阳离子可以同时分离，中性分子不能彼此分开。在条件选择上主要考虑缓冲溶液（包括添加剂）、电压、毛细管柱、温度等	分离氨基酸、肽、蛋白质、多种离子、带电粒子、对映体拆分、构象分析
	毛细管等速电泳（CITP）	采用前导电解质和尾随电解质，在毛细管中充入前导电解质后，进样，电极槽中换用尾随电解质进行电泳分析，带不同电荷的组分迁移至各个狭窄的区带，然后依次通过检测器	常用作其他 CE 模式的柱前浓缩

续表

毛细管	CE 模式	主要机理	应用
空管模式	毛细管等电聚焦（CIEF）	在充有两性电解溶液的毛细管两端加直流电压时，管内将建立一个由阳极到阴极逐步升高的 pH 梯度，不同等电点的组分在电场作用下将迁移至满足其等电点的 pH 位置，形成聚集带而分离	蛋白质等生物大分子，测定其等电点、分离异构体等
	胶束电动毛细管色谱（MEKC）	在缓冲溶液中加入离子型表面活性剂，形成胶束，在电场作用下，胶束向阳极移动，但小于电渗流速度，即形成一个快速移动的胶束相（假固定相），各组分在其二相间分配系数的不同而分离，亲水性组分保持时间短，疏水性组分时间长	中小分子、中性化合物、手性对映体、药物等分离分析
	亲和毛细管电泳（ACE）	在缓冲液或管内加入亲和作用试剂，实现物质的分离。如将蛋白质（抗原或抗体）预先固定在毛细管柱内，利用抗原-抗体的特异性识别反应，进行高效快速分离，激光诱导荧光检测器检测	分离检测样品混合物中能与固定化蛋白质特异结合的组分
填充管模式	毛细管凝胶电泳（CGE）	是以具有分子筛的凝胶作为支持物在毛细管内进行的区带电泳，其淌度与分子尺寸有关，按分子大小分离。无胶筛分以低黏度的葡聚糖等聚合物溶液代替高黏度的凝胶更为简便	蛋白质、寡聚核苷酸、核糖核酸、DNA 片断分离和聚合物酶链反应产物分析等
	毛细管电色谱（CEC）	在毛细管中填充或涂布 HPLC 的固定相，以电渗流为流动相的驱动力，组分在两相间分配作用不同而分离	兼具 CE 的高效和 HPLC 的易选择性特点，有广泛的应用
多管模式	毛细管阵列电泳（CAE）	需要多根毛细管构成毛细管阵列电泳。毛细管阵列电泳仪主要采用激光诱导荧光检测，分为扫描式检测和成像式检测两种方式	主要应用于 DNA 的序列分析
	芯片式毛细管电泳（ChipCE）	将常规的毛细管电泳操作转移到芯片上进行，利用玻璃、石英或各种聚合物材料加工出微米级通道，通常以高压直流电场为驱动力，对样品进行进样、分离及检测	在分离生物大分子样品方面具有一定的优势

四、系统适用性试验

按 ChP 要求，应用 CE 分析时，亦需进行系统适用性试验，其方法与色谱法相同。

五、定量分析方法

CE 宜用内标法或内加法（叠加法）进行定量分析。由于 CE 的重复性不如 HPLC，因此在进行定量分析时需用内标法，而对复杂体系（如中药）进行含量测定时，又很难找到适宜的内标物或峰太多无处可插入内标峰，此时可用内参比峰的内加法进行定量分析。

第四节　其他现代色谱分析技术

一、手性色谱分析技术

（一）手性药物

化合物中某个碳原子上连接 4 个互不相同的基团时，该碳原子被称为手性碳原子或手性中心，分子中含有手性中心的药物称为手性药物（chiral drug）。

手性药物一般用左旋体（levorotatory）或右旋体（dextrotatory）表示，左旋体在药物名称前冠 l-或（－）-；右旋体冠 d-或（＋）-；左旋体和右旋体的等量混合物称为外消旋体（recemate），名称前冠（dl）-或（±）-。对于糖类、氨基酸等立体化学构型，也可以用 D 型和 L 型表示；按照手性中心连接取代基原子序数排列顺序，也有用 R 型、S 型表示的。

目前临床应用的手性药物中，除天然和半合成药物外，人工合成的手性药物仍以外消旋体为主。然而在外消旋体药物中各对映体间的药效学、药动学以及毒性常有很大差异。很多情况是一种对映体有活性，而另一种没有或活性很低，甚至有较大毒性。因此有必要研究建立快速、准确、灵敏、简便的对映体药物分离分析方法。

（二）手性药物分离方法

手性药物分离方法很多，其原理大都是将对映体的混合物转换成非对映异构体，然后再利用它们理化性质上的差异使之分离。主要可分为两大类，即色谱法与非色谱法。非色谱法主要有结晶法，也包括微生物或酶消化法。但是这些方法耗时较长，过程复杂，纯度较差，且难于进行微量分离和测定，具有局限性。色谱法由于分离效率高、灵敏度高和分离速度快等优点，成为为目前手性药物分离的主要方法，包括薄层色谱、气相色谱、高效液相色谱、超临界流体色谱和毛细管电泳等。

（三）手性色谱方法

手性色谱法（chiral chromatography）是 20 世纪 80 年代以后发展起来的对手性药物高效、快速分离的一种分析方法。该方法利用手性固定相（chiral stationary phase，CSP）或手性流动相（chiral mobile phase，CMP），以及手性衍生化试剂（chiral deriva tization reagent，CDR）分离分析手性化合物的对映异构体。GSP 和 GMP 法称为直接法，CDR 法称为间接法。

手性色谱法的基本原理是对映异构体与手性选择物（固定相或流动相添加剂）相互作用，形成非对映立体异构"配合物"，通过两对对映异构体所形成的"配合物"的稳定性不同而得到分离。

1. 手性固定相法（CSP）　手性固定相可直接与对映体作用生成稳定性不同的复合物，导致色谱行为产生差异，从而达到分离的目的。目前市售的手性固定相有百余种，按其在分离过程中与对映体相互作用的类型可分吸附型、模拟酶转移型、电荷转移型、配体转换型等；按固定相材料，分为 Pirkle 型、蛋白质类、氨基酸类、纤维素类、环糊精类、冠醚类、聚酰胺类、聚氨酯类等。CSP 法适合于不含活泼反应基团的化合物。制备分离方便，定量准确。如 ChP 采用 α-酸性糖蛋白柱对缬沙坦、盐酸帕罗西汀中异构体进行检查。

2. 手性流动相法（CMP）　系指在流动相中加入手性添加剂，使其与待测物形成非对映体复合物。根据其稳定常数的不同而分离。手性添加剂有：

（1）环糊精类试剂　其手性识别主要来自环内腔对芳烃或脂肪烃侧链的包合作用及环外壳上的羟基与药物对映体发生氢键作用。环糊精分为 α、β、γ 三种类型，其空腔大小作用不同。α-环糊精适合于相对分子质量较小的对映体分析；β-环糊精对形成包合物有最佳大小的空腔，适合于多数对映体的位阻和电子特征，应用广泛；γ-环糊精则适合于较大分子对映体分析。

（2）手性离子对试剂　对映体能与手性离子对缔合成电中性配合物，其保留时间取决于离子对浓度和种类，同时亦受外加的手性配位剂控制。常用的手性离子对试剂有（＋）-10-樟脑磺酸、奎宁、奎尼丁等。本法适用于正相色谱，固定相可为硅胶、氰基丙基硅胶等，多用于有机酸碱的

（3）配基交换型添加剂　配基交换是在流动相缓冲溶液中加入金属离子和配位体交换剂，形成二元配合物，药物对映体再与其形成稳定性不同的三元配合物而达到手性分离。配基交换系统使用水性流动相。若在流动相中加入有机改性剂（如甲酸、乙腈等），可使疏水性药物保留时间减少，提高分离度。常用的手性配合试剂多为氨基酸及其衍生物，如 L-脯氨酸等。配位金属离子有 Cu^{2+}、Zn^{2+} 等。用于分离氨基酸及其衍生物、氨基醇、多巴胺等。CMP 法优点是不必柱前衍生化，对固定相也无特定要求，样品的非对映异构化配合物具有可逆性，简便、经济、易行。

3. 手性衍生化法（CDR）　对于某些不宜直接分离的药物，可使对映体与手性试剂反应，生成相应的非对映异构体对。其过程可表示为：

$$(R)-SE+ \begin{cases} (R)-SA \rightarrow (R)-SE—(R)-SA \\ (S)-SA \rightarrow (R)-SE—(S)-SA \end{cases}$$

式中，SE 为光活性试剂，也称"选择器"；SA 为手性溶质，也称"选择靶"。本法特点是：①需要高光学纯度的手性衍生化试剂。②手性试剂和反应产物实验条件下稳定。③药物对映体结构中应具有可供衍生化的官能团。④反应产物要有较高的分离效率。⑤手性试剂应具有 UV 或荧光等敏感的结构。常用的手性衍生化试剂有：①羧酸衍生物类，如酰氯、磺酰氯、氯甲酸酯等，可与胺、N-氨基酸和醇类反应生成非对映异构化衍生物。②胺类，一般要求其应具有苯环、萘环、蒽环结构，以提高检测的灵敏度。主要用于羧酸基、氨基酸、醇和芳基丙酸类非甾体抗炎药物、羟丙三醇、类萜酸等。③异硫氰酸酯和异氰酸酯类，如苯乙基异氰酸酯（PEIC）、萘乙基异氰酸酯（NEIC）等，可与大多数醇类及胺类化合物反应生成氨基甲酸酯类和脲的非对映异构体而被分离，广泛用于氨基酸及其衍生物、儿茶酚胺类、苯丙胺类、麻黄碱类、醇类、肾上腺素拮抗剂等药物的分离分析。④光学活性氨基酸类、光学纯氨基酸及其衍生物是最早使用的色谱手性试剂。广泛用于胺、羧酸及醇类药物，尤其适用于总氨基酸类化合物的手性分离。

（四）应用与示例

【例 20-4】萘哌地尔对映体的手性柱直接拆分

萘哌地尔为苯哌嗪类衍生物。结构如图 10-10，其为一种 α_1-受体拮抗剂，同时具有阻滞钙通道及兴奋 $5-HT_{1A}$ 受体作用。国内外均以消旋体形式用于临床。但研究表明，其对映体之间作用有一定差异。有研究表明，用新型反相柱，建立直接拆分萘哌地尔对映体的方法。色谱条件为：Chinalpak AD-RH（直链淀粉 3,5-二甲基苯基氨基甲酸酯涂布在 $5\mu m$ 硅胶上）手性柱（150mm×4.6mm，$5\mu m$），Chinalpak AD-RH 保护柱（10mm×4mm，$5\mu m$）；流动相组成为 20mmol/L 磷酸二氢钠缓冲液（pH5.7）-乙腈（40:60），流速为 0.6mL/min，柱温为 30℃，进样量为 $20\mu L$，紫外检测器，检测波长为 284nm，使萘哌地尔对映体得到基线分离。图 20-10 为萘哌地尔对映体色谱分离图。

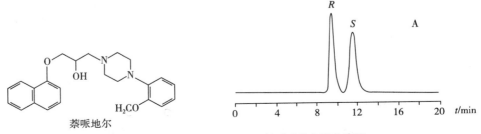

图 20-10　萘哌地尔结构式及其对映体色谱分离图

二、离子色谱法

离子色谱法（ion chromatography，IC）属于高效液相色谱法中的一种。1972 年由 Hamish Small 等人发明，近 20 年获得了快速发展，已成为分析无机及有机离子的重要手段之一。具有分析速度快，灵敏度高，选择性好，样品用量少，易于实现自动化等优点。现代 IC 法，既能分析简单无机离子，还能分析有机酸、碱。甚至可以同时分离极性、离子型和中性化合物。在食品、化工、制药、生命科学等众多领域得到了广泛的应用。

离子色谱法的分离原理主要为离子交换，即固定相上的离子与流动相中具有相同电荷的溶质离子之间进行的可逆交换；离子色谱法的其他分离原理还有形成离子对、离子排阻等。

（一）离子色谱的填充剂和洗脱液

1. 填充剂　色谱柱填充剂有两种，分别是有机聚合物载体填充剂和无机载体填充剂。

（1）有机聚合物载体填充剂最为常用，填充剂的载体一般为苯乙烯-二乙烯基苯共聚物、乙基乙烯基苯-二乙烯基苯共聚物、聚甲基丙烯酸酯或聚乙烯聚合物等有机聚合物。这类载体的表面通过化学反应键合了大量阴离子交换功能基（如烷基季铵、烷醇季铵等）或阳离子交换功能基（如磺酸、羧酸、羧酸-膦酸和羧酸-膦酸冠醚等），可分别用于阴离子或阳离子的交换分离。有机聚合物载体填充剂在较宽的酸碱范围（pH 值 0~14）内具有较高的稳定性，且有一定的有机溶剂耐受性。

（2）无机载体填充剂，一般以硅胶为载体，在硅胶表面键合季铵基等阴离子交换基团或磺酸基等阳离子交换基团，稳定性好，在有机溶剂中不溶胀或收缩，在 pH 值 2~8 的洗脱剂中稳定，通常适合于阳离子分离。

2. 洗脱液　离子色谱对复杂样品的分离主要依赖于色谱柱中的填充剂，而洗脱液相对较为简单。分离阴离子常采用稀碱溶液、碳酸盐缓冲液等作为洗脱液；分离阳离子常采用稀甲烷磺酸溶液等作为洗脱液。通过调节洗脱液 pH 值或离子强度可提高或降低洗脱液的洗脱能力；在洗脱液中加入适当比例的有机改性剂，如甲醇、乙腈等可改善色谱峰峰形。制备洗脱液的水应经过纯化处理，电阻率测试应大于 $18M\Omega \cdot cm$。使用的洗脱液需经脱气处理，常采用氦气等惰性气体在线脱气的方法，也可采用超声、减压过滤或冷冻等方式进行离线脱气。

（二）离子色谱的检测器

IC 最常用的是电导检测器，其他如安培检测器、紫外检测器、蒸发光散射检测器等也有应用。

1. 电导检测器　主要用于测定无机阴离子、无机阳离子和部分极性有机物，如羧酸等。离子色谱法中常采用抑制型电导检测器，即使用抑制器将具有较高电导率的洗脱液在进入检测器之前中和成具有极低电导率的水或其他较低电导率的溶液，从而提高检测的灵敏度。

2. 其他检测器　安培检测器用于分析解离度低、用电导检测器难于检测的离子。如直流安培检测器可以测定碘离子（I^-）、硫氰酸根离子（SCN^-）和各种酚类化合物等。积分安培和脉冲安培检测器则常用于测定糖类和氨基酸类化合物。

紫外检测器适用于在高浓度氯离子等存在下痕量的溴离子（Br^-）、亚硝酸根离子（NO_2^-）、硝酸根离子（NO_3^-）及其他具有强紫外吸收组分的测定。柱后衍生-紫外检测法常用于测定过渡金属和镧系金属等离子。

蒸发光散射检测器、原子光谱和质谱（包括电感耦合等离子体质谱）也可作为离子色谱的检测器。IC 在与蒸发光散射检测器或/和质谱检测器等联用时，一般采用带有抑制器的离子色谱系统。

（三）应用与示例

离子色谱法常用于无机阴离子、无机阳离子、有机酸、糖醇类、氨基糖类、氨基酸、蛋白质、糖蛋白等物质的定性和定量分析。

1. 定量方法　IC 的定量方法主要有内标加校正因子法、外标法、归一化法及标准曲线法等。在药物分析中，主要是应用 IC 法进行药物的含量测定和有关物质检查，因而常用外标法和标准曲线法。

2. 样品处理　由于 IC 色谱柱的填充剂大多数不兼容有机溶剂，一旦污染后不能用有机溶剂清洗，故对样品处理的要求较高。对于基质组成简单的样品水溶液，可通过稀释和 $0.45\mu m$ 滤膜过滤后直接进样分析；而对于基质复杂的样品，可通过微波消解、紫外光降解、固相萃取等方法除去干扰组分后再进行分析。

【例 20-5】离子色谱法检测氯化琥珀胆碱注射液中氯化胆碱

肌肉松弛剂氯化琥珀胆碱生产中易残留氯化胆碱，USP 采用本法检测，并规定其含量不得超过 0.3%。

三、超临界流体色谱法

超临界流体色谱法（supercritical fluid chromatography，SFC）是以超临界流体作为流动相的一种色谱方法。

超临界流体是一种物质状态，某些物质在临界温度和临界压力以上，以超临界流体状态存在。其物理性质介于气体和液体之间。使超临界流体色谱兼具气相色谱和液相色谱的特点。超临界流体的扩散系数和黏度接近于气体，因此传质阻力小，用作流动相可以获得快速高效分离。另一方面，超临界流体的密度与液体类似，具有较好的溶解能力，以便于在较低温度下分离难挥发、热不稳定性和相对分子质量大的物质。

超临界流体的物理性质和化学性质，如扩散、黏度和溶剂力等，都是密度的函数。因此，只要改变流体的密度，就可以改变流体的性质，从类似气体到类似液体，无需通过气液平衡曲线。通过调节温度、压力以改变流体的密度，优化分离效果。精密控制流体的温度和压力，以保证在分离过程中流体一直处于稳定的状态，在进入检测器前可以转化为气体、液体或保持其超临界流体状态。

1. 对仪器的一般要求　超临界流体色谱仪的很多部件类似于高效液相色谱仪，主要由三部分构成，即高压泵（又称流体传输单元）、分析单元和控制系统。高压泵系统要有高的精密度和稳定性，以获得无脉冲、流速精确稳定的超临界流体的输送。分析单元主要由进样阀、色谱柱、阻力器、检测器构成。控制系统的作用是控制高压泵保持柱温箱温度的稳定，实现数据处理及显示等。

（1）**填充剂**　超临界流体色谱中的色谱柱可以是填充柱也可以是毛细管柱，分别为填充柱超临界流体色谱法（pSFC）和毛细管柱超临界流体色谱法（cSFC）。一般根据待测物性质选择色谱柱。几乎所有的液相色谱柱，都可以用于超临界流体色谱，常用的有硅胶柱（SIL）、氨基柱（NH_2）、氰基柱（CN）、2-乙基吡啶柱（2-EP）及各种手性色谱柱，某些应用也会使用 C18、

C8 等反相色谱柱和各种毛细管色谱柱。

（2）流动相　在超临界流体色谱中，最广泛使用的流动相是 CO_2 流体。其无色、无味、无毒、价廉易得，对各类有机分子溶解性好，是一种极好的溶剂；在紫外区无吸收；临界温度 31℃，临界压力 $7.38×10^6Pa$。在色谱分离中，CO_2 流体对分离分析环境的温度、压力有较宽的选择范围。由于多数药物都有极性，可根据待测物的极性在流体中引入一定量的极性改性剂，最常用的改性剂是甲醇，改性剂的比例通常不超过 40%，如加入 1%~30% 甲醇，以改进分离的选择因子 a 值。除甲醇之外，还有异丙醇、乙腈等。另外，可根据实验选择性加入微量的添加剂，如三氟乙酸、乙酸、三乙胺和异丙醇胺等，起到改善色谱峰形和分离效果，提高流动相的洗脱/溶解能力的作用。除 CO_2 流体外，可作流动相的还有乙烷、戊烷、氨、氧化亚氮、二氯二氟甲烷、二乙基醚和四氢呋喃等。

（3）检测器　高效液相色谱仪中经常采用的检测器，如紫外检测器、蒸发光散射检测器等都能在超临界流体色谱中很好应用。超临界流体色谱还可采用 GC 中的火焰离子化检测器（FID）、氮磷检测器（NPD）以及与质谱（MS）、核磁共振（NMR）等联用。与 HPLC-NMR 联用技术相比，作为流动相的 CO_2 没有氢信号，因而不需要考虑水峰抑制问题。

2. 测定方法　通常有内标法、外标法、面积归一化法等。其中以内标法和外标法最为常用。

四、临界点色谱法

临界点色谱法（liquid chromatography at critical condition，LCCC）是根据聚合物的功能基团、嵌段结构的差异进行聚合物分离的一种色谱技术。临界点色谱法的原理是基于临界点之上、临界点之下以及临界点附近的标度理论。当使用多孔填充材料作为固定相时，分子排阻色谱（size exclusion chromatography，SEC）和相互作用色谱（interaction chromatography，IC）的分离机制在分离聚合物时同时发生作用。在某个特殊色谱条件（固定相、流动相的组成、温度）下，存在两种分离机制的临界点，被称为焓熵互补点或色谱临界条件（critical conditions）或临界吸附点（critical adsorption point，CAP）。在这一点，聚合物分子按照分子末端功能基团的不同或嵌段结构的差异分离，与聚合物的摩尔质量（分子量）无关，聚合物的洗脱体积等于色谱柱的空隙体积。此时，聚合物的长链成为了"色谱不可见"（chromatographically in visible）。

SEC 分离模式仅可以给出聚合物的分子量分布，因此，LCCC 分离模式是对 SEC 分离模式的补充。

（一）对仪器的一般要求和色谱条件

1. 对仪器的一般要求　临界点色谱法所需的仪器（进样器、输液泵和检测器）同高效液相色谱法。

2. 填充剂　对于脂溶性聚合物一般采用反相色谱系统，使用非极性填充剂，以十八烷基硅烷键合硅胶最为常用，也可以使用聚苯乙烯-二乙烯基苯为代表的聚合物填料。对于水溶性聚合物，一般使用极性填充剂，常用的色谱柱有 HILIC 柱、二醇柱等。载体的孔径直接影响聚合物的分离。一般而言，可参照高效液相色谱法的原则选择填料，但由于聚合物的空间拓扑结构不同，在具体应用中需要结合品种的特性并通过实验进行选择。

3. 流动相　分离脂溶性聚合物的流动相一般采用非水溶剂及其适当比例的混合溶剂，应保证流动相绝对无水。对于水溶性聚合物一般采用水与甲醇或乙腈等溶剂组成混合流动相，可使用各种添加剂，如缓冲盐等。

4. 柱温 柱温对于寻找临界吸附点具有重要意义，以硅胶为载体的键合固定相的最高使用温度一般不超过 60℃。因此可以考虑采用聚苯乙烯-二乙烯基苯类型的聚合物填料固定相，其最高使用温度可以达到 100℃。

（二）色谱条件的选择

进行色谱条件选择时，应从影响聚合物熵和焓变的三要素——固定相、流动相（不同比例）、柱温三者之间综合考虑进行优选。

首先需初步确定固定相和流动相的范围，一是色谱柱的孔径要与待测组分的分子量相适应，以使待测组分处于色谱柱的分级范围之内，不会成为全排阻分子；二是流动相的洗脱强度应保证对被测组分有一定的容量因子，保留时间应适宜。

当至临界点附近时，可以观察到聚合度不同的同类聚合物的色谱保留行为，发生 SEC 模式与 IC 模式互变现象，或者离散的具有不同聚合度聚合物的色谱峰发生峰聚拢，合并为一个单一尖锐色谱峰的现象。

其系统适应性试验和测定法可以参照高效液相色谱法（通则 0512）项下相应规定进行。

五、分子排阻色谱法

分子排阻色谱法（molecular exclusion chromatography）是根据待测组分的分子大小进行分离的一种液相色谱技术。分子排阻色谱法的分离原理为凝胶色谱柱的分子筛机制。色谱柱多以亲水硅胶、凝胶或经过修饰的凝胶如葡聚糖凝胶（sephadex）和琼脂糖凝胶（sepharose）等为填充剂，这些填充剂表面分布着不同孔径尺寸的孔，药物分子进入色谱柱后，它们中的不同组分按其分子大小进入相应的孔内，洗脱时则按分子大小依次被洗脱。

（一）对仪器的一般要求

分子排阻色谱法所需的进样器和检测器同高效液相色谱法（通则 0512），液相色谱泵一般分常压、中压和高压泵。在药物分析中，尤其是分子量或分子量分布测定中，通常采用高效分子排阻色谱法（HPSEC）。应选用与供试品分子大小相适应的色谱柱填充剂。使用的流动相通常为水溶液或缓冲溶液，溶液的 pH 值不宜超出填充剂的耐受力，一般 pH 值在 2~8。流动相中可加入适量的有机溶剂，但不宜过浓，一般不应超过 30%，流速不宜过快，一般为 0.5~1.0mL/min。

（二）系统适用性试验

分子排阻色谱法的系统适用性试验中色谱柱的理论板数（n）、分离度、重复性、拖尾因子的测定方法，在一般情况下，同高效液相色谱法（通则 0512），但在高分子杂质检查时，某些药物分子的单体与其二聚体不能达到基线分离时，其分离度的计算公式为：

$$R = 二聚体的峰高 / 单体与二聚体之间的谷高$$

除另有规定外，分离度应大于 2.0。

（三）测定法

1. 分子量测定法 一般适用于蛋白质和多肽的分子量测定。按各品种项下规定的方法，选用与供试品分子大小相宜的色谱柱和适宜分子量范围的标准物质，除另有规定外，标准物质与供试品均需使用二硫苏糖醇（DTT）和十二烷基硫酸钠（SDS）处理，以打开分子内和分子间的二硫键，并使分子的构型与构象趋于一致，经处理的蛋白质和多肽分子通常以线性形式分离，以标准物质分子量（M_w）的对数值对相应的保留时间（t_R）制得标准曲线的线性回归方程 $\lg M_w = a + b t_R$，供试品以保留时间由标准曲线回归方程计算其分子量或亚基的分子量。

2. 生物大分子聚合物分子量与分子量分布的测定法 生物大分子聚合物如多糖、多聚核苷酸和胶原蛋白等具有分子大小不均一的特点，故生物大分子聚合物分子量与分子量分布是控制该类药品的关键指标。在测定生物大分子聚合物分子量与分子量分布时，宜选用与供试品分子结构及性质相同或相似的标准物质。

按各品种项下规定的方法，除另有规定外，同样采用分子量标准物质和适宜的 GPC 软件，以标准物质重均分子量（M_w）的对数值对相应的保留时间（t_R）制得标准曲线的线性回归方程 $\lg M_w = a + b t_R$，供试品采用适宜的 GPC 软件处理结果，并按下列公式计算出供试品的分子量与分子量分布。

$$M_w = \sum (RI_i / M_i) / \sum RI_i$$

$$D = M_w + M_n$$

式中，M_n 为数均分子量；M_w 为重均分子量；D 为分布系数。

3. 高分子杂质测定法 高分子杂质系指供试品中含有分子量大于药物分子的杂质，通常是药物在生产或贮存过程中产生的高分子聚合物或在生产过程中未除尽的可能产生过敏反应的高分子物质。按各品种项下规定的色谱条件进行分离。

定量方法为：①主成分自身对照法，一般用于高分子杂质含量较低的品种，本法与面积归一化法的测定方法与 HPLC 法相同。③限量法，一般规定不得检出保留时间小于标准物质保留时间的组分，一般用于混合物中高分子物质的控制。④自身对照外标法，一般用于 Sephadex G10 凝胶色谱系统中 β-内酰胺抗生素中高分子杂质的检查。在该分离系统中，除部分寡聚物外，β-内酰胺抗生素中高分子杂质在色谱过程中均不保留，即所有的高分子杂质表现为单一的色谱峰，以供试品自身为对照品，按外标法计算供试品中高分子杂质的相对百分含量。

Sephadex G10 的处理方法：①色谱柱的填装：装柱前先将约 15g 葡聚糖凝胶 Sephadex G10 用水浸泡 48 小时，使之充分溶胀，搅拌除去空气泡，徐徐倾入玻璃或其他适宜材质的柱中，一次性装填完毕，以免分层，然后用水将附着在玻璃管壁的 Sephadex G10 洗下，使色谱柱面平整，新填装的色谱柱要先用水连续冲洗 4~6 小时，以排出柱中的气泡。②供试品的加入：可以采用自动进样阀进样，也可以直接将供试品加在床的表面（此时，先将床表面的流动相吸干或渗干，立即将供试品溶液沿着色谱柱管壁转圈缓缓加入，注意勿使填充剂翻起，待之随着重力的作用渗入固定相后，再沿着色谱柱管壁转圈缓缓加入 3~5mL 流动相，以洗下残留在色谱柱管壁的供试品溶液）。

主要参考书目

［1］甄汉深，贡济宇．药物分析学［M］．北京：中国中医药出版社，2011.

［2］曾苏．药物分析学［M］．2 版．北京：高等教育出版社，2014.

［3］杭太俊．药物分析［M］．9 版．北京：人民卫生出版社，2022.

［4］李萍，贡济宇．中药分析学［M］．9 版．北京：中国中医药出版社，2012.

［5］梁生旺，贡济宇．中药分析［M］．10 版．北京：中国中医药出版社，2016.

全国中医药行业高等教育"十四五"规划教材

全国高等中医药院校规划教材（第十一版）

教材目录

注：凡标☆号者为"核心示范教材"。

（一）中医学类专业

序号	书 名	主 编		主编所在单位	
1	中国医学史	郭宏伟	徐江雁	黑龙江中医药大学	河南中医药大学
2	医古文	王育林	李亚军	北京中医药大学	陕西中医药大学
3	大学语文	黄作阵		北京中医药大学	
4	中医基础理论☆	郑洪新	杨 柱	辽宁中医药大学	贵州中医药大学
5	中医诊断学☆	李灿东	方朝义	福建中医药大学	河北中医药大学
6	中药学☆	钟赣生	杨柏灿	北京中医药大学	上海中医药大学
7	方剂学☆	李 冀	左铮云	黑龙江中医药大学	江西中医药大学
8	内经选读☆	翟双庆	黎敬波	北京中医药大学	广州中医药大学
9	伤寒论选读☆	王庆国	周春祥	北京中医药大学	南京中医药大学
10	金匮要略☆	范永升	姜德友	浙江中医药大学	黑龙江中医药大学
11	温病学☆	谷晓红	马 健	北京中医药大学	南京中医药大学
12	中医内科学☆	吴勉华	石 岩	南京中医药大学	辽宁中医药大学
13	中医外科学☆	陈红风		上海中医药大学	
14	中医妇科学☆	冯晓玲	张婷婷	黑龙江中医药大学	上海中医药大学
15	中医儿科学☆	赵 霞	李新民	南京中医药大学	天津中医药大学
16	中医骨伤科学☆	黄桂成	王拥军	南京中医药大学	上海中医药大学
17	中医眼科学	彭清华		湖南中医药大学	
18	中医耳鼻咽喉科学	刘 蓬		广州中医药大学	
19	中医急诊学☆	刘清泉	方邦江	首都医科大学	上海中医药大学
20	中医各家学说☆	尚 力	戴 铭	上海中医药大学	广西中医药大学
21	针灸学☆	梁繁荣	王 华	成都中医药大学	湖北中医药大学
22	推拿学☆	房 敏	王金贵	上海中医药大学	天津中医药大学
23	中医养生学	马烈光	章德林	成都中医药大学	江西中医药大学
24	中医药膳学	谢梦洲	朱天民	湖南中医药大学	成都中医药大学
25	中医食疗学	施洪飞	方 泓	南京中医药大学	上海中医药大学
26	中医气功学	章文春	魏玉龙	江西中医药大学	北京中医药大学
27	细胞生物学	赵宗江	高碧珍	北京中医药大学	福建中医药大学

序号	书 名	主编		主编所在单位	
28	人体解剖学	邵水金		上海中医药大学	
29	组织学与胚胎学	周忠光	汪 涛	黑龙江中医药大学	天津中医药大学
30	生物化学	唐炳华		北京中医药大学	
31	生理学	赵铁建	朱大诚	广西中医药大学	江西中医药大学
32	病理学	刘春英	高维娟	辽宁中医药大学	河北中医药大学
33	免疫学基础与病原生物学	袁嘉丽	刘永琦	云南中医药大学	甘肃中医药大学
34	预防医学	史周华		山东中医药大学	
35	药理学	张硕峰	方晓艳	北京中医药大学	河南中医药大学
36	诊断学	詹华奎		成都中医药大学	
37	医学影像学	侯 键	许茂盛	成都中医药大学	浙江中医药大学
38	内科学	潘 涛	戴爱国	南京中医药大学	湖南中医药大学
39	外科学	谢建兴		广州中医药大学	
40	中西医文献检索	林丹红	孙 玲	福建中医药大学	湖北中医药大学
41	中医疫病学	张伯礼	吕文亮	天津中医药大学	湖北中医药大学
42	中医文化学	张其成	臧守虎	北京中医药大学	山东中医药大学
43	中医文献学	陈仁寿	宋咏梅	南京中医药大学	山东中医药大学
44	医学伦理学	崔瑞兰	赵 丽	山东中医药大学	北京中医药大学
45	医学生物学	詹秀琴	许 勇	南京中医药大学	成都中医药大学
46	中医全科医学概论	郭 栋	严小军	山东中医药大学	江西中医药大学
47	卫生统计学	魏高文	徐 刚	湖南中医药大学	江西中医药大学
48	中医老年病学	王 飞	张学智	成都中医药大学	北京大学医学部
49	医学遗传学	赵丕文	卫爱武	北京中医药大学	河南中医药大学
50	针刀医学	郭长青		北京中医药大学	
51	腧穴解剖学	邵水金		上海中医药大学	
52	神经解剖学	孙红梅	申国明	北京中医药大学	安徽中医药大学
53	医学免疫学	高永翔	刘永琦	成都中医药大学	甘肃中医药大学
54	神经定位诊断学	王东岩		黑龙江中医药大学	
55	中医运气学	苏 颖		长春中医药大学	
56	实验动物学	苗明三	王春田	河南中医药大学	辽宁中医药大学
57	中医医案学	姜德友	方祝元	黑龙江中医药大学	南京中医药大学
58	分子生物学	唐炳华	郑晓珂	北京中医药大学	河南中医药大学

（二）针灸推拿学专业

序号	书 名	主 编		主编所在单位	
59	局部解剖学	姜国华	李义凯	黑龙江中医药大学	南方医科大学
60	经络腧穴学☆	沈雪勇	刘存志	上海中医药大学	北京中医药大学
61	刺法灸法学☆	王富春	岳增辉	长春中医药大学	湖南中医药大学
62	针灸治疗学☆	高树中	冀来喜	山东中医药大学	山西中医药大学
63	各家针灸学说	高希言	王 威	河南中医药大学	辽宁中医药大学
64	针灸医籍选读	常小荣	张建斌	湖南中医药大学	南京中医药大学
65	实验针灸学	郭 义		天津中医药大学	

序号	书 名	主 编		主编所在单位	
66	推拿手法学☆	周运峰		河南中医药大学	
67	推拿功法学☆	吕立江		浙江中医药大学	
68	推拿治疗学☆	井夫杰	杨永刚	山东中医药大学	长春中医药大学
69	小儿推拿学	刘明军	邰先桃	长春中医药大学	云南中医药大学

（三）中西医临床医学专业

序号	书 名	主 编		主编所在单位	
70	中外医学史	王振国	徐建云	山东中医药大学	南京中医药大学
71	中西医结合内科学	陈志强	杨文明	河北中医药大学	安徽中医药大学
72	中西医结合外科学	何清湖		湖南中医药大学	
73	中西医结合妇产科学	杜惠兰		河北中医药大学	
74	中西医结合儿科学	王雪峰	郑 健	辽宁中医药大学	福建中医药大学
75	中西医结合骨伤科学	詹红生	刘 军	上海中医药大学	广州中医药大学
76	中西医结合眼科学	段俊国	毕宏生	成都中医药大学	山东中医药大学
77	中西医结合耳鼻咽喉科学	张勤修	陈文勇	成都中医药大学	广州中医药大学
78	中西医结合口腔科学	谭 劲		湖南中医药大学	
79	中药学	周祯祥	吴庆光	湖北中医药大学	广州中医药大学
80	中医基础理论	战丽彬	章文春	辽宁中医药大学	江西中医药大学
81	针灸推拿学	梁繁荣	刘明军	成都中医药大学	长春中医药大学
82	方剂学	李 冀	季旭明	黑龙江中医药大学	浙江中医药大学
83	医学心理学	李光英	张 斌	长春中医药大学	湖南中医药大学
84	中西医结合皮肤性病学	李 斌	陈达灿	上海中医药大学	广州中医药大学
85	诊断学	詹华奎	刘 潜	成都中医药大学	江西中医药大学
86	系统解剖学	武煜明	李新华	云南中医药大学	湖南中医药大学
87	生物化学	施 红	贾连群	福建中医药大学	辽宁中医药大学
88	中西医结合急救医学	方邦江	刘清泉	上海中医药大学	首都医科大学
89	中西医结合肛肠病学	何永恒		湖南中医药大学	
90	生理学	朱大诚	徐 颖	江西中医药大学	上海中医药大学
91	病理学	刘春英	姜希娟	辽宁中医药大学	天津中医药大学
92	中西医结合肿瘤学	程海波	贾立群	南京中医药大学	北京中医药大学
93	中西医结合传染病学	李素云	孙克伟	河南中医药大学	湖南中医药大学

（四）中药学类专业

序号	书 名	主 编		主编所在单位	
94	中医学基础	陈 晶	程海波	黑龙江中医药大学	南京中医药大学
95	高等数学	李秀昌	邵建华	长春中医药大学	上海中医药大学
96	中医药统计学	何 雁		江西中医药大学	
97	物理学	章新友	侯俊玲	江西中医药大学	北京中医药大学
98	无机化学	杨怀霞	吴培云	河南中医药大学	安徽中医药大学
99	有机化学	林 辉		广州中医药大学	
100	分析化学（上）（化学分析）	张 凌		江西中医药大学	

序号	书 名	主 编		主编所在单位	
101	分析化学（下）（仪器分析）	王淑美		广东药科大学	
102	物理化学	刘 雄	王颖莉	甘肃中医药大学	山西中医药大学
103	临床中药学☆	周祯祥	唐德才	湖北中医药大学	南京中医药大学
104	方剂学	贾 波	许二平	成都中医药大学	河南中医药大学
105	中药药剂学☆	杨 明		江西中医药大学	
106	中药鉴定学☆	康廷国	闫永红	辽宁中医药大学	北京中医药大学
107	中药药理学☆	彭 成		成都中医药大学	
108	中药拉丁语	李 峰	马 琳	山东中医药大学	天津中医药大学
109	药用植物学☆	刘春生	谷 巍	北京中医药大学	南京中医药大学
110	中药炮制学☆	钟凌云		江西中医药大学	
111	中药分析学☆	梁生旺	张 彤	广东药科大学	上海中医药大学
112	中药化学☆	匡海学	冯卫生	黑龙江中医药大学	河南中医药大学
113	中药制药工程原理与设备	周长征		山东中医药大学	
114	药事管理学☆	刘红宁		江西中医药大学	
115	本草典籍选读	彭代银	陈仁寿	安徽中医药大学	南京中医药大学
116	中药制药分离工程	朱卫丰		江西中医药大学	
117	中药制药设备与车间设计	李 正		天津中医药大学	
118	药用植物栽培学	张永清		山东中医药大学	
119	中药资源学	马云桐		成都中医药大学	
120	中药产品与开发	孟宪生		辽宁中医药大学	
121	中药加工与炮制学	王秋红		广东药科大学	
122	人体形态学	武煜明	游言文	云南中医药大学	河南中医药大学
123	生理学基础	于远望		陕西中医药大学	
124	病理学基础	王 谦		北京中医药大学	
125	解剖生理学	李新华	于远望	湖南中医药大学	陕西中医药大学
126	微生物学与免疫学	袁嘉丽	刘永琦	云南中医药大学	甘肃中医药大学
127	线性代数	李秀昌		长春中医药大学	
128	中药新药研发学	张永萍	王利胜	贵州中医药大学	广州中医药大学
129	中药安全与合理应用导论	张 冰		北京中医药大学	
130	中药商品学	闫永红	蒋桂华	北京中医药大学	成都中医药大学

（五）药学类专业

序号	书 名	主 编		主编所在单位	
131	药用高分子材料学	刘 文		贵州医科大学	
132	中成药学	张金莲	陈 军	江西中医药大学	南京中医药大学
133	制药工艺学	王 沛	赵 鹏	长春中医药大学	陕西中医药大学
134	生物药剂学与药物动力学	龚慕辛	贺福元	首都医科大学	湖南中医药大学
135	生药学	王喜军	陈随清	黑龙江中医药大学	河南中医药大学
136	药学文献检索	章新友	黄必胜	江西中医药大学	湖北中医药大学
137	天然药物化学	邱 峰	廖尚高	天津中医药大学	贵州医科大学
138	药物合成反应	李念光	方 方	南京中医药大学	安徽中医药大学

序号	书 名	主 编		主编所在单位	
139	分子生药学	刘春生	袁 媛	北京中医药大学	中国中医科学院
140	药用辅料学	王世宇	关志宇	成都中医药大学	江西中医药大学
141	物理药剂学	吴 清		北京中医药大学	
142	药剂学	李范珠	冯年平	浙江中医药大学	上海中医药大学
143	药物分析	俞 捷	姚卫峰	云南中医药大学	南京中医药大学

（六）护理学专业

序号	书 名	主 编		主编所在单位	
144	中医护理学基础	徐桂华	胡 慧	南京中医药大学	湖北中医药大学
145	护理学导论	穆 欣	马小琴	黑龙江中医药大学	浙江中医药大学
146	护理学基础	杨巧菊		河南中医药大学	
147	护理专业英语	刘红霞	刘 娅	北京中医药大学	湖北中医药大学
148	护理美学	余雨枫		成都中医药大学	
149	健康评估	阚丽君	张玉芳	黑龙江中医药大学	山东中医药大学
150	护理心理学	郝玉芳		北京中医药大学	
151	护理伦理学	崔瑞兰		山东中医药大学	
152	内科护理学	陈 燕	孙志岭	湖南中医药大学	南京中医药大学
153	外科护理学	陆静波	蔡恩丽	上海中医药大学	云南中医药大学
154	妇产科护理学	冯 进	王丽芹	湖南中医药大学	黑龙江中医药大学
155	儿科护理学	肖洪玲	陈偶英	安徽中医药大学	湖南中医药大学
156	五官科护理学	喻京生		湖南中医药大学	
157	老年护理学	王 燕	高 静	天津中医药大学	成都中医药大学
158	急救护理学	吕 静	卢根娣	长春中医药大学	上海中医药大学
159	康复护理学	陈锦秀	汤继芹	福建中医药大学	山东中医药大学
160	社区护理学	沈翠珍	王诗源	浙江中医药大学	山东中医药大学
161	中医临床护理学	裘秀月	刘建军	浙江中医药大学	江西中医药大学
162	护理管理学	全小明	柏亚妹	广州中医药大学	南京中医药大学
163	医学营养学	聂 宏	李艳玲	黑龙江中医药大学	天津中医药大学
164	安宁疗护	邸淑珍	陆静波	河北中医药大学	上海中医药大学
165	护理健康教育	王 芳		成都中医药大学	
166	护理教育学	聂 宏	杨巧菊	黑龙江中医药大学	河南中医药大学

（七）公共课

序号	书 名	主 编		主编所在单位	
167	中医学概论	储全根	胡志希	安徽中医药大学	湖南中医药大学
168	传统体育	吴志坤	邵玉萍	上海中医药大学	湖北中医药大学
169	科研思路与方法	刘 涛	商洪才	南京中医药大学	北京中医药大学
170	大学生职业发展规划	石作荣	李 玮	山东中医药大学	北京中医药大学
171	大学计算机基础教程	叶 青		江西中医药大学	
172	大学生就业指导	曹世奎	张光霁	长春中医药大学	浙江中医药大学

序号	书 名	主编		主编所在单位	
173	医患沟通技能	王自润	殷 越	大同大学	黑龙江中医药大学
174	基础医学概论	刘黎青	朱大诚	山东中医药大学	江西中医药大学
175	国学经典导读	胡 真	王明强	湖北中医药大学	南京中医药大学
176	临床医学概论	潘 涛	付 滨	南京中医药大学	天津中医药大学
177	Visual Basic 程序设计教程	闫朝升	曹 慧	黑龙江中医药大学	山东中医药大学
178	SPSS 统计分析教程	刘仁权		北京中医药大学	
179	医学图形图像处理	章新友	孟昭鹏	江西中医药大学	天津中医药大学
180	医药数据库系统原理与应用	杜建强	胡孔法	江西中医药大学	南京中医药大学
181	医药数据管理与可视化分析	马星光		北京中医药大学	
182	中医药统计学与软件应用	史周华	何 雁	山东中医药大学	江西中医药大学

（八）中医骨伤科学专业

序号	书 名	主编		主编所在单位	
183	中医骨伤科学基础	李 楠	李 刚	福建中医药大学	山东中医药大学
184	骨伤解剖学	侯德才	姜国华	辽宁中医药大学	黑龙江中医药大学
185	骨伤影像学	栾金红	郭会利	黑龙江中医药大学	河南中医药大学洛阳平乐正骨学院
186	中医正骨学	冷向阳	马 勇	长春中医药大学	南京中医药大学
187	中医筋伤学	周红海	于 栋	广西中医药大学	北京中医药大学
188	中医骨病学	徐展望	郑福增	山东中医药大学	河南中医药大学
189	创伤急救学	毕荣修	李无阴	山东中医药大学	河南中医药大学洛阳平乐正骨学院
190	骨伤手术学	童培建	曾意荣	浙江中医药大学	广州中医药大学

（九）中医养生学专业

序号	书 名	主编		主编所在单位	
191	中医养生文献学	蒋力生	王 平	江西中医药大学	湖北中医药大学
192	中医治未病学概论	陈涤平		南京中医药大学	
193	中医饮食养生学	方 泓		上海中医药大学	
194	中医养生方法技术学	顾一煌	王金贵	南京中医药大学	天津中医药大学
195	中医养生学导论	马烈光	樊 旭	成都中医药大学	辽宁中医药大学
196	中医运动养生学	章文春	邬建卫	江西中医药大学	成都中医药大学

（十）管理学类专业

序号	书 名	主编		主编所在单位	
197	卫生法学	田 侃	冯秀云	南京中医药大学	山东中医药大学
198	社会医学	王素珍	杨 义	江西中医药大学	成都中医药大学
199	管理学基础	徐爱军		南京中医药大学	
200	卫生经济学	陈永成	欧阳静	江西中医药大学	陕西中医药大学
201	医院管理学	王志伟	翟理祥	北京中医药大学	广东药科大学
202	医药人力资源管理	曹世奎		长春中医药大学	
203	公共关系学	关晓光		黑龙江中医药大学	

序号	书名	主编		主编所在单位	
204	卫生管理学	乔学斌	王长青	南京中医药大学	南京医科大学
205	管理心理学	刘鲁蓉	曾智	成都中医药大学	南京中医药大学
206	医药商品学	徐晶		辽宁中医药大学	

（十一）康复医学类专业

序号	书名	主编		主编所在单位	
207	中医康复学	王瑞辉	冯晓东	陕西中医药大学	河南中医药大学
208	康复评定学	张泓	陶静	湖南中医药大学	福建中医药大学
209	临床康复学	朱路文	公维军	黑龙江中医药大学	首都医科大学
210	康复医学导论	唐强	严兴科	黑龙江中医药大学	甘肃中医药大学
211	言语治疗学	汤继芹		山东中医药大学	
212	康复医学	张宏	苏友新	上海中医药大学	福建中医药大学
213	运动医学	潘华山	王艳	广东潮州卫生健康职业学院	黑龙江中医药大学
214	作业治疗学	胡军	艾坤	上海中医药大学	湖南中医药大学
215	物理治疗学	金荣疆	王磊	成都中医药大学	南京中医药大学